Neurogenic Dysphagia

神经源性吞咽障碍

原著 [德] Tobias Warnecke [德] Rainer Dziewas

主审 席家宁 公维军 主译 姜宏英 刘自双 刘 芳

中国科学技术出版社

·北 京·

图书在版编目（CIP）数据

神经源性吞咽障碍 / (德) 托比亚斯·沃内克 (Tobias Warnecke) 等原著；姜宏英，刘自双，刘芳主译 . -- 北京：中国科学技术出版社，2025. 5. -- ISBN 978-7-5236-1160-9

Ⅰ. R745.1

中国国家版本馆 CIP 数据核字第 20242K0R78 号

著作权合同登记号：01-2024-2683

策划编辑 王久红 焦健姿
责任编辑 方金林
装帧设计 佳木水轩
责任印制 徐 飞

出　　版 中国科学技术出版社
发　　行 中国科学技术出版社有限公司
地　　址 北京市海淀区中关村南大街 16 号
邮　　编 100081
发行电话 010-62173865
传　　真 010-62179148
网　　址 http://www.cspbooks.com.cn

开　　本 889mm × 1194mm 1/16
字　　数 428 千字
印　　张 14.5
版　　次 2025 年 5 月第 1 版
印　　次 2025 年 5 月第 1 次印刷
印　　刷 北京博海升彩色印刷有限公司
书　　号 ISBN 978-7-5236-1160-9/R · 3381
定　　价 198.00 元

译者名单

主　审　席家宁　首都医科大学附属北京康复医院呼吸康复中心

　　　　公维军　首都医科大学附属北京康复医院呼吸康复中心

主　译　姜宏英　首都医科大学附属北京康复医院呼吸康复中心

　　　　刘自双　首都医科大学附属北京康复医院老年康复中心

　　　　刘　芳　首都医科大学附属北京康复医院头颈康复中心

副主译　葛静怡　首都医科大学附属北京康复医院呼吸康复中心

　　　　郭海明　首都医科大学附属北京康复医院呼吸康复中心

　　　　张　斌　首都医科大学附属北京康复医院呼吸康复中心

　　　　周　婷　首都医科大学附属北京康复医院呼吸康复中心

译　者（以姓氏笔画为序）

　　　　王　浩　首都医科大学

　　　　王建军　首都医科大学附属北京康复医院呼吸康复中心

　　　　牛光宇　首都医科大学附属北京康复医院呼吸康复中心

　　　　邓　佳　首都医科大学附属北京康复医院呼吸康复中心

　　　　刘小燮　北京大学第三医院康复医学科

　　　　刘仲楠　首都医科大学附属北京康复医院呼吸康复中心

　　　　刘依琳　首都医科大学

　　　　安乘光　首都医科大学

　　　　李　伊　首都医科大学附属北京康复医院呼吸康复中心

　　　　李　勍　首都医科大学附属北京康复医院呼吸康复中心

　　　　李芳蕾　首都医科大学

　　　　李明真　中日友好医院康复医学科

　　　　杨　博　首都医科大学附属北京康复医院呼吸康复中心

　　　　连素娜　首都医科大学附属北京康复医院呼吸康复中心

　　　　张小舟　首都医科大学附属北京康复医院呼吸康复中心

　　　　张晨曦　首都医科大学附属北京康复医院呼吸康复中心

　　　　陈　硕　首都医科大学附属北京康复医院呼吸康复中心

　　　　陈　潇　首都医科大学

　　　　胡丹红　首都医科大学附属北京康复医院呼吸康复中心

　　　　贺　媛　首都医科大学附属北京康复医院言语康复中心

　　　　隋会珍　河北省沧州中西医结合医院康复医学科

内容提要

本书引进自 Kohlhammer 出版社，由国际知名神经内科及耳鼻咽喉科专家共同编写。全书共 8 章，从正常吞咽的神经解剖学、生理学着手，全面阐述了神经源性吞咽障碍临床评估及仪器检查的相关内容，并对造成神经源性吞咽障碍的病因进行了分类介绍，重点讨论了吞咽纤维内镜检查（FEES）在诊断及康复中的应用价值。此外，书中还对吞咽障碍引起的误吸和吸入性肺炎、营养不良等并发症的处理及治疗进行了介绍。本书内容实用、阐释简洁，非常适合广大从事吞咽障碍评估与治疗的医护人员参考学习。

译者前言

俗语有云“民以食为天”，经口摄食是人类最重要的功能和最基本的欲望。对于有吞咽障碍的患者，如何让他们更安全地进食，如何更好地提高他们的生活质量，是摆在我们面前亟待解决的重要问题。知名呼吸病学专家钟南山院士曾说过：“吞咽障碍看似微不足道，实际上却是一个不容忽视的隐性大患，严重者甚至会危及生命。”我国公认的吞咽障碍领域专家，中山大学附属第三医院的窦祖林教授表示：“脑卒中引发吞咽障碍的概率是41%～67%，脑干病变导致吞咽障碍可达80%。经过有效治疗，神经源性吞咽障碍患者能吞食软食、糊状食物的概率可达90%左右。”随着人口老龄化，我国脑血管意外患者和神经退行性疾病患者的数量不断增多，导致气管切开的患者也在逐年增多。自2018年至今，我们团队致力于为气管切开术后拔管困难患者实施拔管康复，而这类患者通常存在吞咽障碍。随着治疗理念从拯救生命为主逐渐转变为拯救生命兼提高生活质量，早期进行吞咽评估及治疗变得至关重要。为此，当我们团队看到这部*Neurogenic Dysphagia*，立即决定同心协力将该书引进翻译为中译本并推荐给国内同行。翻译的过程也是我们不断学习提高的过程，我们希望能为推进国内吞咽障碍康复治疗技术的普及贡献绵薄之力。

书中的上百幅彩色插图均由具有专科医学知识的画家绘制，书中还配有操作视频可供学习者随时随地观摩学习。全书各章既相互独立，又密切联系，互相呼应，从正常吞咽的神经解剖学、生理学着手，全面阐述了神经源性吞咽障碍临床评估及仪器评估的相关内容，并对造成神经源性吞咽障碍的病因进行了分类介绍，重点讨论了FEES在神经源性吞咽障碍诊断及康复中的应用价值。书中还包含了临床常用的记录表及典型病例分享，可帮助强化学习效果，所介绍的技术与方法均来自临床实践的凝练。这些从内容到编排形式上的用心及创新，旨在努力打造一部精品，为读者传授有关神经源性吞咽障碍临床研究现状的实用知识。本书可作为从事吞咽障碍评估与治疗的各科临床医生、护士、治疗师必备的工具书，也可作为在读研究生、在校本科生的参考书和学习辅导用书。

姜宏英　刘自双　刘　芳

原书前言

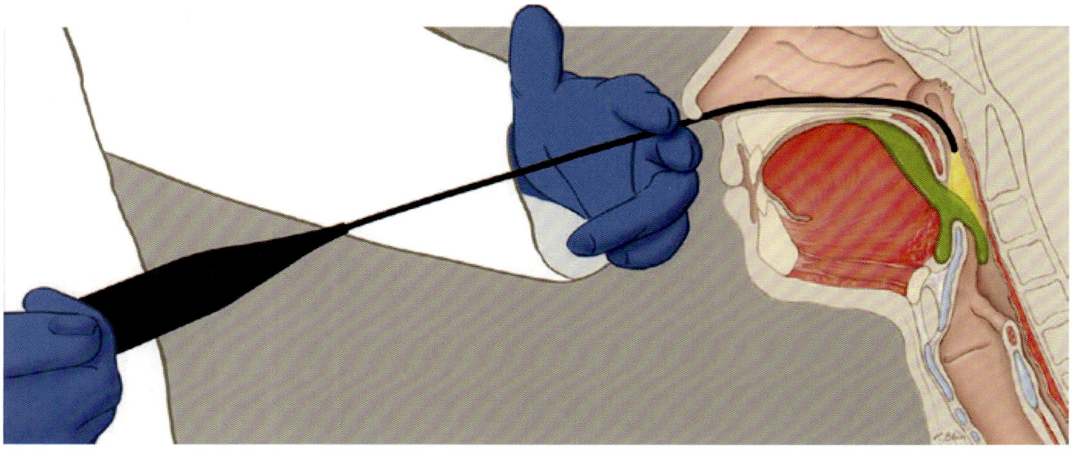

神经系统疾病，如脑卒中、痴呆、帕金森病和神经肌肉疾病，是吞咽障碍最常见的原因。神经源性吞咽障碍对患者的生活质量有很大影响，并与营养不良、吸入性肺炎甚至死亡相关。最新数据显示，高达 50% 的神经系统疾病患者存在吞咽障碍。如今，神经源性吞咽障碍在急性病医院、康复诊所、疗养院和门诊治疗的日常实践中都很重要。随着人口老龄化和神经退行性疾病的增多，神经源性吞咽障碍在未来将扮演更加重要的角色。未来人口结构的变化不仅会导致神经系统疾病不断增加，也会使神经源性吞咽障碍的发病率有所增长。

在此背景下，针对神经源性吞咽障碍的不同诊断方式和新治疗方案得到了快速发展。多年来，吞咽纤维内镜检查（flexible endoscopic evaluation of swallowing，FEES）的使用逐渐增多。当 Susan Langmore 在 1988 年首次发表有关该检查的文章时，只有少数临床医生使用这种工具来评估吞咽功能。如今，FEES 已在全球范围内成为一项成熟的检查手段。评估吞咽障碍的临床专家，包括言语 – 语言病理学家（speech and language pathologist，SLP）、胃肠病学家、耳鼻咽喉学家、语音学家、老年病学家、康复医师、物理治疗师和神经科医师，都采用了这种方法。然而，有关 FEES 的教科书很少（Langmore，2001；Aviv 和 Murray，2005）。本书的内容主要针对神经系统疾病，但也适用于其他专科医生，介绍的主要方法是个体化检查，以揭示疾病的本质并达到检查的目的。这意味着 FEES 并不遵循“一刀切”的原则，相较于目前使用的一些僵化方案，会让人耳目一新。

使用 FEES 评估神经源性吞咽障碍已在神经病学中得到广泛认可，通过直接观察吞咽动作，大大提高了临床对神经源性吞咽障碍复杂模式的认识。如今，特定的内镜方案可对特殊亚型的神经源性吞咽障碍进行标准化检查。未来，FEES 很可能会像神经科医生常规使用的仪器检查（如脑电图、肌电图和超声波）一样得到广泛普及。考虑到“领域”内知识的增加，并为了更好地开展培训，德国神经病学学会、德国脑卒中学会和德国老年医学会率先制订了针对神经源性吞咽障碍的 FEES 培训课程。最近，欧洲吞咽障碍协会（European Society for Swallowing Disorders，ESSD）也制订了类似的 FEES 培训计划。本书涵盖了这些培训课程的所有内容要求。

人们越来越有可能借助 FEES 和其他仪器检查，从现象学和病理生理学角度对各种类型的吞咽障碍进行分类。这些发现有助于今后开发全新的治疗方法。由于神经系统疾病导致症状的特殊性和复杂性，神经源性吞咽障碍显然不是一种简单的症状，而是一种多病因综合征。神经源性吞咽障碍类似于失语症综合征，现在也可被称为神经源性吞咽障碍综合征，尽管其病因比“失语症”的病因更为复杂。在本书中，神经源性吞咽障碍综合征被归类于现代神经科学，并重点突出其临床实用性。

当前，神经源性吞咽障碍的诊断和治疗是一个高度差异化、广阔且又极其令人兴奋的医学领域。在这一领域中，不同的专业团体以跨学科方式开展合作。本书旨在传播有关临床研究现状的实用知识，尽可能为神经源性吞咽障碍患者的日常诊断和治疗提供实用性指导。书中配有操作视频，以展示神经源性吞咽障碍诊疗的各种形式。除诊断和治疗方案外，书中还指出了目前亟须开展的研究领域。另外，本书还为非本专业领域的同行提供了方便和快捷的信息，我们也非常乐意读者将其作为有益的参考书。

书中的插图由具有专科医学知识的画家绘制，非常难得。因此，我们深感自豪，由 Heike Blum 和 Esther Gollan 绘制了大量内容丰富的插图，大大加深了读者对极为复杂的吞咽及其协调过程的理解。这些图片并非单纯的示意图，而是极为精确和细节丰富的呈现，旨在通过直观的细节描绘，帮助读者理解更为复杂的关系。尽管我们非常注重细节，但书中内容仍有改进的余地。衷心希望读者提出宝贵建议和意见，以便我们进一步优化未来版本。

最后，令我印象深刻的是，如今由 SLP 和各科医生组成的多学科团队对神经源性吞咽功能障碍检查和治疗时的热情和积极态度。这些多学科团队是理想的“智囊团”，因为他们可以从不同角度审视问题，从而共同提出创造性的想法和解决方案。从这个意义上讲，我们希望读者能够从本书中汲取经验。

Tobias Warnecke
Münster, Germany

Rainer Dziewas
Osnabrück, Germany

专家寄语

在接下来的 20 年里，吞咽障碍的评估和治疗可能会发生巨大变化……这是一个令人兴奋和激动的实践领域。患者从我们的努力中受益，我们从见证他们的进步中获得快乐。回报是巨大的，毕竟，对许多人来说，没有什么快乐比一杯葡萄酒和一顿美餐更令人满足。

Langmore, 2001

进行 FEES 最适合的人选是最了解口咽吞咽障碍的医务人员……FEES 已在评估和管理吞咽障碍中占有一席之地。随着评分系统得到了更好的验证，以及技术允许对评分结果进行更多量化，其使用将变得越来越有价值。

Langmore, 2017

视频列表

视频 3-1　正常的腭咽闭合
视频 3-2　腭咽闭合不完全
视频 3-3　唾液在梨状隐窝滞留
视频 3-4　肌束震颤
视频 3-5　舌底运动正常
视频 3-6　正常咽挤压手法
视频 3-7　左侧咽部麻痹
视频 3-8　正常声带运动
视频 3-9　左侧声带麻痹
视频 3-10　过早溢出
视频 3-11　口腔密封试验
视频 3-12　吞咽延迟
视频 3-13　无吞咽反射
视频 3-14　渗透和误吸
视频 3-15　瓣膜残留物＜50%
视频 3-16　会厌谷和梨状隐窝残留＜50%
视频 3-17　会厌谷残留＞50%
视频 3-18　正确定位鼻胃管
视频 3-19　鼻胃管位置不正确（绕线）
视频 3-20　鼻胃管误置于气管
视频 4-1　左大脑中动脉脑卒中
视频 4-2　右大脑中动脉脑卒中
视频 4-3　背外侧髓质脑卒中
视频 4-4　帕金森病，Hoehn-Yahr 分期 3 期
视频 4-5　帕金森病，Hoehn-Yahr 分期 4 期
视频 4-6　进行性核上性麻痹，Hoehn-Yahr 分期 5 期
视频 4-7　多系统萎缩，Hoehn-Yahr 分期 3 期
视频 4-8　精神病，氟哌啶醇引起的吞咽困难
视频 4-9　颈静脉孔脑膜瘤
视频 4-10　重症肌无力，腭咽关闭
视频 4-11　重症肌无力，咽部吞咽乏力
视频 4-12　Guillain-Barré 综合征
视频 4-13　线粒体肌病
视频 4-14　1 型强直性肌营养不良
视频 4-15　Forestier 病
视频 4-16　多系统萎缩：震颤类关节运动

视频 4–17　口咽肌张力障碍：声带和咽壁震颤
视频 6–1　FEDSS，左大脑中动脉脑卒中，第 1 天
视频 6–2　FEDSS，小脑卒中，第 1 天
视频 6–3　FEDSS，左大脑中动脉脑卒中，第 2 天
视频 6–4　FEDSS，左大脑中动脉脑卒中，第 1 天
视频 6–5　FEDSS，左侧顶枕叶出血，第 2 天
视频 6–6　FEDSS，右大脑中动脉脑卒中，第 1 天
视频 6–7　创伤性脑损伤，癫痫持续状态，气管切开术
视频 6–8　肺炎球菌性脑膜脑炎，气管切开
视频 6–9　恶性左大脑中动脉脑卒中，开颅减压术，气管切开术
视频 6–10　左大脑前动脉和中动脉脑卒中，减压颅骨切除术，气管切开术
视频 6–11　右侧大脑中动脉脑卒中，气管切开术
视频 6–12　右侧基底节出血，气管切开术
视频 6–13　气管插管内镜检查：气管塌陷

补充说明

本书配有视频，读者可通过扫码关注出版社“焦点医学”官方微信，后台回复“9787523611609”，即可获得视频链接，在线观看。

目 录

第 1 章 吞咽的神经解剖学和生理学 …… 001

一、正常吞咽功能 …… 001

二、吞咽功能障碍 …… 002

三、吞咽的中枢协调性 …… 006

第 2 章 临床干预 …… 024

一、背景 …… 024

二、历史 …… 024

三、误吸筛查 …… 025

四、临床吞咽评估 …… 028

第 3 章 FEES 等吞咽功能仪器评估 …… 032

一、吞咽纤维内镜检查 …… 032

二、吞咽造影检查 …… 045

三、吞咽压力评估 …… 050

四、吞咽肌电图评估 …… 052

五、吞咽超声评估 …… 053

六、磁共振成像和计算机断层扫描 …… 054

七、吞咽障碍仪器诊断方法的区别 …… 055

第 4 章 神经源性吞咽障碍的特殊发现 …… 060

一、脑卒中 …… 060

二、痴呆 …… 063

三、运动失调 …… 067

四、中枢神经系统炎症性疾病 …… 078

五、肿瘤 …… 081

六、运动神经元病 …… 083

七、多发性神经病 …… 087

八、神经肌肉传递障碍 …… 088

九、肌肉疾病 …… 091

十、创伤 096
十一、心因性吞咽障碍 097
十二、其他 098
十三、神经源性吞咽障碍患者结构化评估流程 102

第 5 章 FEES 在神经源性吞咽障碍治疗中的应用：一般原则和方法 118

一、背景 118
二、FEES 作为一种治疗性检查（与 VFSS 对比） 118

第 6 章 FEES 在脑卒中病房和重症监护室中的应用 127

一、脑卒中病房 127
二、重症监护室 134

第 7 章 神经源性吞咽障碍的治疗 142

一、循证医学 142
二、一般治疗方案 142
三、疾病特异性治疗 151
四、神经刺激 169

第 8 章 神经源性吞咽障碍患者的营养需求 184

一、营养不良的病理生理学 184
二、诊断 185
三、营养不良的治疗 185

附录 A 量表与评分 191

一、SWAL-QOL 量表 191
二、吞咽障碍问卷 197
三、慕尼黑帕金森病吞咽障碍测试（MDT-PD） 198
四、Gugging 吞咽功能评估量表 201
五、急性脑卒中患者纤维内镜吞咽障碍严重程度量表（FEDSS） 203
六、FEES 左旋多巴试验 203
七、FEES Tensilon® 试验（Tensilon= 氯代溴铵） 205
八、Murray 分泌物评估量表（简短版） 206
九、Murray 分泌物评估量表（长版本） 206
十、渗漏 – 误吸量表 206

十一、功能性经口摄食量表 206
十二、吞咽障碍的结局和严重程度量表（DOSS） 207
十三、危重神经系统疾病患者气切拔管标准化内镜吞咽评估（SESETD Protocol） 208

附录 B 缩略语 209

第1章 吞咽的神经解剖学和生理学
Neuroanatomy and Physiology of Deglutition

一、正常吞咽功能

吞咽是一项复杂的人体生理活动，不仅能将唾液和食物从口腔推送到胃，同时还能保护气道。虽然吞咽启动是主动的，但大多数是在无自主意识控制的情况下发生的。健康人群在清醒状态下，由于分泌唾液，在两餐之间大约每分钟吞咽一次，而在深度睡眠期间，吞咽动作和唾液分泌几乎完全停止。当一个人吮吸一块糖果时，其吞咽频率会增加到每分钟3次，进食一顿饭平均需要大约30次吞咽动作（Martin等，1994）。健康成人在24h内大约有1000次吞咽动作（Dodds，1989）。

吞咽全过程可分为四期，即口腔准备期、口腔期、咽期和食管期。这些阶段并不是严格分开的，而是融合在一起的。Hiimae和Palmer详细描述了吞咽过程的口腔期（Heiimae和Palmer，1999）。

1. 口腔准备期 食物被咀嚼并与唾液混合。软腭（腭帆）在咀嚼过程中随着下颌的运动而降低和抬高。在此期，气道保持开放，咽喉部肌肉保持在松弛状态。食物通过舌头的搅拌与唾液混合，形成食团后分成块推送至口腔后部，而新的食团在口腔的前部处理（第1阶段和第2阶段输送）。随后，食团逐步分次进入口咽部，逐渐填满咽前间隙。在此期末，口腔的处理和推送动作完成，舌头推送全部食团，包括口咽中和仍在口腔中的，最终进入咽部被吞咽。与舌头推送动作同步，吞咽过程的咽期开始了。因此，在开始吞咽之前，有食物渗漏到下咽部是正常现象，不是病理状态。

进食液体时，口腔准备期有所不同，液体被推送入舌头前1/3～2/3的凹陷内（Dodds，1989）。在推送过程中，液体不会溢入口咽，而是全部被吞咽。然而，在咽期开始前，液体食物前端可能进入梨状隐窝，持续时间通常不超过2s，有时会更短。

2. 口腔期 无论进食固体还是液体，通过舌的上抬和后卷，连续与硬腭和软腭接触，从而将食团推送至咽部（Dodds，1989）。此时，嘴唇闭合，颊肌收缩，维持口腔内轻度负压，有利于推送食团。口腔推送期是随意动作（图1-1），持续时间不超过1s。

3. 咽期 吞咽动作的顺序是固定的（Kendall等，2003），发出一系列反射动作，即软腭上举，鼻咽关闭，防止食团反流入鼻腔。吞咽动作通常在呼气相，此时呼吸中断。舌根的快速活塞式向后运动将食团推送至下咽。同时，气道开始闭合，在杓状软骨水平面，出现舌骨和喉的快速上抬及会厌反转。杓状软骨开始向内前方运动，当接触到会厌的叶柄时，声门闭合约0.6s。咽缩肌最后收缩，按顺序向内挤压，闭合咽部。在咽缩肌开始收缩的同时，食管上括约肌松弛并打开。喉上抬和食管开口扩张形成负压，吸引食团向下。食团滑过会厌和梨状隐窝，通过咽缩肌的连续收缩被推送到下咽，食管上括约肌舒张，食团由咽部进入食管（图1-1）。咽期持续约0.7s（Kendall等，2003；VanDaele等，2005）。

4. 食管期 咽部蠕动收缩波传递至食管上括约肌时，肌肉开始收缩，标志着食管期的开始。在此期，舌骨、喉部和会厌恢复至吞咽前状态。软腭松弛，鼻咽重新开放，继续呼吸。食管肌肉组织的原发性蠕动波将食团推送到胃内。局部伸肌刺激可诱发继发性蠕动清除波。食管期可能会持续长达10s，这取决于食团的黏稠度和大小（图1-1；Dodds等，1990；Bartolome和Schröter-Morasch，2013）。

总体而言，看似简单却高度复杂的吞咽过程需要有超过25对口、咽、喉和食管肌肉的参与，进行协调性收缩与放松（图1-2）。

5对脑神经及颈髓神经（C_1～C_3）支配吞咽动作。咀嚼肌的协调性由三叉神经（Ⅴ）的第三分支（V_3）支配。口面部肌肉组织（对于口腔闭合至关重要）由面神经（Ⅶ）支配。舌下神经（Ⅻ）支配舌固有肌，而伴行的颈髓神经C_1～C_3支配舌外肌。软腭和咽峡

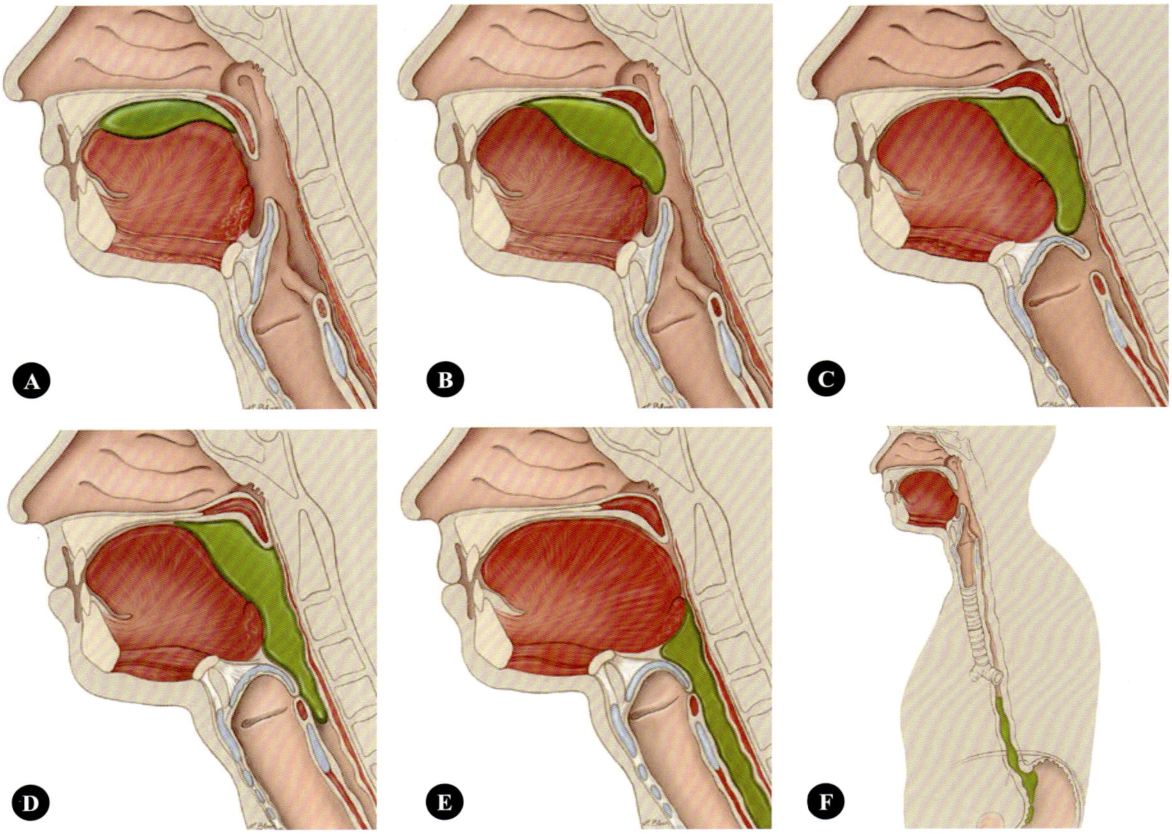

▲ 图 1-1 吞咽分期

A. 口腔准备期；B. 口腔期；C. 吞咽反射启动标志着咽期开始；D. 咽期；E. 食管上括约肌收缩标志着咽期结束；F. 食管期（经许可转载，2012-2017 Heike Blum，University Hospital Muenster 版权所有）

部的肌肉组织及咽部括约肌、提肌由舌咽神经（Ⅸ）和迷走神经（Ⅹ）支配（图 1-3）。迷走神经（Ⅹ）支配喉内肌群和食管。舌上、下肌群参与舌和喉部的协调性运动，受三叉神经（V_3）、面神经（Ⅶ）及颈髓神经支配（Donner，1985；Dodds 等，1990）。

食管上括约肌（upper esophageal sphincter，UES）的舒张和收缩对于正常的吞咽功能尤其重要。UES 肌群的精确舒张开放、内缩闭合是维持正常咽期的关键因素。UES 舒张肌分为前、后肌群组（Lang，2012）。前肌群组包括舌骨上肌群（颏舌骨肌、下颌舌骨肌、茎突舌骨肌、舌下肌和二腹肌前腹）。以上肌肉均起自舌骨上方并附着在舌骨顶部。收缩时，将舌骨喉复合体向前和向上拉动。舌骨下肌群包括甲状舌骨肌、胸骨舌骨肌、胸骨甲状肌和肩胛舌骨肌。这些肌肉附着在舌骨底部，会向前和向下拉动舌骨喉复合体。后肌群组由茎突咽肌、腭咽肌和翼状咽肌组成。这些肌肉附着在咽腔背部，并向后和向上拉动咽部。UES 内缩肌群是由环咽肌、咽下肌尾部和食管颈段肌肉组织组成。环咽肌附着于环状软骨，在咽部和食管交界处形成一条肌肉带。环咽肌的斜部止于咽下缩肌中脊，而横部并不形成中脊。Kilian 三角是由环咽肌的这两部分组成，形成解剖上的薄弱区，是 Zenker 憩室的好发部位。颈段食管的横纹肌群附着于横部下方（Lang，2012）。

吞咽动作分为口腔准备期、口腔期、咽期和食管期。三叉神经、面神经、舌咽神经、迷走神经、舌下神经对脑神经及 25 对以上肌肉参与吞咽动作的控制和进行。食管上括约肌（包括内缩和舒张肌群），对于正常吞咽功能至关重要。

二、吞咽功能障碍

吞咽功能受损在医学上被称为吞咽功能障碍。医学术语“吞咽障碍”源自古希腊语的前缀“dys”，意思是“不安”，而动词“phagein”，意思是“吃”。

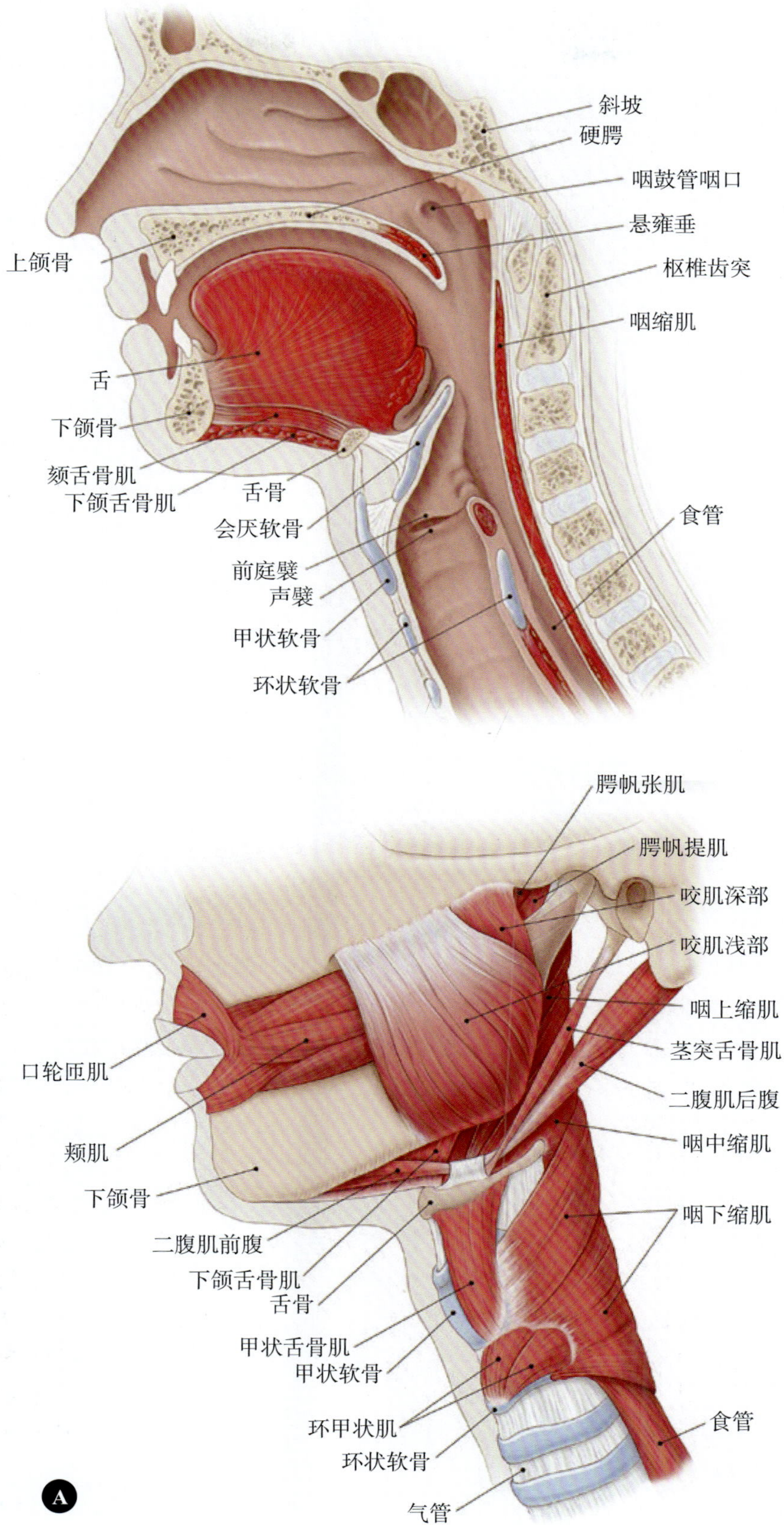

▲ 图 1-2 吞咽肌解剖

经许可转载，2017 Esther Gollan 版权所有

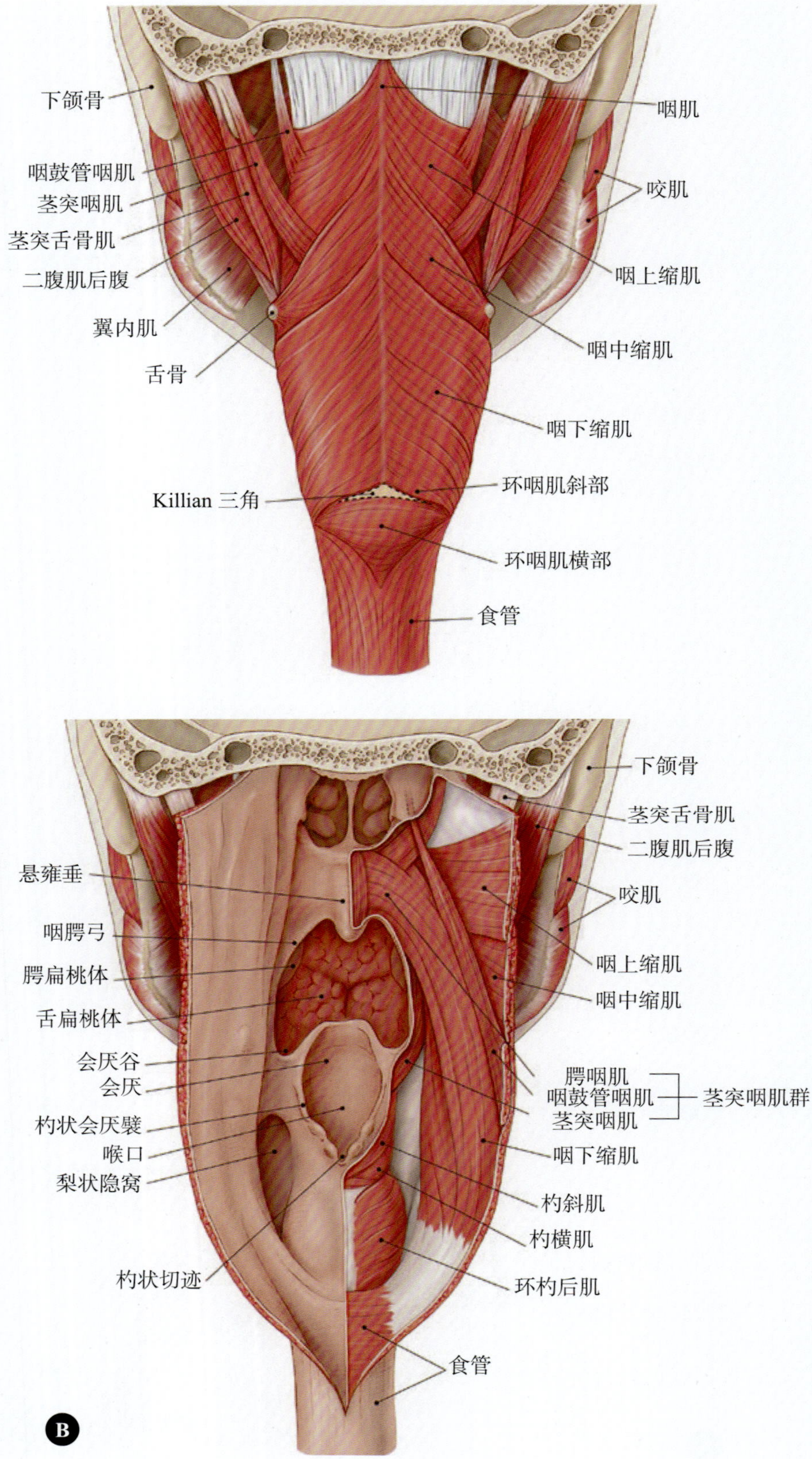

▲ 图 1-2（续） 吞咽肌解剖

经许可转载，2017 Esther Gollan 版权所有

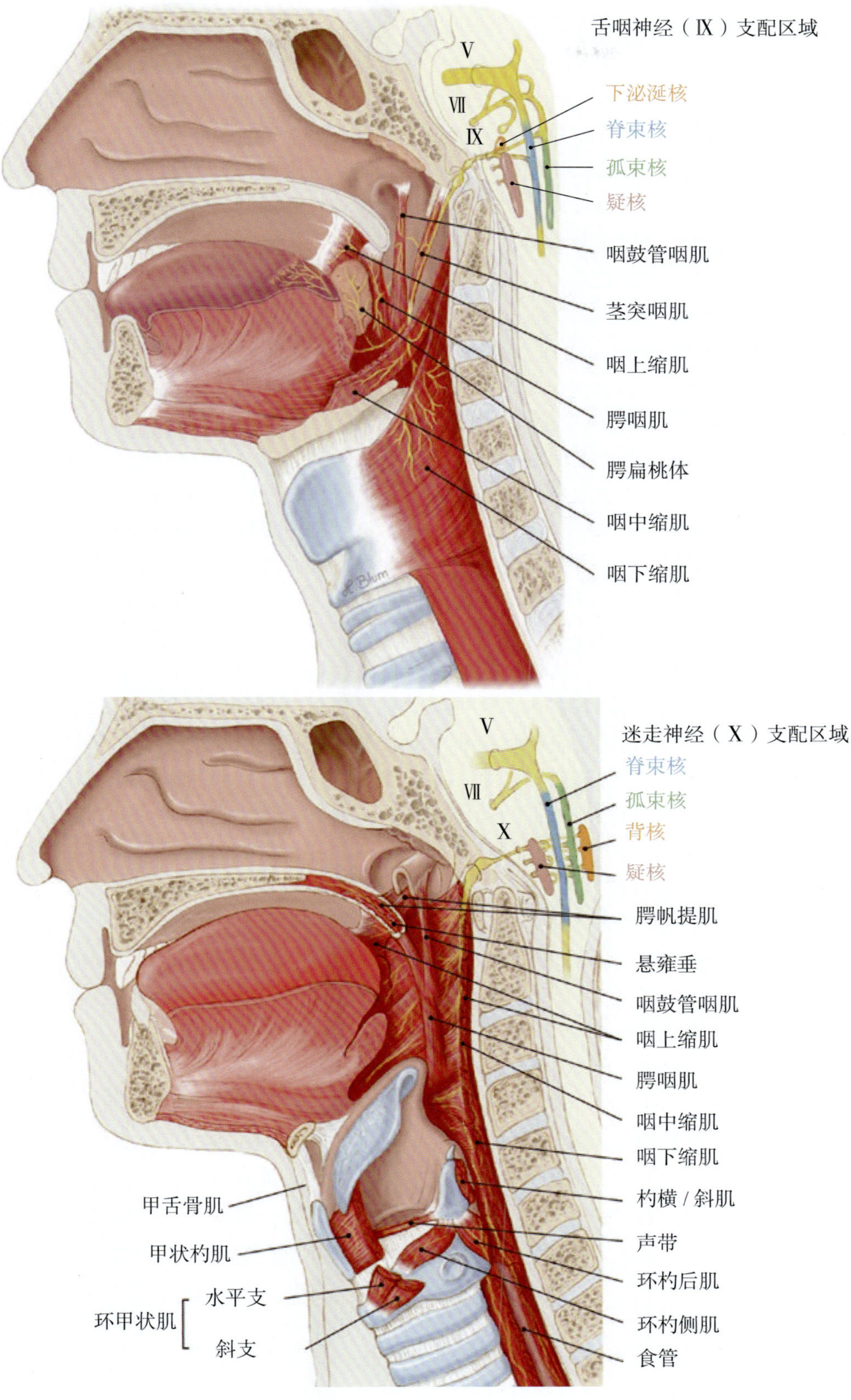

▲ 图 1-3　舌咽神经和迷走神经走行

经许可转载，2017 Heike Blum, University Hospital Muenster 版权所有

因此，这个术语的字面意思是“进食障碍”。虽然缺乏普通人群中吞咽障碍流行病学的相关研究，但估计吞咽障碍患病率超过 5%。口咽期吞咽障碍比食管期吞咽障碍更常见，与最常见的代谢性疾病（糖尿病）一样，发病率高。65 岁以上人群口咽期吞咽障碍的患病率约为 13%。口咽期吞咽障碍尤其多见于患有神经系统疾病的老年患者。患病率随着年龄的增长而增加。在 70—79 岁独居老人中，患病率在 16% 左右，而在 80 岁以上老人中，患病率可达 33%。因此，口咽期吞咽障碍已成为老龄化社会问题，全球范围内患病率不断增加（Kuhlemeier，1994；Clavé 和 Shaker，2015；Wirth 等，2016；Dziewas 等，2017）。

神经系统疾病是导致吞咽障碍最常见的病因。吞咽中枢或周围神经及肌肉受损所引起的吞咽障碍称为神经源性吞咽障碍。本文中所提及的“神经源性”这一术语，既包括各种不同的神经系统疾病，也包括肌肉疾病所引起的吞咽障碍。没有区分“神经源性”和“肌源性”，这在神经病学中不重要。因为“肌源性吞咽障碍”一词在德语或英语国家并不常见。不过，有必要区分耳鼻咽喉科疾病（如咽、喉肿瘤和炎症——通常称为结构性吞咽障碍）、内科和胃肠疾病（如 Zenker 憩室、反流性疾病）及精神疾病（如癔症）所引起的吞咽障碍。此外，还需要注意一些特殊情况：若耳鼻咽喉科疾病损伤了与吞咽动作相关的脑神经，导致的吞咽障碍也归类为神经源性，原因是周围神经系统损伤是其病理生理学机制。然而，通常情况下，此类疾病的诊治基本上归耳鼻咽喉科，因此这种方式引起的吞咽障碍被归类至耳鼻咽喉领域。

据估计，神经系统疾病患者中约 50% 会并发神经源性吞咽障碍（Clavé 和 Shaker，2015）。早在 2001 年，Doggett 等（2001）统计显示，美国每年有 30 万～60 万新发神经源性吞咽障碍患者，最常见的形式是与脑卒中相关的吞咽障碍，可出现在上述吞咽过程中的不同阶段，可能是某一阶段或所有阶段的吞咽紊乱，出现下述症状。

- 过早溢出：食团不受控制地向前滑出口腔（前溢出）或向后滑入喉咙（后溢出）。
- 吞咽反射延迟触发：吞咽反射触发太晚，结果是吞咽反射触发之前，部分食团积聚在下咽（滞留）。
- 渗漏：食团进入喉前庭，但停留在声带之上。
- 误吸：食团进入喉前庭，并通过声门进入上气道。
- 隐性渗漏 / 误吸：食团进入喉前庭或声门下区域，但未诱发呛咳或吞咽反射，非常危险，因为既不能被患者感知，也不能被临床查体发现。
- 残留或滞留：执行吞咽动作后，仍有部分食团残留在咽喉部（口腔、咽喉和食管），不再被进一步输送。滞留实际上指的是导致残留的过程，但这两个术语在国际上可互换。
- 反流：来自吞咽通道较低的部分食团反流至较高的部分。最常见的类型是胃咽反流或食管咽反流。
- 吞咽疼痛：在神经源性吞咽障碍时很少单独出现。
- 唾液高分泌：在神经源性吞咽障碍中，主要由吞咽唾液能力下降，而不是由唾液分泌量增加所致，也称为假性唾液高分泌和假性流涎。

图 1-4 总结了神经源性吞咽障碍的主要症状，详见第 3 章“吞咽纤维内镜检查”。

神经源性吞咽障碍临床影响包括生活质量显著降低、营养不良、脱水、吸入性肺炎和依赖人工喂养。严重时可能需要气管切开置入气切套管，避免误吸，保护气道。此外，许多神经系统疾病患者最常见的死因是吞咽障碍导致的吸入性肺炎。

中枢神经控制吞咽动作的相关知识为认识吞咽障碍的复杂模式提供了重要参考。神经源性吞咽障碍及治疗方法将在下文讨论。

> 各种神经系统疾病引起的吞咽障碍称为神经源性吞咽障碍，会影响吞咽的 4 个时期。

三、吞咽的中枢协调性

（一）脑干吞咽中枢

吞咽过程中各种肌肉的连续刺激和抑制的精确模式由位于脑干的吞咽中枢控制。该中枢可分为 3 个功能层次（Broussard 和 Altschuler，2000）。吞咽中枢的输入水平由外周传入信号和皮质传出信号构成。输出水平的神经元与脑神经运动核相连。组织层由一组相互连接的中间神经元组成，形成吞咽的中央模式发生器（central pattern generator，CPG）。CPG 分为：背侧吞咽组（dorsal swallowing group，DSG），位于孤束核（solitary nucleus，SN）和相邻网状结构中，

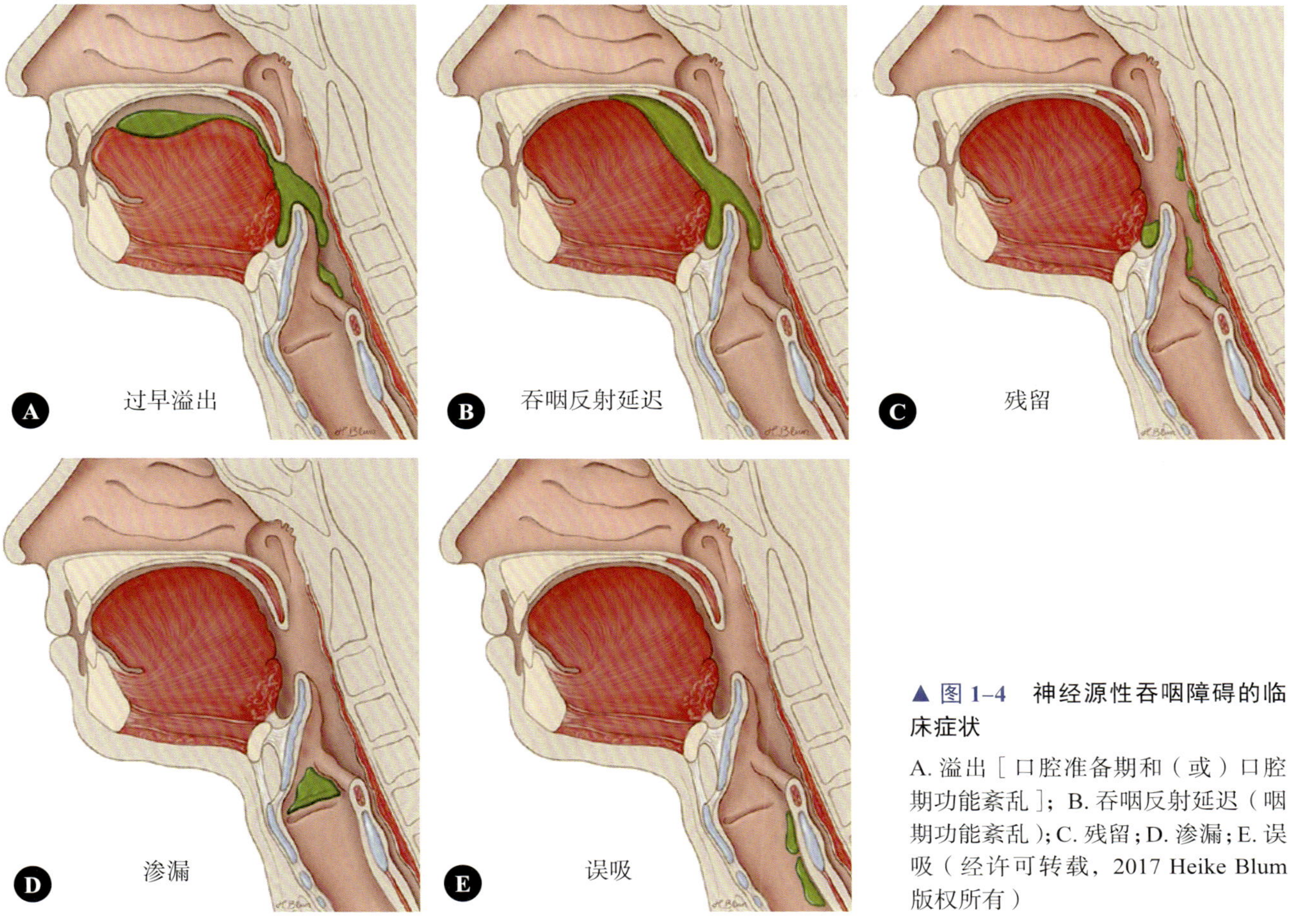

▲ 图 1-4　神经源性吞咽障碍的临床症状

A. 溢出［口腔准备期和（或）口腔期功能紊乱］；B. 吞咽反射延迟（咽期功能紊乱）；C. 残留；D. 渗漏；E. 误吸（经许可转载，2017 Heike Blum 版权所有）

以及腹侧吞咽组（ventral swallowing group，VSG），位于延髓腹外侧疑核上方。脑干两侧各有一个 CPG，两者产生同步化。单侧感觉刺激后，吞咽动作首先在同侧激活，然后传递到对侧 CPG。

从口腔和咽部传入的感觉信息通过三叉神经、舌咽神经、迷走神经到达吞咽中枢，并在孤束核汇合。感觉输入在吞咽反射启动中起重要作用。此外，连续的感觉反馈对吞咽网络具有调节作用，使运动程序能够适应特定的环境条件。DSG 神经元触发并调节吞咽序列，激活 VSG 的运动神经元，将信息传递到脑神经运动核（Ⅴ、Ⅶ、Ⅺ）及疑核（Ⅸ、Ⅹ）和迷走神经背核（图 1-5）。

在脑干水平，吞咽是受中央模式发生器控制的，后者包括延髓背侧区和腹外侧区。

（二）吞咽的延髓上中枢调控

实际上，由脑干吞咽中枢协调的反射模式可以在不受延髓上结构影响的情况下产生。然而，生理条件下，吞咽中枢从更高的中枢接收多个信号，除感觉信号之外，这些信号还在 DSG 中进行处理（Jean，2001）。甚至在吞咽动作开始之前，内部和外部的预期刺激（包括食物的味觉和视觉特性）在大脑中进行处理，并通过正反馈调节影响后续吞咽阶段（Leopold 和 Daniels，2010）。因此，一项行为研究能够证明，在显示旨在刺激饮酒的图像后，吞咽潜伏期缩短了，而在由中性图像组成的控制条件下，没有观察到吞咽潜伏期的时间变化（Maeda 等，2004）。一项使用功能磁共振成像（fMRI）的研究还表明，与中性图像不同，食物图像激活了岛叶皮质及颞上回、海马旁回和海马回（St-Onge 等，2005）。在口腔准备期，不同食团的温度、味道、黏度和质地特征激活相应感觉网络，除了岛叶皮质、杏仁核和眶额皮质，还包括初级和次级感觉区域（S_1、S_2）及顶叶联合皮质（Kadohisa 等，2004；Rolls，2007）。在咀嚼过程中，除上述感觉区域外，初级运动皮质、前运动皮质和辅助运动区域也被激活（Takada 和 Miyamoto，2004）。

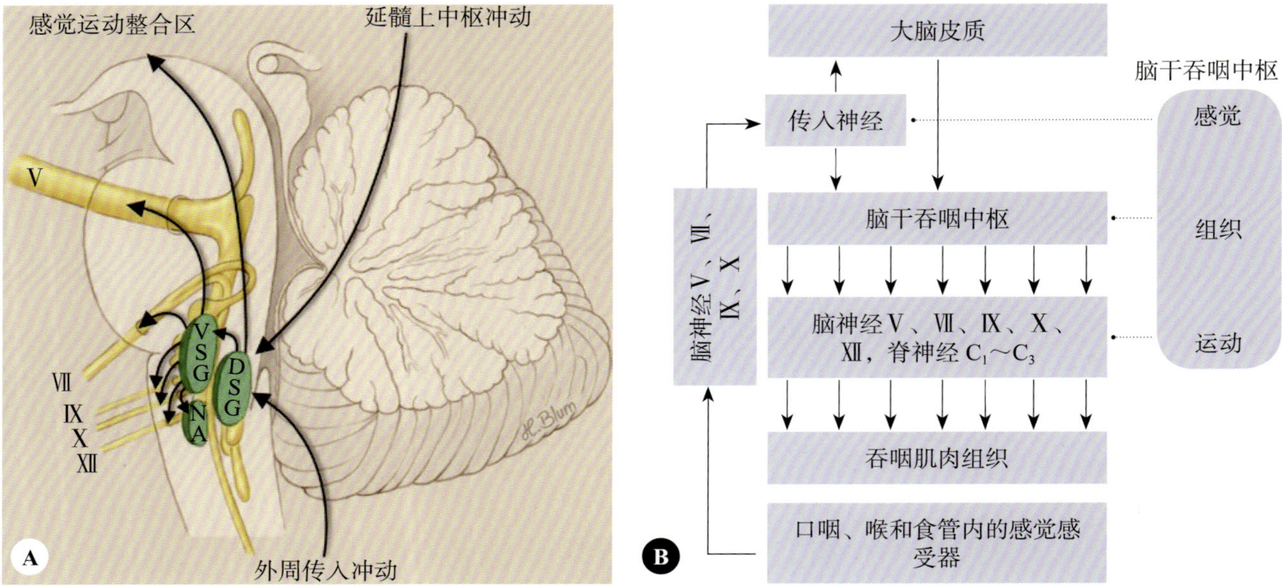

▲ 图 1-5 延髓吞咽中枢组成（A）和吞咽网络（B）

A. 外周和中枢信息通过背侧吞咽组（DSG）的孤束核（SN）到达吞咽中枢，激活靠近疑核（NA）的延髓腹外侧核（VLM）的腹侧吞咽组（VSG）。VSG 将运动程序传递给运动脑神经核和脊神经 $C_1 \sim C_3$。B. 脑干吞咽中枢整合在广泛分布的吞咽网络中（A. 2017 Heike Blum 版权所有；B. 经许可转载，改编自 Jean 2001.）

截至目前，吞咽口腔期的延髓上调控被广泛关注。方法学上，研究采用正电子发射断层扫描（PET）（Hamdy 等，1999）、脑电图（EEG）（Satow 等，2004）、脑磁图（MEG）（Dziewas 等，2003；Furlong 等，2004）、经颅磁刺激（TMS）（Hamdy 等，1996）及 fMRI（Mosier 等，1999a 和 b；Martin 等，2001）。这些研究中所描述的皮质和皮质下激活模式因采用的不同吞咽方式而有所不同，包括非自主吞咽与自主吞咽、水或唾液吞咽、食团特性及不同模式对受试者的不同要求。无论选择何种吞咽模式和技术方法，几乎所有研究都描述了初级感觉运动皮质、辅助运动区、扣带回皮质、额盖、岛叶皮质、次级感觉区和顶叶联合皮质的激活。此外，个别研究还显示了海马回、楔叶和楔前叶、基底神经节和小脑的激活。延髓上吞咽中枢的活动似乎也直接依赖于口咽刺激的程度。例如，一项 fMRI 研究中，吞咽水激活的皮质体积是吞咽唾液时的 4 倍（Martin 等，2007）。最后，研究发现不管使用的方法如何，咽部肌肉皮质表征比 Penfield 的原始描述更中间化（Hamdy 等，1996；Furlong 等，2004；Teismann 等，2007）。这种差异可能与吞咽行为相关的额外传入和传出冲动相关，并不只局限于初级运动区（Hamdy 等，1998a 和 b）。

如上所述，吞咽的咽期和食管期由脑干调控并执行。然而，有研究证实吞咽反射期间还伴随皮质激活，包括初级感觉运动皮质和额脑区域，这也被解释为皮质对咽期的调控机制（Hamdy 等，1999；Mosier 等，1999a 和 b；Zald 和 Pardo，1999；Dziewas 等，2003）。同样，功能性神经影像也显示，皮质参与了吞咽过程的食管期（Dziewas 等，2005；Aziz 等，2000）。

许多研究总结为延髓上吞咽网络（Leopold 和 Daniels，2010），如图 1-6 所示。运动传导通路（从运动前区延伸到初级运动皮质，再到脑干的吞咽中枢）受不同层次感觉、认知和情感通路调节。未来的研究中，需要进一步证实这种中枢调控模式，并整合时间维度，目前相关研究是缺乏的。

吞咽由复杂的延髓上中枢调控网络调节，包括岛叶皮质、基底神经节、扣带皮质及运动前区和初级感觉运动皮质。

（三）大脑半球功能特化

大脑半球功能特化的简单定义是指存在一个主导吞咽的半球，这与左侧为语言优势半球相似。采用 TMS 研究颏下和咽肌运动通路，发现个体间存在

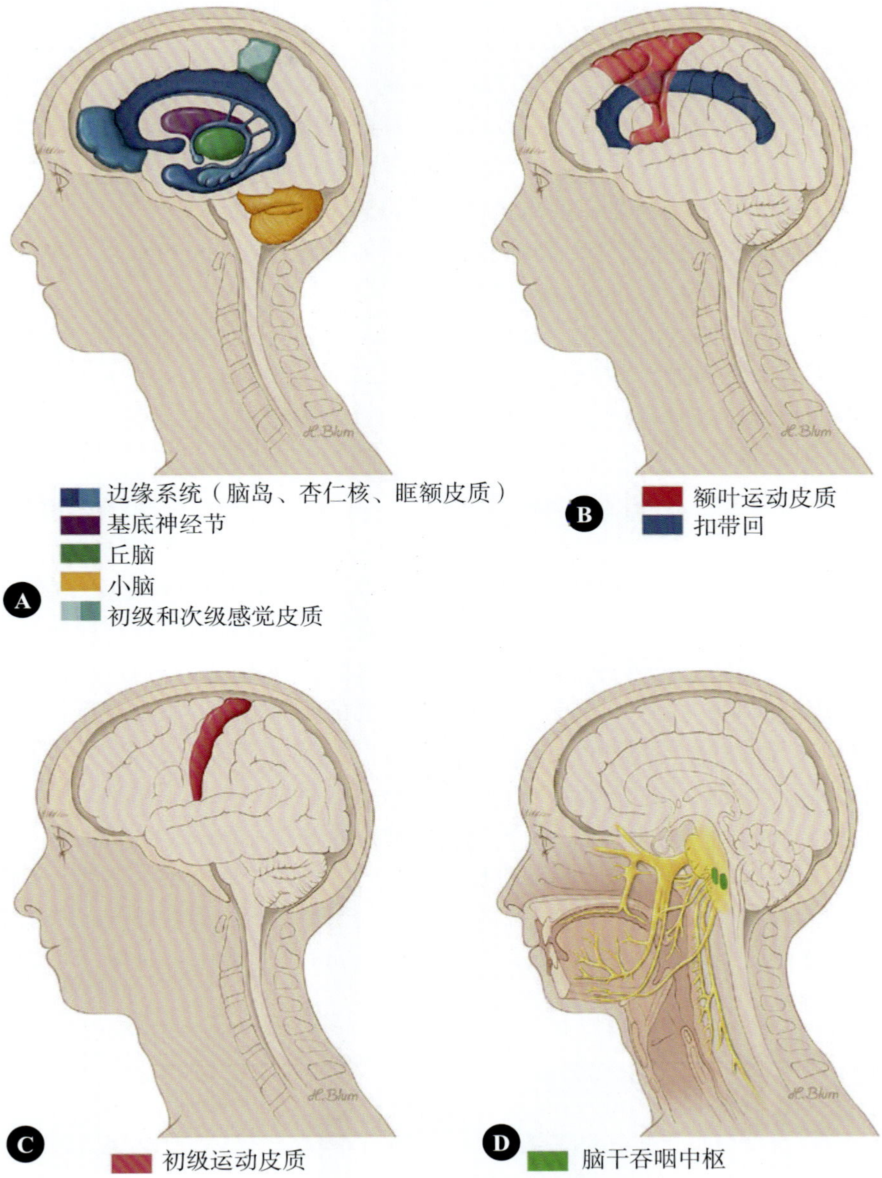

▲ 图 1-6　延髓上吞咽网络

描绘在开始和执行吞咽过程中激活的大脑区域。A. 口腔准备期；B. 从口腔准备期过渡到口腔期；C. 口腔期；D. 咽期（经许可转载，2012/2017 Heike Blum 版权所有）

相当大的偏侧性变异，有些病例甚至显示出个体内不同肌肉群的显著偏侧性变异（Hamdy 等，1996）。在 Hamdy 等的相关研究中，20 名健康个体中有 4 名、7 名和 9 名分别为右半球、左半球和双侧半球调控颏下肌。相反，在 20 名受试者中的 10 名、3 名和 7 名分别主要表现为右半球、左半球和双侧半球调控咽肌，而在单个受试者中，仅表现为颏下肌和咽肌的侧化，相比之下，20 名受试者中的 10 名、3 名和 7 名分别表现出以右半球、左半球和双侧为主调控的咽肌组织，而在个体内部，颏下肌和咽肌组织的侧化仅占其中一半（Hamdy 等，1996）。随后使用 fMRI 和 MEG 的研究揭示了大脑不同区域的不同程度偏侧化。据报道，左侧主导激活最多（Dziewas 等，2003；Martin 等，2004，2007）；然而，也有作者发现双侧或右侧主导激活（Mosier 等，1999a 和 b；Kern 等，2001；Malandraki 等，2009，2010；Humbert 等，2009）。吞咽过程中有关岛叶皮质和额盖激活的研究结果也是异质性的。虽然一项研究发现了这个解剖区域的左侧主导激活（Dziewas 等，2003），这与类似的局部味觉处理相吻合（Cerf-Ducastel 等，2001），但其他研究也发现了双侧或右侧主导激活(Hamdy 等，1999；Mosier 等，1999a 和 b；Suzuki 等，2003）。

造成这些结果不一致的主要原因之一可能是在对吞咽相关大脑活动的空间分析中忽略了时间维度。例如，一项 MEG 研究检测吞咽相关肌肉最大收缩前和最大收缩期间的 1s 间隔内皮质的激活，显示从左半球到右半球激活的时间依赖性。本研究中，前 600ms 中可以观察到左侧初级感觉运动皮质的单独激活，600～800ms 出现双侧激活，在分析时间段结束时出现右半球偏侧化（图 1-7；Teismann 等，2009a）。

这些结果在最新的 fMRI 研究中得到证实（Mihai 等，2014），显示吞咽早期阶段偏侧于左半球，尤其是口腔准备期和口腔期，而右半球负责随后的咽期。与这一假设一致，Malandraki 等（2010）在 fMRI 研究中证实了吞咽准备过程中左半球的激活。此外，一项脑卒中患者吞咽障碍研究显示，左半球卒中患者食团推送时间延长（Robbins 等，1993），这表明左半球与唇、舌和下颌肌肉在口腔期的协调运动有关。另外，右半球卒中患者出现咽期延长和吞咽紊乱，表现为渗漏和误吸的发生率增加（Robbins 等，1993；Daniels 等，1996）。最新的一项研究同样证实了该发现，研究共纳入了 200 例急性脑卒中患者，发现右侧初级和次级感觉运动皮质受损与吞咽功能障碍严重程度及有无渗漏和误吸相关（图 1-8；Suntrup 等，2015a，2017）。与这一发现一致的是，另一项 215 例脑卒中患者研究显示，右半球卒中与肺炎风险增加强相关（Kemmling 等，2013）。

> 每个吞咽阶段都有不同的皮质侧化表现。吞咽早期阶段（口腔准备期、口腔期）主要由左半球控制，咽期主要由右半球控制。

（四）皮质可塑性：疾病相关功能障碍的代偿

皮质可塑性是指大脑为应对形态变化或环境条件改变而发展出的改变组织结构的能力。大量研究已证实，当外周或中枢神经病变后，大脑表现出重组现象。例如，几项纳入了基底节梗死后功能恢复患者的研究发现，患侧肢体的活动可使双侧运动系统广泛激活，而健康个体，同样的活动期间仅同侧感觉运动皮质大范围激活，感觉区和次级运动区的激活通常并不活跃（Weiller 等，1992，1993）。还有研究发现，在功能恢复期间，对侧初级感觉运动皮质的激活减少，但对侧前运动皮质仍保持激活状态（Calautti 等，2001；Feydy 等，2002）。

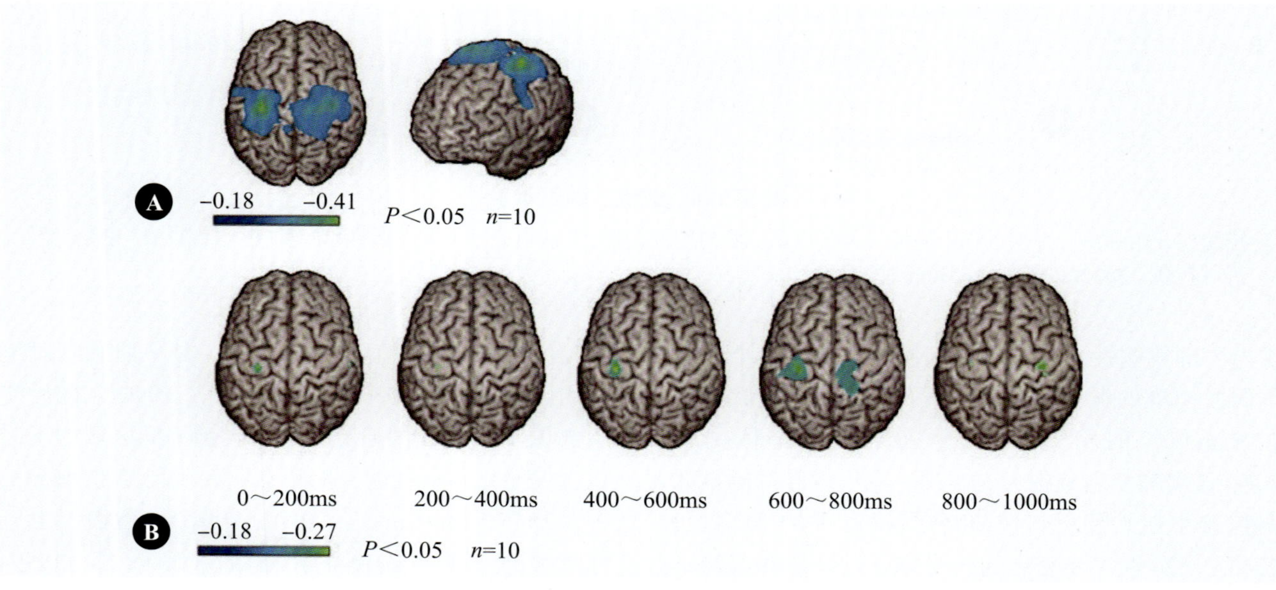

▲ 图 1-7　吞咽过程中的时间依赖性皮质激活

大脑活动从左半球到右半球的时间依赖性表征。A. 显示了吞咽过程中 1s 时间间隔内大脑初级感觉运动皮质的激活；B. 显示了间隔 200ms 的 5 个相应时期（经 Wiley 许可转载，引自 Teismann et al，2009a.）

在“言语”“听觉”和运动系统领域，皮质可塑性早已广为人知，是对 CNS、PNS 和肌肉带感受器损伤的生理反应。最近，研究者也对各种不同定性、定位的神经源性吞咽障碍患者的皮质可塑性进行了广泛研究（图 1–9）。

目前，大部分研究都集中在脑卒中后吞咽障碍康复期间的重组现象。幕上卒中后的前 2 周，左侧脑梗死和右侧脑梗死患者都会经历同侧大脑活动大量减少和对侧大脑活动丧失（图 1–10）。相比之下，无吞咽障碍的脑卒中患者，其感觉运动皮质的激活与健康受试者相似（Teismann 等，2011a）。

在失语性脑卒中患者也同样观察到对侧皮质激活丧失的这一现象（Saur 等，2006），可能是由于严重的脑卒中相关皮质及皮质下吞咽网络功能连接破坏。在神经生理学中，“失联络现象”用“diaschisis”一词来描述（希腊语：“dia” = “through” 即“接通”，“skizo” = “to cut” 即“阻断”）。根据这一概念，远离病灶结构完整的脑区失去激活只是暂时的。一旦脑损伤的远距离影响消退，未受损的主要网络区域就开始恢复功能（Nelles 等，2004）。值得注意的是，这一功能恢复的第二步也已在脑卒中患者的影像学研究中重现。与上述 MEG 研究的结果一致，在疾病急性期接受 TMS 研究的有吞咽障碍的脑卒中患者，非受累半球的咽部肌肉表征显著小于无吞咽障碍的对照组（Hamdy 等，1997）。在随后的随访中，吞咽功能恢复正常的患者组表现出对侧咽运动表征的显著增加，而在持续吞咽障碍患者中这种表征保持不变（图 1–11）（Hamdy 等，1998a 和 b）。

这些数据表明，脑卒中后，伴随吞咽障碍缓解的皮质重组主要发生在未受累半球。相反，如上所

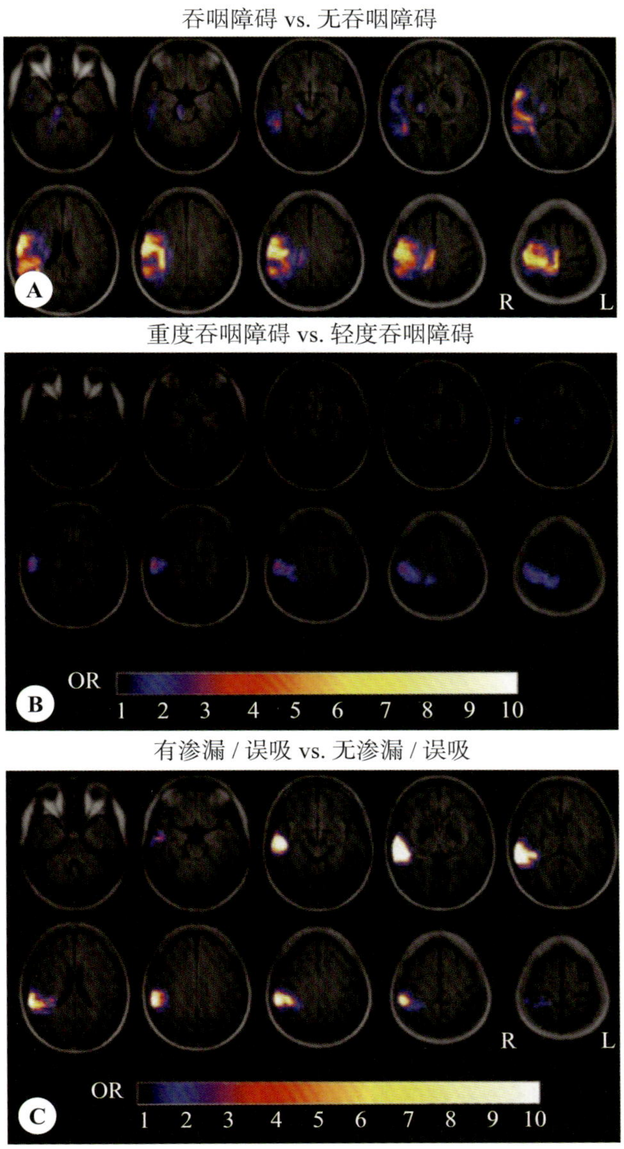

▲ 图 1–8　急性脑卒中时受影响的脑区与吞咽障碍严重程度的相关性

用颜色编码表示脑受损严重程度，A. 有与无吞咽障碍患者；B. 重度与轻度吞咽障碍患者；C. 有与无渗漏 / 误吸患者。比值比（OR）用颜色编码表示（经 Wiley 许可转载，引自 Suntrup et al，2015a.）

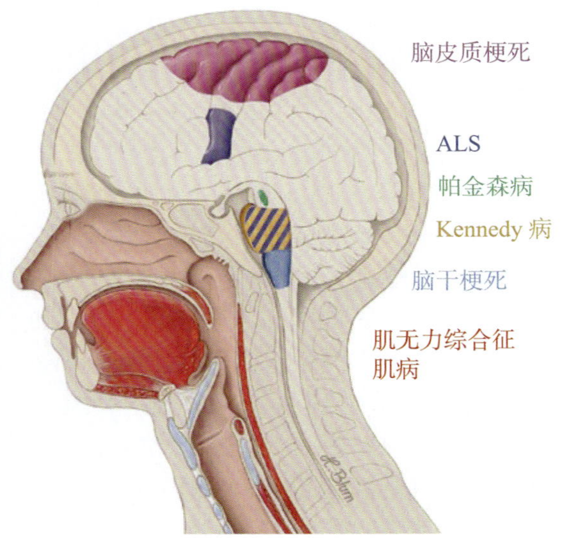

▲ 图 1–9　疾病相关皮质受损区域

源自中枢神经系统、周围神经系统或肌肉组织的疾病所致神经源性吞咽障碍的不同损害区域。这些疾病可导致吞咽皮质内的疾病相关重组现象。ALS. 肌萎缩侧索硬化（2012/2017 Heike Blum 版权所有）

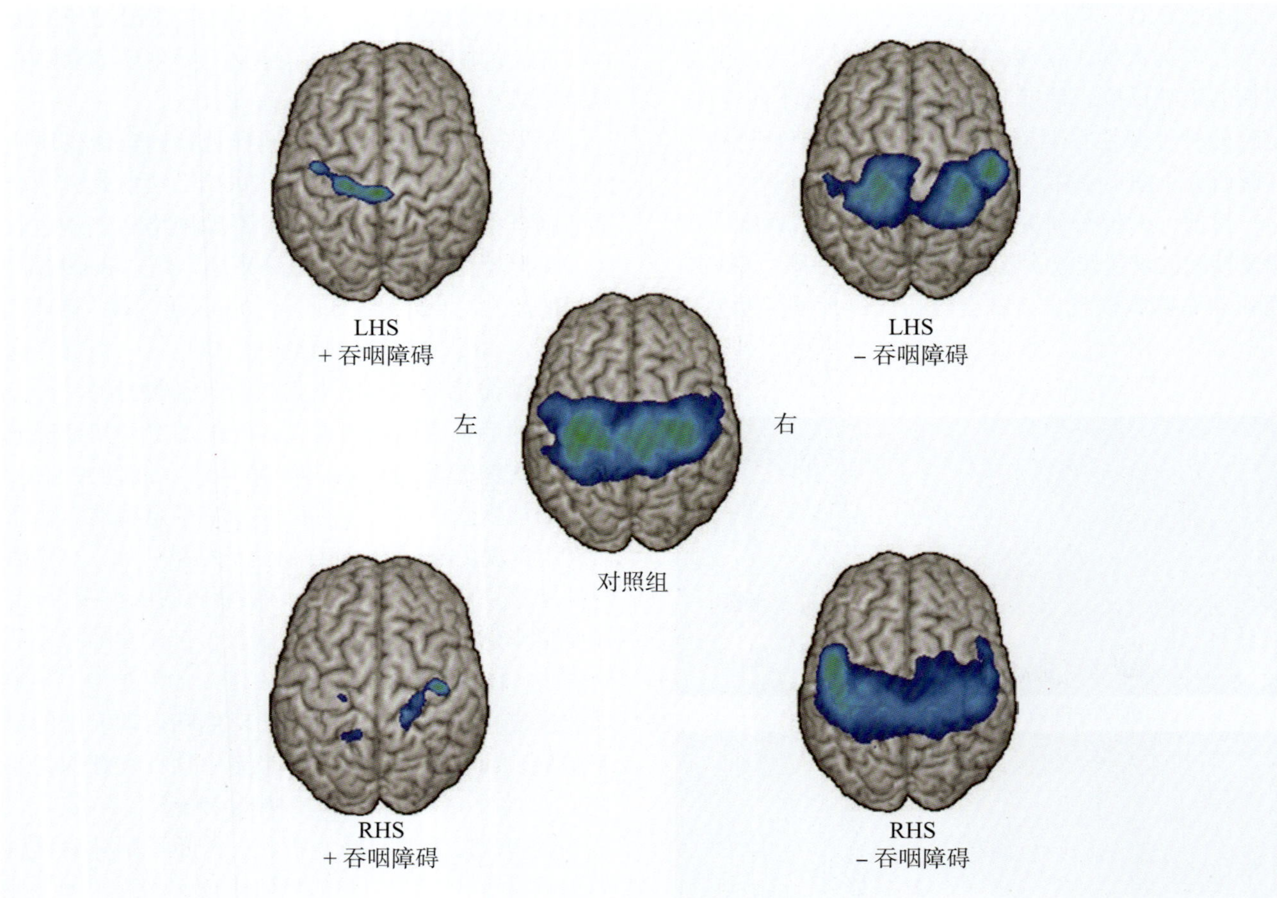

▲ **图 1-10　脑卒中急性期吞咽相关脑激活变化**

LHS. 左侧脑卒中；RHS. 右侧脑卒中（引自 Teismann et al，2011a.）

述，运动表征的增加可出现于受累半球，是一种脑卒中后偏瘫的皮质代偿（Foltys 等，2003）。因此，促进吞咽功能康复的神经生理机制与促进肢体偏瘫康复的重组现象根本不同。

在运动神经元病患者中，研究了作为对运动系统孤立损伤反应的中枢神经重组。这类疾病包括肌萎缩侧索硬化（amyotrophic lateral sclerosis，ALS）和脊髓延髓性肌萎缩［spinal and bulbar muscular atrophy，SBMA；也称为 Kennedy 病（Kennedy's disease，KD）］。虽然 ALS 和 SBMA 在各自的预后和治疗方法方面存在显著差异，但在疾病过程中，几乎所有患者都会出现神经源性吞咽障碍。ALS 的病理生理学特征在于上、下运动神经元的退化。吞咽障碍是最严重的临床并发症之一，通常在疾病发作后数月出现。约 1/4 患者在疾病发作时表现出延髓症状，这是由第Ⅸ～Ⅻ对脑神经的皮质延髓纤维早期退化引起的。吞咽障碍的主要特征是咽期受损（Ertekin 等，2000b；Leder 等，2004），伴随着喉部上抬肌肉的长时间激活和食管上括约肌的延迟打开，而口腔期通常在疾病过程的后期受到影响（Higo 等，2004）。SBMA 是一种由雄激素受体突变引起的罕见病，导致脊髓延髓运动神经元（下运动神经元）选择性退化。受影响患者中年时会出现缓慢进展的吞咽障碍及近端肢体轻瘫，并伴有肌肉萎缩和肌束震颤及特征性的男子女性型乳房。类似于在 ALS 患者中观察到的障碍模式，SBMA 患者也会出现咽期功能障碍（Warnecke 等，2009）。

两项有关 ALS 患者的独立研究均为自主吞咽模式，结果未观察到与脑卒中患者相似的皮质重组（Li 等，2009；Teismann 等，2011b）。这些研究揭示了 ALS 患者感觉运动皮质的激活显著降低，而这与吞咽障碍的严重程度相关（图 1-12）。

这一发现不同于那些对 ALS 患者简单运动任务（如手指敲击）进行的研究。与健康对照组相

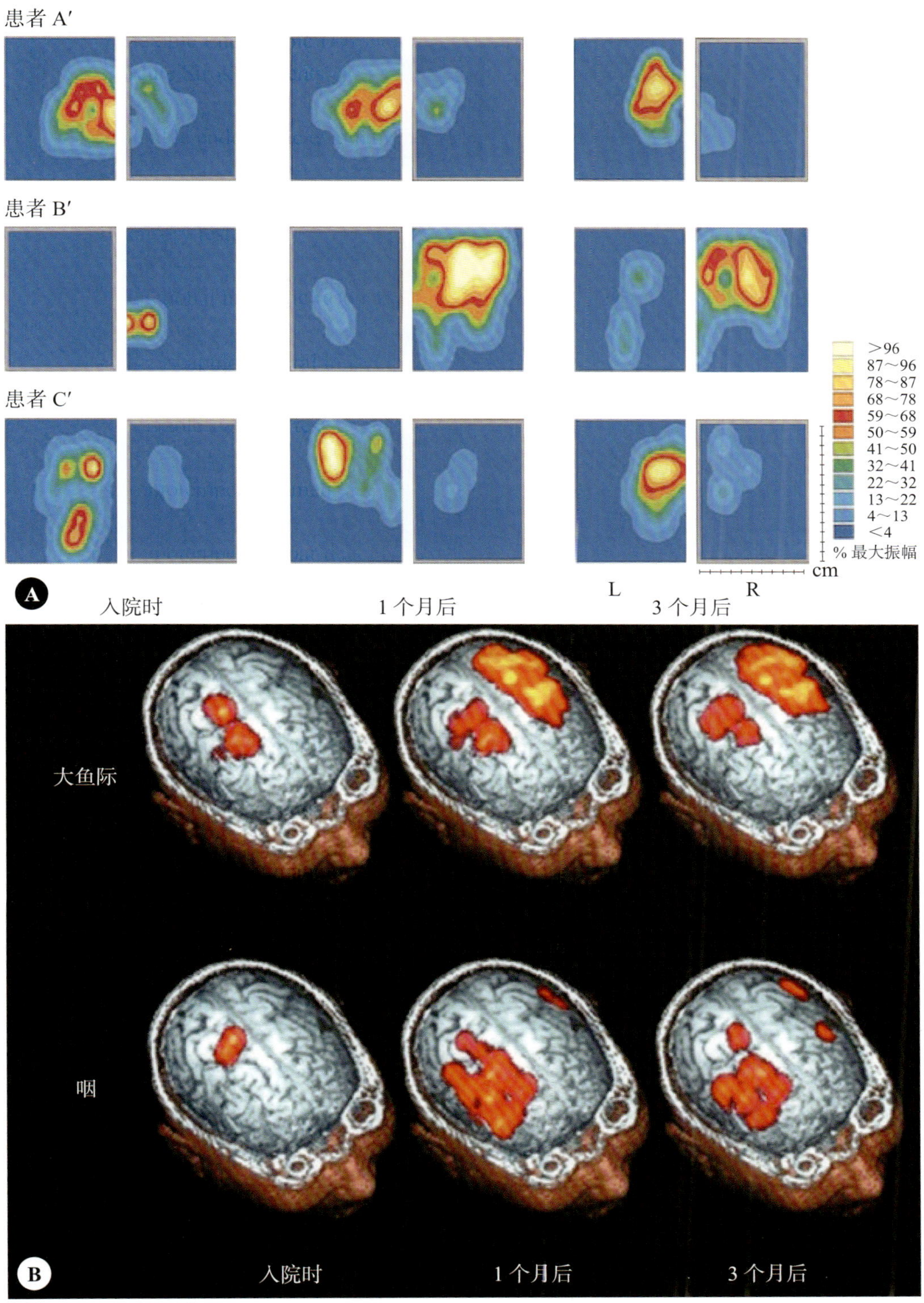

▲ 图 1-11　脑卒中慢性期吞咽的皮质表征变化

A. 3 名脑卒中患者入院时、1 个月后和 3 个月后咽部肌肉组织运动诱发电位的定位。患者 A' 无吞咽障碍，患者 B' 最初存在障碍，但在 1 个月后缓解，患者 C′ 在研究的 3 个月期间存在持续吞咽障碍。X 表示顶点，受脑卒中影响的大脑半球用灰色标出。虽然患者 A′ 和患者 C′ 咽部和诱发电位的映射没有相关变化，但患者 B′ 未受脑卒中影响半球的咽部表征明显重组。B. 脑卒中患者大鱼际和咽部肌肉随时间推移的映射。左大脑半球皮质性卒中的患者最初存在吞咽障碍，但 1 个月后病情有所改善。这种改善伴随着对侧半球运动表征的增加，而不受脑卒中影响。相比之下，大鱼际肌肉的表征随时间推移而扩大（经 Elsevier 许可转载，引自 Hamdy et al, 1998b.）

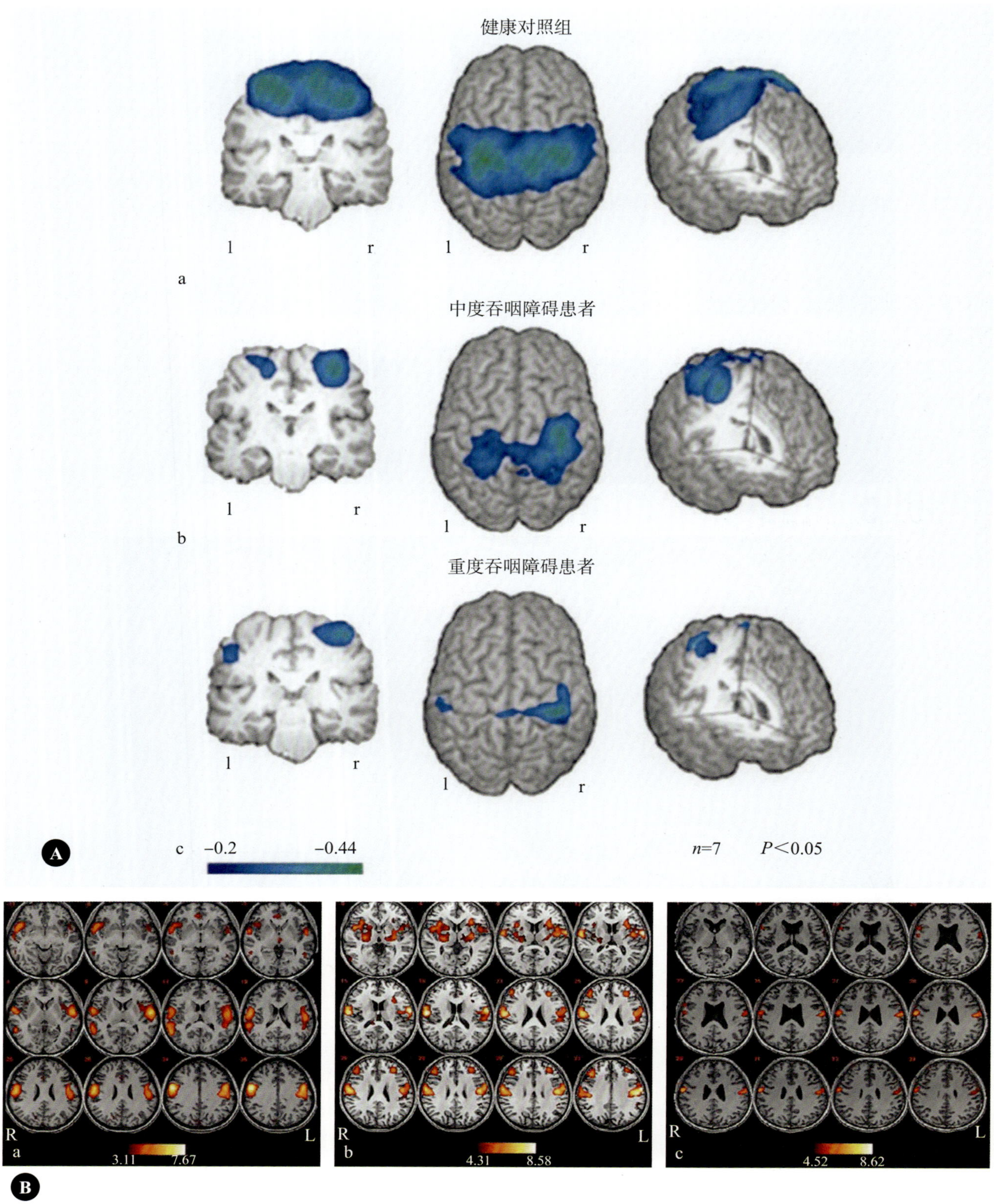

▲ 图 1-12　伴吞咽障碍的肌萎缩侧索硬化患者的皮质激活变化

A. 脑磁图显示在吞咽过程中，感觉运动皮质被激活的表现：a. 健康对照组；b. 中度吞咽功能障碍的肌萎缩侧索硬化患者；c. 重度吞咽功能障碍的肌萎缩侧索硬化患者。B. 通过功能磁共振成像显示吞咽过程中脑部活动：a. 健康对照组，无吞咽困难；b. 不伴吞咽障碍的肌萎缩侧索硬化患者；c. 伴吞咽障碍的肌萎缩侧索硬化患者（A. 引自 Teismann et al，2011b；B. 经 Taylor & Francis 许可转载，引自 Li et al，2009.）

比，ALS 患者的各种运动和非运动区域可观察到皮质表征的增加和扩大（Kew 等，1994；Konrad 等，2002）。ALS 患者吞咽障碍缺乏皮质代偿的主要原因可能是两个皮质吞咽中枢的疾病相关损伤，这阻止了同型结构的募集，如辅助运动区和前运动皮质。对 SBMA 患者的检查支持了这样一个假设：至少一个皮质吞咽中枢的完整性是皮质适应过程的先决条件。与 ALS 患者相比，SBMA 患者在初级感觉运动皮质中表现出更广泛的吞咽相关激活，而与健康对照组相比，其在前运动和躯体感觉整合皮质中有额外的激活（图 1–13）（Dziewas 等，2009）。

无论是 SBMA 患者的皮质活性增加，还是 ALS 患者的皮质活性降低，与健康对照组相比，这两种疾病均显示出大脑半球的侧化（Dziewas 等，2009；Teismann 等，2011b）（图 1–12 和图 1–13）。两项研究中的健康受试者均显示左半球激活略占优势，而两个患者组均为右侧感觉运动皮质占优势。ALS 患者偏侧化的假设，特别支持右半球控制咽期的假设。

在研究导致吞咽网络皮质下损伤这一情况下的效应和皮质重组现象时，一项 MEG 研究调查了在一组帕金森病（Parkinson's disease，PD）患者队列中吞咽相关的皮质激活（Suntrup 等，2013）。PD 的病理生理学机制为多巴胺能神经元和其他细胞群变性，这些细胞群起源于脑干并逐渐延伸至皮质区域(Braak 等，2004）。鉴于脑干吞咽中枢受早期特征性病变的影响，令人惊讶的是，临床上重度口咽吞咽障碍却仅在大多数处于疾病晚期的 PD 患者中出现。在上述 MEG 研究中，不伴吞咽障碍的 PD 患者表现为辅助运动区的低激活以及最活跃区显著向尾外侧运动皮质和前运动皮质转变（图 1–14）。

伴吞咽障碍的 PD 患者中不再观察到这一模式。该患者组仅表现出局限于内侧初级感觉运动皮质的吞咽相关皮质活动遗留。值得注意的是，这一发现与 Braak 等（2004）的研究完全吻合，后者表明这些皮质区域仅在疾病晚期受到 PD 相关神经退行性病变的影响（图 1–15）。

为充分了解 PD 患者吞咽相关皮质激活的这种变化模式，有必要提及有助于控制运动系统的不同神经元回路（Roland，1984；Frey 等，2011）。由于 PD 在早期即发生壳核损伤，主要投射到 SMA、负

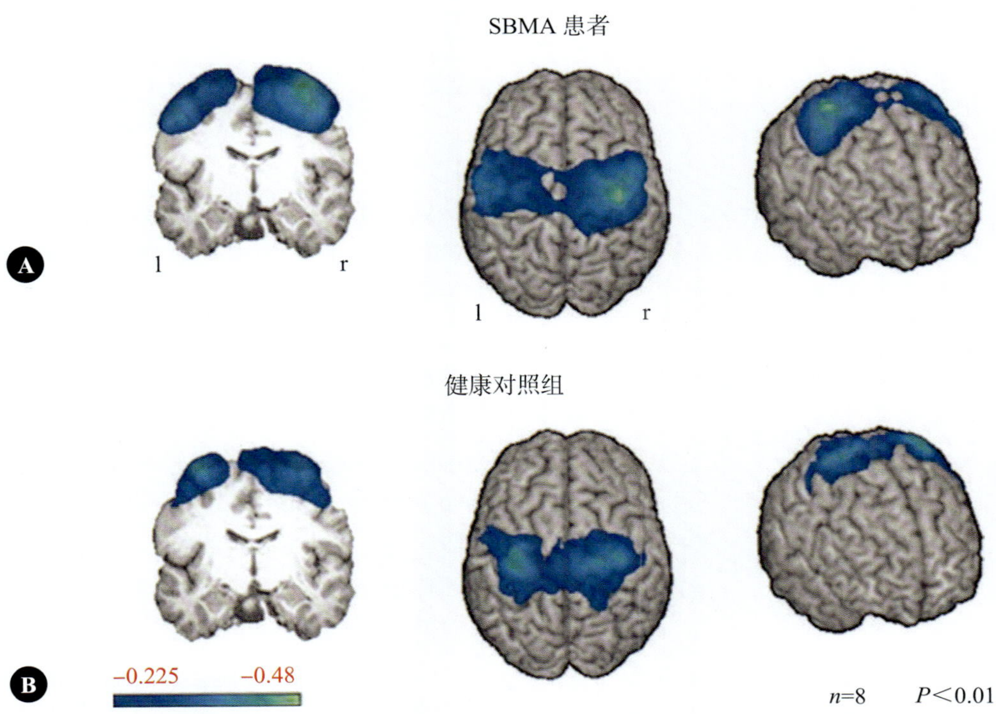

▲ **图 1–13　伴吞咽障碍的 SBMA 患者的皮质激活变化**

A. SBMA 患者吞咽过程中脑磁图示感觉运动皮质的激活；B. 健康对照组的皮质激活。SBMA. 脊髓延髓性肌萎缩（经 Wiley 许可转载，引自 Dziewas et al, 2009.）

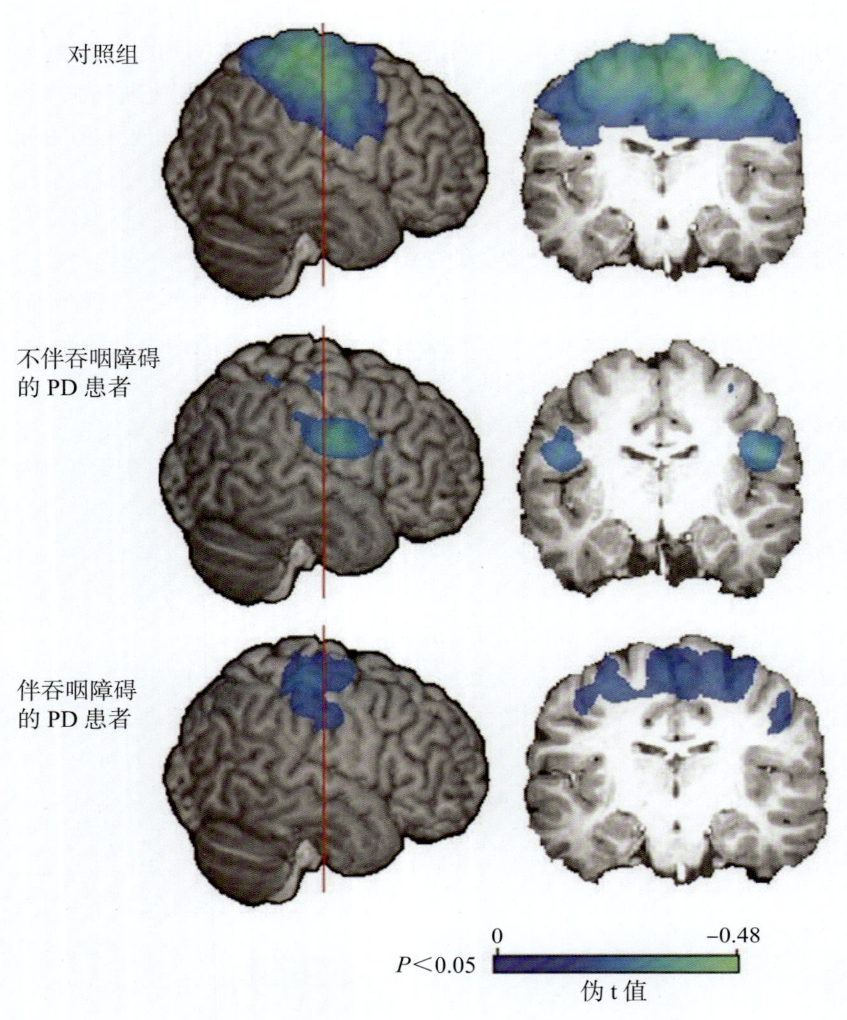

◀ 图 1-14　与年龄匹配的对照组相比，伴和不伴吞咽障碍的帕金森病（PD）患者的皮质激活变化

经 Oxford University press 许可转载，引自 Suntrup et al, 2013.

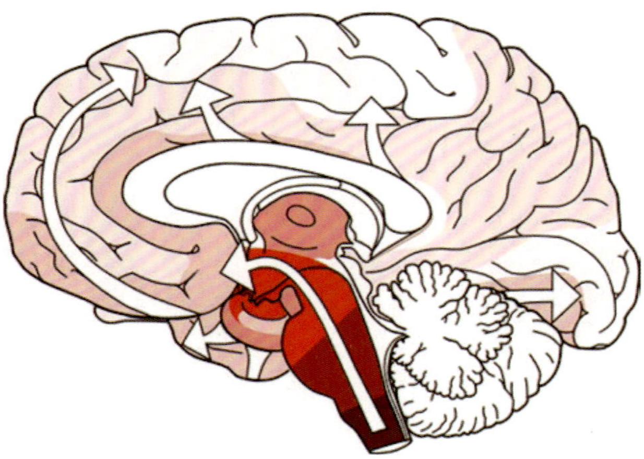

▲ 图 1-15　帕金森病的病理改变（α- 突触核蛋白病）分布，从迷走神经背核和脑干下部相邻核团到中脑和前脑基底部直至大脑皮质

经 Springer Nature 许可转载，引自 Braak et al, 2004.

责协调内部产生运动的额叶纹状体 – 丘脑皮质回路，在 PD 的最初阶段就受到影响。正如 Suntrup 等在研究中观察到的，这种影响会引起 SMA 的低激活，进而导致运动规划和运动起始受损，以及冻结和运动不能的典型临床症状。因为负责外部驱策运动和感觉驱策运动的小脑 – 顶叶 – 前运动区回路接收来自受影响最小的尾状核的投射（Alexander 和 Crutcher，1990），所以在相对较长的时间内保持功能完整。该调节回路允许在接收到刺激时开始运动。有关 PD 患者肢体运动的研究表明，与健康个体不同，这种保存时间更长的回路在 PD 患者中优先用于运动控制（Samuel 等，1997）。因此，前述 MEG 研究所提到的激活转变，揭示了用于吞咽中枢控制的这一并行通路的另一种替代募集通路。随着口咽传入刺激（代表外部驱策）利用率的增加，双侧吞咽功能最初能以与单侧肢体运动控制功能相似的方式维持。随着疾病进展，这种替代通路的代偿性募集中断，推测是相关皮质区域本身退化增加的结果。这反过来又导致吞咽障碍发生。

除 CNS 和周围神经系统疾病外，运动终板（如重症肌无力）和肌肉本身（如肌炎）疾病通常导致重度吞咽障碍。尽管存在大量不同的病理学数据，但有关皮质适应机制的数据仍然很少。由于皮质吞咽中枢的完整性，在这些单纯的外周型吞咽障碍中理应有大脑代偿机制的参与，正如 SBMA 一样。然而，这一假设仅在部分舌切除的口咽肿瘤患者中得到证实。

一项研究采用 fMRI 比较了术前和术后吞咽相关的大脑激活（Haupage 等，2010），还有一项研究是将术后激活图像与健康对照组相比（Mosier 等，2005）。两项研究均表明，患者术后表现出大脑激活显著增加（推测是皮质重塑的结果），主要局限于初级感觉运动皮质、辅助运动区、顶叶皮质和扣带回皮质。

最后，初步研究结果支持以下假设：功能性吞咽障碍（通常认为是精神性原因）伴有吞咽皮质处理的改变。总的来说，尽管在临床实践中经常使用该诊断，但功能性吞咽障碍远较“真正的”神经源性吞咽障碍少见，后者通常错误地归因于心理原因。例如，Ravich 等对 23 例诊断为功能性吞咽障碍的患者进行深入的重新评估后，发现 65% 的病例存在器质性病变（Ravich 等，1989）。最新的一项 MEG 探索性研究中，尽管进行了全面的诊断检查，但 5 例患者未找到吞咽障碍相关原因（Suntrup 等，2014）。与健康对照组相比，患者的吞咽皮质控制发生显著改变，包括右侧岛叶皮质、前额叶背外侧皮质（dorsolateral prefrontal cortex，DLPFC）及下顶叶过度激活，而辅助运动区和内侧初级躯体感觉皮质激活减少（图 1–16）。

在先前关于转换障碍和功能性消化障碍的影像学研究背景下，上文提到的区域代表了身体内部信号感知、认知评估过程、注意控制与感觉运动控制之间的连接（Browning 等，2011）。根据“内脏超敏反应假说”（Bonaz，2003），该网络中相互干扰的互动可带来自我观察增强和负性自我感觉，以及认知唤醒增加，而这又反过来进一步增强了自我观察。这种恶性循环最终导致持续性口咽超敏反应，从而引起对“症状”的有意识感知，尽管在吞咽过程中有客观规律的运动模式。关于运动规划和执行，上文总结的 MEG 研究中观察到的 SMA 活动减少确实可能是造成吞咽网络轻微失衡的原因，这反过来可导致在吞咽启动时感到困难或犹豫（Suntrup 等，2014）。

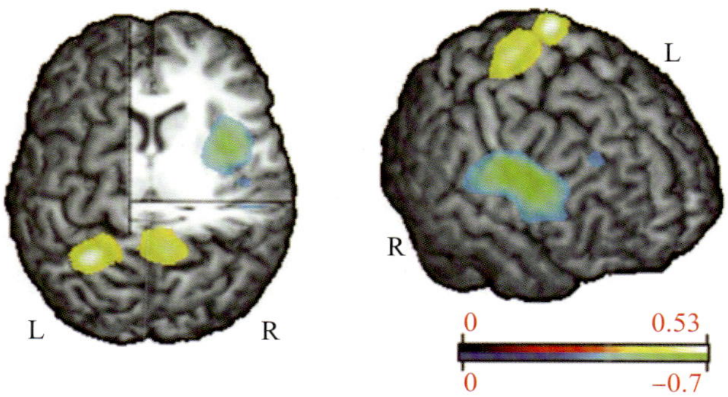

▲ 图 1–16　功能性吞咽障碍患者和健康受试者在吞咽相关大脑激活方面存在显著差异

激活增加显示为蓝绿色；激活减少显示为白黄色（引自 Suntrup et al, 2014.）

除疾病相关的重组外，与年龄相关的吞咽变化被称为老年吞咽障碍（presbyphagia），可能与中枢适应机制相关。衰老过程伴随着吞咽所有阶段的变化。老年人口腔期延长（Kim 等，2005）、咽敏感性降低（Aviv，1997a 和 b）、每次吞咽的体积较小、食团过早进入咽部、咽部残留物蓄积及咽部渗漏率增高（Yoshikawa 等，2005）。一项 fMRI 和一项 MEG 研究发现，与年轻成人相比，老年受试者吞咽相关感觉运动皮质激活增加（Humbert 等，2009；Teismann 等，2010）。除初级感觉运动皮质外，还包括前运动皮质、辅助运动区域和盖区（图 1–17）。

与年龄相关的皮质激活增加不仅限于吞咽，还在其他运动技能中得到了验证，如手部运动（Hutchinson 等，2002）和咀嚼（Onozuka 等，2003），这似乎是大脑衰老的一般现象。这种年龄依赖性大脑激活变化的生理学意义尚未完全了解。除假设衰老的大脑通过增加与任务相关的激活来代偿与年龄相关的运动执行限制之外，皮质易激惹的增加，通常也与年龄（Huttunen 等，1999）或抑制感觉信息的能力降低（Valeriani 等，2003）有关，这也可以解释这种现象。

长期的皮质重组需要至少一个完整的皮质吞咽中枢。皮质吞咽网络的单侧损伤导致对侧代偿性增大。

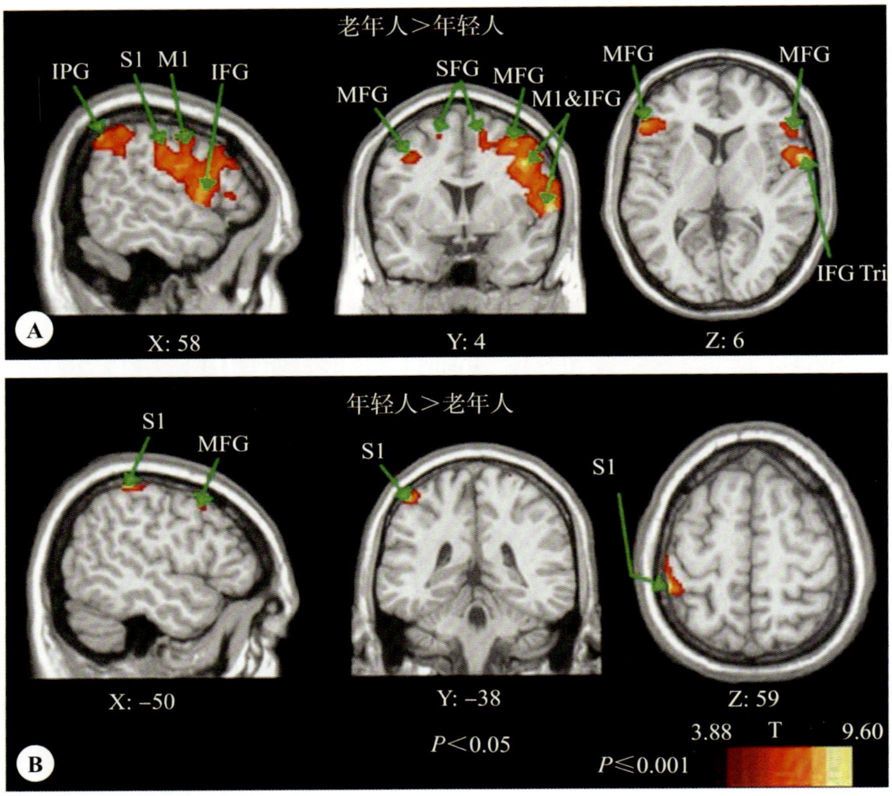

◀ **图 1-17　与年龄相关的吞咽中枢调节变化**

A. 在吞咽过程中，与年轻受试者相比，老年人大脑区域更活跃；B. 年轻受试者更活跃的大脑区域。IPG. 顶下回；S_1. 初级躯体感觉皮质；M_1. 初级运动皮质；IFG. 额下回；MFG. 额中回；SFG. 额上回；Tri. 三角部（经 Elsevier 许可转载，引自 Humbert et al, 2009.）

（五）皮质可塑性：增进重组的感觉刺激

感觉传入可以提供有唾液和食物稠度、数量的信息，是吞咽网络的重要组成部分（Jean 等，1975）。例如，吞咽造影检查表明，喉和舌骨上抬以及食管上括约肌开放的时机取决于食团大小（Cook 等，1989）。有几项临床研究调查了口咽麻醉对吞咽功能的影响，结果证明了感觉反馈对于不受干扰的复杂吞咽运动程序的重要性，除吞咽时间显著延长和吞咽量减少外，还常出现误吸（Miller，1972；Ertekin 等，2000a、b 和 c；Chee 等，2005；Teismann 等，2007）。

与这些发现一致，TMS 研究发现咽黏膜表面麻醉后咽部肌肉的兴奋性降低（Fraser 等，2003）。此外，一项 MEG 研究显示，咽部麻醉后感觉皮质和初级运动皮质的吞咽相关激活都减少了（图 1-18）（Teismann 等，2007）。这些发现表明，在吞咽中枢控制中，感觉传入和运动传出之间存在密切联系。

从治疗的角度来看，刺激口咽结构对吞咽性能影响的研究特别重要。80 多年前，Pommerenke 假设口咽刺激能够促进吞咽（Pommerenke，1927）。从那时起，口咽部的感觉刺激已成为简单的床旁吞咽障碍治疗的常用方法（Neumann 等，1995；Rosenbek 等，1996）。各种行为研究还表明，热、电和味觉刺激可短期增加口咽部感觉，从而短期促进吞咽反射（Hamdy 等，2003；Ludlow 等，2007）。除这些运动效应外，还证明了对吞咽中枢控制的刺激相关效应。因此，一项对软腭进行热触觉刺激的 MEG 研究发现初级感觉运动皮质内吞咽的皮质表征增加（图 1-19）（Teismann 等，2009b）。另一项研究评估了咽黏膜电刺激的效果，结果发现咽部肌肉皮质运动表征增加（图 1-20）（Hamdy 等，1998b）。还有一项采用咽部电刺激（pharyngeal electrical stimulation，PES）的 MEG 研究显示，至少存在一个吞咽皮质网络的瞬态调控（图 1-21）（Suntrup 等，2015c）。此外，使用相同刺激模型进行了进一步研究，引起了唾液 P 物质水平的增加，P 物质在吞咽的神经控制中起着一定的作用（图 1-22）（Suntrup-Krueger 等，2016）。这些源自基础研究的数据让我们看到了前景，但迄今为止所进行的临床干预研究得出的结果却喜忧参半。虽然对有吞咽障碍的脑卒中患者进行的小型随机研究表明，PES 对吞咽障碍康复存在有益作用（Jayasekeran 等，2010；Suntrup 等，2015b；Vasant 等，2016），而且 Meta 分析证实这种疗法是有益的（Scutt 等，2015），但

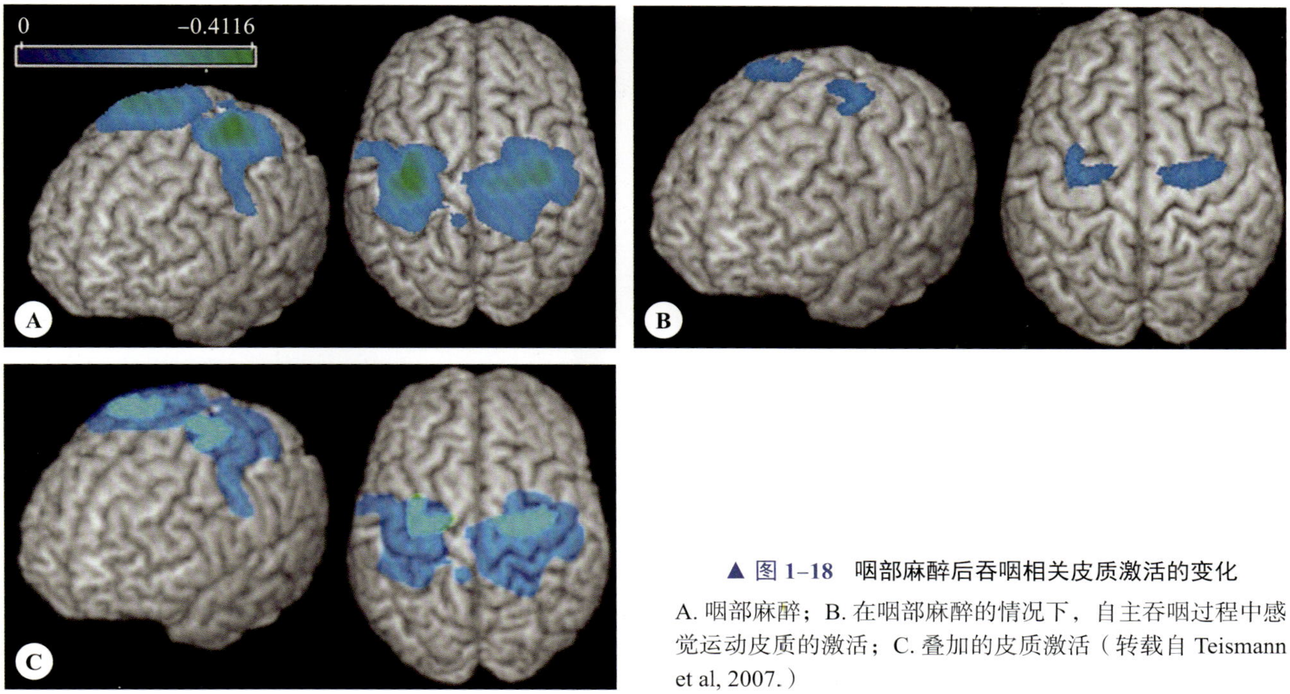

▲ **图 1-18　咽部麻醉后吞咽相关皮质激活的变化**

A. 咽部麻醉；B. 在咽部麻醉的情况下，自主吞咽过程中感觉运动皮质的激活；C. 叠加的皮质激活（转载自 Teismann et al, 2007.）

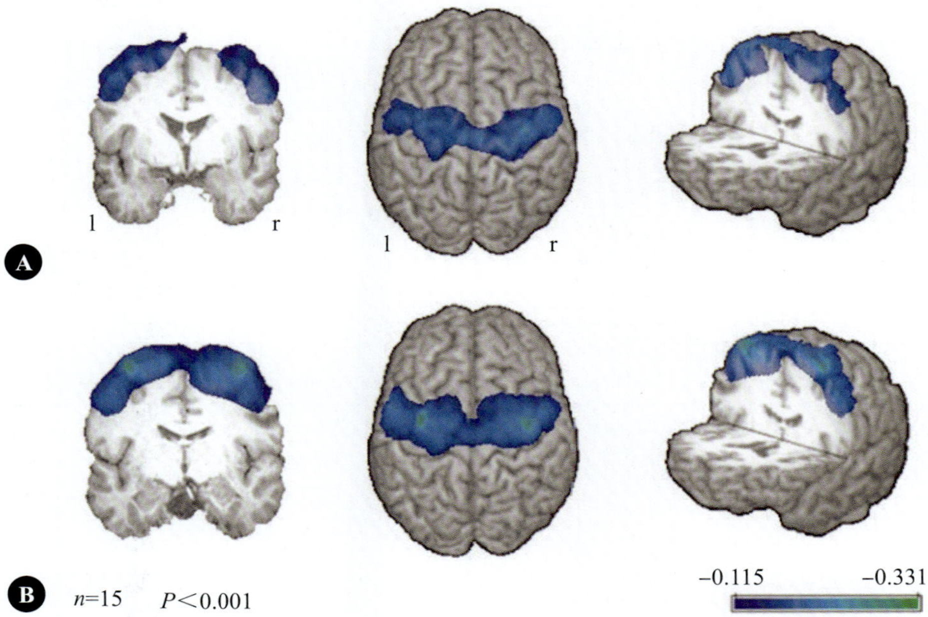

▲ **图 1-19　咽部热触觉刺激后吞咽相关皮质激活增加**

A. 无刺激后吞咽相关皮质激活；B. 咽部热触觉刺激后吞咽相关皮质激活（转载自 Teismann et al, 2009b.）

大型多中心 STEPS 研究并未揭示 PES 优于对照治疗（Bath 等，2016）。目前，评估 PES 在不同患者群体中疗效的其他研究正在或已计划进行（Dziewas 等，2016）。

口咽感觉缺失和刺激会导致吞咽皮质短期变化。咽部电刺激是一种治疗口咽吞咽障碍的新方法。

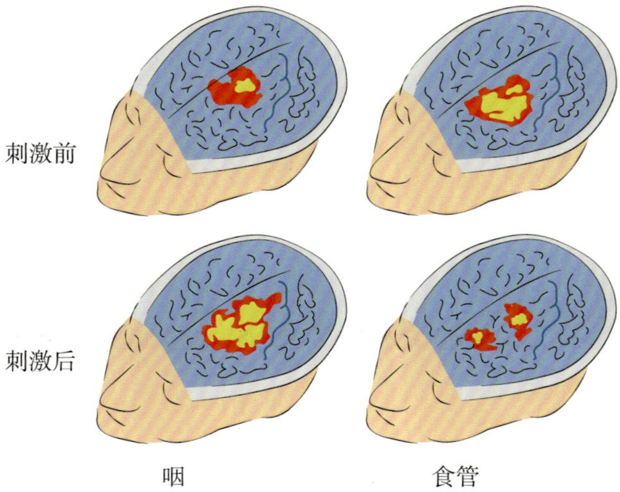

▲ 图 1-20　咽部电刺激对咽和食管肌肉运动表征的影响

咽部电刺激后，咽部肌肉组织的表征立即增加，而食管肌肉组织表征减少。蓝线表示中央沟（引自 Hamdy et al, 1998b.）

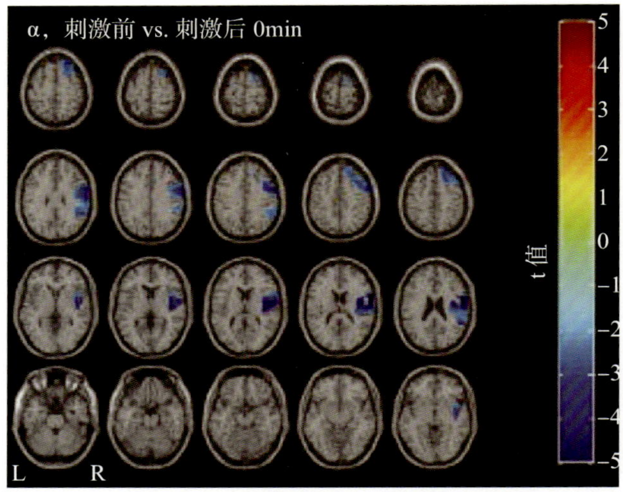

▲ 图 1-21　咽部电刺激（PES）对健康志愿者吞咽皮质表征的影响

PES 后，右半球不同区域，特别是初级感觉运动皮质，辅助运动区（SMA）和前 SMA（pre-SMA）发生变化（经 Elsevier 许可转载，引自 Suntrup et al, 2015c.）

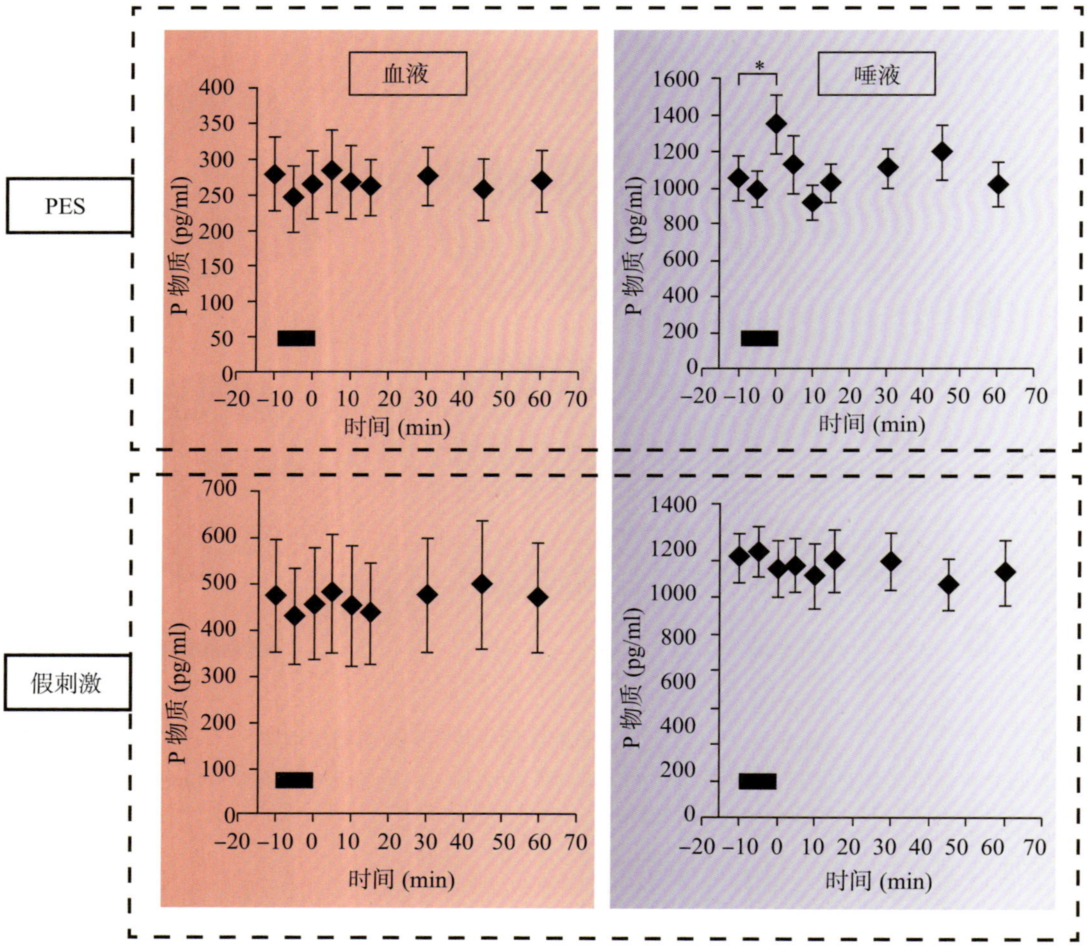

▲ 图 1-22　20 名健康志愿者咽部电刺激或假刺激前、中、后阶段血液和唾液中 P 物质的浓度

黑条表示 10min 的刺激，*. $P<0.05$。PES. 咽部电刺激（经 Wiley 许可转载，引自 Suntrup-Krueger et al, 2016.）

参考文献

[1] Alexander GE, Crutcher MD. Functional architecture of basal ganglia circuits: neural substrates of parallel processing. Trends Neurosci. 1990;13(7):266–71.

[2] Aviv JE. Effects of aging on sensitivity of the pharyngeal and supraglottic areas. Am J Med. 1997a;103:74S-6S.

[3] Aviv JE. Sensory discrimination in the larynx and hypopharynx. Otolaryngol Head Neck Surg. 1997b;116:331–4.

[4] Aziz Q, Thompson DG, Ng VW, Hamdy S, Sarkar S, Brammer MJ, Bullmore ET, Hobson A, Tracey I, Gregory L, Simmons A, Williams SC. Cortical processing of human visceral and somatic sensation. J Neurosci. 2000;20(7):2657–63.

[5] Bartolome G, Schröter-Morasch H. Schluckstörungen, Diagnostik und Rehabilitation. 5th ed. Munich: Elsevier, Urban & Fischer; 2013.

[6] Bath PM, Scutt P, Love J, Clave P, Cohen D, Dziewas R, Iversen HK, Ledl C, Ragab S, Soda H, et al. Pharyngeal electrical stimulation for treatment of dysphagia in subacute stroke: a randomized controlled trial. Stroke. 2016;47(6):1562–70.

[7] Bonaz B. Visceral sensitivity perturbation integration in the brain-gut axis in functional digestive disorders. J Physiol Pharmacol. 2003;54(Suppl 4):27–42.

[8] Braak H, Ghebremedhin E, Rub U, Bratzke H, Del Tredici K. Stages in the development of Parkinson's disease-related pathology. Cell Tissue Res. 2004;318(1):121–34.

[9] Broussard DL, Altschuler SM. Brainstem viscerotopic organization of afferents and efferents involved in the control of swallowing. Am J Med. 2000;108(Suppl 4a):79S-86S.

[10] Browning M, Fletcher P, Sharpe M. Can neuroimaging help us to understand and classify somatoform disorders? A systematic and critical review. Psychosom Med. 2011;73(2):173–84.

[11] Calautti C, Leroy F, Guincestre JY, et al. Dynamics of motor network overactivation after striatocapsular stroke: a longitudinal PET study using a fixed-performance paradigm. Stroke. 2001;32:2534–42.

[12] Cerf-Ducastel B, Van de Moortele PF, MacLeod P, et al. Interaction of gustatory and lingual somatosensory perceptions at the cortical level in the human: a functional magnetic resonance imaging study. Chem Senses. 2001;26:371–83.

[13] Chee C, Arshad S, Singh S, et al. The influence of chemical gustatory stimuli and oral anaesthesia on healthy human pharyngeal swallowing. Chem Senses. 2005;30:393–400.

[14] Clavé P, Shaker R. Dysphagia: current reality and scope of the problem. Nat Rev Gastroenterol Hepatol. 2015;12(5):259–70.

[15] Cook IJ, Dodds WJ, Dantas RO, et al. Timing of videofluoroscopic, manometric events, and bolus transit during the oral and pharyngeal phases of swallowing. Dysphagia. 1989; 4:8–15.

[16] Daniels SK, Foundas AL, Iglesia GC, et al. Lesion site in unilateral stroke patients with dysphagia. J Stroke Cerebrovasc Dis. 1996;6:30–4.

[17] Dodds WJ. Physiology of swallowing. Dysphagia. 1989;3:171–8.

[18] Dodds WJ, Stewart ET, Logemann JA. Physiology and radiology of the normal oral and pharyngeal phases of swallowing. AJR Am J Roentgenol. 1990;154:953–63.

[19] Doggett DL, Tappe KA, Mitchell MD, et al. Prevention of pneumonia in elderly stroke patients by systematic diagnosis and treatment of dysphagia: an evidence-based comprehensive analysis of the literature. Dysphagia. 2001;16:279–95.

[20] Donner MW. Radiologic evaluation of swallowing. Am Rev Respir Dis. 1985;131:S20–3.

[21] Dziewas R, Soros P, Ishii R, et al. Neuroimaging evidence for cortical involvement in the preparation and in the act of swallowing. NeuroImage. 2003;20:135–44.

[22] Dziewas R, Sörös P, Ishii R, Chau W, Henningsen H, Knecht S, Ringelstein EB, Pantev C. Cortical processing of esophageal sensation is related to the representation of swallowing. Neuroreport. 2005;16(5):439–43.

[23] Dziewas R, Teismann IK, Suntrup S, et al. Cortical compensation associated with dysphagia caused by selective degeneration of bulbar motor neurons. Hum Brain Mapp. 2009;30:1352–60.

[24] Dziewas R, Mistry S, Hamdy S, et al. Design and implementation of Pharyngeal electrical Stimulation for early de-cannulation in TRACheotomized (PHAST-TRAC) stroke patients with neurogenic dysphagia: a prospective randomized single-blinded interventional study. Int J Stroke. 2016;12:430. [Epub ahead of print].

[25] Dziewas R, Beck AM, Clave P, Hamdy S, Heppner HJ, Langmore SE, Leischker A, Martino R, Pluschinski P, Roesler A, Shaker R, Warnecke T, Sieber CC, Volkert D, Wirth R. Recognizing the importance of dysphagia: stumbling blocks and stepping stones in the twenty-first century. Dysphagia. 2017;32(1):78–82.

[26] Ertekin C, Aydogdu I, Tarlaci S, et al. Mechanisms of dysphagia in suprabulbar palsy with lacunar infarct. Stroke. 2000a;31:1370–6.

[27] Ertekin C, Aydogdu I, Yuceyar N, et al. Pathophysiological mechanisms of oropharyngeal dysphagia in amyotrophic lateral sclerosis. Brain. 2000b;123:125–40.

[28] Ertekin C, Kiylioglu N, Tarlaci S, et al. Effect of mucosal anaesthesia on oropharyngeal swallowing. Neurogastroenterol Motil. 2000c;12:567–72.

[29] Feydy A, Carlier R, Roby-Brami A, et al. Longitudinal study of motor recovery after stroke: recruitment and focusing of brain activation. Stroke. 2002;33:1610–7.

[30] Foltys H, Krings T, Meister IG, et al. Motor representation in patients rapidly recovering after stroke: a functional magnetic resonance imaging and transcranial magnetic stimulation study. Clin Neurophysiol. 2003;114:2404–15.

[31] Fraser C, Rothwell J, Power M, et al. Differenzial changes in human pharyngoesophageal motor excitability induced by swallowing, pharyngeal stimulation, and anesthesia. Am J Physiol Gastrointest Liver Physiol. 2003;285:G137–44.

[32] Frey SH, Fogassi L, Grafton S, Picard N, Rothwell JC, Schweighofer N, Corbetta M, Fitzpatrick SM. Neurological principles and rehabilitation of action disorders: computation, anatomy, and physiology (CAP) model. Neurorehabil Neural Repair. 2011;25(5 Suppl):6s-20s.

[33] Furlong PL, Hobson AR, Aziz Q, et al. Dissociating the spatio-temporal characteristics of cortical neuronal activity associated with human volitional swallowing in the healthy adult brain. NeuroImage. 2004;22:1447–55.

[34] Hamdy S, Aziz Q, Rothwell JC, et al. The cortical topography of human swallowing musculature in health and disease. Nat Med. 1996;2:1217–24.

[35] Hamdy S, Aziz Q, Rothwell JC, et al. Explaining oropharyngeal dysphagia after unilateral hemispheric stroke. Lancet. 1997;350:686–92.

[36] Hamdy S, Aziz Q, Rothwell JC, et al. Recovery of swallowing after dysphagic stroke relates to functional reorganization in the intact motor cortex. Gastroenterology. 1998a;115:1104–12.

[37] Hamdy S, Rothwell JC, Aziz Q, et al. Long-term reorganization of human motor cortex driven by short-term sensory stimulation. Nat Neurosci. 1998b;1:64–8.

[38] Hamdy S, Rothwell JC, Brooks DJ, et al. Identification of the cerebral loci processing human swallowing with H2(15)O PET activation. J Neurophysiol. 1999;81:1917–26.

[39] Hamdy S, Jilani S, Price V, et al. Modulation of human swallowing behaviour by thermal and chemical stimulation in health and after brain injury. Neurogastroenterol Motil. 2003;15:69–77.

[40] Haupage S, Peck KK, Branski RC, et al. Functional MRI of tongue motor tasks in patients with tongue cancer: observations before and after partial glossectomy. Neuroradiology. 2010;52:1185–91.

[41] Heiimae KM, Palmer JB. Food transport and bolus formation during complete feeding sequences on foods of different initial consistency. Dysphagia. 1999;14:31–42.

[42] Higo R, Tayama N, Nito T. Longitudinal analysis of progression of dysphagia in amyotrophic lateral sclerosis. Auris Nasus Larynx. 2004;31:247–54.

[43] Humbert IA, Fitzgerald ME, McLaren DG, et al. Neurophysiology of swallowing: effects of age and bolus type. NeuroImage. 2009;44:982–91.

[44] Hutchinson S, Kobayashi M, Horkan CM, et al. Age-related differences in

movement representation. NeuroImage. 2002;17:1720–8.

[45] Huttunen J, Wikstrom H, Salonen O, et al. Human somatosensory cortical activation strengths: comparison between males and females and age-related changes. Brain Res. 1999;818:196–203.

[46] Jayasekeran V, Singh S, Tyrrell P, et al. Adjunctive functional pharyngeal electrical stimulation reverses swallowing disability after brain lesions. Gastroenterology. 2010;138:1737–46.

[47] Jean A. Brain stem control of swallowing: neuronal network and cellular mechanisms. Physiol Rev. 2001;81:929–69.

[48] Jean A, Car A, Roman C. Comparison of activity in pontine versus medullary neurones during swallowing. Exp Brain Res. 1975;22:211–20.

[49] Kadohisa M, Rolls ET, Verhagen JV. Orbitofrontal cortex: neuronal representation of oral temperature and capsaicin in addition to taste and texture. Neuroscience. 2004;127:207–21.

[50] Kemmling A, Lev MH, Payabvash S, Betensky RA, Qian J, Masrur S, Schwamm LH. Hospital acquired pneumonia is linked to right hemispheric peri-insular stroke. PLoS One. 2013;8(8):e71141.

[51] Kendall KA, Leonard RJ, McKenzie SW. Sequence variability during hypopharyngeal bolus transit. Dysphagia. 2003;18(2):85–91.

[52] Kern MK, Jaradeh S, Arndorfer RC, et al. Cerebral cortical representation of reflexive and volitional swallowing in humans. Am J Physiol Gastrointest Liver Physiol. 2001;280:G354–60.

[53] Kew JJ, Brooks DJ, Passingham RE, et al. Cortical function in progressive lower motor neuron disorders and amyotrophic lateral sclerosis: a comparative PET study. Neurology. 1994;44:1101–10.

[54] Kim Y, McCullough GH, Asp CW. Temporal measurements of pharyngeal swallowing in normal populations. Dysphagia. 2005;20:290–6.

[55] Konrad C, Henningsen H, Bremer J, et al. Pattern of cortical reorganization in amyotrophic lateral sclerosis: a functional magnetic resonance imaging study. Exp Brain Res. 2002;143:51–6.

[56] Kuhlemeier KV. Epidemiology and dysphagia. Dysphagia. 1994;9(4): 209–17.

[57] Lang IL. Development, anatomy, and physiology of the upper esophageal sphincter and pharyngoesophageal junction. In: Shaker R, et al., editors. Principles of deglutition. New York: Springer Verlag; 2012. p. 235–56.

[58] Leder SB, Novella S, Patwa H. Use of fiberoptic endoscopic evaluation of swallowing (FEES) in patients with amyotrophic Lateral Sclerosis. Dysphagia. 2004;19:177–81.

[59] Leopold NA, Daniels SK. Supranuclear control of swallowing. Dysphagia. 2010;25:250–7.

[60] Li S, Chen Q, Yu B, et al. Structural and functional changes mapped in the brains of amyotrophic lateral sclerosis patients with/without dysphagia: a pilot study. Amyotroph Lateral Scler. 2009;10:280–7.

[61] Ludlow CL, Humbert I, Saxon K, et al. Effects of surface electrical stimulation both at rest and during swallowing in chronic pharyngeal Dysphagia. Dysphagia. 2007;22:1–10.

[62] Maeda K, Ono T, Otsuka R, et al. Modulation of voluntary swallowing by visual inputs in humans. Dysphagia. 2004;19:1–6.

[63] Malandraki GA, Sutton BP, Perlman AL, et al. Neural activation of swallowing and swallowingrelated tasks in healthy young adults: an attempt to separate the components of deglutition. Hum Brain Mapp. 2009;30: 3209–26.

[64] Malandraki GA, Sutton BP, Perlman AL, et al. Age-related differences in laterality of cortical activations in swallowing. Dysphagia. 2010;25:238–49.

[65] Martin BJW, Nitschke T, Schleicher M, et al. The frequency of respiration and deglutition: influence of posture and oral stimulati. Dysphagia. 1994;9:78.

[66] Martin RE, Goodyear BG, Gati JS, et al. Cerebral cortical representation of automatic and volitional swallowing in humans. J Neurophysiol. 2001;85:938–50.

[67] Martin RE, MacIntosh BJ, Smith RC, et al. Cerebral areas processing swallowing and tongue movement are overlapping but distinct: a functional magnetic resonance imaging study. J Neurophysiol. 2004;92:2428–43.

[68] Martin R, Barr A, MacIntosh B, et al. Cerebral cortical processing of swallowing in older adults. Exp Brain Res. 2007;176:12–22.

[69] Mihai PG, Otto M, Platz T, Eickhoff SB, Lotze M. Sequential evolution of cortical activity and effective connectivity of swallowing using fMRI. Hum Brain Mapp. 2014;35(12):5962–73.

[70] Miller AJ. Significance of sensory inflow to the swallowing reflex. Brain Res. 1972;43:147–59.

[71] Mosier K, Patel R, Liu WC, et al. Cortical representation of swallowing in normal adults: functional implications. Laryngoscope. 1999a;109:1417–23.

[72] Mosier KM, Liu WC, Maldjian JA, et al. Lateralization of cortical function in swallowing: a functional MR imaging study. AJNR Am J Neuroradiol. 1999b;20:1520–6.

[73] Mosier K, Liu WC, Behin B, et al. Cortical adaptation following partial glossectomy with primary closure: implications for reconstruction of the oral tongue. Ann Otol Rhinol Laryngol. 2005;114:681–7.

[74] Nelles G. Cortical reorganization-effects of intensive therapy. Restor Neurol Neurosci. 2004;22:239–44.

[75] Neumann S, Bartolome G, Buchholz D, et al. Swallowing therapy of neurologic patients: correlation of outcome with pretreatment variables and therapeutic methods. Dysphagia. 1995;10:1–5.

[76] Onozuka M, Fujita M, Watanabe K, et al. Age-related changes in brain regional activity during chewing: a functional magnetic resonance imaging study. J Dent Res. 2003;82:657–60.

[77] Pommerenke W. A study of the sensory areas eliciting the swallowing reflex. Am J Phys. 1927;84:36–41.

[78] Ravich WJ, Wilson RS, Jones B, et al. Psychogenic dysphagia and globus: reevaluation of 23 patients. Dysphagia. 1989;4:35–8.

[79] Robbins J, Levine RL, Maser A, et al. Swallowing after unilateral stroke of the cerebral hemisphere. Arch Phys Med Rehabil. 1993;74:1295–300.

[80] Roland PE. Organization of motor control by the normal human brain. Hum Neurobiol. 1984;2(4):205–16.

[81] Rolls ET. Sensory processing in the brain related to the control of food intake. Proc Nutr Soc. 2007;66:96–112.

[82] Rosenbek JC, Roecker EB, Wood JL, et al. Thermal application reduces the duration of stage transition in dysphagia after stroke. Dysphagia. 1996;11:225–33.

[83] Samuel M, Ceballos-Baumann AO, Blin J, Uema T, Boecker H, Passingham RE, Brooks DJ. Evidence for lateral premotor and parietal overactivity in Parkinson's disease during sequential and bimanual movements. A PET study. Brain. 1997;120(Pt 6):963–76.

[84] Satow T, Ikeda A, Yamamoto J, et al. Role of primary sensorimotor cortex and supplementary motor area in volitional swallowing: a movement-related cortical potential study. Am J Physiol Gastrointest Liver Physiol. 2004;287:G459–70.

[85] Saur D, Lange R, Baumgaertner A, et al. Dynamics of language reorganization after stroke. Brain. 2006;129:1371–84.

[86] Scutt P, Lee HS, Hamdy S, Bath PM. Pharyngeal electrical stimulation for treatment of poststroke dysphagia: individual patient data meta-analysis of randomised controlled trials. Stroke Res Treat. 2015;2015:429053.

[87] St-Onge MP, Sy M, Heymsfield SB, et al. Human cortical specialization for food: a functional magnetic resonance imaging investigation. J Nutr. 2005;135:1014–8.

[88] Suntrup S, Teismann I, Bejer J, Suttrup I, Winkels M, Mehler D, Pantev C, Dziewas R, Warnecke T. Evidence for adaptive cortical changes in swallowing in Parkinson's disease. Brain. 2013;136(3):726–38.

[89] Suntrup S, Teismann I, Wollbrink A, et al. Altered cortical swallowing processing in patients with functional dysphagia: a preliminary study. PLoS One. 2014;9(2):e89665.

[90] Suntrup S, Kemmling A, Warnecke T, Hamacher C, Oelenberg S, Niederstadt T, Heindel W, Wiendl H, Dziewas R. The impact of lesion location on dysphagia incidence, pattern and complications in acute stroke. Part 1: dysphagia incidence, severity and aspiration. Eur J Neurol. 2015a;22(5):832–8.

[91] Suntrup S, Marian T, Schroder JB, Suttrup I, Muhle P, Oelenberg S, Hamacher C, Minnerup J, Warnecke T, Dziewas R. Electrical pharyngeal stimulation for dysphagia treatment in tracheotomized stroke patients: a randomized controlled trial. Intensive Care Med. 2015b;41(9):1629–37.

[92] Suntrup S, Teismann I, Wollbrink A, Winkels M, Warnecke T, Pantev C, Dziewas R. Pharyngeal electrical stimulation can modulate swallowing in cortical processing and behavior – magnetoencephalographic evidence. NeuroImage. 2015c;104:117–24.

[93] Suntrup-Krueger S, Bittner S, Recker S, Meuth SG, Warnecke T, Suttrup I, Marian T, Dziewas R. Electrical pharyngeal stimulation increases substance P level in saliva. Neurogastroenterol Motil. 2016;28(6):855–60.
[94] Suntrup-Krueger S, Kemmling A, Warnecke T, Hamacher C, Oelenberg S, Niederstadt T, Heindel W, Wiendl H, Dziewas R. The impact of lesion location on dysphagia incidence, pattern and complications in acute stroke. Part 2: Oropharyngeal residue, swallow and cough response, and pneumonia. Eur J Neurol. 2017;24(6):867–74.
[95] Suzuki M, Asada Y, Ito J, et al. Activation of cerebellum and basal ganglia on volitional swallowing detected by functional magnetic resonance imaging. Dysphagia. 2003;18:71–7.
[96] Takada T, Miyamoto T. A fronto-parietal network for chewing of gum: a study on human subjects with functional magnetic resonance imaging. Neurosci Lett. 2004;360:137–40.
[97] Teismann IK, Steinstraeter O, Stoeckigt K, et al. Functional oropharyngeal sensory disruption interferes with the cortical control of swallowing. BMC Neurosci. 2007;8:62.
[98] Teismann IK, Dziewas R, Steinstraeter O, et al. Time-dependent hemispheric shift of the cortical control of volitional swallowing. Hum Brain Mapp. 2009a;30:92–100.
[99] Teismann IK, Steinstrater O, Warnecke T, et al. Tactile thermal oral stimulation increases the cortical representation of swallowing. BMC Neurosci. 2009b;10:71.
[100] Teismann IK, Steinstraeter O, Schwindt W, et al. Age-related changes in cortical swallowing processing. Neurobiol Aging. 2010;31:1044–50.
[101] Teismann IK, Suntrup S, Warnecke T, et al. Cortical swallowing processing in early subacute stroke. BMC Neurol. 2011a;11:34.
[102] Teismann IK, Warnecke T, Suntrup S, et al. Cortical processing of swallowing in ALS patients with progressive dysphagia-a magnetoencephalographic study. PLoS One. 2011b;6:e19987.
[103] Valeriani M, Ranghi F, Giaquinto S. The effects of aging on selective attention to touch: a reduced inhibitory control in elderly subjects? Int J Psychophysiol. 2003;49:75–87.
[104] VanDaele DJ, McCulloch TM, Palmer PP, Langmore SE. Timing of glottic closure during swallowing: a combined electromyographic and endoscopic analysis. Ann Otol Rhinol Laryngol. 2005;114(6):478–87.
[105] Vasant DH, Michou E, O'Leary N, Vail A, Mistry S, Hamdy S, Greater Manchester Stroke Research Network. Pharyngeal electrical stimulation in dysphagia poststroke: a prospective, randomized single-blinded interventional study. Neurorehabil Neural Repair. 2016;30:866.
[106] Warnecke T, Oelenberg S, Teismann I, et al. Dysphagia in X-linked bulbospinal muscular atrophy (Kennedy disease). Neuromuscul Disord. 2009;19:704–8.
[107] Weiller C, Chollet F, Friston KJ, et al. Functional reorganization of the brain in recovery from striatocapsular infarction in man. Ann Neurol. 1992;31:463–72.
[108] Weiller C, Ramsay SC, Wise RJ, et al. Individual patterns of functional reorganization in the human cerebral cortex after capsular infarction. Ann Neurol. 1993;33:181–9.
[109] Wirth R, Dziewas R, Beck AM, Clavé P, Hamdy S, Heppner HJ, Langmore S, Leischker AH, Martino R, Pluschinski P, Rösler A, Shaker R, Warnecke T, Sieber CC, Volkert D. Oropharyngeal dysphagia in older persons – from pathophysiology to adequate intervention: a review and summary of an international expert meeting. Clin Interv Aging. 2016;11:189–208.
[110] Yoshikawa M, Yoshida M, Nagasaki T, et al. Aspects of swallowing in healthy dentate elderly persons older than 80 years. J Gerontol A Biol Sci Med Sci. 2005;60:506–9.
[111] Zald DH, Pardo JV. The functional neuroanatomy of voluntary swallowing. Ann Neurol. 1999;46:281–6.

第2章 临床干预
Clinical Procedures

一、背景

除记录患者病史外，可使用临床吞咽评估（clinical swallowing examination，CSE）作为怀疑神经源性吞咽障碍时的重要诊断手段，其主要目的是初步判断是否存在吞咽障碍及其严重程度。CSE 的结果可决定是否需要进一步行仪器评估。然而，尚缺乏 CSE 标准化流程。2015 年一项对澳大利亚言语－语言病理学家（speech and language pathologists，SLP）进行的调查显示，CSE 的异质性很大，只有 1/3 的选择一致（Vogels 等，2015）。几年前一项英国和爱尔兰的研究结果也类似（Bateman 等，2007）。美国的一项研究选择的评估方法 60% 一致，但根据 CSE 结果做出的临床决定却存在巨大差异（Mathers-Schmidt 和 Kurlinski，2003）。

经循证医学评估，已证实一些传统方法的有效性和可靠性是不够的（McCullough 等，2000，2001，2005；Rosenbek 等，2004）。McCullough 等（2005，第 1280 页）发表的一篇关于脑卒中相关吞咽障碍的研究指出 CSE 存在一些问题："目前，没有数据表明 CSE 能量化误吸和指导治疗。"鉴于吞咽障碍仪器评估应用越来越广泛，提出了一个基本问题：哪些方面可以通过 CSE 进行评估，以及发现的哪些问题还需进一步治疗。2015 年 3 月，著名的美国 SLP 专家 Steven B Leder 在芝加哥举办的吞咽障碍研究学会（Dysphagia Research Society，DRS）会议中对 CSE 咽期阶段评估提出了质疑，并主张在此基础上加用吞咽纤维内镜检查（flexible endoscopic evaluation of swallowing，FEES）（Leder 等，2015）。尽管这种说法有些极端，但未来仍有必要对 CSE 在不同类型神经源性吞咽障碍评估中的应用价值及方法进行研究。理想状况下应该有一种方法适用于所有患者。然而，FEES 可及性不佳，因此不应将 CSE 仅仅用于咽期评估，而应进行 CSE 在各阶段评估价值的相关研究。据推测，未来 FEES 将与吞咽口腔期和咽期的其他临床评估相结合，个体化地应用于患者。

> 日常实践中使用临床吞咽评估时，检查人员应始终考虑其局限性，并对检查结果认真分析。

二、历史

首诊时，应详细询问病史。诊断过程中，检查者对患者状况、认知水平、沟通能力及预期依从性有了初步印象。除了患者对该疾病的认知［例如，口腔和（或）咽部严重感觉障碍时，这种认知通常会减弱］，这些因素也是重要的预后标准，与患者治疗能力的评估同样相关。一些特定的问卷，如"脑损伤后吞咽障碍临床评估问卷"（Schröter-Morasch，1994）或吞咽障碍问卷（Swallowing Disturbance Questionnaire，SDQ）（Manor 等，2007；附录 A 量表与评分）可全面记录患者的病史。如果患者无法自行提供信息或自我意识有限，家庭成员则是最重要的信息来源。此外，回顾患者病史记录至关重要，尤其是既往诊断和吞咽治疗的资料。应收集以下几点信息（Prosiegel 和 Weber，2013，第 110 页）。

- 基础疾病（如果已知）和并发症。
- 药物治疗。
- 起病时间和既往病程。
- 目前的经口饮食。
  - 营养建议？
  - 使用喂养管？
- 长期插管 / 气管切开？
  - 是否有气切套管？
- 生活条件 / 社会环境（工作、家庭环境、是否需要家庭成员帮助？）。
- 既往诊断和治疗（改善？并发症？）。

患者当前用药也与此相关，因为一些药物（如抗胆碱药、抗精神病药、苯二氮䓬类药物）可能会加重甚至诱发神经源性吞咽障碍。另外，药物诱发的肌病（肾上腺皮质激素、他汀类药物、贝特类药物等）也可能与吞咽障碍相关。

应以容易理解的方式询问患者吞咽障碍相关症状（Prosiegel 和 Weber，2013）。

- 您最近吃饭、喝水有变化吗？如果有，什么时候？
- 您不敢吃某些食物或某些稠度的食物吗？如果有，哪个？您吃饭或喝水比以前少了吗？
- 您比以前吃得慢吗？
- 您吃饭时是否需要改变姿势？
- 您咀嚼是否比过去更困难？
- 您很难将食物咽到喉咙里吗？
- 您感觉到食物的温度比以前低了吗？
- 吞咽后食物会留在嘴里吗？
- 您需要咽很多次吗？
- 唾液是否会从嘴里流出，或感觉有什么东西流到鼻子里吗？
- 感觉食物卡在喉咙里了吗？
- 吞咽时是否感到疼痛？
- 您经常有胃灼热吗？
- 您有反流吗？换句话说，食物在吞咽后再次回到口中吗？
- 进食时有呼吸困难吗？
- 吞咽后声音是否会改变？必须清嗓吗？
- 您经常被食物噎住吗？吞咽后经常咳嗽吗？

以下是吞咽障碍患者可能出现的其他常见现象。

- 非意愿体重下降（一定要确定当前 BMI，必要时随时复查）。
- 脱水。
- 肺部感染或不明原因的发热。
- 黏液分泌物或唾液分泌增加。
- 口干。
- 经常清嗓。
- 感觉癔球症（喉部哽咽感）或异物感。

吞咽障碍特异性生活质量量表（Swallowing Quality of Life，SWAL-QOL）可用于评估吞咽障碍对生活质量的影响（McHorney 等，2000a 和 b，2002；附录 A 量表与评分）。为了更早识别吞咽障碍症状，Belafsky 等研发并验证的进食评估工具（eating assessment tool，EAT-10）由 10 个问题组成，得分 3 分及以上表示需要吞咽障碍治疗（Belafsky 等，2008）。临界值 2 分（或更高）时，吞咽障碍的灵敏度和特异度分别为 89% 和 82%（Rofes 等，2014）。另一项关于 EAT-10 的研究显示，高于 15 分时预测误吸发生的灵敏度为 71%，特异度为 53%（Cheney 等，2015）。不过，最新的一项系统综述显示，迄今为止心理测量学特性（即内部一致性、可靠性、有效性等）尚未得到充分评估，因此需要进一步评估（Speyer 等，2014）。目前还有一些专门设计的调查问卷，用于确定某些特定神经系统疾病的吞咽障碍（如第 4 章“帕金森病”）。

吞咽障碍问卷（Swallowing Disturbance Questionnaire，SDQ）（Manor 等，2007；附录 A 量表与评分）最初是为帕金森病患者设计的，也应用于混合不同病因吞咽障碍的患者［神经系统疾病 n=40；耳鼻咽喉科（otorhinolary-ngology，ORL）肿瘤伴 / 不伴放疗 n=30；胃肠系统疾病 n=8；诊断不明确 n=22］。建议对口腔功能（嘴唇、下颌骨、舌、软腭）进行临床评估，对吞咽咽期行内镜评估。临床口腔期病理发现的灵敏度和特异度分别为 86% 和 88%。内镜下咽期病理发现的灵敏度和特异度水平略低，分别为 67% 和 77%。当临界值≥12.5 分时，比较两种推荐方法，计算出最佳灵敏度和特异度，分别为 72% 和 78%。研究人群中最常见的神经系统疾病是脑卒中、肌萎缩侧索硬化、肌营养不良症和 Huntington 病（Cohen 和 Manor，2011）。

三、误吸筛查

临床吞咽障碍诊断分为两种方法，通常按顺序使用：①评估误吸风险，为床旁筛查试验；②详细的临床吞咽评估（clinical swallowing examination，CSE）。当然，筛查试验不能也不应该作为 CSE 的替代方法。筛查试验的目的是快速、简单和可靠地识别有误吸风险的患者，以便指导预防措施和进一步诊断。住院患者应尽可能在入院后常规进行筛查。要求患者神志清楚、配合，能够直立坐位。筛查操作者需经过培训，可由参与患者治疗的医疗专业人员进行（包括护士、SLP 或医生）。

许多学者研究了个体化临床参数评估误吸风险的有效性，并提出了不同的床旁检查（见下文）。在这种临床情况下，主要的困难是设计一组易于实施的检测手段，患者可以耐受，并且能快速进行，以便识别误吸风险（灵敏度>80%～90%）或排除误吸风险（特异度>50%；Doggett 等，2002）。然而，截至目前，文献中提出的筛查方法中只有少数符合这些标准，这意味着可能需要多种测试组合来实现充分的临床指导（Bours 等，2009）。误吸筛查的问题之一是，这些测试只能检测到误吸的间接征象。然而，约 50% 的误吸患者不会咳嗽，因此这种隐性误吸可能会被检查者忽视。还需要注意的是，大部分测试都是针对特定患者群体研发和验证的，结果不容易转换到其他群体。一些研究试图根据各种临床结果和相关检查预测误吸或渗漏的发生（Daniels 等，1997；Logemann 等，1999；McCullough 等，2001）。例如，1999 年 Logemann 等采用了分五类共 28 个条目的测试，即病史、行为资料、一般运动技能、口腔运动检查、吞咽评估。1997 年 Daniels 等采用临床吞咽检查结合饮水试验，观察到急性脑卒中患者中，以下 6 种症状中至少有 2 种以上可预测误吸（与 FEES 作为金标准相比，灵敏度为 92%；特异度为 67%）：发音困难、构音障碍、自主咳嗽受损、病理性咽反射、咳嗽或饮水试验 1min 内声音质量变化。此饮水试验方法是患者必须从杯中（必要时采用吸管）饮水总计 70ml（数量分别为 5ml、10ml 和 20ml）。每个容量测试 2 次，吞咽后立即要求患者发声以评估声音质量。

然而，在许多研究中，临床结果显示灵敏度和（或）特异度不足（Bours 等，2009）。为了提供更好的概述，各种筛查方法可以大致分为四类，部分存在重叠。

- 饮水试验。
  - 50ml 饮水试验（Gottlieb 等，1996;Kidd 等，1993）。
  - 50ml 饮水试验结合脉搏血氧饱和度监测（Smith 等，2000；Lim 等，2001）。
  - 70ml 饮水试验（Daniels 等，1997）。
  - 90ml 饮水试验（DePippo 等，1992；Suiter 和 Leder，2008）。
  - 100ml 饮水试验（Wu 等，2004）。
  - 定时饮水试验（Nathadwarawala 等，1992；Hughes 和 Wiles，1996；Hinds 和 Wiles，1998）。
  - 吞咽障碍极限试验（Ertekin 等，1996）。
  - 标准化吞咽评估（Standardized Swallowing Assessment，SSA）（Perry，2001a 和 b）。
  - Toronto 床旁吞咽筛查试验（TOR-BSST©）（Martino 等，2009；Martino 等，2014）。
- 多种稠度食物试验。
  - Gugging 吞咽功能评估量表（Gugging Swallowing Screen，GUSS）（Trapl 等，2007）。
  - 半固体丸剂吞咽试验（Schultheiss 等，2011）。
  - 容积－黏度吞咽试验（volume-viscosity swallow test，VVST）（Clavé 等，2008）。
- 保护性反射诱发试验。
  - 吞咽诱发试验（swallowing provocation test，SPT）（Teramoto 等，1999；Teramoto 和 Fukuchi，2000；Warnecke 等，2008a）。
  - 咳嗽反射试验（cough reflex test，CRT）（Wakasugi 等，2008；Miles 等，2013）。
- 对有气切套管患者进行的试验。
  - 改良的 Evan 蓝色染料试验（modified Evan's blue dye test，MODS）（Cameron 等，1973；Thompson-Henry 和 Braddock，1995；Brady 等，1999）。

不同的饮水试验在检测的水量和给患者水的方式上有所不同，因此患者面临的风险也存在差异。例如，一些作者建议不要使用“定时饮水试验”（Hughes 和 Wiles，1996；Hinds 和 Wiles，1998；Wu 等，2004），因为这种筛查方法需要尽快饮用一定量的水（通常 100～150ml）。在这些试验中，都需要计算饮水所需时间和吞咽次数。根据所得值计算吞咽的量和持续时间以及吞咽能力（ml/s），并与相关标准数据进行比较。在所谓的吞咽障碍极限试验中，确定每次吞咽的最大水量（即在不吞咽零碎食物的情况下一次可以吞咽的量），逐渐增加每次吞咽量（1ml、3ml、5ml、10ml、15ml、20ml 和 25ml）进行测试。健康人正常值为≥20ml（Ertekin 等，1996）。对于帕金森病患者，建议采用改良的饮水试验，以评估最大吞咽量和（或）吞咽速度（Kalf 等，2011a 和 b；见第 4 章“Parkinson 综合征”部分）。在解释测试结果时，需注意意识受限的患者往往会迅速吞咽大量食物，这可能导致在定时饮水试验中对结果产生严重的误解（cf. Prosiegel 和 Weber，2013，第 120 页）。Smithard 等（1998）在进行试验时更加谨慎，用茶匙给予 5ml 水，只要没有误吸的临床征象，在 2min 内再给予 60ml 水。3 盎司饮水试验（相当于 90ml）要求患者连续不断地饮用整杯水（DePippo

等，1992；Suiter 和 Leder，2008）。这两个试验定义误吸的临床征象有咳嗽、窒息及进食完后发声有咕噜声。对于不能饮用全部水量的患者也认为存在误吸风险。然而，由于特异性较低和假阳性率较高，所有未通过这些测试的患者并非均存在液体误吸的风险。

对于50ml饮水试验，一次5ml，小口喝下50ml水，同时观察是否存在误吸征象，尤其是窒息、咳嗽和患者声音质量的变化。用棉签触碰两侧咽壁检查咽部敏感性，询问患者，是否以及在何处感觉到触碰。若这两种试验中至少有一种为阳性，则误吸风险较高（Kidd 等，1993；Martino 等，2000）。由于咽部敏感性试验缺乏进一步研究，目前还不建议将其作为筛查程序（Bours 等，2009）。另外，可将50ml饮水试验与脉搏血氧饱和度监测相结合（Lim 等，2001）。Zaidi 等（1995）认为肺部的误吸因反射诱导支气管收缩导致血氧饱和度下降。基于这一假设，这种筛查方法是第一种可能发现隐性误吸的方法，具体是指在饮水试验期间通过指夹连续监测血氧饱和度。除有误吸的临床征象外，血氧饱和度下降超过2%是有临床意义的。在急性脑卒中患者的初步研究中，与金标准FEES相比，联合测试在检测误吸方面灵敏度为100%，特异度为71%（Lim 等，2001）。然而，从那时起，已有几项研究对脉搏血氧饱和度监测（隐性）误吸的能力提出了相当大的质疑（Colodny，2000；Leder，2000）。在另一项研究中，血氧饱和度降低>3%对存在误吸的阳性预测值仅为39.1%，阴性预测值为59.4%（Wang 等，2005）。在类似的后续研究中（与VFSS检测误吸相比），灵敏度和特异度也相对较低（分别为33%和62%）。联合饮水试验与脉搏血氧饱和度监测的灵敏度为60%，特异度为41%，也未能证明该结果有很大改善（Ramsey 等，2006）。在最新的研究中，Marian 等检测了50例伴有中至重度吞咽障碍的急性脑卒中患者，在监测血氧饱和度的同时进行了标准化FEES。在对逐个吞咽进行盲法分析中，误吸与血氧饱和度之间无相关性（Marian 等，2017）。因此，不再建议在误吸筛查中监测脉搏血氧饱和度。

Perry（2001a 和 b）制订了标准化吞咽评估（SSA）作为护士筛查的工具（灵敏度97%；特异度90%）。分步方法是，首先确定患者能否清醒，并能保持直立位至少15min。如果是，清洁患者口腔（必要时）。随后嘱患者咳嗽、舔唇。评估呼吸、唾液控制和声音质量。仅当未检测到异常时，开始用茶匙进行饮水试验。若出现没有吞咽、水从口中流出、患者出现咳嗽或窒息、呼吸频率增加、患者在吞咽后1min内发声有咕噜声或患者表达“不适”时，则提示可能存在严重吞咽障碍。如果这些征象均未出现，则要求患者饮用半杯水（约100ml），并使用相同的标准再评估。如果患者在没有任何误吸征象的情况下通过了第二次测试，则可在护士的监督下开始经口进食试验。

尽管与所有其他类型的试验相比，简单的饮水试验具备能够识别更多有误吸风险的患者的优势，但根据试验结果，对许多可以食用改良饮食的患者最初的建议是不能经口进食。因此，建议筛查选用不同稠度食物，从而允许采用更差异化的方法，此种筛查方法最近越来越多地得到实施。这一新趋势可能代表了标准的转变。Tohara 等（2003）联合使用3ml饮水试验、4g布丁试验和两次自主唾液吞咽（无剂量）。根据研究结果，吞咽障碍的综合评分定义为1分（无法吞咽）、2分以上（呼吸困难）、3分（咳嗽、发音困难、布丁残留物>剂量的25%）、4分（成功吞咽水和布丁，但仅能吞咽一次唾液）和5分（试验成功完成）。在综合人群中，灵敏度和特异度分别为90%和56%。容积－黏度吞咽试验（VVST）检测花蜜（295mPa·s）、液体（21mPa·s）和布丁（3.682mPa·s），稠度随剂量（5ml、10ml和20ml）增加。当测试花蜜和液体稠度出现误吸征象时，就切换到测试布丁稠度——这通常更安全。VVST的目的不仅是确定误吸风险，还确定患者可以安全吞咽的食物稠度。该试验检测渗漏和（或）误吸的灵敏度为88.2%，特异度为64.7%。Trapl 等（2007）研发了Gugging吞咽功能评估量表（GUSS；第5章“背景”），它可以区分不同的危险人群和相关的营养建议。这种渐进筛查测试能最大限度地降低检查期间误吸的风险。只有在成功完成自己唾液吞咽后，才能开始检测风险较低的半固体稠度（5半茶匙稠液体）。该试验之后，从杯中以递增剂量（3ml、5ml、10ml、20ml和50ml）给水。最后为吞咽5口干面包。与FEES检查结果相比，GUSS在一组急性脑卒中患者中达到了100%的灵敏度和50%～69%的特异度。最近，另一个研究组在更大的研究人群（n=100）中结果相同（灵敏度96.5%；特异度55.8%；Warnecke 等，2017）。因此，GUSS 是急性脑卒中患者最好的评估筛查工具。最近发表的神经退行性病变中吞咽障碍的临床评估（CADN）还包括与标准化问卷相结合的多重一致性测试（Vogel 等，2017；附录 A　量表与评分）。其有效性在帕金森病（*n*=60）和神经退行性共济失调（*n*=65）患者中进行了评估。多重一致性检验显示灵敏度为 84%，特异度为 69%。

> 根据现有文献，脑卒中后急性期建议进行吞咽评估试验，如标准化吞咽评估（Perry，2001a 和 b），Gugging 吞咽功能评估（Trapl 等，2007）、3 盎司饮水试验（Suiter 和 Leder，2008）或 Daniels 试验（Daniels 等，1997）。不建议脉搏血氧饱和度用于误吸筛查。

然而，在一项纳入 144 例急性脑卒中患者的单中心前瞻性研究中，误吸筛查方法选用 SSA 和 Daniels 标准（“2/6”），结果显示灵敏度不足（分别为 76.0% 和 68.0%；将 FEES 作为金标准）。根据结果，SSA 筛查结果阴性（或“2/6”）不允许完全经口进食（Lindner-Pfleghar 等，2017）。

Schultheiss 等（2011）前瞻性随机研究得出结论，包含固体稠度的试验可能优于纯水试验，特别是在测试神经源性吞咽障碍时。在神经源性和非神经源性吞咽障碍患者的混合群体中，结合先进行唾液吞咽试验，后进行不同剂量吞咽试验，达到 90% 的灵敏度和 73% 的特异度。此外，评估者间可靠性良好，结果与同时进行的 FEES 结果相关。

吞咽诱发试验（swallowing provocation test，SPT）可用于无法配合的卧床患者。通过细的经鼻导管将 0.4ml（步骤 1）或 2.0ml（步骤 2）水注入咽内。测量从推注到开始可见吞咽相关喉部运动的时间，反射性吞咽开始前延迟时间超过 3s 为异常（Teramoto 等，1999；Teramoto 和 Fukuchi，2000）。针对混合患者人群的病例对照研究发现，检测（隐性）误吸和渗漏的灵敏度分别为 72%～75%（步骤 1）和 13%～17%（步骤 2），特异度分别为 38%～44%（步骤 1）和 80%～98%（步骤 2）（Kagaya 等，2010）。然而，与 FEES 相比，急性脑卒中患者 SPT 步骤 1 的灵敏度仅为 74.1%（特异度 100%）（Warnecke 等，2008a）。

CRT 评估呼吸道的敏感性，反映误吸时肺的保护性反射。因此，CRT 能够识别隐性误吸患者（Wakasugi 等，2008）。该试验可在床旁进行，将呼吸道暴露于柠檬酸或辣椒素，通过雾化器增加浓度，并观察患者的反应（健康人会立即触发咳嗽反射）。一项针对超过 200 例疑似吞咽障碍患者的研究中，检测隐性误吸的灵敏度为 87%（与 FEES 或 VFSS 相比），特异度为 89%（Wakasugi 等，2008）。尽管越来越多的证据表明该方法的有效性（Addington 等，1999；Sato 等，2012；Miles 等，2013），但吸入剂、吸入方式和定义异常反应的评估标准仍差异很大。Monroe 等（2010）尝试标准化方法并建立正常值，但尚未对常规使用进行充分验证。CRT 仍继续应用于临床，尤其在澳大利亚和新西兰。

蓝色染料试验可评估有气切套管患者的误吸风险。为此，将蓝色食用色素添加到测试剂中。吞咽后即刻声门下吸痰时可见蓝色分泌物则表明误吸。不过这种方法不够敏感，无法可靠地检测到轻度误吸，这就是说结果阴性时无法得出确切结论（Brady 等，1999）。如果怀疑胃反流导致误吸，也可以对患者的肠内营养进行着色，或者对气管分泌物行葡萄糖氧化酶检测。由胃食管反流导致的分泌物中葡萄糖含量增加可通过常规试纸看到。

> 与简单的饮水试验相比，使用多种稠度的吞咽试验可以为进一步的诊断和治疗提供更具差异性的建议。吞咽激发试验是试验过程中不能配合的神经系统疾病患者的合适替代方法。蓝色染料试验可用于留置气切套管患者。当使用这些筛查方法评估神经源性吞咽障碍患者的误吸风险时，在日常临床实践中做出决定之前，应始终牢记单个试验方法的灵敏度和特异度通常不足。

四、临床吞咽评估

详细的 CSE 属于经过培训的 SLP 范围。除评估误吸风险外，CSE 还可以尽可能准确地评估吞咽障碍的严重程度和类型，作为进一步诊断、饮食建议和制订治疗计划的基础。CSE 分为两个部分。

- 第 1 部分：按以下顺序检查口咽结构。
  - 静态观察（萎缩、麻痹、紧张、肌束震颤、震颤）。

 - ❑ 反射检查（尤其是咳嗽、窒息、吞咽反射和病理性口腔原始反射）。
 - ❑ 评估自主运动（力量、速度、流动性和准确性、对称性、口腔轮替运动）。
 - ❑ 感官测试（棉签触觉刺激）。

- 第 2 部分（如果没有禁忌证）：吞咽试验，通常按半固体食物（果泥）、液体和固体食物的顺序进行。

如果有软腭活动障碍、自主咳嗽、咕噜声或喉部抬高降低，则提示误吸风险增加。检查者通过舌骨运动的临床评估可进一步证实，四指触诊，示指位于颏下，中指位于舌骨水平，无名指位于甲状腺软骨的上缘，小指位于甲状腺软骨的下缘（图 2–1）。舌骨运动的临床评估也有助于评估口腔期持续时间和反射性吞咽反应的时间。在吞咽检查过程中，有必要特别注意前漏（唾液从患者口中流出）、鼻腔渗漏、误吸，以及残留物的量和位置。

推荐读者参考 CSE 教科书的详细描述(Bartolome 和 Schröter-Morasch，2013；Logemann，1983）。另外，目前还没有关于使用循证医学标准来检验 CSE 在神经源性吞咽障碍中的具体益处和有效性研究。此外，试验所采用的方法因检查者的经验和以往所学习的内容而大不相同（Carnaby-Mann 和 Lenius，2008；Langmore，2003）。Leder 和 Espinosa（2002）比较了 49 例急性脑卒中患者的 CSE 和 FEES 结果（金标准），结论是 CSE 低估了患者实际存在的误吸风险（14% 假阴性），且高估了真正的非误吸患者的误吸风险（70% 假阳性）。因此，在该研究中 CSE 的灵敏度为 86%，但特异度仅为 30%。与这一观察研究结果一致，Carnaby-Mann 和 Lenius 在一篇综述中表示："在吞咽障碍领域，迫切需要一种基于当前神经生理吞咽理论的标准化和公认的临床评估工具，该工具能检测吞咽障碍和误吸，并是通过严格的研究设计而得出"（Carnaby-Mann 和 Lenius，

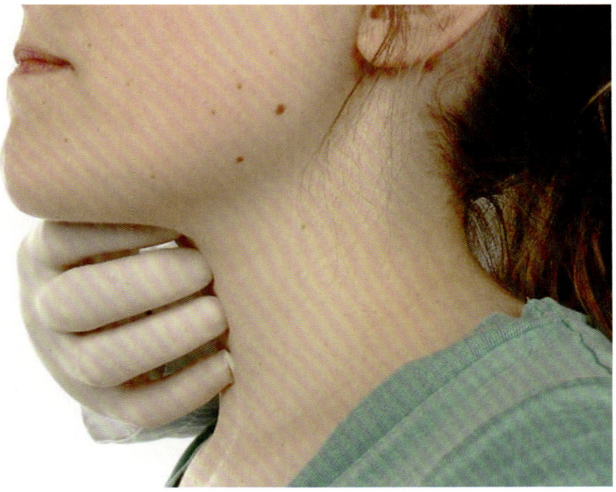

▲ 图 2–1 吞咽时舌骨运动的临床评估

2008，第 765 页）。最新一项关于脑卒中相关吞咽障碍患者（n=60）的回顾性研究中，Rangarathnam 和 McCullough（2016）发现，CSE 仅在喉上抬方面与 VFSS 一致，而不能正确评估吞咽生理学的其他参数。尽管 CSE 的诊断价值比简单的误吸筛查更高，但迫切需要进行前瞻性研究，以研究 CSE 在不同类型的神经源性和非神经源性吞咽障碍中的临床价值（Rangarathnam 和 McCullough，2016）。

CSE 结果应详细记录，为此，最近提出了各种标准化流程。在德语国家广泛使用的 Bogenhausener 吞咽障碍评分（Bogenhausener dysphagia score，BODS）给出了神经源性吞咽障碍的严重程度分级（Bartolome 和 Schröter-Morasch，2013）。该评分由 2 个八分制量表组成，分别记录唾液吞咽和食物摄入的障碍。此外，BODS 的设计还考虑了仪器吞咽评估的结果（附录 A 量表与评分）。Carnaby-Mann 发表了一项标准化临床评估，即 Mann 吞咽能力评估（Mann Assessment of Swallowing Ability，MASA），最初在脑卒中患者中得到验证，之后也被用于其他疾病（Mann，2002）。

参考文献

[1] Addington W, Stephens R, Gilliland K. Assessing the laryngeal cough reflex and the risk of developing pneumonia after stroke: an interhospital comparison. Stroke. 1999;30(6):1203–7.

[2] Bartolome G, Schröter-Morasch H. Schluckstörungen. Diagnostik und Rehabilitation. 5th ed. München: Elsevier, Urban & Fischer; 2013.

[3] Bateman C, Leslie P, Drinnan MJ. Adult dysphagia assessment in the UK and Ireland: are SLTs assessing the same factors? Dysphagia. 2007;22(3):174–86.

[4] Belafsky PC, Mouadeb DA, Rees CJ, Pryor JC, Postma GN, Allen J, Leonard RJ. Validity and reliability of the eating assessment tool (EAT-10). Ann Otol Rhinol Laryngol. 2008;117(12):919–24.

[5] Bours GJ, Speyer R, Lemmens J, et al. Bedside screening tests vs. videofluoroscopy or fibreoptic endoscopic evaluation of swallowing to detect dysphagia in patients with neurological disorders: systematic review. J Adv Nurs. 2009;65:477–93.

[6] Brady SL, Hildner CD, Hutchins BF. Simultaneous videofluoroscopic swallow study and modified Evans blue dye procedure: an evaluation of blue dye visualization in cases of known aspiration. Dysphagia. 1999;14:146–9.
[7] Cameron JL, Reynolds J, Zuidema GD. Aspiration in patients with tracheostomies. Surg Gynecol Obstet. 1973;136:68–70.
[8] Carnaby-Mann G, Lenius K. The bedside examination in dysphagia. Phys Med Rehabil Clin N Am. 2008;19:747–768, viii.
[9] Cheney DM, Siddiqui MT, Litts JK, Kuhn MA, Belafsky PC. The ability of the 10-item eating assessment tool (EAT-10) to predict aspiration risk in persons with dysphagia. Ann Otol Rhinol Laryngol. 2015;124(5):351–4.
[10] Clavé P, Arreola V, Romea M, et al. Accuracy of the volume-viscosity swallow test for clinical screening of oropharyngeal dysphagia and aspiration. Clin Nutr. 2008;27:806–15.
[11] Cohen JT, Manor Y. Swallowing disturbance questionnaire for detecting dysphagia. Laryngoscope. 2011;121(7):1383–7.
[12] Colodny N. Comparison of dysphagics and nondysphagics on pulse oximetry during oral feeding. Dysphagia. 2000;15:68–73.
[13] Daniels SK, McAdam CP, Brailey K, et al. Clinical assessment of swallowing and prediction of dysphagia severity. Am J Speech Lang Pathol. 1997;6:17–24.
[14] DePippo K, Holas MA, Reding MJ. Validation of the 3-oz water swallow test for aspiration following acute stroke. Arch Neurol. 1992;49:1259–61.
[15] Doggett DL, Turkelson CM, Coates V. Recent developments in diagnosis and intervention for aspiration and dysphagia in stroke and other neuromuscular disorders. Curr Atheroscler Rep. 2002;4:311–8.
[16] Ertekin C, Aydogdu I, Yüceyar N. Piecemeal deglutition and dysphagia limit in normal subjects and in patients with swallowing disorders. J Neurol Neurosurg Psychiatry. 1996;61:491–6.
[17] Gottlieb D, Kipnis M, Sister E, et al. Validation of the 50 ml3 drinking test for evaluation of poststroke dysphagia. Disabil Rehabil. 1996;18:529–32.
[18] Hinds NP, Wiles CM. Assessment of swallowing and referral to speech and language therapists in acute stroke. QJM. 1998;91:829–35.
[19] Hughes TA, Wiles CM. Clinical measurement of swallowing in health and in neurogenic dysphagia. QJM. 1996;89:109–16.
[20] Kagaya H, Okada S, Saitoh E, et al. Simple swallowing provocation test has limited applicability as a screening tool for detecting aspiration, silent aspiration, or penetration. Dysphagia. 2010;25:6–10.
[21] Kalf H, de Swart B, Bonnier-Baars M, et al. Guidelines for speech-language therapy in Parkinson's disease. ParkinsonNet/NPF; 2011a.
[22] Kalf JG, de Swart BJ, Bloem BR. Difficulty with pill swallowing in Parkinson's disease. Mov Disord. 2011b;26(Suppl. 2):S191.
[23] Kidd D, Lawson J, Nesbitt R, et al. Aspiration in acute stroke: a clinical study with videofluoroscopy. Q J Med. 1993;86:825–9.
[24] Langmore SE. Evaluation of oropharyngeal dysphagia: which diagnostic tool is superior? Curr Opin Otolaryngol Head Neck Surg. 2003;11:485–9.
[25] Leder SB. Use of arterial oxygen saturation, heart rate, and blood pressure as indirect objective physiologic markers to predict aspiration. Dysphagia. 2000;15:201–5.
[26] Leder SB, Espinosa JF. Aspiration risk after acute stroke: comparison of clinical examination and fiberoptic endoscopic evaluation of swallowing. Dysphagia. 2002;17(3):214–8.
[27] Leder S, Warner H, Suiter M. Comparing simultaneous clinical swallow evaluations and fiberoptic endoscopic evaluations of swallowing: findings and consequences. Dysphagia. 2015;30:639.
[28] Lim SHB, Lieu PK, Phua SY, et al. Accuracy of bedside clinical methods compared with fiberoptic endoscopic examination of swallowing (FEES) in determing the risk of aspiration in acute stroke patients. Dysphagia. 2001;16:1–6.
[29] Lindner-Pfleghar B, Neugebauer H, Stösser S, Kassubek J, Ludolph A, Dziewas R, Prosiegel M, Riecker A. Management of dysphagia in acute stroke: a prospective study for validation of current recommendations. Nervenarzt. 2017;88(2):173–9.
[30] Logemann JA. Evaluation and treatment of swallowing disorders. San Diego: College-Hill Press; 1983.
[31] Logemann JA, Veis S, Colangelo L. A screening procedure for oropharyngeal dysphagia. Dysphagia. 1999;14:44–51.
[32] Mann G. MASA: the Mann assessment of swallowing ability. Clifton Park: Singular/Thomson Learning; 2002.
[33] Manor Y, Giladi N, Cohen A, et al. Validation of a swallowing disturbance questionnaire for detecting dysphagia in patients with Parkinson's disease. Mov Disord. 2007;22:1917–21.
[34] Marian T, Schröder J, Muhle P, Claus I, Oelenberg S, Hamacher C, Warnecke T, Suntrup-Krüger S, Dziewas R. Measurement of oxygen desaturation is not useful for the detection of aspiration in dysphagic stroke patients. Cerebrovasc Dis Extra. 2017;7(1):44–50.
[35] Martino R, Pron G, Diamant N. Screening for oropharyngeal dysphagia in stroke: insufficient evidence for guidelines. Dysphagia. 2000;15:19–30.
[36] Martino R, Silver F, Teasell R, et al. The Toronto Bedside Swallowing Screening Test (TORBSST): development and validation of a dysphagia screening tool for patients with stroke. Stroke. 2009;40:555–61.
[37] Martino R, Maki E, Diamant N. Identification of dysphagia using the Toronto Bedside Swallowing Screening Test (TOR-BSST©): are 10 teaspoons of water necessary? Int J Speech Lang Pathol. 2014;16(3):193–8.
[38] Mathers-Schmidt BA, Kurlinski M. Dysphagia evaluation practices: inconsistencies in clinical assessment and instrumental examination decision-making. Dysphagia. 2003;18(2):114–25.
[39] McCullough GH, Wertz RT, Rosenbek JC, et al. Inter-and intrajudge reliability of a clinical examination of swallowing in adults. Dysphagia. 2000;15:58–67.
[40] McCullough GH, Wertz RT, Rosenbek JC. Sensitivity and specificity of clinical/bedside examination signs for detecting aspiration in adults subsequent to stroke. J Commun Disord. 2001;34:55–72.
[41] McCullough GH, Rosenbek JC, Wertz RT, et al. Utility of clinical swallowing examination measures for detecting aspiration post-stroke. J Speech Lang Hear Res. 2005;48:1280–93.
[42] McHorney CA, Bricker DE, Kramer AE, et al. The SWAL-QOL outcomes tool for oropharyngeal dysphagia in adults: I. Conceptual foundation and item developmen. Dysphagia. 2000a;15:115–21.
[43] McHorney CA, Bricker DE, Robbins J, et al. The SWAL-QOL outcomes tool for oropharyngeal dysphagia in adults: II. Item reduction and preliminary scaling. Dysphagia. 2000b;15:122–33.
[44] McHorney CA, Robbins J, Lomax K, et al. The SWAL-QOL and SWAL-CARE outcomes tool for oropharyngeal dysphagia in adults: III. Documentation of reliability and validity. Dysphagia. 2002;17:97–114.
[45] Miles A, Moore S, McFarlane M, et al. Comparision of cough reflex testing against instrumental assessment of aspiration. Physiol Behav. 2013;118: 25–31.
[46] Monroe M, Robb M, Huckabee ML. Citric acid inhalation cough challenge: establishing normative data. Dysphagia. 2010;25:354–87.
[47] Nathadwarawala KM, Nicklin J, Wiles CM. A timed test of swallowing capacity for neurological patients. J Neurol Neurosurg Psychiatry. 1992;55: 822–5.
[48] Perry L. Screening swallowing function of patients with acute stroke. Part one: identification, implementation and initial evaluation of a screening tool for use by nurses. J Clin Nurs. 2001a;10(4):463–73.
[49] Perry L. Screening swallowing function of patients with acute stroke. Part two: detailed evaluation of the tool used by nurses. J Clin Nurs. 2001b;10(4):474–81.
[50] Prosiegel M, Weber S, editors. Dysphagie. Diagnostik und Therapie. 2nd ed. Berlin: Springer; 2013.
[51] Ramsey DJ, Smithard DG, Kalra L. Can pulse oximetry or a bedside swallowing assessment be used to detect aspiration after stroke? Stroke. 2006;37:2984–8.
[52] Rangarathnam B, McCullough GH. Utility of a clinical swallowing exam for understanding swallowing physiology. Dysphagia. 2016;31(4):491–7.
[53] Rofes L, Arreola V, Mukherjee R, Clavé P. Sensitivity and specificity of the Eating Assessment Tool and the Volume-Viscosity Swallow Test for clinical evaluation of oropharyngeal dysphagia. Neurogastroenterol Motil. 2014;26(9):1256–65.
[54] Rosenbek JC, McCullough GH, Wertz RT. Is the information about a test important? Applying the methods of evidence-based medicine to the clinical examination of swallowing. J Commun Disord. 2004;37:437–50.
[55] Sasaki CT, Steve B, Leder PD. In memoriam. Dysphagia. 2016;31:597.
[56] Sato M, Tohara H, Iida T, et al. Simplified cough test for screening silent

aspiration. Arch Phys Med Rehabil. 2012;93(11):1982–6.
[57] Schröter-Morasch H. Anamnesebogen zur klinischen Erfassung von Schluckstörungen nach Hirnverletzung. Dortmund: Bergmann Publishing; 1994.
[58] Schultheiss C, Nusser-Muller-Busch R, Seidl RO. The semisolid bolus swallow test for clinical diagnosis of oropharyngeal dysphagia: a prospective randomised study. Eur Arch Otorhinolaryngol. 2011;268:1837–44.
[59] Smith HA, Lee SH, O'Neill PA, et al. The combination of bedside swallowing assessment and oxygen saturation monitoring of swallowing in acute stroke: a safe and humane screening tool. Age Ageing. 2000;29:495–9.
[60] Smithard DG, O'Neill PA, Park C, et al. Can bedside assessment reliably exclude aspiration following acute stroke? Age Ageing. 1998;27:99–106.
[61] Speyer R, Cordier R, Kertscher B, Heijnen BJ. Psychometric properties of questionnaires on functional health status in oropharyngeal dysphagia: a systematic literature review. Biomed Res Int. 2014;2014:458678.
[62] Suiter DM, Leder SB. Clinical utility of the 3-ounce water swallow test. Dysphagia. 2008;23:244–50.
[63] Teramoto S, Fukuchi Y. Detection of aspiration and swallowing disorder in older stroke patiens: simple swallowing provovation test versus water swallowing test. Arch Phys Med Rehabil. 2000;81:1517–9.
[64] Teramoto S, Matsuse T, Fukuchi Y. Simple two-step swallowing provocation test for elderly patients with aspiration pneumonia. Lancet. 1999;353:1243.
[65] Thompson-Henry S, Braddock B. The modified Evan's blue dye procedure fails to detect aspiration in the tracheostomized patient: five case reports. Dysphagia. 1995;10:172–4.
[66] Tohara H, Saitoh E, Mays KA, et al. Three tests for predicting aspiration without videofluorography. Dysphagia. 2003;18:126–34.
[67] Trapl M, Enderle P, Nowotny M, et al. Dysphagia bedside screening for acute-stroke patients: the Gugging Swallowing Screen. Stroke. 2007;38: 2948–52.
[68] Vogel AP, Rommel N, Sauer C, Horger M, Krumm P, Himmelbach M, Synofzik M. Clinical assessment of dysphagia in neurodegeneration (CADN): development, validity and reliability of a bedside tool for dysphagia assessment. J Neurol. 2017;264(6):1107–17.
[69] Vogels B, Cartwright J, Cocks N. The bedside assessment practices of speech-language pathologists in adult dysphagia. Int J Speech Lang Pathol. 2015;17(4):390–400.
[70] Wakasugi Y, Tohara H, Hattori F, Motohashi Y, Nakane A, Goto S, Ouchi Y, Mikushi S, Takeuchi S, Uematsu H. Screening test for silent aspiration at the bedside. Dysphagia. 2008;23(4):364–70.
[71] Wang TG, Chang YC, Chen SY, et al. Pulse oximetry does not reliably detect aspiration on video-fluoroscopic swallowing study. Arch Phys Med Rehabil. 2005;86:730–4.
[72] Warnecke T, Teismann I, Meimann W, et al. Assessment of aspiration risk in acute ischaemic stroke-evaluation of the simple swallowing provocation test. J Neurol Neurosurg Psychiatry. 2008a;79:312–4.
[73] Warnecke T, Im S, Kaiser C, Hamacher C, Oelenberg S, Dziewas R. Aspiration and dysphagia screening in acute stroke-the Gugging Swallowing Screen revisited. Eur J Neurol. 2017;24(4):594–601.
[74] Wu MC, Chang YC, Wang TG, et al. Evaluating swallowing dysfunction using a 100-ml water swallowing test. Dysphagia. 2004;19:43–7.
[75] Zaidi NH, Smith HA, King SC, et al. Oxygen desaturation on swallowing as a potential marker of aspiration in acute stroke. Age Ageing. 1995;24:267–70.

第 3 章 FEES 等吞咽功能仪器评估[1]

FEES and Other Instrumental Methods for Swallowing Evaluation

一、吞咽纤维内镜检查

（一）概述

1988 年，美国的言语 – 语言病理学家 Susan Langmore 等在 *Dysphagia*（《吞咽障碍》）期刊上首次描述了吞咽纤维内镜检查（fiberoptic endoscopic evaluation of swallowing，FEES）（Langmore 等，1988）。1997 年，FEES 获得版权，将这种特殊的内镜吞咽检查技术与没有吞咽评估功能的传统喉镜区分开来。此后版权已过期且未续签。Susan Langmore 在最近的一篇综述里描述了 FEES 在国际上从首次提出到目前情况的发展过程。（Langmore，2017）。表 3–1 总结了德国 FEES 发展过程中重要的里程碑。

在 20 世纪 80 年代和 90 年代，吞咽障碍仪器评估的金标准是吞咽的放射学检查，称为吞咽造影检查（videofluoroscopic swallowing study，VFSS），由美国 SLP Jeri Logemann（1983）研发。Langmore 最初将 FEES 作为 VFSS 无法实现（例如，在没有放射科的小型医院、重症监护室或疗养院）或不能实施检查［例如，疾病严重无法耐受检查和（或）不能处于直立坐位；Langmore 等，1988］时的替代选择。然而，随着过去 15 年临床应用的不断增加，除了 VFSS，FEES 现已成为一种独立且有效的吞咽评估方法，并已成为神经源性吞咽障碍诊断和治疗中不可或缺的组成部分（Langmore，2001a 和 b，2017；Warnecke 等，2009b）。现在，FEES 和 VFSS 是客观评价吞咽功能的互补性方法（Langmore，2003；Tabaee 等，2006；Prosiegel，2008）。某些地区 FEES 甚至已成为研究吞咽咽期的主要工具（Langmore，2017）。

历史上，吞咽的内镜评估主要用于耳鼻咽喉科领域，其中非神经源性吞咽障碍（例如，由畸形、炎症或肿瘤引起的结构性吞咽障碍）占绝大部分（Langmore，2001a 和 b）。然而，近年来，尤其是神经源性吞咽障碍的内镜评估在临床和科研方面的意义越来越大（Langmore，2017），许多神经急症治疗和康复医院现在都有了自己的 FEES 部门。在这些场所，FEES 常由经过专门培训的神经病学专家和 SLP 团队执行（Warnecke 等，2009b）。2013 年，首次发布了将实施 FEES 作为脑卒中中心吞咽障碍诊断的一部分的建议，目的是确保高质量治疗和统一质量标准（Dziewas 等，2013）。除神经病学之外，FEES 还应用于嗓音医学、胃肠病学、呼吸病学、康复医学、口腔医学和老年病学等其他学科（Langmore，2001a 和 b）。2010 年，德国医学文献和信息研究所（Deutsches Institut für Medizinische Dokumentation und Information，DIMDI）为第 1 章分配了一个单独的操作和程序代码，这一事实也证明了 FEES 越来越重要的临床意义（Operationen 和 Prozedurenschlüssel；OPS；2010 版；1–613：使用纤维内镜评估吞咽；DIMDI 2009）。由于神经病学的专科培训和 SLP 的教育课程均不包括对这种检查技术的详细介绍，德国神经病学学会和德国脑卒中学会专门制订了培训课程，且对所有学科的医生及 SLP 开放（Dziewas 等，2014，2016）。自 2015 年 1 月至今，已有 800 多名医生和 SLP 获得了 FEES 证书或 FEES 指导者身份（第 3 章“培训课程：‘神经源性吞咽障碍的 FEES’”）。2017 年，欧洲吞咽障碍协会（European Society for Swallowing Disorders，ESSD）也建立了类似的教育课程（Dziewas 等，2017）。

（二）设备

多年来，吞咽的内镜评估采用直径 2.4～3.5mm 的软管光纤喉内镜。直到今天，许多机构仍在使用这样的内镜，其末端是一个使视线聚焦于物体的目镜，将图像聚焦在包层光纤阵列的一端。每个光纤束

[1] 本章配有视频，可登录网址 https://doi.org/10.1007/978-3-030-42140-3_3 观看。

表 3-1　吞咽纤维内镜检查的历史

年　份	事　件
1988	Susan Langmore 在 *Dysphagia*（《吞咽障碍》）期刊上发表第一篇关于吞咽纤维内镜检查（FEES）用于吞咽障碍诊断和治疗的文章（Langmore 等，1988）
1991	美国言语语言听力协会将 FEES 纳入了言语 – 语言病理学家（SLP）执业范围
1997	“FEES”获得版权。之后，版权未再续期
2001	FEES 标准：由 Thieme 出版社出版，Susan Langmore 编著《吞咽障碍的内镜评估和治疗》（Langmore，2001a）
2005	《德国神经病学诊断和治疗指南》第 3 版中提及，FEES 和吞咽造影检查（VFSS）是确定神经源性吞咽障碍病因、类型、严重程度，以及制订治疗计划和监测治疗效果的最重要方法（Prosiegel，2008，第 748 页）
2010	德国医学文献和信息研究所（DIMDI）在操作和程序代码（OPS）中增加了单独的 FEES 代码（1–613）
2012	德国脑卒中学会和德国神经病学学会关于急性脑卒中吞咽障碍管理的指南：急性脑卒中，FEES 优于 VFSS，更有效（Prosiegel 等，2012；Ryan DeLaney 译）
2012	德国脑卒中病房（SU）有 52% 采用 FEES 进行吞咽障碍诊断（Suntrup 等，2012）
2015	德国神经病学学会和德国脑卒中学会（Dziewas 等，2014）启动了神经源性吞咽障碍 FEES 培训课程，该课程在 2016 年得到了德国老年医学会的认可
2017	欧洲吞咽障碍协会（ESSD）神经源性和老年口咽期吞咽障碍 FEES 认证项目启动（Dziewas 等，2017）

包含数千个直径约为 10μm 的光导纤维，而且每根光纤都将图像的一个像素从远侧镜头传输到近侧镜头，使观察者能够观察到整个系列，以获得清晰的图像。光纤内镜允许的视角高达 100°，并且在检查过程中可以弯曲约 130°（Murray，2001）。

光沿着光纤束穿过远端的漫射透镜系统，并照亮感兴趣的区域。检查者可以通过目镜直接观察，或连接摄像头将光转换为视频信号，以便在监视器上跟踪检查，用便携式计算机进行数字记录，并保存为视频文件。

纤维喉镜通常是检查装置的一部分，包含光源、摄像头、显示器以及便携式计算机或独立系统（图 3-1）。在美国，自 2014 年起就有了适配器，允许检查者直接在智能手机上而不是在显示器上查看和记录 FEES。整个 FEES 装置可以通过内镜手推车直接移动到患者床旁（Murray，2001）。

由于通过内镜中的光纤束传输图像会影响图像的清晰度，近年来视频内镜的使用越来越多。视频内镜可以通过芯片摄像头实现更高的分辨率，位于内镜的尖端（“尖端芯片”），无须单独的摄像头即可直接传输图像。光纤喉镜和视频喉镜之间的价格差异不再显著。视频内镜的直径也有所减小，现在可与光纤内镜相媲美。如果使用视频内镜代替“传统”的光纤内镜，仍可使用首字母缩略词FEES，代表“吞咽软式内镜检查”（flexible endoscopic evaluation of swallowing，FEES）（译者注：下文仍用“吞咽纤维内镜检查”表述，不做具体区分）。除了内镜外，光源也得到了改进。如今，小型 LED 光源已经取代了以前使用的卤素灯或氙气灯（Langmore，2017）。

在美国，带有中间通路的软式内镜用于空气脉冲刺激敏感性的测试已经有一段时间（脉冲持续时间：50ms；强度或空气脉冲压力：0～15mmHg；Aviv 等，1993，2005）。不过，这种检查技术所需的设备（使用感觉盒传递空气脉冲）已不再可用。一些研究人员已经开发了自己的设备（Hammer，2009）。现在，在诊所中，空气脉冲测试已在很大程度上被“触摸测试”所取代，其中可以使用喉镜的末端短暂而轻柔地触碰杓肌以评估感觉。触摸测试有时仍称为 FEESST，是美国公认的代码。

（三）FEES 标准流程

1. FEES 标准流程于 2001 年由 Susan Langmore 首次在她的著作 *Endoscopic Evaluation and Treatment of*

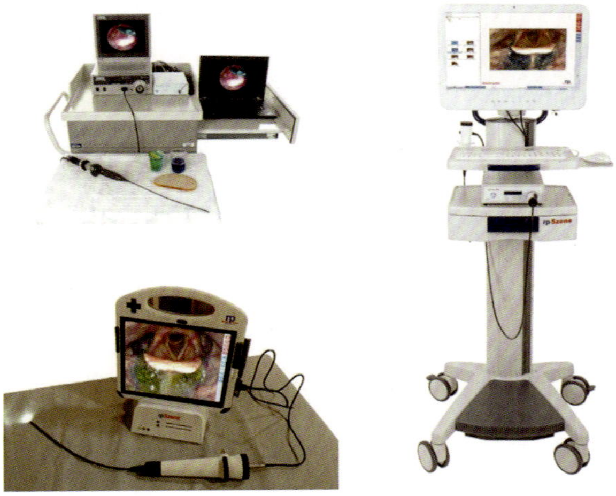

▲ 图 3-1 移动吞咽纤维内镜检查系统

Swallowing Disorders（Langmore，2001a 和 b）中发表，是进行吞咽内镜检查的金标准，但尚未得到验证，因此是一般指南（Langmore，2017）。“冰片流程”（ice-chip protocol）是 FEES 标准流程的扩展，特别适用于具有高误吸风险的患者（Langmore，2001）（第 5 章）。在开始 FEES 之前，应采取以下准备措施（Langmore，2001a 和 b）。

(1) 患者告知：将检查步骤告知患者和亲属 / 照护者。在此期间，向患者展示内镜及其进入喉部的深度。当然，患者或其委托人必须在开始检查前签署知情同意书，但作者认为这种同意不必采用书面形式。

(2) 患者体位：如果情况允许，患者应保持自然姿势或最佳进食姿势接受检查。理想情况下，在椅子上坐直。对于卧床患者床头抬高至少 45°，除非有禁忌。对于无法做到的患者需要照护者帮助，并在检查过程中将患者的头部保持在合适位置。作者的一项研究表明，脑卒中病房内大约 10% 的急性脑卒中患者需要这样的帮助（Warnecke 等，2009d）。在极少数情况下，为了评估气道安全性，神经 ICU 或脑卒中病房的危重患者如果无法耐受直立检查时在卧位行内镜检查。在评估有保护性插管 / 气管切开术的指征时，这种方法可能是合适的。对于完全可以配合的患者，还可以在检查期间采取不同的姿势，以确定进食和（或）喂食的最佳吞咽姿势（Langmore，2001a 和 b）。

(3) 清洁口腔：若有必要，应在开始 FEES 之前清洁脸颊、牙齿和舌头。一方面，可以降低 FEES 期间发生误吸时病原微生物进入肺部的风险（Langmore 等，1998）；另一方面，使患者能够更好地感受和品尝所给予的食团，从而促进吞咽（Langmore，2001a 和 b）。

(4) 使用局部麻醉：建议内镜穿过鼻腔时使用局部麻醉药（如利多卡因凝胶或喷雾剂），可以减少内镜插入时出现的压力感和（或）疼痛感（Johnson 等，2003a 和 b）。不过，有证据表明这种方法的优点与缺点参半。一些研究没有发现局部麻醉的好处，在应用局部麻醉后，FEES 检查时甚至更不舒服（Frosh 等，1998；Leder 等，1997）。2011 年关于在鼻咽喉内镜检查期间使用表面麻醉药或血管收缩药的 Cochrane 综述结论是，没有证据表明这两种操作有额外的好处。然而，所分析的研究纳入的患者数量有限（8 项 RCT 共 746 例患者），这可能是结果中立的一个原因（Sunkaraneni 和 Jones，2011）。最近的一项 Meta 分析的纳入标准不那么“严格”，因此纳入了更多的研究（*n*=10）和患者（*n*=837）。结果显示患者表述使用局部麻醉药后疼痛和不适感显著减轻，但有难闻的味道（Hwang 等，2015）。在对 36 名健康受试者进行的双盲随机对照交叉研究中用 0.4ml 的 2% 利多卡因凝胶并未导致随后 FEES 期间渗漏 / 误吸风险增加（Kamarunas 等，2014）。

目前有关于是否使用利多卡因喷雾剂进行鼻黏膜表面麻醉以及使用剂量问题的研究。有一个系列共有三项研究，患者接受了 2 次检查，一次用利多卡因，另一次用安慰剂，直接评估这些问题。第一项研究，FEES 期间，使用 1ml 的 4% 利多卡因喷雾剂，结果是 20 名健康对照受试者渗漏 - 误吸量表（penetration-aspiration scale，PAS）平均得分变差（1.05～1.21），但 FEES 操作不适感下降，更容易耐受（Lester 等，2013）。第二项研究，将 4% 利多卡因喷雾剂的剂量减少至 0.5ml，剂量的减少与 25 例吞咽障碍患者可以更好地耐受 FEES 相关，但有趋势发现 PAS 评分增加，尽管没有统计学意义（Fife 等，2015）。第三项也是最后一项研究，FEES 期间仅使用 0.2ml 的 4% 利多卡因喷雾剂（与羟甲唑啉组合），对 17 例吞咽障碍患者进行了评估，根据 PAS 或残留物评级测量，吞咽没有恶化。此外，患者的不适程度也显著降低（O' Dea 等，2015）。这些研究的结论是，只要剂量保持在 0.2ml，利多卡因就是安全的。当 FEES 与标准 ORL 喉镜检查（利多卡因剂量明显更高）相结合时，应在喉镜检查之前或之后至少 1h 进行（O' Dea 等，2015）。

(5) 准备不同稠度食物：在检查过程中，患者应至少接受 3 种不同稠度的食物（液体—半固体—固体）进行吞咽。液体与几滴蓝色或绿色食用色素混合，以实现更好的可视化。咖啡或可乐等深色液体可能难以与咽部黏膜区分开来，所以不适合选用。因为牛奶会反射光线并略微覆盖黏液，可更好地实现可视化，所以非常适合检查。另一种选择是在使用的水等液体中滴入白色食用色素，在可视化方面优于牛奶，强烈推荐，色素可以从面包店或互联网购买。2016 年发表的一项研究分析了 40 例神经系统疾病和非神经系统疾病患者的 FEES 检查，结果表明与未着色的白色牛奶相比，绿色牛奶能更好地显示食团渗漏 / 误吸（喉前庭和气管）的深度。此外，评分的可靠性也有所提高（Marvin 等，2016）。仅当测试固体食物的自然颜色与咽部黏膜的颜色无法清楚区分时，才需要对固体食物进行染色（Leder 等，2005）。理想情况下，FEES 检查内容还应包括患者在日常生活中最难以吞咽的食物。

在 FEES 之前不应移除原有鼻饲管，因为管本身通常不会导致临床相关的吞咽障碍或误吸增加（Fattal 等，2011）。不过，若鼻饲管在咽部盘绕并干扰杓肌和会厌运动时，则应重新置入（Dziewas 等，2008a）。

在上述准备措施之后，就可以开始 FESS 检查，将喉镜插入下鼻道，或者极少情况下插入中鼻道。内镜的末端应位于鼻道的后 1/3 处，从这个位置，可以评估软腭和腭咽闭合的活动度。然后将内镜的末端越过软腭到达下咽部。从这个位置（所谓的原位），可以研究舌根、会厌谷、咽部肌肉组织、梨状隐窝、会厌和喉部。为了更仔细地观察喉前庭、声带和声门下间隙，内镜的末端推进到超过会厌缘（“近距离观察”；Langmore，2001a）。图 3-2 为两个检查角度的下咽部解剖结构。

2. 标准 FEES 检查分为三个步骤，应依次进行，即解剖生理检查（无食物）、吞咽检查（有食物），以及治疗干预措施的有效性评估（Langmore，2001b）。在临床实践中，不应死板的执行 FEES 标准流程的各个步骤，相反，应根据具体的检查结果和相关问题进行调整。一些医院是由 SLP 和医生组成的团队进行检查；有些医院是任何医学专业人员都可以检查（具有执行和解释检查的资质）。换句话说，内镜医师可以是医生，也可以是 SLP（Langmore，2001a）。

吞咽内镜检查应由有资质且经过培训的专业人员进行。理想情况下，该团队由一名 SLP 和一名医生组成。不应死板地执行 FEES 标准流程，而应根据临床问题和检查发现来个体化进行。

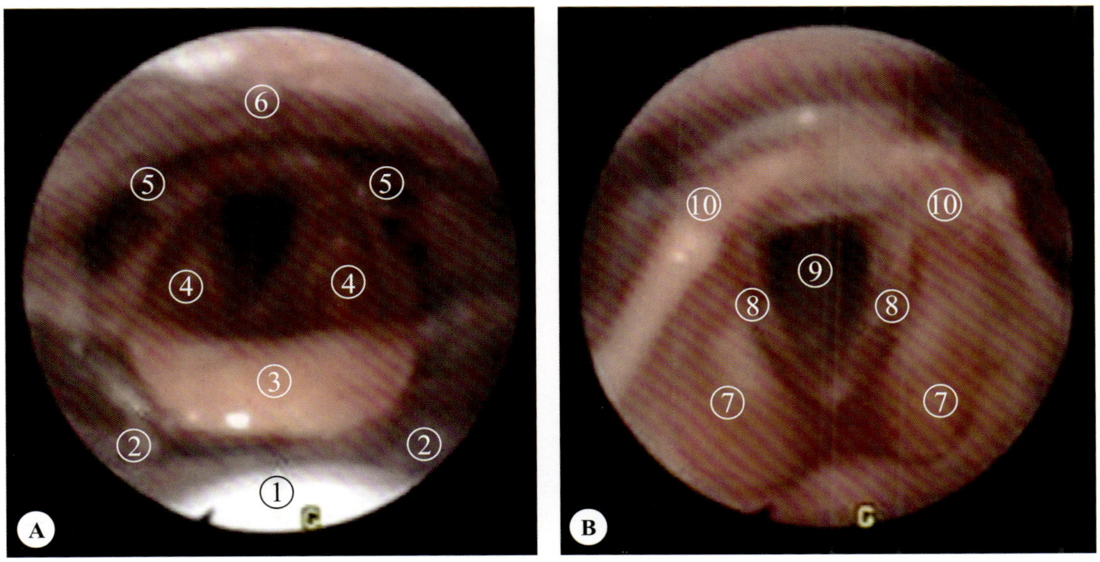

▲ 图 3-2　内镜下的下咽部解剖

A. 初始位置：①舌根；②会厌谷；③会厌；④喉；⑤梨状隐窝；⑥咽后壁。B. 近距离观察：⑦前庭襞；⑧声带；⑨声门下区和气管；⑩杓状软骨

(1) 解剖生理检查（无食物）：解剖生理检查从检查下咽部（静息状态检查）开始。检查者应特别注意黏膜的不规则，声带、杓状软骨及会厌形态和位置的不对称性、不自主运动和变化，以及唾液、分泌物和食物残渣的积聚（Langmore，2001a 和 b）。静息状态检查之后是咽和喉运动功能和感觉反应的检查。表 3-2 概述了评估运动功能的重要测试（Langmore，2001a 和 b；Schröter-Morasch，2006；Rodriguez 等，2007）。

表 3-2　评估咽喉部运动功能的内镜测试

任　务	运动功能
空咽，发音［k］	腭咽闭合
发音［hi］，与吸气交替进行	声门关闭，气道充分开放
重复发音［i-i-i］	声带 / 杓状软骨的轮替运动
高音调发声	咽部收缩
屏住呼吸、咳嗽、清嗓	声门上结构关闭气道
舌根发音的元音后面是“l”的单词［cː］，如“earl”“ball”“call”	舌根的运动

检查者通过内镜末端轻轻触碰杓肌来测试敏感性。或者，如果有 FEESST 所需的专用设备，则可以使用规定压力的空气喷射。除患者表述是否感觉到刺激之外，如诱发吞咽反射、咳嗽反射或喉内收肌反射（杓肌的短暂内收运动）等是正常生理反应（Schröter-Morasch，2006）。内收肌反射和咳嗽反射的评估对于警觉性降低、无法遵循指令或严重失语症的神经系统患者尤为重要。在吹气法的情况下，刺激阈值可以通过连续增加压力滴定来确定。健康志愿者因年龄不同，多在压力为 2.0～2.7mmHg 时感知气流（Aviv，1994，1997a 和 b，2005；Setzen 等，2003；Perlman 等，2004）。

综上所述，大多数诊所没有空气脉冲方法。一项 14 名受试者的研究，将触碰杓状软骨与吹气法进行了比较，发现只有通过触碰法检测到的感觉障碍与渗漏 / 误吸显著相关。吹气法能够识别感官知觉的轻微异常，但临床相关性值得怀疑。此外，研究人员难以在内镜末端与杓状软骨之间保持恒定距离，这影响了吹气压力的可重复性（Kaneoka 等，2014，2015）。

(2) 吞咽检查（有食物）：吞咽检查是 FEES 标准流程的第二步，直接观察患者对不同稠度的食团［如液体、半固体（布丁）、固体］和增加食团量（如 2ml 到正常杯或一口量）的吞咽过程。FEES 期间，在吞咽的口腔期后期和咽期，食团通过咽部的过程可视化。吞咽的生理过程不会因咽部内镜受到影响（Suiter 等，2006）。图 3-3 示内镜下吞咽的生理过程。

(3) 治疗干预措施的有效性评估：完成吞咽检查后，根据 FEES 标准流程第 2 步的结果（Langmore，2001a 和 b）评估治疗（尤其是饮食调整、姿势改变、吞咽技术和生物反馈）效果。

每次 FEES 检查都应完整记录视频，以便以后进行离线分析。录音对于以后的检查分析也非常重要，特别是在评估反射性咳嗽或清嗓时。正如最新的两项研究表明，与实时分析相比，利用逐帧审查的离线分析可以提高检测渗漏和误吸的可靠性和有效性，而不是用回放来评估检测结果（Hey 等，2015；Pluschinski 等，2015）。

（四）不同神经系统疾病的特定流程

目前已经建立了不同神经系统疾病的疾病特异性流程（Langmore，2017）。表 3-3 为不同 FEES 流程总结。

1. 急性脑卒中患者纤维内镜吞咽障碍严重程度量表　FEES 标准流程可能过于广泛和耗时，很难将内镜吞咽障碍评估加入目前脑卒中病房高度专业化的常规工作流程中，其中多学科团队在紧迫的时间内进行大量的诊断和治疗工作（Ringelstein 和 Nabavi，2007a 和 b）。因此，通过考虑急性脑卒中患者的特征性内镜检查结果，制订了标准化检查流程和源自该流程的吞咽障碍严重程度评分（附录 A　量表与评分）。该流程能够对急性脑卒中患者进行快速、集中但有区别的内镜吞咽障碍评估（Dziewas 等，2008b；Warnecke 等，2009c）。根据内镜检查结果，急性脑卒中患者纤维内镜吞咽障碍严重程度量表（flexible endoscopic dysphagia severity scale for acute stroke patients，FEDSS）将脑卒中后吞咽障碍分为 6 个严重程度（1 分 = 无吞咽障碍，2～5 分 = 轻至重度吞咽障碍，6 分 = 无法吞咽唾液的高度吞咽障碍），解决相应吞咽障碍的保护和康复策略与之直接相关（Dziewas 等，2008b）。如果患者初始 FEDSS 为 4 分、5 分或 6 分则建议管饲，而 1～3 分允许经

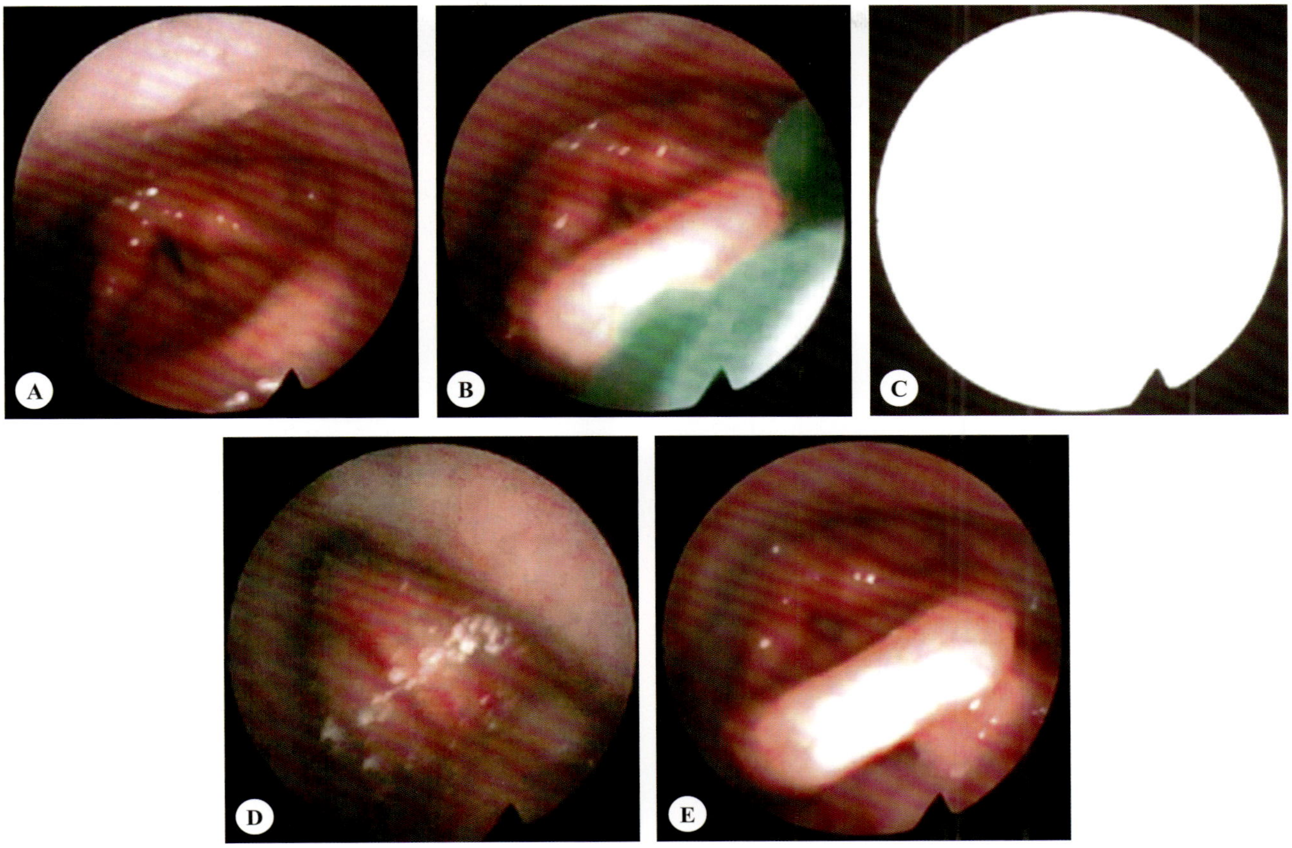

▲ 图 3-3　内镜下吞咽的生理过程

A. 喉处于静息位；B. 口腔期结束时食团进入口咽，触发吞咽反射；C. 咽部肌肉收缩，将内镜尖端压在黏膜上，使视野暂时中断（白屏）；D. 咽部肌肉放松，会厌仍翻卷，食团进入食管，咽期完成；E. 会厌恢复至静息位

口进食，尽管 2 分时限制固体食物，3 分时限制液体。由于脑卒中后急性期吞咽障碍变化较快，因此建议在最初几天内要重新评估。德国神经病学学会（Deutsche Gesellschaft für Neurologie，DGN）和德国脑卒中学会（Deutsche Schlaganfall-Gesell schaft，DSG）制订了关于“急性脑卒中阶段吞咽障碍管理”，专家建议在脑卒中病房中使用 FEDSS（Prosiegel 等，2012）。德国临床营养学会发布的“脑卒中患者的临床营养”指南推荐 FEDSS 用于急性脑卒中吞咽障碍管理（Wirth 等，2013），第 5 章详细介绍了 FEDSS 在脑卒中病房的实际应用。

2. FEES 左旋多巴试验　为了评估帕金森病相关吞咽障碍对多巴胺能药物的反应，研发了标准 FEES 左旋多巴（Levodopa，L-DOPA）试验。该流程的第 1 部分，在关期进行吞咽障碍内镜评估，即多巴胺能药物停用至少 12h。检查后，患者接受口服测试剂量的快速溶解的 L-DOPA 200mg，该剂量相当于常规早晨剂量的 1.5 倍。为确保成功测试吞咽剂量，内镜留在下咽部，直到 L-DOPA 溶液进入食管。第 2 步是在开期进行内镜吞咽障碍评估，是在给予 L-DOPA 后约 60min 进行（Warnecke 等，2010a，2016）。

在开期和关期评估吞咽障碍期间，共连续评估 9 次吞咽。以下稠度各给药 3 次，即 8ml 布丁、5ml 水和 3cm × 3cm × 0.5cm 大小的白面包片。每次吞咽时对吞咽功能的三个主要问题（过早溢出、渗漏 / 误吸和残留）进行分析，并根据严重程度按 5 分制（0～4 分）列出。

- 过早溢出（诱发吞咽反射时的食团位置）：0 分 = 舌后；1 分 = 在舌根或会厌谷；2 分 = 在会厌的尖端或侧面；3 分 = 在梨状隐窝或接触到喉缘；4 分 = 喉前庭内。
- 渗漏 / 误吸：0 分 = 无；1 分 = 有保护性反射的渗漏；2 分 = 无保护性反射的渗漏；3 分 = 有保护性反射的误吸；4 分 = 无保护性反射的误吸。
- 残留：0 分 = 无；1 分 = 有涂层，无滞留；2 分 = 轻度滞留（残留物滞留不到一半口腔）；3 分 = 中度

表 3-3 不同种类的 FEES 流程

	流程种类	适应人群	操作地点	结 论
通用流程	FEES 标准流程	怀疑 / 确诊为各种程度吞咽障碍患者	所有地点	• 吞咽障碍分级 • 病理机制 • 有关建议 – 气道安全 – 喂养方式 – 行为过程 – 随诊复查
	冰片流程	所有严重吞咽障碍和高误吸风险患者	所有地点	• 吞咽障碍分级 • 病理机制 • 有关建议 – 气道安全 – 喂养方式 – 行为过程 – 随诊复查
疾病特异流程	纤维内镜吞咽障碍严重程度量表	急性脑卒中患者	住院病房、脑卒中单元	• 吞咽障碍分级 • 有关建议 – 气道安全 – 喂养方式
	气管切开套管拔管的标准内镜吞咽评估（第 6 章）	已撤机的气管切开的重症监护患者	ICU、高级护理康复病房	• 准备拔管 • 拔管后的初始喂养方式
	FEES 左旋多巴试验	怀疑 / 确诊为帕金森病和非典型帕金森病患者	运动障碍诊所（门诊或住院）	• 吞咽障碍病因 • 多巴胺药物治疗后变化
	FEES Tensilon® 试验	怀疑 / 确诊为重症肌无力患者	神经科住院病房	• 吞咽障碍病因 • 药物治疗后肌无力变化 • 药物治疗监测

滞留（残留物滞留充满口腔）；4 分 = 严重滞留（残留物从口腔溢出）。

从 9 次吞咽中获得的分数分别添加在开期和关期（0～108 分；分数越高，吞咽功能越差）。随后，比较两种条件的总和。如果与关期相比，开期的改善超过 30%，则认为 FEES L-DOPA 试验为阳性，这意味着相应的吞咽障碍是 L-DOPA 敏感的（Warnecke 等，2010a）。在一项试验性研究中，13 例帕金森病患者、进行性核上性麻痹患者和多系统萎缩患者在 FEES L-DOPA 试验中没有出现并发症（Warnecke 等，2010b；Suttrup 等，2011）。一项对 15 例有运动障碍和吞咽障碍的帕金森病患者进行评估的后续研究显示，整个试验以及在开期和关期的所有分量表评分者间和评分者内部可靠性高（Warnecke 等，2016）。作为 FEES L-DOPA 试验的替代方法，可以类似地进行 FEES 阿扑吗啡试验，优点是皮下给药，因此药物吸收不依赖于吞咽功能或胃排空。

3. FEES 易疲劳吞咽试验 为判断是否存在易疲劳的神经源性吞咽障碍，如典型的重症肌无力（myasthenia gravis，MG）亚型，研发了标准 FEES 易疲劳吞咽试验（fatigable swallow test，FST）（Dziewas 等，2006）。准备 30 块白面包，每块大小约 3cm × 3cm × 0.5cm（相当于一顿小餐），要求患者咀嚼面包，然后完全咽下，吞咽后立即收到下一块面包。患者咽下所有面包片或下咽部出现严重残留时试验停止（Dziewas 等，2006）。在疲劳性肌无力相关的吞咽障碍中，吞咽 5～10 次后可观察到残留物越来越多，最终试验中止。评估停止之前的吞咽次数用于量化吞咽障碍的严重程度（Dziewas 等，2006；Warnecke 等，2008）。

4. FEES Tensilon® 试验 标准 FEES Tensilon® 试验也可用于肌无力相关吞咽障碍的诊断和治疗（附录 A 量表与评分）。与传统的 Tensilon® 试验类似，FEES 检查静脉内给予累积剂量 10mg 的依酚氯铵（Tensilon®）后吞咽障碍是否有所改善。试验是根据标准化流程进行的，包括易疲劳吞咽试验（FST）（图 3-4；Warnecke 等，2008）。

FEES Tensilon® 试验可以有助于诊断患有孤立性吞咽障碍和乙酰胆碱受体抗体阴性的重症肌无力患者（Llabres 等，2005；Warnecke 等，2008）。该试验的其他临床适应证还有区分肌无力与胆碱能危象及胆碱能药物的滴定（Warnecke 等，2008）。

（五）FEES 结果及分级

下文描述神经源性吞咽障碍患者的 FEES 结果，以及不同的分级标准。疾病特异性吞咽障碍详见第 4 章。

1. 解剖生理检查 解剖生理检查时，评估唾液潴留的程度很重要，因为可提示是否存在神经源性吞咽障碍及严重程度。喉前庭中大量唾液潴留是严重神经源性吞咽障碍的有效预测因子（Murray 等，1996；Donzelli 等，2003；Dziewas 等，2008b）。唾液潴留半定量评分可以使用 Murray 研发（Langmore 修改）的四分量表（附录 A 量表与评分；表 3-3，Murray 等，1996）。

此外，应记录自主吞咽的频率，健康受试者在内镜检查期间平均每分钟吞咽 3 次（Murray 等，

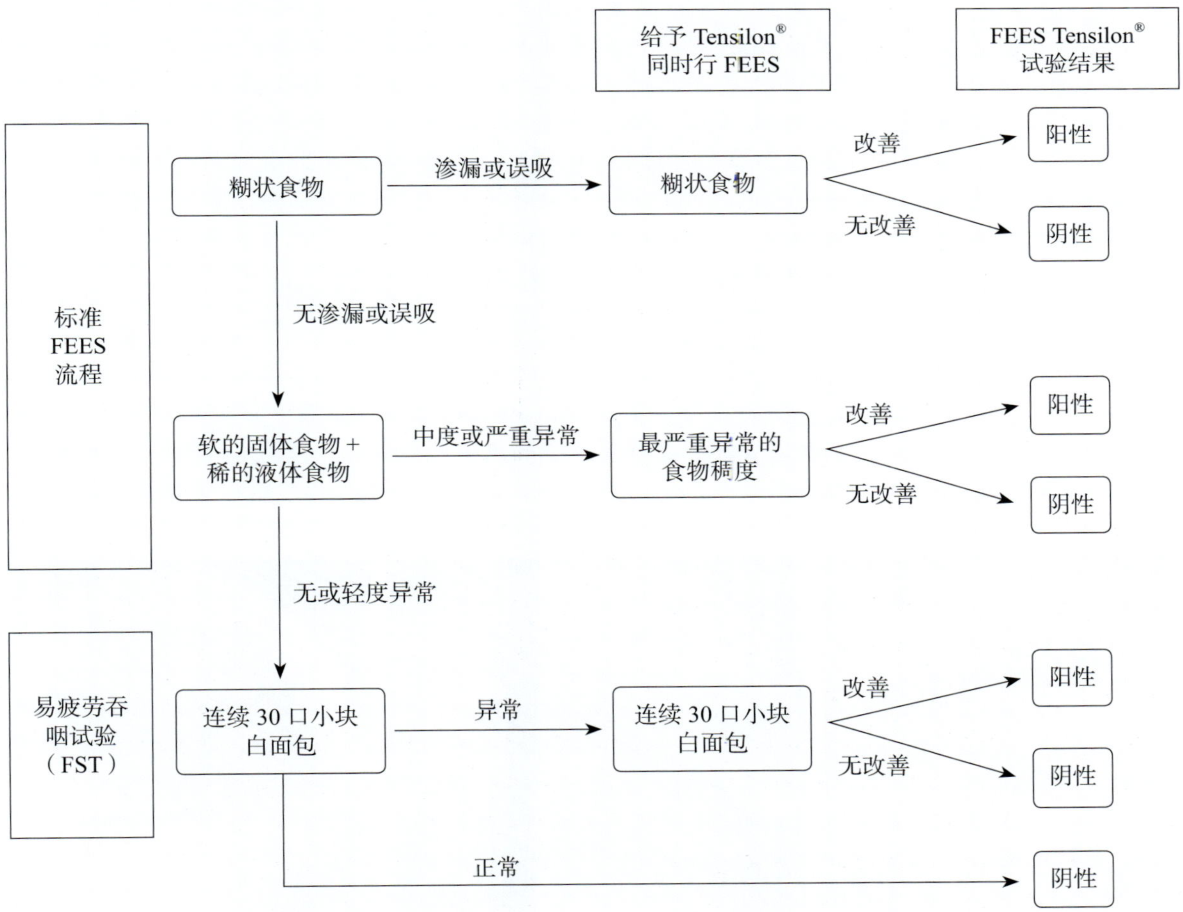

▲ **图 3-4 标准 FEES Tensilon® 试验流程**

按照标准流程检查，先测试糊状食物（见左上角）。根据结果，按箭所示继续进行。阳性结果提示有肌无力相关吞咽障碍

1996）。根据经验，每分钟少于1次自主吞咽是病理性的（Langmore，2001a 和 b）。解剖生理检查时，首先重要的是确保鼻胃管放置在正确位置。有研究发现100例急性脑卒中患者中有5例的鼻胃管位置不正确（图3-5），这会影响吞咽动作。鼻胃管位置正确则不会继发相关的吞咽障碍（Dziewas 等，2008a）。

通过触碰两侧杓肌后出现喉内收肌反射和（或）反射性咳嗽或吞咽生理反应来测试喉感觉功能。已证明“触碰方法”检测到的感觉减弱与渗漏和误吸有关，并且在临床上似乎比吹气法更有意义（Kaneoka 等，2015）。脉冲吹气法提供以毫米汞柱为单位的感觉阈值，并且该阈值与年龄增长呈正相关（第4章“老年吞咽障碍”）（Aviv 等，2005）。

1993年Bastian等首先描述了所谓的咽部挤压法（pharyngeal squeeze maneuver），在FEES时检测咽部麻痹（Bastian，1993），要求患者发出响亮的高音“e e e”发声，内镜下观察到由咽缩肌双侧收缩引起的下咽腔变窄（Langmore，2001a 和 b）。咽部挤压法在区分正常与异常情况时具有特别好的评价者间和评价者内可靠性。一方面，如果应用更复杂的单侧或双侧缺失、减少或正常运动的分类，则评分者间和评分者内可靠性要差得多（Rodriguez 等，2007）。研究发现有力的咽部挤压动作是吞咽期间有效咽部收缩的替代（Fuller 等，2009）。在同一项研究中，异常的咽部挤压动作仅能适度预测吞咽过程中咽部收缩不良，这可能是因为自主“挤压”动作不佳有多种原因（特别是不完全理解或完成动作）。另一方面，咽部挤压动作异常是喉部渗漏和误吸的危险因素（Satow 等，2004；Aviv 等，2002）。

下面列出解剖生理检查异常对有关神经源性吞咽障碍患者神经系统（外周与中枢）内可能病变位置的提示信息，从而有助于进一步的诊断和治疗。

- 咽肌束震颤减少表明咽部无力的病因为外周因素。
- 中枢性腭咽麻痹（如脑干卒中）患者软腭自主上抬受损，咳嗽和（或）吞咽时软腭不自主抬高提示周围性病变（Bartolome 等，2013）。
- 梨状隐窝变窄提示痉挛（中枢病变），而变宽提示咽部肌肉系统存在弛缓性麻痹（外周病变）（Bartolome 等，2013）。
- 喉返神经或迷走神经的外周或中枢损伤导致同侧声带松弛、凹陷，呼吸过程中保持在中间位置（Bartolome 等，2013）。
- 中枢性麻痹时检查过程中声带位置有特征性变化。开始时，受影响的声带在呼吸过程中处于旁正中位置。在检查过程中最大限度地放松后，声带完全外展是可能的。在发声过程中，两侧声带内收。发声后，受影响的声带仍处于内收位置（Bartolome 等，2013）。
- 软腭、咽后壁或喉部的肌肉频率为1～3次/秒的抽搐，称为腭咽喉肌痉挛，特点是快速内收和缓慢外展运动，提示存在中枢病变［尤其是小脑和（或）脑干梗死；Deuschl 等，1990］。虽然单侧肌痉挛不影响吞咽，但由于声门闭合不全，双侧肌痉挛与误吸相关（Schröter-Morasch 和 Hoole，1998）。
- 脑桥梗死后出现声带肌痉挛，可以是单侧（病变同侧）或双侧的，并且是不自主的和不规则的，频率为19～420次/分。肌痉挛在吞咽过程中停止，

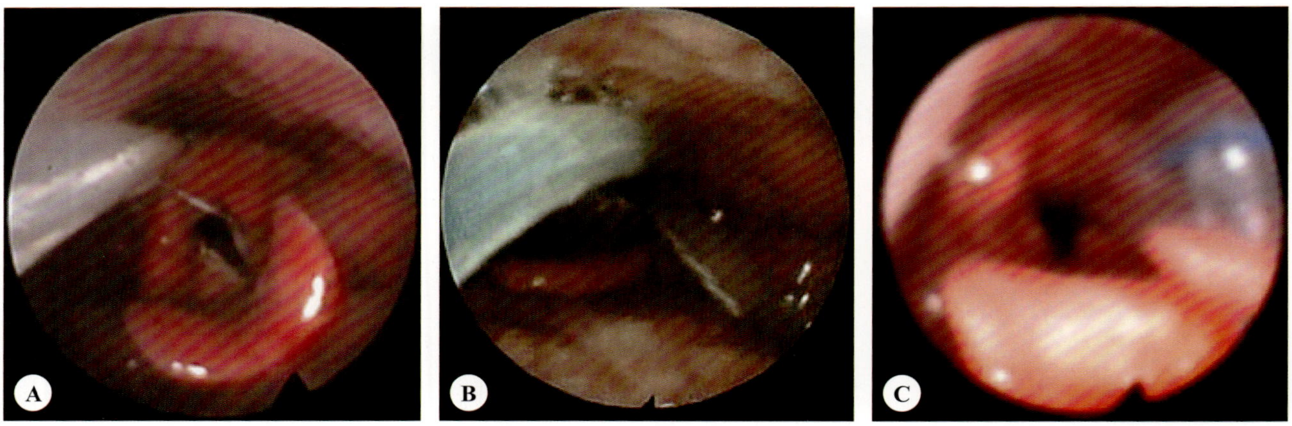

▲ 图3-5　鼻胃管在下咽的位置

A. 鼻胃管位置正确；B. 鼻胃管围绕会厌形成环状；C. 鼻胃管进入喉前庭和气管

声带孤立的肌阵挛不会导致吞咽功能恶化（Marom 等，2013）。

应该注意的是，神经系统疾病患者解剖生理检查异常不足以评估吞咽障碍的现象和严重程度。因此，正如 Langmore 流程所建议的，需要对每位患者进行食物和液体吞咽检查（Seidl 等，2008）。

2. 吞咽检查　表 3–4 总结了 FEES 检测到的常见异常征象，这对于评估神经源性吞咽障碍至关重要。

表 3–4　内镜下异常征象及定义

异常征象	定　义
口腔期液体渗漏	食团过早地从口腔溢出到下咽
吞咽反射及时 / 延时 / 缺失	诱发吞咽反射的时间（食团的稠度、大小和渗漏深度）
渗漏	食团位于声带上方的喉前庭
误吸	食团进入声门以下区域或呼吸道
隐性渗漏 / 误吸	无反射性咳嗽的渗漏 / 误吸
残渣 / 残留	吞咽后，食物残留在下咽

为了帮助区分过早溢出（口腔期问题）和吞咽反射延迟（咽期问题），Langmore 提出的口腔期测试需要小幅修改（Langmore，2001a 和 b）。第一步，嘱患者将液体食团含在口中。第二步，嘱其吞咽。如果第一步时测试食团溢出到下咽部，则考虑为口腔准备期口腔食团控制存在问题。如果第二步时液体食团不受控制地进入下咽部，则表明口腔期存在问题。根据 Dua 的研究，如果超过了表 3–5 中总结的咽部停留时间（即从食团进入下咽部到开始白屏的时间），则可以诊断出吞咽反射延迟（Dua 等，1997）。应该注意的是，给定的时间比 Heiimae 和 Palmer（1999）报道的时间要短得多，这在本章的前面已讨论过。

表 3–5　不同黏稠度和位置食团诱发吞咽反射之前的时间标准值

黏稠度	会厌谷（s）	梨状隐窝（s）
液体	3.2 ± 0.5	1.4 ± 0.6
固体	2.1 ± 0.3	1.5 ± 0.7

根据经验，在进食或饮水过程中液体食团到达会厌谷应在大约 3s 内触发吞咽反射。因此，吞咽诱发试验（swallowing provocation test，SPT）时诱发吞咽反射之前延迟超过 3s 即是病理性的，该试验是在过了吞咽的口腔期后测量（第 2 章“误吸筛查”）。另外，根据 Butler 的研究，当受试者被要求从杯子中“一次性”喝下 5～20ml 水时，会厌谷中的平均停留时间小于 1s（Butler 等，2011）。

> 内镜评估过早溢出和吞咽反射延迟时，检查者要始终考虑要给患者清晰指示（例如：“把食团含在嘴里”，“请咽下食团”，“像在家里一样吃喝，随时吞咽”），这一点很关键。

将来需要对健康志愿者进行内镜检查以确定不同吞咽任务时过早溢出和吞咽反射延迟的标准值。

内镜检查发现渗漏和（或）误吸时需确定是发生在吞咽之前、期间和（或）之后（Langmore，1997，2001a 和 b）。严重程度按照 Rosenbek 渗漏 – 误吸量表（penetration-aspiration scale，PAS）分级，该量表最初是因 VFSS 研发，之后在 FEES 进行了验证（表 3–6；Rosenbek 等，1996a；Colodny，2002）。无论研究者使用 FEES 的经验如何，PAS 的评分者间和评分者内可靠性都非常出色（附录 A　量表与评分；Butler 等，2015）。

Butler 等关于 FEES 的研究表明，在无吞咽障碍的健康志愿者中也可以检测到偶尔的渗漏，甚至误吸。在一组年轻受试者（平均年龄 30 岁）的 184 次吞咽中，发现渗漏和误吸各一次，而在老年受试者组（平均年龄 75 岁）的 168 次吞咽中，发现 19 次渗漏和 11 次误吸（Butler 等，2009a）。在一项后续研究中，老年健康志愿者（平均年龄 79 岁）在 545 次吞咽中出现 82 次渗漏和 15 次误吸（Butler 等，2009b）。渗漏和误吸事件增加与年龄增长之间的相关性可能表明吞咽功能减退与年龄相关（第 4 章“老年吞咽障碍”）。最新的一项研究中，FEES 期间头部位置的变化（向右或向左旋转，以及向上或向下倾斜头部）不会使无吞咽障碍的健康受试者 PAS 评分发生变化（n=84；Badenduck 等，2014）。此外，吞咽牛奶和较大容量的食团比吞咽水和较低容量的食团渗漏 / 误吸风险更高。相比之下，给予食团的方式（通过杯子或吸管）不会影响误吸入气道的风险（Butler 等，2011）。

表 3-6 渗漏－误吸量表（PAS）

评　分	描　述
1	食物未进入气道
2	食物进入气道，存留在声带之上，并被清除出气道
3	食物进入气道，存留在声带之上，未被清除出气道
4	食物进入气道，附着在声带，并被清除出气道
5	食物进入气道，附着在声带，未被清除出气道
6	食物进入气道，进入声带以下，但可被清除出气道或清除入喉部
7	食物进入气道，进入声带以下，虽用力也不能清除出气道
8	食物进入气道，通过声带下面，无力清除

残留是吞咽以后的主要异常。根据 Kelly 和 Langmore 的研究，表 3-7 为内镜下量化咽部残留分级（Kelly 等，2006，2008；Langmore 等，2007）。

表 3-7 内镜下咽部残留分级

分　级	定　义
0= 正常	没有残留
1= 轻度残留	残留占咽部约 25%
2= 中度残留	残留占咽部 25%～75%
3= 重度残留	充满咽部或溢入喉部

Kelly 等（2008）的研究表明内镜检测出残留（指超过微量）肯定是病理的，即使是年龄较大患者（>65 岁）。不过也有研究显示，>40 岁的健康受试者在吞咽时也可能会出现异常残留，这取决于头部的位置，特别是当向后仰头或下颌向上扬起的时候（Badenduck 等，2014）。正因为如此，在评估残留时，必须始终考虑到检查情况以及在 FEES 期间头部和身体的姿势。一项纳入 15 例患有帕金森病和运动功能障碍患者的研究中，内镜下咽部残留评分在开期和关期的评分者间和评分者内可靠性均高（Warnecke 等，2016）。

此外，近年来还发布了另外两个 FEES 残留量表。

- Boston 残留和清除量表（Boston Residue and Clearance Scale，BRASC；Kaneoka 等，2013）
- Yale 咽部残留严重程度分级量表（Yale Pharyngeal Residue Severity Rating Scale，YPRSRS；Neubauer 等，2015）

由 Susan Langmore 团队研发的 BRASC 是一个 11 分的残留分级量表，评估时从残留的位置和严重程度的两个方面来区分。1 区包括咽侧壁和咽后壁、舌根、会厌谷和会厌尖端。2 区包括与会厌相邻的侧通道、左右梨状隐窝和环后区域。每个位置严重程度分 0～3 级（0= 无残留；1= 轻度残留：<1/3；2= 中度残留：1/3～2/3；3= 重度残留：>2/3）。此外，评估还包括自主或外部清除吞咽的有效性、患者对残留的感知以及残留是否渗漏到喉前庭。一项研究使用 FEES 记录了 63 次吞咽动作，并由 4 名评分者进行了 2 次评分，证明了评分者间和测试重复的可靠性、良好的依从性和内部一致性（Kaneoka 等，2013）。

由 Steven B. Leder 团队研发的 YPRSRS 是评估两个部位（会厌谷和梨状隐窝）残留程度的 5 级量表。

- 会厌谷：Ⅰ= 0%，无残留；Ⅱ= 微量残留，1%～5%，黏膜微量覆盖；Ⅲ= 轻度残留，5%～25%，会厌韧带可见；Ⅳ= 中度残留，25%～50%，覆盖了会厌韧带；Ⅴ= 重度残留，>50%，残留达到会厌边缘。
- 梨状隐窝：Ⅰ=0%，无残留；Ⅱ= 微量残留，1%～5%，黏膜微量覆盖；Ⅲ= 轻度残留，5%～25%，充满达到窦壁的 1/4；Ⅳ= 中度残留，残留达到窦壁的 1/2；Ⅴ= 严重残留，>50%，残留达到杓会厌皱襞水平。

一项有 20 名参与者的验证性研究中，两个量表都显示了非常好的评分者间和评分者内可靠性及有效性（Neubauer 等，2015，2016）。

为了量化咽部残留，正在研发软件分析方法，将来可以用于确定残留物在咽腔中的百分比（Pisegna 等，2017；Langmore，2017）。

在每次 FEES 之后，除分别记录不同的单一异常之外，还应有一份总结报告，包括以下信息：主要问题；严重程度分级；病理机制；分类和进一步诊断和治疗建议。“内镜检查结果的记录”部分详细描述了神经内镜检查结果记录的建议。

（六）神经源性吞咽障碍的内镜分类

根据不同神经系统疾病吞咽障碍形式的 FEES 研

究结果，建立了神经源性口咽吞咽障碍分类，用于日常临床实践（Warnecke 等，2011）。神经源性吞咽障碍的严重程度由渗漏和（或）误吸的程度决定（垂直轴；见“内镜检查结果的现象”）：无神经源性吞咽障碍；轻度神经源性吞咽障碍，没有渗漏 / 误吸；中度神经源性吞咽障碍，渗漏 / 误吸 1 种稠度食团；重度神经源性吞咽障碍，渗漏 / 误吸 2 种或多种稠度食团。内镜下引起渗漏 / 误吸的病理机制或表型（水平轴）包括：①由过早溢出引起的吞咽障碍；②由吞咽反射延迟 / 缺失引起的吞咽障碍；③咽部食团清除不佳引起的吞咽障碍，残留主要在会厌谷；④上食管括约肌开放受限，残留主要在梨状隐窝；⑤过早溢出和病理性吞咽反射共同导致的吞咽障碍，残留在会厌谷和（或）梨状隐窝，由其特定的内镜神经学特征决定；⑥由（锥体外系）咽部运动障碍引起的吞咽障碍；⑦由疲劳性咽肌无力引起的吞咽障碍，为特殊形式。最后，根据原发病和（或）参与吞咽协调和执行的脑神经的临床和内镜检查结果，可以将相应的表型细分为具有周围性或中枢性病因的表型。表 3-8 总结了神经源性吞咽障碍的不同内镜表型，以及相关神经系统疾病示例。

（七）内镜检查结果的记录

完整记录 FEES 的结果至关重要，详细的报告使其他检查者能够了解内镜吞咽诊断，并将其与自己的检查结果进行比较。因此，我们建议数字化存储报告以及吞咽视频。这使得研究人员能逐帧重新评估内镜视频，与仅实时分析相比，这可以优化评估的可靠性和有效性（至少在渗漏和误吸方面）（Pluschinski 等，2015）。

许多制造商的 FEES 设备都配备了文件和数据管理软件，用来生成详细报告（图 3-6 和图 3-7）。集成的 CD/DVD 存档可实现长期存档，并且数据库可以根据个人需求进行调整。通过使用电子文档系统，生成报告时间可以减少近一半，而且报告更全面（Hey 等，2010，2011）。

除可以使用 Langmore 版 FEES 标准流程的报告表对个体化结果进行详细记录外，还应有总结性评估，以简明全面地描述吞咽障碍的表型，并制订下一步的诊断和治疗计划。如果是正常的，简化版就足够了。从作者的角度来看，总结性评估应该包括

表 3-8 神经源性吞咽障碍的内镜表型

主要异常	神经系统疾病	
	周围性	中枢性
食团过早溢出	早期 ALS	早期 ALS、早期 PSP、额颞痴呆、*SPG7*-HSP、急性脑卒中[a]
吞咽反射延迟		急性脑卒中[a]
食团清除不佳（残留会厌谷>>>梨状隐窝）	脊髓性肌萎缩、2 型强直性肌营养不良（危重症神经病变 / 肌病）、早期 ALS	早期 ALS、早期 PD
食管上括约肌开口受损（残留梨状隐窝>>>会厌谷）	包涵体肌炎（IBM）	延髓背外侧梗死
至少有 2 种表型的复杂疾病（Ⅰ～Ⅳ组合）	重度重症肌无力、晚期 ALS［Guillain-Barré 综合征（GBS）］、1 型强直性肌营养不良	晚期 ALS、进展期 PD 和 PSP
1 种表型（Ⅰ～Ⅳ）伴吞咽运动障碍	—	神经抑制药引起的吞咽障碍、PD、多系统萎缩（Huntington 病）
1 种表型（Ⅰ～Ⅳ）伴易疲劳的咽肌无力	重症肌无力	（PD、ALS）

a. 除延髓背外侧外的所有梗死和出血。ALS. 肌萎缩侧索硬化；PSP. 进行性核上性麻痹；HSP. 遗传性痉挛性截瘫；PD. 帕金森病；( ). 目前还没有对括号中所列的神经系统疾病进行 FEES 研究，这种分类是基于笔者自己的临床经验

以下 5 个要素。

1. 主要问题 应记录过早溢出、渗漏和（或）误吸及残留的发生和严重程度。这些异常的区别和常用分级标准在“FEES 结果及分级”中介绍。有渗漏和（或）误吸时，还需要注意这些事件是主要发生在吞咽前、吞咽中还是吞咽后。另外，重要的是要具体记录是测试的哪种稠度引起的。

2. 严重程度分级 目前，还没有统一的 FEES 吞咽障碍严重程度分级。最常用的分类是 Rosenbek 渗漏 – 误吸量表（Rosenbek 等，1996a）。作者认为仅用 PAS 对严重程度评分是不够的，因为以过早溢出和（或）残留为特征、不表现为渗漏 / 误吸的不太严重的吞咽障碍形式没有得到充分体现。因此，建议对吞咽障碍严重程度进行以下多维分类（表 3–9），已证明对临床实践有帮助，也已用于临床研究（Warnecke 等，2009a，2010a；Suttrup 等，2017）。

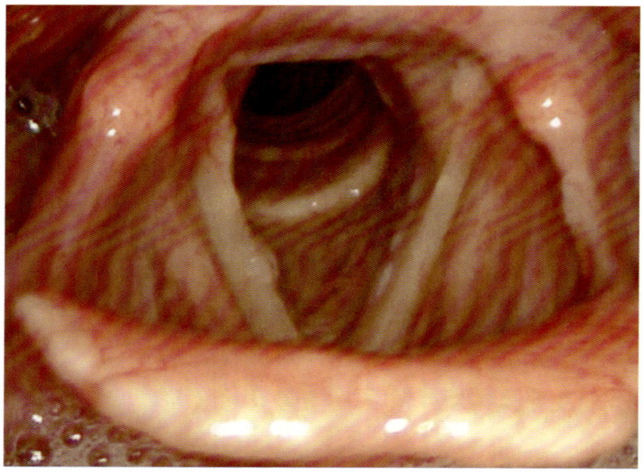

▲ 图 3–6 **FEES 文件**

图片由 Rehder 和 Medizintechnik 提供

表 3–9 基于 FEES 的神经源性吞咽障碍严重程度分级

0 级 = 无临床相关的神经源性吞咽障碍
1 级 = 轻度神经源性吞咽障碍：过早溢出和（或）残留物[a]，但无渗漏 / 误吸
2 级 = 中度神经源性吞咽障碍：某一种稠度食物渗漏 / 误吸
3 级 = 重度神经源性吞咽障碍：2 种或 2 种以上稠度食物渗漏 / 误吸

a. 若为严重过早溢出和（或）残留时，即使没有渗漏 / 误吸的直接证据，也可以归为更高级别（即 2 级）

虽然该评分原则上适用于所有诊断组，但对于急性脑卒中患者，可以考虑使用 FEDSS（见“不同神经系统疾病的特定流程”）。

3. 病理机制 接下来应记录与先前描述的主要问题相关的病理机制。此外，还应注意记录主要发生在口腔期、咽期还是食管期。病理生理学方面还应考虑到解剖生理检查结果。

4 分类 吞咽障碍还应根据神经源性吞咽障碍的内镜表型进行分类，并将其与致病性神经系统疾病

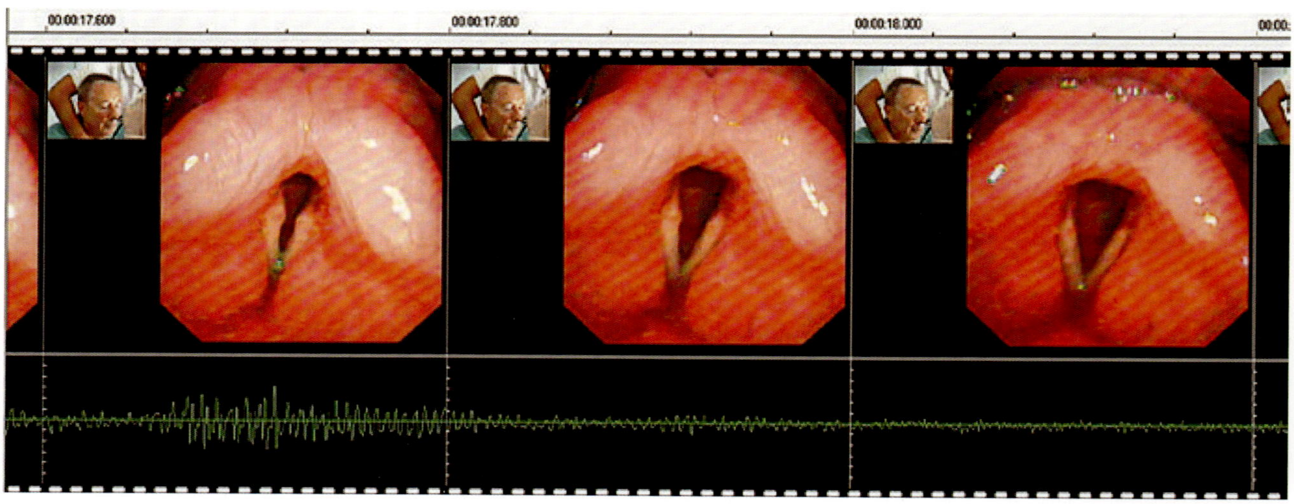

▲ 图 3–7 **录制的 FEES 视频的后处理**

图片由 Rehder 和 Medizintechnik 提供

联系起来（见“神经源性吞咽障碍的内镜分类”）。按照这种方法，可以识别出内镜表型与神经系统疾病不匹配的患者。在这种情况下，应采取进一步的鉴别诊断步骤（见第 4 章“神经源性吞咽障碍患者结构化评估流程”）。

5. 吞咽障碍管理的建议 最后，若有必要，应给出下一步关于吞咽障碍表型的评估［如 VFSS 和（或）测压法］，以及可能的神经系统疾病诊断的建议。此外，还应提出具体解决有关吞咽问题的治疗策略。如上所述，并详见第 7 章“行为吞咽疗法”，行为干预最好是在 FEES 期间被直接测试并确定有效性。

例 3–1

52 岁脊髓延髓性肌萎缩患者［第 4 章“脊髓延髓性肌萎缩（Kennedy 病）性”］

FEES 报告

主要问题：会厌谷中有中度固体食物残留。

严重程度：轻度神经源性吞咽障碍。

病理机制：双侧咽部麻痹和舌根部运动能力下降。

分类 / 表型：神经源性吞咽障碍，咽部清除能力不佳，结论符合脊髓延髓性肌萎缩。

建议

- 不需要改变饮食。
- 固体食物应与液体一起摄入，以提高摄取固体食物时咽部的清除能力；患者应在两次吞咽之间用液体进行清除。
- 规律行为吞咽疗法。
- 6 个月后随访。

例 3–2

65 岁进行性核上性麻痹（PSP）患者（第 4 章“帕金森病”）

FEES 报告

主要问题：吞咽前误吸，液体过早溢出，FEES 左旋多巴试验吞咽障碍无改善。

严重程度：中度神经源性吞咽障碍。

病理机制：口腔食团控制功能受损。

分类：神经源性吞咽障碍，过早溢出（Ⅰ型），结论符合早期 PSP。

建议

- 小口吞咽液体。
- 收缩下颏以减少过早溢出。
- 规律行为吞咽疗法。
- 3 个月后随访。

（八）培训课程：“神经源性吞咽障碍的 FEES”

鉴于 FEES 在神经系统疾病和临床诊疗中的众多可能性应用，以及对合格的吞咽障碍诊断的公认需求，德国神经病学学会和德国脑卒中学会设计了全面的 FEES 培训课程，提供内镜吞咽障碍诊断方面的系统培训（Dziewas 等，2014，2016）。德国老年医学会也在 2016 年批准了该项目。通过定义质量标准，FEES 课程旨在帮助确保 FEES 以一致且正确的水平进行。此外，术语、检查算法和结果解释的预期标准化旨在促进和方便个体治疗团队内的跨专业交流，还将有助于优化参与随着时间的推移各个部门患者治疗之间的相互了解，例如急诊、康复诊所和门诊。因为吞咽障碍的诊断和治疗与许多学科相关，所以本培训课程不仅面向神经科医生，也面向所有对此主题感兴趣的临床医生。此外，它还为 SLP 提供了在仪器吞咽障碍诊断领域获得资质的机会，从而扩大了他们的诊疗范围。图 3–8 概述了获得 FEES 认证和 FEES 讲师证书的不同教育步骤。更多详细信息可以在 DGN 的主页（https：//dgn.org/fortbildungen/fees-fortbildungen/ informationen-zu-fees/）和相关文章（Dziewas 等，2014，2016）中找到。2017 年，欧洲吞咽障碍协会（European Society for Swallowing Disorders，ESSD）为神经源性和老年性口腔期吞咽障碍提供了 FEES 认证项目，在欧洲范围略有调整（Dziewas 等，2017）。

二、吞咽造影检查

吞咽造影检查（videofluoroscopic swallowing study，VFSS）是对整个吞咽动作基于对比的放射学吞咽检查。这种方法起源于由美国 SLP Jeri A. Logemann 提出的经典放射性吞钡试验，为了满足吞咽障碍诊断而调整——“改良型吞钡试验”（Logemann，

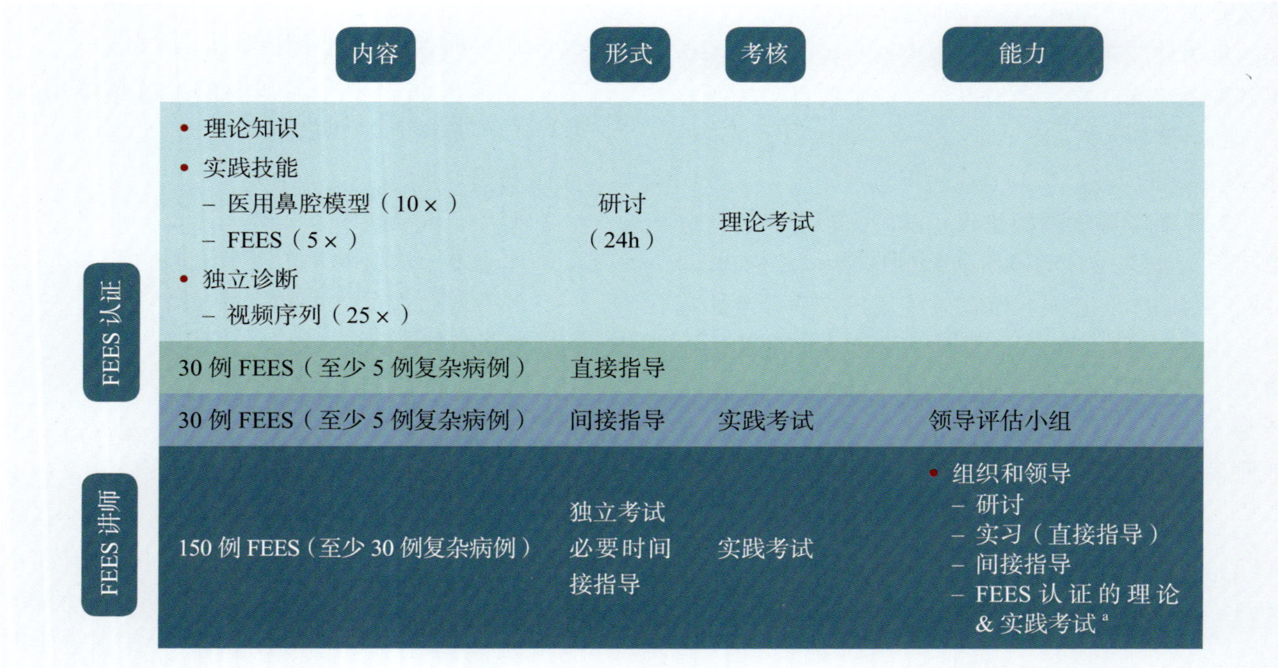

▲ 图 3–8 **DGN、DSG、DGG 创建吞咽纤维内镜检查（FEES）的培训步骤**

a. 申请授权管理 FEES 讲师考试，要求在该领域至少有 2 年的工作经验，至少完成 500 例 FEES 检查，参与组织并举办过至少一个 FEES 课程研讨会，培训至少有 5 个 FEES 证书持有者，以及相关科学贡献。DGN. 德国神经病学学会；DSG. 德国脑卒中学会；DGG. 德国老年医学会

1998）。VFSS 是按照 Logemann 标准进行，在引入 FEES 之前，VFSS 一直是仪器诊断吞咽障碍的唯一金标准。VFSS 可以对吞咽的所有阶段进行详细分析（Langmore，2003）。目前，VFSS 和 FEES 是吞咽障碍仪器评估的主要方法，两者优缺点的详细比较见下文。有关方法和评价的更多信息，推荐 Gates 等（2006）、Rugiu（2007）、Wuttge-Hannig 和 Hannig（2007）的相关研究。

（一）适应证

VFSS 对误吸检测较灵敏，可对吞咽开始时发生的误吸进行精确的时间判定，并提供误吸的严重程度分级，这可能与评估康复措施的有效性是相关的。另外，VFSS 可以识别没有误吸的吞咽问题，特别是在口腔期、咽期和食管期存在闭合和推进机制障碍时。除了准确识别吞咽障碍的病理机制，VFSS 还可以用于监测特定干预期间的治疗效果，并帮助确定营养和治疗策略（Logemann，1998）。

（二）技术

VFSS 有三种动态记录方法，即高频摄像、电视透视检查和数字化成像（digital spot imaging，DSI）。高频摄像可以用 35mm 电影摄像机记录帧率为 50～200 帧 / 秒的快速运动，具有相对较高的空间分辨率，主要用于解决科学问题，仅适用于快速运动特殊病例的临床诊断。电视透视检查可以在常规透视工作站进行，图像被记录在录像带上，或者记录在目前更常见的数字化成像上。对于数字化记录，25～30 帧 / 秒的帧率足以达到分析吞咽快速过程必要的时间分辨率。

（三）辐射暴露

诊断性 DSI 透视检查的帧率为 30 帧 / 秒，有三个系列，每个系列有 150～400 张图像，辐射剂量为 3～5mSv。更高的帧率最高可能达到 7mSv 的辐射暴露。每年暴露于自然环境辐射约为 2.4mSv，胸腹部 CT 扫描的辐射暴露为 5～15mSv。与所有使用 X 线的检查一样，VFSS 应用了 ALARA 原则（as low as reasonably achievable），该原则是指通过限制检查时间和集中于目标区域，将辐射暴露最小化。

（四）对比剂

为患者个体化检查时，需要确定最合适的对比剂，而误吸是最重要的影响因素。

原则上，非水溶性硫酸钡悬浮液（Micropaque®）必须区别于含碘的水溶性高渗对比剂（Gastrografin®）

和非离子等渗对比剂（Isovist®、Ultravist®）。

如果患者没有误吸病史，并且在之前的水吞咽试验中没有误吸征象时，建议选用硫酸钡。

在误吸风险较高的情况下，首选非离子等渗对比剂，如碘化物（Ultravist®），由于其药理特性不存在相关肺部风险（Gmeinwieser 等，1988）。误吸通常会造成对比剂在半小时内吸入肺外周。使用气溶性高渗对比剂（Gastrografin®）时，严重病例出现胸腹部 CT 扫描时大量误吸导致肺水肿、反射性心脏骤停，因此 VFSS 时要严格评估对比剂（Trulzsch 等，1992）。有研究认为在这种情况下使用少量水溶性高渗对比剂是可行的（Awounou 和 Stanschus，2009）。上述任何一种对比剂都可以根据检查要求增稠（见下文）。

（五）操作步骤

理想状态下，该项检查应在放射科医生和 SLP 密切合作下进行。诊断重点除了判断吞咽障碍的病理生理学，SLP 还可以通过从初步临床检查得到的信息来调整测试所用食物的稠度和类型，并指出辅助方法的具体说明（如姿势的改变）。根据综合信息，SLP 可以确定下一步的治疗和营养方式，有必要的话可安排必要的检查（Awounou 和 Stanschus，2009）。

VFSS 可以在站立位或坐位进行。在检查过程中，患者位于 X 线管与检测板之间，以自然进食姿势进行检查。一般放射诊断时要求患者保持不动，而 VFSS 检查时不是。不过检查情形与现实情况并非完全一样，原因有以下几点：①患者必须先把食团含在嘴里，只有得到指令才能咽下；②对比剂的黏稠度与普通食物不一样；③由于大多数对比剂的味道很特别，患者的正常吞咽动作可能会发生改变。VFSS 允许患者已经插入鼻饲管，因其对检查的影响微乎其微，若检查后再次置入是不合理的（Awounou 和 Stanschus，2009）。

一方面，诊断流程应尽可能标准化；另一方面，检查要符合具体的临床情况，同时也要考虑到现有的检查结果。VFSS 通常依次测试液体、半固体和固体食物。吞咽治疗的有效性评估（如姿势的变换、感官刺激技术、吞咽动作、量和稠度的改变）也是 VFSS 的重要组成部分。如果有必要的话，应根据患者吞咽障碍的特点和以往检查的情况，调整食团的大小、稠度及姿势。在整个 VFSS 期间，防止误吸是最重要的，若有必要，可以不进行个人饮食的测试。该研究的目的是创建一个足以检测出异常，同时避免任何并发症的测试。这些考虑因素详见 JeriA. Logemann 建立的 Logemann 标准流程（Logemann，1993）。

Logemann FEES 标准流程

(1) 侧位：检查从侧位开始。以下结构通常用作确定最佳图像的解剖标志。

- 前：嘴唇。
- 上：软腭。
- 后：咽后壁和颈椎。
- 下：第 7 颈椎。

在整个吞咽过程中，口腔和咽部都应该清晰可见。如果无法实现，评估咽期的重点则应首先放在舌根、咽部、喉部和食管上括约肌的底部。随后，口腔期检查可以集中在口腔内部。在 VFSS 开始时，可以在无吞咽的情况下对口咽结构的运动障碍（如震颤和肌阵挛）进行初步观察。明显的骨赘和弥漫性特发性骨质增生症（DISH；见第 4 章“弥漫性特发性骨质增生症”）可能会影响吞咽，因此应该仔细评估患者的解剖结构，特别是颈椎的情况。患者首先从 1ml 液体开始，逐渐加量至 3ml、5ml、10ml。量少时用茶匙盛装，5ml 或更多的液体用小塑料杯，或使用注射器小心地注射到患者的口腔中。重要的是，患者之前被告知只有在检查者示意下才能进行吞咽动作。最初的少量对比剂会使解剖结构稍微湿润，从而提高其可视性和可评估性。此外，从小剂量开始也可以降低患者误吸的风险。如果在增加剂量后，误吸风险并没有增加，应进行连续饮用的试验。这种压力测试需要声门持续关闭，比单次吞咽更接近于自然饮水状态。该检查还用于检测肌无力综合征，通常只在压力试验时误吸（Wuttge-Hannig 和 Hannig，2010）。下一步，测试 1/3 茶匙布丁稠度的半固态食团 2～3 次。如果这些食团被成功地吞下，就会测试固态食团，例如一块涂有钡剂的饼干，要像往常一样咀嚼和吞咽。在个别情况下，可能要检查混合稠度，并在 VFSS 期间将检查扩展到未被察觉的吞咽，重要的是要注意残留物的数量和位置，以及残留物的管理，如自发性清咽，提示感觉障碍的无保护性反射，喉渗漏及误吸的发生和时间。

(2) 正位：最后，对患者进行前后正位的检查，适合于检测单侧咽轻瘫所致单侧食物残留的双侧不对称的患者和咽部无力导致双侧食物残留的患者。

此检查步骤可辅以“Valsalva 手法”来描述咽部收缩肌的低张部分。为了减少辐射暴露，仅检测侧位时有问题的稠度。

（六）发现

通过对比剂，可以看到食团的位置和运动情况，以及在放射透视下的口咽部活动（Krauß，2009）。通过确定以下具体参数，对图像序列进行定性（描述性）和定量评估（Stanschus，2002；Awounou 和 Stanschus，2009；Prosiegel 和 Weber，2013）。

- 口腔期启动时间：从吞咽指令到食团开始运送的时间。
- 口腔期运送时间：通常<1s，从舌头运动开始到食团全部绕过舌根到达下颌骨下缘所用时间。
- 咽期运送时间：通常<1s，咽部收缩波通过所有咽缩肌向下传播。肌肉在内侧和腹侧汇合，在椎前间隙形成一个放射学上可界定的肌体，随着食团从背侧逐渐收缩。咽期运送时间是从触发咽部吞咽到食团通过环咽区所经过的时间。
- 吞咽反射启动：在放射学上，舌骨的上移标志着吞咽的开始。此时，食团不应超过会厌谷水平。如果在舌骨抬高时食团溢出到梨状隐窝，这表明吞咽反射的延迟触发。
- 舌骨前上运动（通常最少 5mm）。
- 腭咽闭合的持续时间。
- 食团的误吸比例。
- 会厌谷和梨状隐窝残留的百分比。
- 食管上括约肌开放的持续时间和宽度。

正如 Stanschus（2002）建议的那样，在定性分析中，区分吞咽障碍症状（如渗漏、误吸和残留）和生理功能障碍是非常重要的。生理功能障碍表现为吞咽时肌张力和收缩速度变化所致肌群运动范围受限，此外，感觉障碍、启动延迟和协调异常也是生理功能障碍（Awounou 和 Stanschus，2009）。表 3-10 概述了症状和功能障碍的关系。需要强调的是，个别症状可能是吞咽障碍的症状，也可能是其他功能障碍的症状。这种情况说明了不同的吞咽机制必须协调好，才能确保吞咽的顺利执行。

如果在健康个体中，当喉头从下到上抬高并关闭时，渗漏到喉前庭的部分食团通常能被挤出。然而，如果喉部抬高和闭合不完全，残留部分会留在喉前庭，并在吞咽结束后第二次吸气时被误吸。误吸，即物质渗漏于声带以下的呼吸道内，可能发生在吞咽前、吞咽中和吞咽后。目前采用国际上普遍使用的 Rosenbek 等（1996）研发的 PAS 对渗漏或误吸程度进行分级（表 3-6），在德语国家，还常使用 Hannig 等（1995）对误吸严重程度的放射学分级（表 3-11）。

在神经源性吞咽障碍中，必须特别注意以下因素。

- 咽喉的交互。
- 咽部吞咽的延迟启动。
- 舌 – 喉部抬高受限。
- 声门闭合障碍。
- 喉和（或）气管感觉减弱 / 消失，渗漏 / 误吸时无咳嗽。
- 上食管括约肌开放受损。

除这些特定的参数外，还研发和验证了 VFSS 吞咽障碍评分，将严重程度分级。例如，标准化钡餐造影功能障碍评价量表（modified barium swallow study impairment profiles，MBSimp™）将吞咽生理的 17 个独立部分聚集成一个整体评分系统（Martin-Harris 等，2008）。

与第 3 章“内镜检查结果的记录”所述 FEES 一样，VFSS 报告应包括主要问题和结论的全面总结、营养管理的建议，以及进一步的治疗干预和随访建议。

（七）VFSS 与 FEES 的比较

在仪器辅助诊断中，VFSS 和 FEES 各有优缺点，两者相辅相成。基于临床来说，一种或另一种方法可以产生更大的诊断效益，以致目前这两种技术都不能称为诊断吞咽障碍的唯一金标准，但两种方法是互补的（Langmore，2003）。这两种技术都可以记录，以便日后进行审查和详细评估。VFSS 的缺点有辐射暴露，这就限制了检查时间，而且需要转运患者，对患者配合度要求相对较高。此外，添加对比剂改变了食团的黏度和味道，吞咽时要听从命令等非自然检查条件限制了检查结果向日常生活的转化。

FEES 的设备必须专门购买。然而，现在有一种便携式诊断工具，可以在床旁为行动不便的患者随时使用。患者面临的风险和不适感都很低，并且可能借此研究正常食物的吞咽（Warnecke 等，2009b）。

从方法上讲，VFSS 的优势在于可以检查整个吞咽行为，包括可以捕捉到口腔期、咽部收缩、会厌内翻、舌咽抬高、食管上括约肌的开合和食管期。

表 3–10　吞咽造影检查分析中观察到的症状和功能障碍

吞咽障碍症状	生理功能障碍
口腔期	
食团准备和定位能力受损、口腔期开始时间延迟、口腔运输时间延长、口腔内残留	舌肌张力、力量和协调性下降，吞咽失用，感觉障碍
后溢（咽期开始前，食团过早进入咽部）	由于肌肉收缩减少，舌软腭接触不充分
前溢（食团从口中掉出）	由于唇肌和面部肌肉张力降低，嘴唇闭合不完全
咽期	
吞咽反射延迟触发	触发区感觉紊乱
鼻部渗透 / 反流	咽部收缩肌张力降低，肌无力导致软腭抬高受损
咽部运输时间延长	舌回缩减少，咽收缩受限
咽部残留，单侧残留	咽收缩受损，单侧咽部麻痹
会厌谷残留	咽收缩受损，舌收缩减弱，舌骨 – 喉抬高减弱，会厌倾斜受限（如机械障碍、肌无力）
梨状隐窝内残留	咽收缩受损，舌骨 – 喉抬高下降，食管上括约肌舒张不足
会厌不完全闭合（不完全倾斜）	舌骨 – 喉前上抬高减少
食管上括约肌舒张受损	舌骨 – 喉前上抬高减少，环咽肌松弛不充分，由于纤维变性括约肌顺应性减少，咽部收缩受损
渗漏	舌骨 – 喉抬高受损，而后喉前庭未完全闭合
误吸 吞咽前 吞咽时 吞咽后	口服食团控制欠佳，过早溢出 咽部吞咽延迟启动 声门闭合不完全 喉部抬高减少 咽部残留物溢出到喉前庭 • 咽蠕动受限 • 咽侧壁憩室 • 食管上括约肌开放不足 • 食管反流

表 3–11　误吸严重程度分级（Hannig 等，1995）

严重程度分级	误　吸	咳嗽反射
1	从喉前庭吸入残留物质	存在
2	误吸量约为食团的 10%	存在
3	误吸量＜10%	减弱
	误吸量＞10%	存在
4	误吸量＞10%	消失

基于 VFSS，可以检测和综合描述影响喉 – 咽 – 食管相互作用的吞咽障碍复杂的病理机制。另外，FEES 因为集中于咽部而受到限制，而且在白屏是不可见的。FEES 具有在床旁使用这种实用的优点，从而便于检查严重运动受损、卧床不起或无法配合的患者，而且由于没有辐射，可以在短时间内进行随诊检查。FEES 的一个关键优势是唾液和咽部分泌物可以直接观察到，而它们在 VFSS 中是不能直接看到的（Colodny，2002）。此外，Aviv 等（1998）提出，

FEES 还提供了通过内镜尖端触碰解剖结构或应用特定空气脉冲直接测试咽喉感觉的可能性。

目前尚不清楚哪一种方法在检测渗漏和误吸及估计残留量方面更灵敏。Leder 等（1998）发现，这两种方法在检测 96% 的病例中结果一致。相反，在回顾性研究中，Tabaee 等（2006）发现，对于短时间内连续使用这两种方法进行评估的患者，在检查的关键结果和饮食建议方面，FEES 与 VFSS 之间存在相关差异。在两项同时使用 VFSS 和 FEES 的研究中，FEES 的渗漏和误吸的严重程度及残留物的程度都高于 VFSS（Kelly 等，2006，2007）。韩国的一项研究（*n*=50，包括 32 例脑卒中患者）表明，在 VFSS 后 24h 内进行 FEES，显著增加了渗漏、误吸和咽部残留的检出率（Park 等，2015）。Susan Langmore 团队最近调查了 55 名临床医生如何详细评估同时进行的 FEES/VFSS。临床医生指出使用 FEES 可以更好地评估 15 个预先选定解剖位置中的 11 个，此外，与 VFSS 相比，FEES 中发现残留物的部位更多，且严重程度评分更高。这些结果表明，FEES 可能在检测残留物方面更敏感，但 FEES 可能促使临床医生做出比 VFSS 更严格的评估（Pisegna，Langmore，2016）。吞咽评估应根据这些结果选择检测方法。最近，一项 Meta 分析显示，在检测误吸、渗漏和残留方面，FEES 略优于 VFSS（Giraldo-Cadavid 等，2016）。然而，为了进行明确的评估，还需要在更大的神经源性吞咽障碍患者群体中同时使用这两种方法进行研究。

迄今为止，只有一项前瞻性研究招募了门诊不同类型的吞咽障碍患者（*n*=126），调查了基于 VFSS 或 FEES 的吞咽障碍管理建议是否会产生更好的结果。患者在初次检测评估后随访 1 年。分别使用两种诊断方式的患者肺炎发生率和无肺炎间隔时间没有显著差异，仅在慢性脑卒中亚组患者（*n*=45）中，基于 VFSS 管理建议的肺炎发生率（29%）高于 FEES（5%）（Aviv，2000）。

三、吞咽压力评估

测压法可以在吞咽过程中测量咽部和管状食管及食管上、下括约肌的腔内压力。本方法特别适用于食管上、下括约肌弛缓障碍，管状食管运动功能亢进、运动功能障碍和食管痉挛的诊断。测压法起源于胃肠病学，用于诊断贲门失弛缓症、食管疝和其他疾病。今天，随着技术越来越精细，该方法也用于诊断神经源性吞咽障碍。

（一）传统测压法

传统测压法有固态测压法和灌注测压法，后者适用于连续注水的多腔导管。水是从不同的水通道的侧孔通过，邻近肌肉组织的阻力越大，体外压力传感器测得的压力就越高。在检查过程中，为了检查食管的不同区域，通常需要反复移动导管，这与检查时间较长有关，需要对多次吞咽进行评估。在更灵敏的固态测压法中，机电微压力传感器直接安装在导管上或安装在导管内（Castell 和 Castell，1993）。这种技术可以在直立的姿势下检查。然而，由于在测量时压力传感器相对于咽、括约肌和管状食管的解剖结构会发生移位，很难详细描述局限于小区域的运动障碍。

（二）高分辨率测压法

1. 食管测压法 高分辨率测压法（high-resolution manometry，HRM）捕获沿测压导管紧密间距传感器分布部位的压力数据。36 个径向和圆形的压力传感器，彼此之间的距离通常为 1cm，可以测量咽和食管内的压力。由于空间分辨率高，咽部和食管可以在整个吞咽周期中进行评估，而不需要调整测量导管的位置。因此，与常规压力测量相比，HRM 的检查时间更短，数据质量更好。此外，HRM 还可以准确评估食管各个部分的情况，检查程序可以根据临床问题和患者的不同情况而调整。通常情况下，检查时患者处于平卧位，头稍抬起约 45°。对鼻腔和咽部进行表面麻醉后，将测压导管小心地经鼻腔和咽部插入食管。如果患者在过程中饮用少量水，则通过食管上括约肌的通道时，更易于放置导管。大多数测压导管的直径约为 4.2mm，但在某些情况下，也会用到约 2.1mm 的较小的导管。检查应在禁食 6～8h 后进行。确认导管的位置后，无须吞咽，记录基底括约肌压力，之后，患者每 30 秒吞下 10～15 份 5ml 水。也可以测试半固体和固体食团。通过专用软件对单个吞咽动作进行记录和评估。为了解释和分析使用标准管（Ø4.2mm）进行的食管压力测量，相关标准值已经建立（Pandolfino 等，2008，2009）。这种方法可以评估静息压力，食管上、下括约肌的开放性能和管状食管的蠕动情况。在食管疾病方面，最常用的是基于芝加哥分类（Bredenoord 等，2012；Kahrilas 等，2015）。

2. 芝加哥分类 v3.0 芝加哥分类是胃肠疾病领域食管动力障碍分类的标准化系统，由 HRM 工作组于 2008 年首次提出，此后经过多次修改而形成（Fox 和 Bredenoord，2008；Bredenoord 等，2012；Kahrilas 等，2015）。HRM 的结果通过一个完全自动化的程序进行分析，并根据特定胃肠疾病相关的典型参数得出结论。

目前使用以下 5 个参数进行单次食管吞咽的评估（食管压力的测量）

- 完全松弛压（integrated relaxation pressure，IRP）：指食管下括约肌（lower esophageal sphincter，LES）松弛窗中压力最低的连续或不连续 4s 内电子袖套的平均压力（如膈肌收缩中断），这是参考了胃压的计算方法（正常 ManoScan™ 值＜15mmHg）。
- 远端收缩积分（distal contractile integral，DCI）：从 LES 过渡区到近端边缘压力超过 20mmHg 的食管远端，收缩压力 × 持续时间 × 长度（mmHg·s·cm）（正常 ManoScan™ 值为 500～5000mmHg·s·cm；5000～8000mmHg·s·cm 表示高压性食管蠕动；＞8000mmHg·s·cm 表示高幅收缩）。
- 收缩减速点（contractile deceleration poin，CDP）：沿 30mmHg 等压线（或者位于比“可以区分的食团内压力”更高的等压线上），传播速度减慢，将食管的蠕动和膈壶腹的排空区分开。CDP 必须定位于 LES 上端边缘 3cm 内。
- 收缩前沿速度（contractile front velocity，CFV）：收缩切线的斜率（正常值 ManoScan™≤9cm/s；＞9cm/s 表示快速收缩）。
- 远端潜伏期（distal latency，DL）：食管上括约肌放松与 CDP 之间的时间间隔（正常的 ManoScan™ 值＞4.5s；≤4.5s 表示过早）。

当食管上括约肌与胃食管交界（esophagogastric junction，EGJ）之间的 20mmHg 收缩等压线出现间隙时，就会发生蠕动中断。

新芝加哥分类 v3.0 将食管运动障碍分为三组，见表 3–12（Kahrilas 等，2015）。

这种分类针对的是胃肠疾病，如贲门失弛缓症，因此它对神经系统疾病导致食管运动障碍的适用性有限。最近才发表了关于神经系统患者的首次 HRM 研究。在帕金森病患者中，HRM 证明了在疾病的所有阶段都表现出食管运动障碍（Suttrup 等，2017）以及脑深部刺激对食管运动的影响（Derrey 等，2015）。在皮肌炎和多发性肌炎患者中，HRM 显示食管上、下括约肌蠕动受损和压力降低（Casal-Dominguez 等，2017）。有病例报道证实了该方法对准确评估 Huntington 舞蹈症患者吞咽障碍的诊断价值（Lee 等，2012）和测量食管上括约肌切开术对肌萎缩侧索硬化患者的治疗效果（Takasaki 等，2010）。

总体来说，HRM 是一种很有前途的新方法，可以更准确地评估和分类食管的神经源性运动障碍和食管上、下括约肌的神经源性功能障碍。由于新技术的发展，HRM 和 VFSS 的结合成为可能。此外，HRM 还可以与阻抗测量相结合。这种所谓的高分辨率阻抗测压法（high-resolution impedance manometry，HRIM）为压力 – 流量分析（pressure-flow analysis，PFA）的新概念提供了额外的信息和许可（Omari 等，2014）。目前 Natalie Rommel 在比利时鲁汶的研究小组正集中研究这种方法的临床适用性（Ferris 等，2015）。PFA 提供了咽 – 食管吞咽的客观参数，也可以用来描述无效的吞咽。吞咽风险指数将 4 个相关的咽部压力 – 流量参数组合成一个公式，用于预测误吸。该方法有助于为咽食管结合处疾病做出更合理的治疗方案（Rommel 和 Hamdy，2016）。因此，HRIM 对评估神经源性吞咽障碍可能具有重要意义，未来的研究应集中在该方法在各种神经系统疾病中的应用。

3. 咽部测压法 在咽部测压术中，我们评估了咽部和食管上括约肌的腔内压状况，以检测受累肌肉紊乱的收缩模式。与食管测压法相比，咽部测压法虽然也使用了 HRM（Meyer 等，2012），但由于测量导管的位置和直径明显不同，目前还没有普遍有效的正常值。该检查主要在专科中心进行。

吞咽时，咽部的不同组成部分，即腭咽区、舌根和食管上括约肌都有参与。与食管测压法不同的是咽部测压法通常是于坐位进行的。与食管测压法相比，用于咽部 HRM 的导管通常更短、更薄，可以在没有咽部麻醉的情况下经鼻插入。将食管上括约肌的静息压力作为导管定位的标志，可以清楚地显示腭咽和舌根的最大压力和收缩时间（Jungheim 等，2013）。此外，还可以确定吞咽总持续时间、咽部收缩速度和蠕动活力（Jungheim 等，2015a）。在检测过程中，由于喉部和软腭的升高，咽部结构通常会发生很大的变化，建议使用高测量频率记录压力信号，并使用具有紧密间距传感器的导管，以确保对

表 3-12　食管运动障碍分组（新芝加哥分类 v3.0）

分　组	诊　断	评价标准
贲门失弛缓症和胃食管交界处流出梗阻	Ⅰ型贲门失弛缓症（经典型）	平均 IRP 升高（＞15mmHg），100% 吞咽无蠕动（DCI＜100mmHg·s·cm）
	Ⅱ型贲门失弛缓症（食管受压型）	平均 IRP 升高（＞15mmHg），100% 蠕动失败，全段食管增压吞咽＞20%
	Ⅲ型贲门失弛缓症（痉挛型）	平均 IRP 升高（＞15mmHg），正常蠕动消失，过早痉挛性收缩（DCI＞450mmHg·s·cm）吞咽≥20%
	胃食管交界处流出梗阻	平均 IRP 升高（＞15mmHg），有蠕动的证据，因此不符合Ⅰ～Ⅲ型贲门失弛缓症的标准
严重蠕动障碍	失收缩	中位 IRP 正常，100% 蠕动失败
	远端食管痉挛	中位 IRP 正常，≥20% 过早收缩伴 DCI＞450mmHg·s·cm；可能存在一些正常的蠕动
	食管过度收缩（jackhammer）	至少有 2 次吞咽，DCI＞8000mmHg·s·cm
轻微蠕动障碍	食管蠕动无效（IEM）	≥50% 吞咽无效
	碎片式蠕动	≥50% 碎片式蠕动伴 DCI＞450mmHg·s·cm
正常食管蠕动	食管蠕动正常	不符合以上任何分类

IRP. 完全松弛压；DCI. 远端收缩积分；IEM. 无效食管运动（另见正文解释）。高压性食管蠕动（胡桃夹食管）由于相关性不明确而被排除在这一分类之外

不断变化的压力条件具有适当的时间和空间分辨率。通过采用先进的技术，可以对咽部吞咽进行复杂的评估，从而弥补了 FEES 检查因白屏影响诊断信息的质量而导致的诊断空白（Jungheim 等，2015b）。

尽管咽部测压法有潜力作为 FEES 和 VFSS 的补充，但在过去 20 年，它并没有被成功地纳入常规吞咽障碍诊断（Ravich，1995；Huckabee 等，2015）。最近在美国进行的一项包括 206 名 SLP 的调查显示，只有 3.5% 的患者使用 HRM，而实际上这些患者只有一半使用咽部测压法来进一步诊断食管上括约肌功能障碍（Knigge 等，2014；Huckabee 等，2015）。

四、吞咽肌电图评估

肌电图（electromyography，EMG）可以鉴别所检查肌肉的神经源性和肌源性病变。此外，EMG 还有可能证实是否存在总神经病变或部分神经病变，然后估计预期功能恢复的程度。因此，对于病因不明的吞咽障碍患者，如果怀疑有危重症多发性神经病变或肌病、肌强直或肌无力，建议使用肌电图。不过，大多数情况下，临床常规未评估口咽吞咽肌肉，EMG 更多的是针对周围神经和肌肉。以吞咽动作的肌肉组织为中心的 EMG 主要用于研究吞咽及其障碍的神经生理学基础。Ertekin 等（1995）在这方面发表了许多研究；然而，目前这些技术的临床应用还很有限。大多数参与吞咽的肌肉激活模式可以通过 EMG 来评估。根据目标肌肉的不同，可以使用表面电极或针状电极。人们为了得出研究和临床应用的结论，一直在努力收集更多关于健康吞咽特征的标准化数据，并建立一个具有最佳电极定位的标准化 EMG 检查流程（Vaiman 等，2004；Vaiman，2007；Zaretsky 等，2017）。研究中推荐使用表面电极检查 4 个特定的肌群。

- 口腔期。
  - 口轮匝肌。

  - 咬肌。
- 咽期。
  - 舌骨上肌和颏下肌，特别是二腹肌、下颌舌骨肌、颏舌骨肌。
  - 舌骨下肌群（也称为咽旁肌），特别是甲舌骨肌和胸骨甲状肌。

Ertekin 等（1998a 和 b）还主张使用同心针电极记录作为食管上括约肌一部分的环咽肌的激活情况。为了检测喉部的运动，研究人员在甲状腺和环状软骨之间放置了一个压电传感器。检查方案从吞咽唾液开始，可以的话吞咽几毫升的水，随后吞咽大量的水（压力测试），然后连续用杯子喝水。为了便于数据分析，应对原始数据进行扩充、调整和带通滤过。该分析包括收缩持续时间、振幅（μV）、单个肌肉组的激活模式以及它们之间的相互作用。激活受损的特定模式为熟练的检查者提供了吞咽障碍原因的线索。然而，现有的数据不允许表面肌电图作为一个单独的确诊标准（Bogaardt，2009；Vaiman 和 Eviatar，2009）。

吞咽障碍界限量可以通过 EMG 来确定，作为吞咽障碍的筛查工具（Ertekin 等，1996）。在这项检查中，患者饮水量逐渐增加（1ml、3ml、5ml、10ml、15ml 和 20ml），并且尽快吞咽。在 EMG 的帮助下，患者不能一次咽下，需要多次吞咽的饮水量可以作为吞咽障碍的界限量。在健康受试者中，吞咽障碍的界限量超过 20ml。吞咽障碍检测的特异度和灵敏度分别为 100% 和 95%。然而，它的技术复杂性明显高于其他床旁测试，因此很少被使用。

临床上，EMG 主要作为生物反馈增强代偿性吞咽动作训练应用于吞咽治疗中（Crary 等，2004）。肌肉活动通过皮下定位肌电图表面电极，可以以图形或声音方式呈现给患者。该方法的详细描述和关于其有效性的研究数据可以在 Bogaardt（2009）的论文中找到。

五、吞咽超声评估

利用超声可以研究口腔期吞咽动力学和口咽结构的形态。这种方法主要由 Sonies（1996）团队推广和广泛研究。Huckabee 等（2015）最新的一篇综述概述了超声技术的基础知识和在吞咽功能研究中的应用可能。通过适当位置的传感器，可以实时显示口腔食团的运输，舌的活动，舌骨上、舌骨和喉部运动。此外，如果声音条件良好，技术设备适当，可以分析舌内部肌肉组织的细节。因为相关结构是一起显示的，矢状切面图（图 3-9）特别适合于跟踪整个口腔吞咽阶段。在冠状切面（图 3-10），从超声探头的方向可以看到二腹肌前腹、颏舌骨肌和舌中隔（Shawker 等，1984）。

现代设备可以用数字化记录结果，供以后分析口腔结构的形态及吞咽的动态过程。

Huckabee 团队 Macrae 等（2013）比较超声和 MRI 图像时发现了二腹肌前腹横截面积的良好匹配。然而，对于其他颏下肌，图像质量在使用超声时是不均匀的，因此不可能实现两种成像方式的直接比

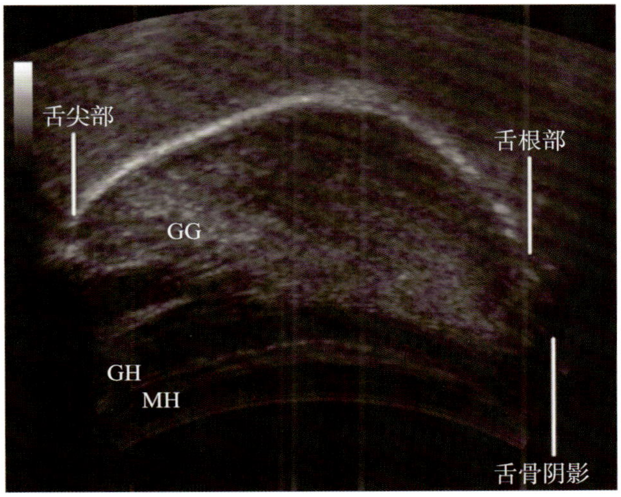

▲ 图 3-9　舌矢状切面正中位置的超声表现

GG. 颏舌肌；GH. 颏舌骨肌；MH. 下颌舌骨肌

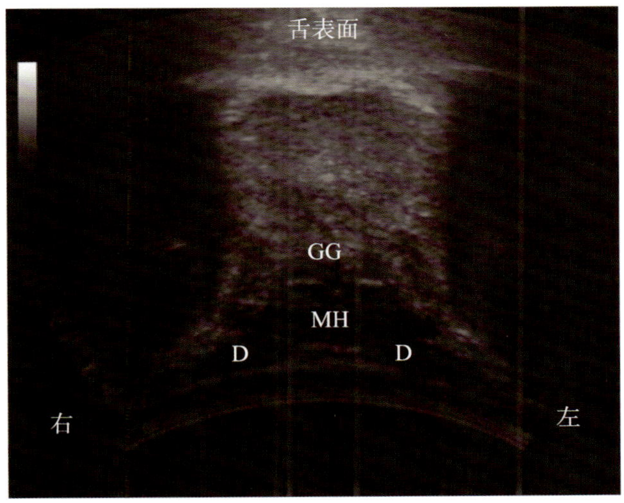

▲ 图 3-10　舌冠状切面的超声表现

D. 二腹肌（前腹）；GG. 颏舌肌；MH. 下颌舌骨肌

较。在早期的一项研究中（Emshoff 等，1999），二腹肌重复超声测量的可靠性足够高，内部系数为 0.91。这些检查可能会显示在治疗过程中肌肉质量的增加，因此似乎可以通过重复的超声检查来评估肌肉力量训练的效果。

这种方法只在第一眼看到舌骨和部分喉部的声影时受到限制。然而，通过观察各自超声声影的运动，可以间接确定该解剖标志位置的变化。因此可以实时准确测量舌骨（ChiFishman 和 Sonies，2002）和喉头（Kuhl 等，2003）的运动范围。

这种方法的优点是没有辐射暴露，也不需要合成对比剂。为了获得良好的对比效果，需要指导患者将几毫升水吞入口中，以避免出现会反射超声波的空气 – 唾液界面。超声检查可以在患者床旁进行，并且可以随时进行重复检查。因为不需要特殊的体位，也不需要患者遵从医生指令来进行吞咽，吞咽动作可以在一般情况下看到。此外，如上所述，超声可以收集定量数据，并与健康个体的标准数据进行比较。这些优点也使超声成为一种潜在的康复工具，它允许在监视器上实时跟踪患者的咀嚼和吞咽运动，从而提供治疗的直接视觉反馈。

然而，吞咽超声评估在临床实践中并没有得到广泛的应用（Huckabee 等，2015）。口腔超声检查在技术上很难标准化，所获得的图像质量依赖于检查者的经验，而对结果的解释是有难度的。

六、磁共振成像和计算机断层扫描

动态磁共振成像（dynamic magnetic resonance imaging，MRI）提供了一系列快速连续的解剖图像，最初是用于心脏病学评估心脏功能。现在有许多关于吞咽的研究，主要是健康志愿者。虽然不可能用传统的自旋回波（spin echo，SE）序列记录快速运动，但更快的梯度回波（gradient echo，GE）序列，如回波平面成像（echo-planar imaging，EPI）和不断发展的涡轮快速低角度镜头（涡轮闪光）序列提供了必要的技术先决条件，时间分辨率为 20 毫秒 / 图像（Uecker 等，2010）。由于改进了信噪比，具有更强磁场（3T 或更多）的现代 MRI 扫描仪可以进一步改善图像质量（Breyer 等，2009），在研究和常规临床工作中变得越来越成熟。

基于记录技术和临床问题，水、唾液或稀释的钆溶液（在 T_1 加权序列的情况下）都可用作对比剂。唾液吞咽足以评估吞咽相关的运动，但不能评估渗漏、误吸和残留。为了评估食团的推进，需要更高的信号强度。Ohkubo 等（2016）将不同浓度的液体口腔 MRI 对比剂与不同黏度水平的蒸馏水进行了比较，得出的结论是水基对比剂是一种合适的对比剂，在吞咽研究的风险 – 收益评估后，可能是这种诊断方案中首选的对比剂。

吞咽行为的动态 MRI 是一种无辐射、无创伤检查，检查时间较短，仅几分钟，理论上适用于儿童。

与内镜（只能看到表面解剖）和视频透视（通过负对比和食团定位间接评估解剖结构）相比，动态 MRI 可以直接看到更深层次的口咽肌肉和软组织，可以看到多平面和组织运动。根据切面的不同，该技术提供了口腔、咽和喉部的连续视图，并跟踪吞咽时的食团运输。大约 25 帧 / 秒的时间分辨率（Olthoff 等，2016a 和 b）接近视频透视。尽管理论上 MRI 可以进行三维重建和运动学分析（4D），但随着时间的推移，因为 4D 分析非常耗时且复杂，几乎没有（半）自动评估选项可用（Lee 等，2014），对图像数据的评估通常只在正中矢状面进行（Zhang 等，2012；Lafer 等，2013）。

针对 VFSS 或 FEES 吞咽时间参数的对比研究表明，动态 MRI 与这两种金标准方法具有良好的一致性（Zhang 等，2012；Lafer 等，2013；Olthoff 等，2014）；然而，还需要进一步的调查和更大规模的标准化研究。

对特定患者的初步研究已经证明了动态 MRI 诊断吞咽障碍的可行性（Vijay Kumar 等，2013），但与现有技术相比，动态 MRI 的有效性和临床效益的数据尚待确定。

这种方法似乎不太适合有误吸风险的患者。MRI 检查期间的咳嗽会引起大量运动伪影，目前仍缺乏对钆吸入可能导致肺部并发症的研究。此外，狭窄的 MRI 机器中空间有限，在发生窒息时进行干预的难度比在 FEES 或 VFSS 期间更高。与传统的 MRI 一样，有电子植入物的患者和有幽闭恐惧症的患者无法接受检查。MRI 中的平卧位通常不是吞咽的生理位置，这可能会加剧吞咽障碍。Honda 和 Hata（2007）已经进行了开放 MRI 扫描仪的初步研究。然而，由于磁场强度较低，这些设备的图像质量低于传统扫描仪。

随着技术的发展，更高的空间和时间分辨率，甚至是开放式扫描仪的出现，动态 MRI 也可能成为未来诊断吞咽障碍的另一个选择。

对于计算机断层扫描，320 排 CT 等技术的发展也为吞咽诊断方面提供应用可能。由于获取的图像切片厚度较薄，时间分辨率较高，该技术能以良好的时间和空间分辨率重构出吞咽行为的 4D 数据集。Inamoto 等（2011）首次对从口腔到食管早期的吞咽进行了基于 CT 的运动学分析。与所有的放射学操作一样，这种方法的缺点之一是有辐射暴露。

七、吞咽障碍仪器诊断方法的区别

被认为是互补的 FEES 和 VFSS 技术都代表了目前神经源性吞咽障碍诊断评估的金标准（Prosiegel，2008）。一般来说，每个神经源性吞咽障碍患者都应通过 FEES 或 VFSS 进行至少一次详细的吞咽评估。首选哪种方法，取决于吞咽障碍的预期表现和潜在神经系统疾病的临床问题。内镜在这种情况下特别重要，因为其使 FEES 可以由负责医疗的医生和 SLP 组成的团队执行。在这样的诊断环境中，可以首先进行 FEES，因为容易操作、无辐射暴露，以及它对神经性吞咽障碍患者有实用价值。根据 FEES 检查的结果，随后可能会用到一种或其他多种吞咽障碍的诊断方法。表 3-13 总结了不同诊断方法的主要适应证。

表 3-13　神经源性吞咽障碍仪器评估方法的适应证

吞咽障碍仪器评估方法	适应证
吞咽纤维内镜检查	金标准：特别适合于评估唾液潴留和感官测试，是脑卒中病房和 ICU 的首选方法
吞咽造影检查	金标准：特别适合于检测食管内误吸和评估食管上括约肌开口受限
测压法	食管上括约肌开口受限（尤其需要决策是否行环咽肌切开术时）、食管运动障碍（特别是帕金森病）
肌电图（EMG）	生物反馈；除此之外主要试验阶段
超声	目前主要试验阶段
MRI	目前主要试验阶段
CT	目前主要试验阶段

参考文献

[1] Aviv JE. Effects of aging on sensitivity of the pharyngeal and supraglottic areas. Am J Med. 1997a;103:74S-6S.
[2] Aviv JE. Sensory discrimination in the larynx and hypopharynx. Otolaryngol Head Neck Surg. 1997b;116:331–4.
[3] Aviv JE. Prospective, randomized outcome study of endoscopy versus modified barium swallow in patients with dysphagia. Laryngoscope. 2000;110:563–74.
[4] Aviv JE, Martin JH, Keen MS, et al. Air pulse quantification of supraglottic and pharyngeal sensation: a new technique. Ann Otol Rhinol Laryngol. 1993;102:777–80.
[5] Aviv JE, Martin JH, Jones ME, et al. Age-related changes in pharyngeal and supraglottic sensation. Ann Otol Rhinol Laryngol. 1994;103:749–52.
[6] Aviv JE, Kim T, Sacco RL, et al. FEESST: a new bedside endoscopic test of the motor and sensory components of swallowing. Ann Otol Rhinol Laryngol. 1998;107:378–87.
[7] Aviv JE, Spitzer J, Cohen M, Ma G, Belafsky P, Close LG. Laryngeal adductor reflex and pharyngeal squeeze as predictors of laryngeal penetration and aspiration. Laryngoscope. 2002;112(2):338–41.
[8] Aviv JE, Murry T, Zschommler A, et al. Flexible endoscopic evaluation of swallowing with sensory testing: patient characteristics and analysis of safety in 1,340 consecutive examinations. Ann Otol Rhinol Laryngol. 2005;114:173–6.
[9] Awounou A, Stanschus S. Untersuchung des Schluckaktes mittels Videofluoroskopie (VFS). In: Seidel S, Stanschus S, editors. Dysphagie-Diagnostik und-Therapie. Reihe DysphagieForum. Idstein: Schulz-Kirchner. S.; 2009. p. 65–110.
[10] Badenduck LA, Matthews TW, McDonough A, Dort JC, Wiens K, Kettner R, Crawford S, Kaplan BJ. Fiber-optic endoscopic evaluation of swallowing to assess swallowing outcomes as a function of head position in a normal population. J Otolaryngol Head Neck Surg. 2014;43:9.
[11] Bartolome G, Schröter-Morasch H (2013). Schluckstörungen. Diagnostik und Rehabilitation. 5th edition, Munich: Elsevier, Urban & Fischer.
[12] Bastian RW. The videoendoscopic swallowing study: an alternative and partner to the videofluoroscopic swallowing study. Dysphagia. 1993;8:359–67.
[13] Bogaardt H. Einsatz von Oberflächen-EMG als Biofeedback in der Behandlung pharyngealer Schluckstörungen. In: Seidel S, Stanschus S, editors. Dysphagie-Diagnostik und Therapie. Reihe DysphagieForum. Idstein: Schulz-Kirchner S; 2009. p. 199–215.
[14] Bredenoord AJ, Fox M, Kahrilas PJ, et al. Chicago classification criteria of esophageal motility disorders defined in high resolution esophageal pressure tomography (ETP). Neurogastroenterol Motil. 2012;24:57–65.
[15] Breyer T, Echternach M, Arndt S, et al. Dynamic magnetic resonance imaging of swallowing and laryngeal motion using parallel imaging at 3 T. Magn Reson Imaging. 2009;27:48–54.
[16] Butler SG, Stuart A, Kemp S. Flexible endoscopic evaluation of swallowing in healthy young and older adults. Ann Otol Rhinol Laryngol. 2009a;118:99–106.
[17] Butler SG, Stuart A, Markley L, et al. Penetration and aspiration in healthy older adults as assessed during endoscopic evaluation of swallowing. Ann Otol Rhinol Laryngol. 2009b;118:190–8.
[18] Butler SG, Maslan J, Stuart A, et al. Factors influencing bolus dwell times in healthy older adults assessed endoscopically. Laryngoscope. 2011;121:2526–34.

[19] Butler SG, Markley L, Sanders B, Stuart A. Reliability of the penetration aspiration scale with flexible endoscopic evaluation of swallowing. Ann Otol Rhinol Laryngol. 2015;124(6): 480–3.
[20] Casal-Dominguez M, Pinal-Fernandez I, Mego M, Accarino A, Jubany L, Azpiroz F, Selva-O'callaghan A. High-resolution manometry in patients with idiopathic inflammatory myopathy: elevated prevalence of esophageal involvement and differences according to autoantibody status and clinical subset. Muscle Nerve. 2017;56:386. https://doi.org/10.1002/mus.25507. [Epub ahead of print].
[21] Castell JA, Castell DO. Modern solid state computerized manometry of the pharyngoesophageal segment. Dysphagia. 1993;8:270–5.
[22] Chi-Fishman G, Sonies BC. Effects of systematic bolus viscosity and volume changes on hyoid movement kinematics. Dysphagia. 2002;17:278–87.
[23] Colodny N. Interjudge and intrajudge reliabilitie in fiberoptic endoscopic evaluation of swallowing (FEES) using the penetration-aspiration scale: a replication study. Dysphagia. 2002;17: 308–15.
[24] Crary MA, Carnaby Mann GD, Groher ME, et al. Functional benefits of dysphagia therapy using adjunctive sEMG biofeedback. Dysphagia. 2004;19:160–4.
[25] Derrey S, Chastan N, Maltete D, et al. Impact of deep brain stimulation on pharyngo-esophageal motility: a randomized cross-over study. Neurogastroenterol Motil. 2015;27(9):1214–22.
[26] Deuschl G, Mischke G, Schenck E, et al. Symptomatic and essential rhythmic palatal myoclonus. Brain. 1990;113(Pt 6):1645–72.
[27] Donzelli J, Brady S, Wesling M, et al. Predictive value of accumulated oropharyngeal secretions for aspiration during video nasal endoscopic evaluation of the swallow. Ann Otol Rhinol Laryngol. 2003;112:469–75.
[28] Dua K, Ren J, et al. Coordination of deglutitive glottal function and pharyngeal bolus transit during normal eating. Gastroenterology. 1997;112: 73–83.
[29] Dziewas R, Warnecke T, Ritter M, et al. Fatigable swallowing in myasthenia gravis-proposal of a standardized test and report of a case. J Clin Neuromuscul Dis. 2006;8:12–5.
[30] Dziewas R, Warnecke T, Hamacher C, et al. Do nasogastric tubes worsen dysphagia in patients with acute stroke? BMC Neurol. 2008a;8:28.
[31] Dziewas R, Warnecke T, Olenberg S, et al. Towards a basic endoscopic assessment of swallowing in acute stroke-development and evaluation of a simple dysphagia score. Cerebrovasc Dis. 2008b;26:41–7.
[32] Dziewas R, Busse O, Glahn J, Grond M, Hamann GF, Ickenstein GW, Nabavi DG, Prosiegel M, Schäbitz WR, Schellinger PD, Stanschus S. FEES in the stroke unit: recommendations for implementation in the clinical routine. Nervenarzt. 2013;84(6):705–8.
[33] Dziewas R, Glahn J, Helfer C, Ickenstein G, Keller J, Lapa S, Ledl C, Lindner-Pfleghar B, Nabavi D, Prosiegel M, Riecker A, Stanschus S, Warnecke T, Busse O. FEES for neurogenic dysphagia: training curriculum of the German Society of Neurology and the German Stroke Society. Nervenarzt. 2014;85(8):1006–15.
[34] Dziewas R, Glahn J, Helfer C, Ickenstein G, Keller J, Ledl C, Lindner-Pfleghar B, Nabavi GD, Prosiegel M, Riecker A, Lapa S, Stanschus S, Warnecke T, Busse O. Flexible endoscopic evaluation of swallowing (FEES) for neurogenic dysphagia: training curriculum of the German Society of Neurology and the German stroke society. BMC Med Educ. 2016;16:70.
[35] Dziewas R, Baijens L, Schindler A, Verin E, Michou E, Clave P, European Society for Swallowing Disorders. European Society for Swallowing Disorders FEES accreditation program for neurogenic and geriatric oropharyngeal dysphagia. Dysphagia. 2017;32:725. [Epub ahead of print].
[36] Emshoff R, Bertram S, Strobl H. Ultrasonographic cross-sectional characteristics of muscles of the head and neck. Oral Surg Oral Med Oral Pathol Oral Radiol Endod. 1999;87:93–106.
[37] Ertekin C, Pehlivan M, Aydogdu I, et al. An electrophysiological investigation of deglutition in man. Muscle Nerve. 1995;18:1177–86.
[38] Ertekin C, Aydogdu I, Yüceyar N. Piecemeal deglutition and dysphagia limit in normal subjects and in patients with swallowing disorders. J Neurol Neurosurg Psychiatry. 1996;61: 491–6.
[39] Ertekin C, Aydogdu I, Yuceyar N, et al. Electrodiagnostic methods for neurogenic dysphagia. Electroencephalogr Clin Neurophysiol. 1998a;109: 331–40.
[40] Ertekin C, Yüceyar N, Aydogdu I. Clinical and electrophysiological evaluation of dysphagia in myasthenia gravis. J Neurol Neurosurg Psychiatry. 1998b;65:848–56.
[41] Fattal M, Suiter DM, Warner HL, Leder SB. Effect of presence/absence of a nasogastric tube in the same person on incidence of aspiration. Otolaryngol Head Neck Surg. 2011;145(5): 796–800.
[42] Ferris L, Omari T, Selleslagh M, Dejaeger E, Tack J, Vanbeckevoort D, Rommel N. Pressure flow analysis in the assessment of preswallow pharyngeal bolus presence in dysphagia. Int J Otolaryngol. 2015;2015:764709.
[43] Fife TA, Butler SG, Langmore SE, Lester S, Wright SC Jr, Kemp S, Grace-Martin K, Lintzenich CR. Use of topical nasal anesthesia during flexible endoscopic evaluation of swallowing in dysphagic patients. Ann Otol Rhinol Laryngol. 2015;124(3):206–11.
[44] Fox M, Bredenoord AL. Oesophageal high-resolution manomety: moving from research into clinical practice. Gut. 2008;57:405–23.
[45] Frosh AC, Jayaraj S, Porter G, Almeyda J. Is local anaesthesia actually beneficial in flexible fibreoptic nasendoscopy? Clin Otolaryngol Allied Sci. 1998;23(3):259–62.
[46] Fuller SC, Leonard R, Aminpour S, et al. Validation of the pharyngeal squeeze maneuver. Otolaryngol Head Neck Surg. 2009;140:391–4.
[47] Gates J, Hartnell GG, Gramigna GD. Videofluoroscopy and swallowing studies for neurologic disease: a primer. Radiographics. 2006;26:e22.
[48] Giraldo-Cadavid LF, Leal-Leaño LR, Leon-Basantes GA, Bastidas AR, Garcia R, Ovalle S, Abondano-Garavito JE. Accuracy of endoscopic and videofluoroscopic evaluations of swallowing for oropharyngeal dysphagia. Laryngoscope. 2016;127:2002. [Epub ahead of print].
[49] Gmeinwieser J, Golder W, Lehner K, et al. X-ray diagnosis of the upper gastrointestinal tract at risk for aspiration using a nonionic iso-osmolar contrast medium. Rontgenpraxis. 1988;41:361–6.
[50] Hammer MJ. Design of a new somatosensory stimulus delivery device for measuring laryngeal mechanosensory detection thresholds in humans. IEEE Trans Biomed Eng. 2009;56(4): 1154–9.
[51] Hannig C, Wuttge-Hannig A, Hess U. Analysis and radiologic staging of the type and severity of aspiration. Radiologe. 1995;35:741–6.
[52] Heiimae KM, Palmer JB. Food transport and bolus formation during complete feeding sequences on foods of different initial consistency. Dysphagia. 1999;14:31–42.
[53] Hey C, Sader R, Euler HA, et al. Improved efficiency in swallowing diagnostics using an electronic documentation system. HNO. 2010;58:686–91.
[54] Hey C, Pluschinski P, Stanschus S, et al. A documentation system to save time and ensure proper application of the fiberoptic endoscopic evaluation of swallowing (FEES(R)). Folia Phoniatr Logop. 2011;63:201–8.
[55] Hey C, Pluschinski P, Zaretsky Y, Almahameed A, Hirth D, Vaerst B, Wagenblast J, Stöver T. Penetration-aspiration scale according to Rosenbek. Validation of the German version for endoscopic dysphagia diagnostics. HNO. 2014;62(4):276–81.
[56] Hey C, Pluschinski P, Pajunk R, Almahameed A, Girth L, Sader R, Stöver T, Zaretsky Y. Penetration-aspiration: is their detection in FEES ® reliable without video recording? Dysphagia. 2015;30(4):418–22.
[57] Honda Y, Hata N. Dynamic imaging of swallowing in a seated position using open-configuration MRI. J Magn Reson Imaging. 2007;26:172–6.
[58] Huckabee ML, Macrae P, Lamvik K. Expanding instrumental options for dysphagia diagnosis and research: ultrasound and manometry. Folia Phoniatr Logop. 2015;67(6):269–84.
[59] Hwang SH, Park CS, Kim BG, Cho JH, Kang JM. Topical anesthetic preparations for rigid and flexible endoscopy: a meta-analysis. Eur Arch Otorhinolaryngol. 2015;272(2):263–70.
[60] Inamoto Y, Fujii N, Saitoh E, Baba M, Okada S, Katada K, Ozeki Y, Kanamori D, Palmer JB. Evaluation of swallowing using 320-detector-row multislice CT. Part II: kinematic analysis of laryngeal closure during normal swallowing. Dysphagia. 2011;26:209–17.
[61] Johnson PE, Belafsky PC, Postma GN. Topical nasal anesthesia and laryngopharyngeal sensory testing: a prospective, double-blind crossover study. Ann Otol Rhinol Laryngol. 2003a;112: 14–6.

[62] Johnson PE, Belafsky PC, Postma GN. Topical nasal anesthesia for transnasal fiberoptic laryngoscopy: a prospective, double-blind, cross-over study. Otolaryngol Head Neck Surg. 2003b;128:452–4.
[63] Jungheim M, Miller S, Ptok M. Methodologische Aspekte zur Hochauflösungsmanometrie des Pharynx und des oberen Ösophagussphinkters. Laryngorhinootology. 2013;92:158–64.
[64] Jungheim M, Janhsen AM, Miller S, Ptok M. Impact of neuromuscular electrical stimulation on upper esophageal sphincter dynamics: a high-resolution manometry study. Ann Otol Rhinol Laryngol. 2015a;124:5–12.
[65] Jungheim M, Kühn D, Ptok M. High resolution manometry study of pharyngeal function in patients with myotonic dystrophy. Nervenarzt. 2015b;86(8):997–1006. Hochauflösungsmanometrische Untersuchung der pharyngealen Funktion bei myotoner Dystrophie.
[66] Kahrilas PJ, Bredenoord AJ, Fox M, et al. The Chicago Classification of esophageal motility disorders, v3.0. Neurogastroenterol Motil. 2015;27:160–74.
[67] Kamarunas EE, McCullough GH, Guidry TJ, Mennemeier M, Schluterman K. Effects of topical nasal anesthetic on fiberoptic endoscopic examination of swallowing with sensory testing (FEESST). Dysphagia. 2014;29(1):33–43.
[68] Kaneoka AS, Langmore SE, Krisciunas GP, Field K, Scheel R, McNally E, Walsh MJ, O'Dea MB, Cabral H. The Boston residue and clearance scale: preliminary reliability and validity testing. Folia Phoniatr Logop. 2013;65(6):312–7.
[69] Kaneoka A, Krisciunas GP, Walsh K, Raade AS, Langmore SE. A comparison of 2 methods of endoscopic laryngeal sensory testing: a preliminary study. Ann Otol Rhinol Laryngol. 2015;124(3):187–93.
[70] Kelly AM, Leslie P, Beale T, et al. Fibreoptic endoscopic evaluation of swallowing and video-fluoroscopy: does examination type influence perception of pharyngeal residue severity? Clin Otolaryngol. 2006;31:425–32.
[71] Kelly AM, Drinnan MJ, Leslie P. Assessing penetration and aspiration: how do videofluoroscopy and beroptic endoscopic evaluation of swallowing compare? Laryngoscope. 2007;117: 1723–7.
[72] Kelly AM, Macfarlane K, Ghufoor K, et al. Pharyngeal residue across the lifespan: a first look at what's normal. Clin Otolaryngol. 2008;33:348–51.
[73] Knigge MA, Thibeault S, McCulloch TM. Implementation of high-resolution manometry in the clinical practice of speech language pathology. Dysphagia. 2014;29(1):2–16.
[74] Krauß U. Instrumentelle Dysphagiediagnostik. In: Gröne H, editor. Schlucken und Schluckstörungen. Eine Einführung. München: Elsevier, Urban & Fischer S; 2009. p. 41–72.
[75] Kuhl V, Eicke BM, Dieterich M, et al. Sonographic analysis of laryngeal elevation during swallowing. J Neurol. 2003;250:333–7.
[76] Lafer M, Achlatis S, Lazarus C, Fang Y, Branski RC, Amin MR. Temporal measurements of deglutition in dynamic magnetic resonance imaging versus videofluoroscopy. Ann Otol Rhinol Laryngol. 2013;122:748–53.
[77] Langmore SE. Examination of the pharynx and larynx and endoscopic examination of pharyngeal swallowing. In: Perlman A, Schulze-Delrieu K, editors. Deglutition and its disorders. San Diego: Singular Publishing Group; 1997. p. 201–26.
[78] Langmore SE. Endoscopic evaluation and treatment of swallowing disorders. New York: Thieme; 2001a.
[79] Langmore SE. Scoring a FEES examination. In: Langmore SE, editor. Endoscopic evaluation and treatment of swallowing disorders. New York: Thieme; 2001b. p. 101–43.
[80] Langmore SE. Evaluation of oropharyngeal dysphagia: which diagnostic tool is superior? Curr Opin Otolaryngol Head Neck Surg. 2003;11:485–9.
[81] Langmore SE. History of fiberoptic endoscopic evaluation of swallowing for evaluation and management of pharyngeal dysphagia: changes over the years. Dysphagia. 2017;32(1):27–38.
[82] Langmore SE, Schatz K, Olsen N. Fiberoptic endoscopic examination of swallowing safety: a new procedure. Dysphagia. 1988;2:216–9.
[83] Langmore SE, Terpenning MS, Schork A, et al. Predictors of aspiration pneumonia: how important is dysphagia? Dysphagia. 1998;13:69–81.
[84] Langmore SE, Olney RK, Lornen-Hoerth C, et al. Dysphagia in patients with frontotemporal lobar dementia. Arch Neurol. 2007;64:58–62.
[85] Leder SB, Ross DA, Briskin KB, et al. A prospective, double-blind, randomized study on the use of a topical anesthetic, vasoconstrictor, and placebo during transnasal flexible fiberoptic endoscopy. J Speech Lang Hear Res. 1997;40:1352–7.
[86] Leder SB, Sasaki CT, Burrell MI. Fiberoptic endoscopic evaluation of dysphagia to identify silent aspiration. Dysphagia. 1998;13:19–21.
[87] Leder SB, Acton LM, Lisitano HL, et al. Fiberoptic endoscopic evaluation of swallowing (FEES) with and without blue-dyed food. Dysphagia. 2005;20:157–62.
[88] Lee TH, Lee JS, Kim WJ. High resolution impedance manometric findings in dysphagia of Huntington's disease. World J Gastroenterol. 2012;18(14):1695–9.
[89] Lee J, Woo J, Xing F, Murano EZ, Stone M, Prince JL. Semi-automatic segmentation for 3D motion analysis of the tongue with dynamic MRI. Comput Med Imaging Graph. 2014;38:714–24.
[90] Lester S, Langmore SE, Lintzenich CR, Wright SC, Grace-Martin K, Fife T, Butler SG. The effects of topical anesthetic on swallowing during nasoendoscopy. Laryngoscope. 2013;123(7):1704–8.
[91] Llabres M, Molina-Martinez FJ, Miralles F. Dysphagia as the sole manifestation of myasthenia gravis. J Neurol Neurosurg Psychiatry. 2005; 76:1297–300.
[92] Logemann JA. Evaluation and treatment of swallowing disorders. San Diego: College-Hill Press; 1983.
[93] Logemann JA. Manual for the videofluorographic study of swallowing. Austin: Pro-Ed; 1993.
[94] Logemann JA. Evaluation and treatment of swallowing disorders. 2nd ed. Austin: Pro-Ed; 1998.
[95] Macrae PR, Jones RD, Myall DJ, Melzer TR, Huckabee ML. Cross-sectional area of the anterior belly of the digastric muscle: comparison of MRI and ultrasound measures. Dysphagia. 2013;28:375–80.
[96] Marom T. Flaksman H, Ben-David N, Dabby R, Gilad R, Oestreicher-Kedem Y, Roth Y. Isolated myoclonus of the vocal folds. J Voice. 2013;27(1):95–7.
[97] Marvin S. Gustafson S, Thibeault S. Detecting aspiration and penetration using FEES with and without food dye. Dysphagia. 2016;31(4):498–504.
[98] Martin-Harris B, Brodsky MB, Michel Y, et al. MBS measurement tool for swallow impairment-MBSImp: establishing a standard. Dysphagia 2008;23(4):392–405
[99] Meyer S, Jungheim M, Ptok M. Ultra-Hochauflösungsmanometrie des oberen Ösophagussphinkters. HNO. 2012;60:318–26.
[100] Murray J. Endoscopic mechanics and technique. In: Langmore SE, editor. Endoscopic evaluation and treatment of swallowing disorders. New York: Thieme; 2001. p. 61–72.
[101] Murray J, Langmore SE, Ginsberg S, et al. The significance of accumulated oropharyngeal secretions and swallowing frequency in predicting aspiration. Dysphagia. 1996;11:99–103.
[102] Neubauer PD, Rademaker AW, Leder SB. The Yale pharyngeal residue severity rating scale: an anatomically defined and image-based tool. Dysphagia. 2015;30(5):521–8.
[103] Neubauer PD, Hersey DP, Leder SB. Pharyngeal residue severity rating scales based on fiberoptic endoscopic evaluation of swallowing: a systematic review. Dysphagia. 2016;31(3):352–9.
[104] O'Dea MB, Langmore SE, Krisciunas GP, Walsh M, Zanchetti LL, Scheel R, McNally E, Kaneoka AS, Guarino AJ, Butler SG. Effect of lidocaine on swallowing during FEES in patients with dysphagia. Ann Otol Rhinol Laryngol. 2015;124(7):537–44.
[105] Ohkubo M, Higaki T, Nishikawa K, Otonari-Yamamoto M, Sugiyama T, Ishida R, Wakoh M. Optimal contrast enhancement liquid for dynamic MRI of swallowing. J Oral Rehabil. 2016;43:678–82.
[106] Olthoff A, Zhang S, Schweizer R, Frahm J. On the physiology of normal swallowing as revealed by magnetic resonance imaging in real time. Gastroenterol Res Pract. 2014;2014:493174.
[107] Olthoff A, Carstens PO, Zhang S, et al. Evaluation of dysphagia by novel real-time MRI. Neurology. 2016a;87(20):2132–8.
[108] Olthoff A, Joseph AA, Weidenmüller M, Riley B, Frahm J. Real-time MRI of swallowing: intraoral pressure reduction supports larynx elevation. NMR Biomed. 2016b;29:1618–23.
[109] Omari T, Tack J, Rommel N. Impedance as an adjunct to manometric testing to investigate symptoms of dysphagia: what it has failed to do

and what it may tell us in the future. United European Gastroenterol J. 2014;2(5):355–66.

[110] Pandolfino JE, Ghosh SK, Rice J, et al. Classifying esophageal motility by pressure tomography characteristics: a study of 400 patients and 75 controls. Am J Gasteroenterol. 2008;103:27–37.

[111] Pandolfino JE, Fox M, Bredenoord AJ, et al. High resolution manometry in clinical practice: utilizing pressure tomography to classify oesophaegeal motility abnormalities. Neurogastroenterol Motil. 2009;21:796–806.

[112] Park WY, Lee TH, Ham NS, Park JW, Lee YG, Cho SJ, Lee JS, Hong SJ, Jeon SR, Kim HG, Cho JY, Kim JO, Cho JH, Lee JS. Adding endoscopist-directed flexible endoscopic evaluation of swallowing to the videofluoroscopic swallowing study increased the detection rates of penetration, aspiration, and pharyngeal residue. Gut Liver. 2015;9(5):623–8.

[113] Perlman PW, Cohen MA, Setzen M, et al. The risk of aspiration of pureed food as determined by flexible endoscopic evaluation of swallowing with sensory testing. Otolaryngol Head Neck Surg. 2004;130:80–3.

[114] Pisegna JM, Langmore SE. Parameters of instrumental swallowing evaluations: describing a diagnostic dilemma. Dysphagia. 2016;31(3):462–72.

[115] Pisegna JM, Pearson WG, O'Dea MB, McNally E, Scheel R, Langmore SE. Quantifying vallecular residue on FEES and MBS videos (abstract ESSD). Dysphagia. 2017;32:132–3.

[116] Pluschinski P, Zaretsky Y, Stöver T, Hey C. Quality assurance in the endoscopic evaluation of swallowing (FEES). Laryngorhinootologie. 2015;94(8):505–8.

[117] Prosiegel M. Neurogene Dysphagien. In: Diener HC, Putzki N, editors. Leitlinien für die Diagnostik und Therapie in der Neurologie. Stuttgart: Thieme; 2008. p. 908–19.

[118] Prosiegel M, Weber S, editors. Dysphagie. Diagnostik und Therapie. 2nd ed. Berlin: Springer; 2013.

[119] Prosiegel M, Riecker A, Weinert M, Dziewas R, Lindner-Pfleghar B, Stanschus S, Warnecke T. Management of dysphagic patients with acute stroke. Nervenarzt. 2012; 83(12):1590–9.

[120] Ravich WJ. The unrealized potential of pharyngeal manometry. Dysphagia. 1995;10(1):42–3.

[121] Ringelstein EB, Nabavi DG. Der ischämische Schlaganfall. Stuttgart: Kohlhammer; 2007a.

[122] Ringelstein EB, Nabavi DG. Stroke Units. In: Ringelstein EB, Nabavi DG, editors. Der ischämische Schlaganfall. Stuttgart: Kohlhammer; 2007b. p. 104–15.

[123] Rodriguez KH, Roth CR, Rees CJ, et al. Reliability of the pharyngeal squeeze maneuver. Ann Otol Rhinol Laryngol. 2007;116:399–401.

[124] Rommel N, Hamdy S. Oropharyngeal dysphagia: manifestations and diagnosis. Nat Rev Gastroenterol Hepatol. 2016;13(1):49–59.

[125] Rosenbek JC, Robbins J, Roecker EB, et al. A penetration-aspiration scale. Dysphagia. 1996a;11:93–8.

[126] Rosenbek JC, Roecker EB, Wood JL, et al. Thermal application reduces the duration of stage transition in dysphagia after stroke. Dysphagia. 1996b;11:225–33.

[127] Rugiu MG. Role of videofluoroscopy in evaluation of neurologic dysphagia. Acta Otorhinolaryngol Ital. 2007;27:306–16.

[128] Satow T, Ikeda A, Yamamoto J, et al. Role of primary sensorimotor cortex and supplementary motor area in volitional swallowing: a movement-related cortical potential study. Am J Physiol Gastrointest Liver Physiol. 2004;287:G459–70.

[129] Schröter-Morasch H. Klinische Untersuchung des Oropharynx und videoendoskopische Untersuchung der Schluckfunktion. In: Bartolome G, Schröter-Morasch H, editors. Schluckstörungen. Diagnostik und Rehabilitation. München: Elsevier, Urban & Fischer; 2006. p. 173–208.

[130] Schröter-Morasch H, Hoole P. Differenzialdiagnose hyperkinetischer Bewegungsstörungen des Kehlkopfs. In: Gross M, editor. Aktuelle phoniatrisch-pädaudiologische Aspekte 1997/1998. Heidelberg: Median; 1998. p. 197.

[131] Seidl RO, Nusser-Muller-Busch R, Westhofen M, et al. Oropharyngeal findings of endoscopic examination in swallowing disorders of neurological origin. Eur Arch Otorhinolaryngol. 2008;265:963–70.

[132] Setzen M, Cohen MA, Perlman PW, et al. The Association Between Laryngopharyngeal Sensory Deficits, Pharyngeal Motor Function, and the Prevalence of Aspiration With Thin Liquids. Otolaryngol Head Neck Surg 2003;128(1):99–102.

[133] Shawker TH, Sonies BC, Stone M. Soft tissue anatomy of the tongue and floor of the mouth: an ultrasound demonstration. Brain Lang. 1984;21:335–50.

[134] Sonies BC. Dysphagia and post-polio syndrome: past, present, and future. Semin Neurol. 1996;16:365–70.

[135] Stanschus S. Methoden in der klinischen Dysphagiologie. Reihe DysphagieForum. Idstein: Schulz-Kirchner; 2002.

[136] Suiter DM, Leder SB, Ruark JL. Effects of neuromuscular electrical stimulation on submental muscle activity. Dysphagia. 2006;21:56–60.

[137] Sunkaraneni VS, Jones SE. Topical anaesthetic or vasoconstrictor preparations for flexible fibre-optic nasal pharyngoscopy and laryngoscopy. Cochrane Database Syst Rev. 2011;16(3):CD005606.

[138] Suntrup S, Meisel A, Dziewas R, Ende F, Reichmann H, Heuschmann P, Ickenstein GW. Dysphagia diagnostics and therapy of acute stroke: federal survey of certified stroke units. Nervenarzt. 2012;83(12):1619–24.

[139] Suttrup I, Oelenberg S, Hamacher C, et al. Endoscopic L-dopa-test for Parkinsonian dysphagia (a pilot study). Dysphagia. 2011;26:482.

[140] Suttrup I, Suttrup J, Suntrup-Krueger S, Siemer ML, Bauer J, Hamacher C, Oelenberg S, Domagk D, Dziewas R, Warnecke T. Esophageal dysfunction in different stages of Parkinson's disease. Neurogastroenterol Motil. 2017;29(1):e12915.

[141] Tabaee A, Johnson PE, Gartner CJ, et al. Patient-controlled comparison of flexible endoscopic evaluation of swallowing with sensory testing (FEESST) and videofluoroscopy. Laryngoscope. 2006;116:821–5.

[142] Takasaki K, Umeki H, Enatsu K, et al. Evaluation of swallowing pressure in a patient with amyotrophic lateral sclerosis before and after cricopharyngeal myotomy using high-resolution manometry system. Auris Nasus Larynx. 2010;37:644–7.

[143] Trulzsch DV, Penmetsa A, Karim A, et al. Gastrografin-induced aspiration pneumonia: a lethal complication of computed tomography. South Med J. 1992;85:1255–6.

[144] Uecker M, Zhang S, Voit D, Karaus A, Merboldt KD, Frahm J. Real-time MRI at a resolution of 20ms. NMR Biomed. 2010;23:986–94.

[145] Vaiman M. Standardization of surface electromyography utilized to evaluate patients with dysphagia. Head Face Med. 2007;3:26.

[146] Vaiman M, Eviatar E. Surface electromyography as a screening method for evaluation of dysphagia and odynophagia. Head Face Med. 2009;5:9.

[147] Vaiman M, Eviatar E, Segal S. Surface electromyographic studies of swallowing in normal subjects: a review of 440 adults. Report 1. Quantitative data: timing measures. Otolaryngol Head Neck Surg. 2004; 131:548–55.

[148] Vijay Kumar KV, Shankar V, Santosham R. Assessment of swallowing and its disorders-a dynamic MRI study. Eur J Radiol. 2013;82:215–9.

[149] Warnecke T, Teismann I, Zimmermann J, et al. Fiberoptic endoscopic evaluation of swallowing with simultaneous tensilon application in diagnosis and therapy of myasthenia gravis. J Neurol. 2008;255:224–30.

[150] Warnecke T, Oelenberg S, Teismann I, et al. Dysphagia in X-linked bulbospinal muscular atrophy (Kennedy disease). Neuromuscul Disord. 2009a;19:704–8.

[151] Warnecke T, Ringelstein EB, Dziewas R. Neurologische endoskopische Dysphagiediagnostik-Untersuchungstechnik, Einsatzmöglichkeiten und typische Befunde. Klin Neurophysiol. 2009b;40:194–203.

[152] Warnecke T, Ritter MA, Kroger B, et al. Fiberoptic endoscopic Dysphagia severity scale predicts outcome after acute stroke. Cerebrovasc Dis. 2009c;28:283–9.

[153] Warnecke T, Teismann I, Oelenberg S, et al. The safety of fiberoptic endoscopic evaluation of swallowing in acute stroke patients. Stroke. 2009d;40:482–6.

[154] Warnecke T, Oelenberg S, Teismann I, et al. Endoscopic characteristics and levodopa responsiveness of swallowing function in progressive supranuclear palsy. Mov Disord. 2010a;25:1239–45.

[155] Warnecke T, Teismann I, Suntrup S, et al. Endoskopischer L-Dopa-Test zur Diagnostik und Therapie der neurogenen Dysphagie bei Parkinson-Syndromen; 2010b. http://registration.akm.ch/2010neuro_einsicht.

php?XNABSTRACT_ID=110318&XNSPRACHE_ ID=1&XNKONGRESS_ ID=122&XNMASKEN_ID=900.

[156] Warnecke T, Teismann I, Young P. Dysphagia in hereditary spastic paraplegia (HSP); 2011. http:// www.hsp-info.de/fileadmin/abstracts/2011/ warnecke_teismann.pdf.

[157] Warnecke T, Suttrup I, Schröder JB, Osada N, Oelenberg S, Hamacher C, Suntrup S, Dziewas R. Levodopa responsiveness of dysphagia in advanced Parkinson's disease and reliability testing of the FEES-Levodopa-test. Parkinsonism Relat Disord. 2016;28:100–6.

[158] Wuttge-Hannig A, Hannig C. Neurologic and neuromuscular functional disorders of the pharynx and esophagus. Radiologe. 2007;47:137–53.

[159] Wuttge-Hannig A, Hannig C. Radiologische Funktionsdiagnostik von Schluckstörungen bei neurologischen Krankheitsbildern und bei therapierten onkologischen Kopf-Hals-Erkrankungen. In: Bartolome G, Schröter-Morasch H, editors. Schluckstörungen. Diagnostik und Rehabilitation. München: Elsevier, Urban & Fischer; 2010. p. 101–54.

[160] Zaretsky E, Pluschinski P, Sader R, Birkholz P, Neuschaefer-Rube C, Hey C. Identification of the most significant electrode positions in electromyographic evaluation of swallowing-related movements in humans. Eur Arch Otorhinolaryngol. 2017;274:989. [Epub ahead of print].

[161] Zhang S, Olthoff A, Frahm J. Real-time magnetic resonance imaging of normal swallowing. J Magn Reson Imaging. 2012;35:1372–9.

第 4 章 神经源性吞咽障碍的特殊发现[1]

Special Findings in Neurogenic Dysphagia

本章系统性介绍可导致神经源性吞咽障碍的神经系统疾病。描述不同形式的神经源性吞咽障碍中的仪器诊断的特定表现，并为临床实践中的诊断提供实用性建议。仅包括成人常见的神经系统疾病。本章最后介绍以吞咽障碍为主要症状的神经系统疾病患者的结构化鉴别诊断。神经源性吞咽障碍的一般和特殊治疗方案见第 7 章。

一、脑卒中

脑卒中是最常见的神经系统疾病，德国每 10 万人中就有 180 名脑卒中患者。除首次患脑卒中外，每 10 万人当中约有 50 名复发性脑卒中。脑卒中是德国及其他西方工业化国家的第三大死因（约占死亡人数的 11%），同时也是成人获得性残疾的主要原因。约有 80% 的脑卒中是由脑梗死引起，15% 由脑出血引起（Ringelstein 和 Nabavi，2007a 和 b）。

急性脑卒中是造成神经源性吞咽障碍的主要原因。如果是依靠临床诊断，发生率约为 50%，如果使用 FEES 或 VFSS 进行诊断时，发生率会增加到 80%（Martino 等，2005）。伴有神经源性吞咽障碍的急性脑卒中患者，发生肺炎风险增加约 3 倍。如果患者除吞咽障碍外还存在误吸，则肺炎发生风险增加到 11 倍以上（Martino 等，2005）。急性脑卒中患者存在吞咽障碍是脱水、营养不良、死亡率增加、住院时间延长和长期预后不良的独立预测因素（Smithard 等，1996；Mann 等，1999；Dziewas 等，2004；Warnecke 等，2009c）。

虽然部分脑卒中患者的吞咽功能障碍可在几天到两周内得到恢复（急性脑卒中相关吞咽障碍），但至少 15%～25% 的脑卒中患者长期患有吞咽障碍（慢性脑卒中相关吞咽障碍；Mann 等，1999）。总体来说，与吞咽障碍相关的脑干梗死患者相比小脑梗死患者，预后较差。在 Prosiegel 等的一项研究中（2005b），约 30% 的延髓背外侧梗死患者有严重的吞咽障碍，且康复后仍依赖鼻饲。此外，最近的一项研究表明，在美国，脑卒中后吞咽障碍患者（从急性照护出院后）的医疗花费在第一年就增加了 5410 美元（与出院时无吞咽障碍的缺血性脑梗死患者相比；Bonilha 等，2014）。相比之下，在一项类似的调查中，脑卒中后失语症患者 1 年后的费用额外医疗花费仅为 1703 美元（Ellis 等，2012）。第 6 章脑卒中病房的吞咽障碍管理将详细介绍急性脑卒中患者临床吞咽诊断。

（一）内镜检查结果

在急性脑卒中患者症状出现后的 72h 内，采用 FEES 对 NIH-SS 评分 3 分或 3 分以上的急性脑卒中患者进行测试，高达 80% 的患者可检测到至少有一种稠度的食团出现渗漏和（或）误吸。液态和固态食物的误吸比半固态食物（如布丁）误吸的发生频率要高。超过 2/3 的液体误吸是发生在没有保护性反射的情况下（隐性误吸）。7% 的急性脑卒中患者，FEES 检查的初始阶段（解剖生理学评估）就检测到唾液的渗漏或误吸。这些患者日后气管插管的风险增加了近 11 倍（Dziewas 等，2008）。

急性脑卒中患者其他常见临床内镜检查结果包括液体过早溢出进入梨状隐窝、有吞咽前和（或）吞咽时误吸的风险、吞咽反射延迟或消失以及会厌谷或梨状隐窝内固体食物的残留，其中有一些会导致吞咽后的误吸（Sellars 等，1999；Warnecke 等，2008a）。此外，与正常阈值相比，检测脑卒中患者特定水平空气脉冲感觉阈值增加（Aviv 等，1996，1997）。

以下是存在神经源性吞咽障碍的急性脑卒中患者在症状出现后 72h 内 FEES 内镜下表现（图 4-1）。

[1] 本章配有视频，可登录网址 https://doi.org/10.1007/978-3-030-42140-3_4 观看。

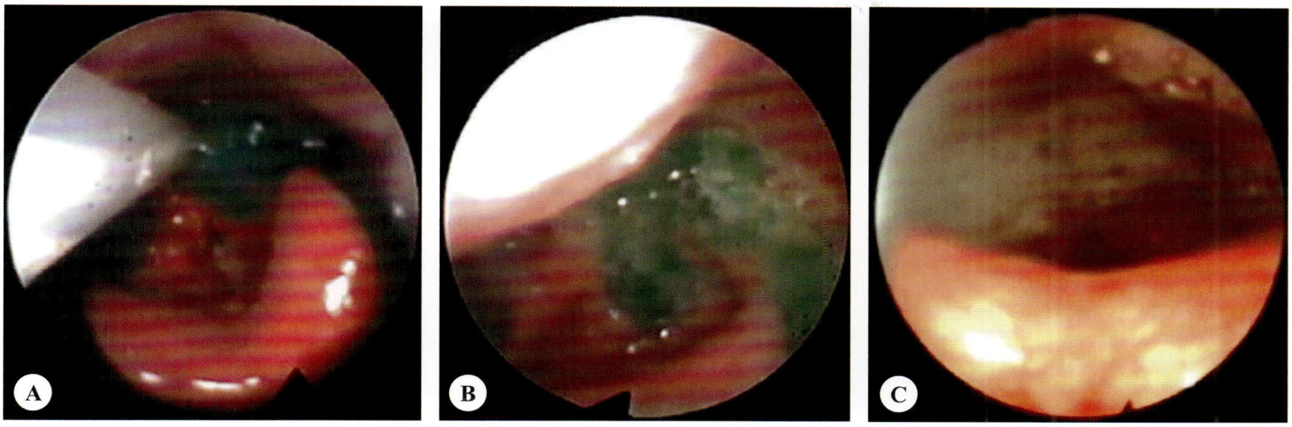

▲ 图 4-1　急性脑卒中后吞咽障碍患者的经典内镜表现

A. 显示蓝色的液体渗漏，提示过早溢出；B. 显示因吞咽反射消失，绿色布丁渗漏和误吸；C. 显示由食管上括约肌开放障碍导致的唾液渗漏

1. 约 25% 的病例是单纯的口腔期障碍。尽管及时诱发了吞咽反射，但还是发生误吸，主要原因是在口腔期发生了严重的过早溢出。

2. 约 75% 的患者吞咽期是唯一或主要的障碍。这组患者中，吞咽延迟或缺失是误吸的主要原因（内镜鉴别早期溢出和吞咽反射异常，第 3 章 “FEES 结果及分级”）（Warnecke 等，2008a）。

这两种是典型的吞咽皮质（大脑皮质中动脉卒中）或皮质球通路（放射冠、内囊、中脑、脑桥）的单侧梗死。临床上单纯脑桥梗死患者 25% 会发生吞咽障碍，特别是上脑桥或脑桥前外侧基底受损时。年龄、梗死面积和 NIH-SS 是这些患者出现吞咽障碍的独立预测因素（Lapa 等，2017）。前岛叶皮质梗死也有类似报道（Riecker 等，2009）。此外，76.6% 的基底节出血患者出现以过早溢出为主要特征的吞咽障碍（Suntrup 等，2012）。典型的临床综合征（即双侧前岛盖综合征或 Foix-Chavany-Marie 综合征）是发生在双侧吞咽皮质或皮质延髓束梗死（较少见）。这种综合征通常与构音障碍、口齿不清、严重咀嚼障碍和吞咽时的口腔期障碍及完全非自主控制的咽期（自动 / 自主分离；Weller，1993）。

延髓背外侧梗死是一种特殊的综合征（图 4-2）。患者出现上食管括约肌开放受限这一神经源性吞咽障碍的特殊内镜特征，这时残留物主要在梨状隐窝（Steinhagen 等，2009）。

最后，需要提及的是罕见的 Collet-Sicard 综合征（Collet-Sicard syndrome，CSS），即第Ⅸ～Ⅻ对脑神经麻痹导致的神经源性吞咽障碍。这种综合征通常由颅底下方的颈内动脉夹层引起。这种情况下，神经源性吞咽障碍的原因不是由脑梗死引起，而是解剖相关的脑神经麻痹（Waespe 等，1988）。内镜下，可通过咽挤压动作检测单侧咽部麻痹（第 3 章 “FEES 结果及分级”）。

（二）影像学检查结果

VFSS 与内镜检查结果一致，即大脑皮质和皮质延髓束梗死引发的吞咽障碍主要特征是过早溢出和吞咽延迟（Power 等，2007；Cola 等，2010）。另外研究证实，延髓背外侧梗死引起吞咽障碍标志（Bian 等，2009）是食管上括约肌开放受限。最近一项关于脑卒中相关吞咽障碍（n=103）的 VFSS 研究中，对以下三个血管区域进行了区分：前循环区、后循环区和白质（皮质下区）。这三个区域在 VFSS 残留物的定位方面存在显著差异。前循环梗死表现为口腔残留物更多，后循环梗死患者表现为梨状隐窝中的残留物显著增多，皮质下梗死主要表现为以咽部会厌谷部位残留物为主。渗漏和误吸在后循环梗死患者中最常见（Kim 等，2014）。Kwon 等在 2005 年将延髓内侧（n=9）和外侧（n=37）单侧梗死引起的神经源性吞咽困难的频率、严重程度和现象学进行了比较，发现与外侧梗死患者（35%）相比，吞咽障碍在内侧梗死患者（78%）更常见。尽管两组患者的吞咽障碍严重程度和误吸频率（19% vs. 33%）无差异，但两者吞咽障碍的类型存在差异。虽然在延髓外侧梗死时最常见的是舌咽运动障碍（与食管上括约肌开口减少相关），但舌咽运动时间与咽部吞咽延迟主要与延髓内侧梗死相关。两组间的吞

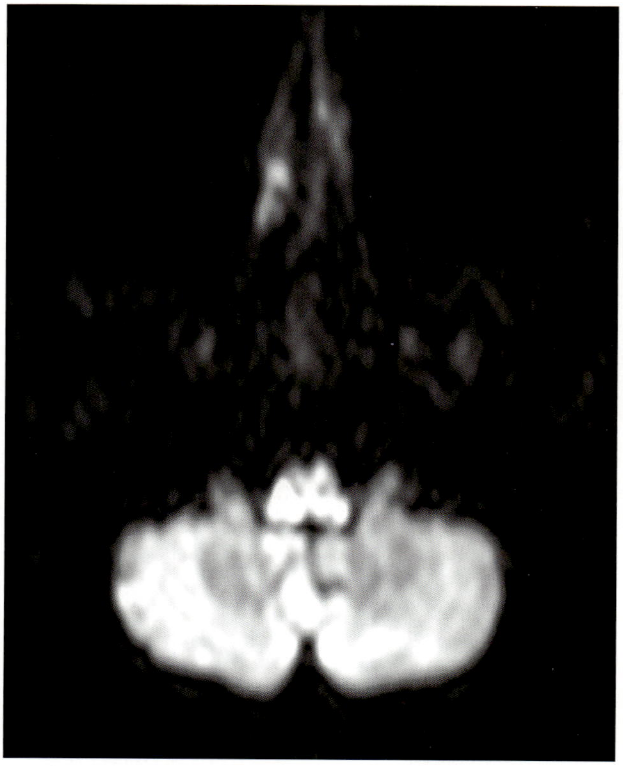

▲ **图 4-2 MRI 弥散加权序列（DWI）示急性右侧延髓背外侧梗死**

图片由University Hospital Münster's Department of Radiology（Director: Prof. Dr. W. Heindel）提供

咽障碍类型的差异可通过各自的神经解剖损伤部位来解释，因为延髓外侧梗死通常会影响腹侧吞咽组（ventral swallowing group，VSG）附近的疑核，而延髓内侧梗死则会引起皮质延髓通路的损伤。

（三）测压结果

先前很少有研究在脑卒中患者中使用固态或灌注测压法。在两例延髓背外侧患者的病例报道和一项包括 11 例延髓梗死患者的研究中发现，患者出现与吞咽相关的咽部压力峰值降低及咽部收缩的减弱（Vigderman 等，1998；Martino 等，2001；Higo 等，2002a）。一病例报道发现食管上括约肌的静息压力降低，但与吞咽相关的舒张功能保留（Vigderman 等，1998），而另一病例报道显示患者 UES 舒张受限（Martino 等，2001）。Higo 等（2002a）的视频测压研究证实了这种吞咽障碍模式，在纳入的 11 名患者中，有 8 名患者括约肌松弛无力，并在食团到达下咽部时出现括约肌压力病理性增加，在后续几项研究中观察到，该收缩模式在 6 个月内逐渐正常化。

脑卒中导致的食管蠕动紊乱可能会暂时出现，尤其是在食管远端（Micklefield 等，1999）。这种障碍甚至在没有吞咽功能障碍的脑卒中患者中表现为亚临床症状，并在数周内恢复（Aithal 等，1999）。

最近的一项研究，应用高分辨率测压法（high-resolution manometry，HRM）评估 36 名缺血性脑卒中患者，并与 VFSS 结果进行了比较。HRM 显示患者食管上括约肌松弛时间缩短，这在 VFSS 中是误吸的相关危险因素（Lee 等，2016）。另外一项 HRM 研究表明，脑干梗死导致的吞咽障碍患者（n=24）其测得的 VFSS 与 HRM 参数之间存在相关性。例如，食管上括约肌开口直径的增加与食管上括约肌剩余压力的降低相关（Lan 等，2015）。

（四）超声检查结果

到目前为止，几乎没有关于脑卒中患者吞咽障碍典型超声表现的系统研究。一份左半球大脑中动脉梗死患者的超声检查病例报告，Wein 等（1991）发现吞咽的口腔期开始时患者舌头出现运动失调。这一发现符合以下假设：左半球负责协调口腔期吞咽阶段，因此该部位的病变容易导致口腔期功能障碍（第 1 章“大脑半球功能特化”）。通过进一步研究，Huang 等（2009）使用超声测定了 40 名脑卒中患者在吞咽过程中甲状腺软骨距舌骨之间的距离，吞咽障碍组舌咽运动明显减少。Tomii 等（2011）提出的利用超声波行舌头和口腔功能测试（tongue and oral function test with ultrasound，TOFU），M 型图像用于确定吞咽过程中舌上下移动的速度，并测量舌后部两个最大位置之间的距离，研究发现与脑卒中吞咽障碍患者所有的相关指标均显著降低。其中舌向上移动速度的临界值为 63.55mm/s 时，对吞咽障碍的敏感性和特异性诊断分别为 83.3% 和 88.2%。

超声辅助检测喉部运动的三维运动学分析中，存在吞咽障碍的急性脑卒中患者会表现出多个峰值的不规则速度曲线，而康复介入则使患者恢复了正常、平稳的运动模式（Prosiegel 等，2000）。

Hsiao 等（2012）通过静态冠状面超声图像中测量舌头厚度，能够将脑卒中合并吞咽障碍患者（平均舌直径：0.9cm）与脑卒中无吞咽障碍患者（1.0cm）和健康对照受试者（1.1cm）进行区分，对接受鼻饲的脑卒中患者测量其舌头厚度＜1cm 的敏感性和特异性分别为 70% 和 66.7%。

（五）肌电图结果

Ertekin 等发现脑卒中后吞咽障碍患者的肌电图检查结果（1996、1998a、2000a）与其他设备检查结果一致。吞咽障碍极限显著降低（即一次可吞咽的最大水量），并且吞咽的触发存在延迟（Ertekin 等，2000a；Aydogdu 等，2001）。其舌骨下肌和口周肌的静息张力似乎也有所增加。与健康受试者相比，患者在脑干受累时，尽管吞咽肌肉的活动增加，但协调性较差、持续时间也较短（Crary 和 Baldwin，1997），除此之外，患者食管上括约肌的静息张力增加，舒张功能受限（Ertekin 等，2000a；Alfonsi 等，2010）。

> 由影响吞咽皮质和（或）皮质延髓束（尤其是放射冠、内囊、脑桥和内侧延髓）的脑梗死或出血引起的神经源性吞咽障碍通常会导致急性期过早溢出和（或）吞咽反射延迟。相比之下，局限于延髓外侧的脑卒中导致的神经源性吞咽障碍特点是食管上括约肌（upper esophageal sphincter，UES）不能充分放松和开放。如果在脑卒中急性期发现大量唾液积聚在梨状隐窝，并溢出到喉前庭，则高度提示损伤部位在延髓背外侧。

二、痴呆

随着年龄的增长，痴呆的发病率呈指数增长。在这个患者群体中，神经源性吞咽障碍是吸入性肺炎的危险因素，而吸入性肺炎又是常见的死亡原因（Förstl，2009）。此外，吞咽障碍会导致营养不良、脱水、体重减轻、功能衰退、饮食焦虑和生活质量下降（Alagiakrishnan 等，2013）。2013 年发表的一篇系统综述中提到，痴呆患者吞咽障碍的发病率为 13%～57%。到目前为止，对诊断方法（临床与仪器）和治疗方法（饮食限制、体位改变、药物治疗）可用数据进行的分析中，得出的证据非常有限。晚期痴呆患者采用经皮内镜胃造口术（percutaneous endoscopic gastrostomy，PEG）喂养，发现在生存率、生活质量和吸入性肺炎发生率方面没有获益（Alagiakrishnan 等，2013）。虽然阿尔茨海默病患者更容易受到吞咽感觉部分受损（口腔传输延迟）的影响，但血管性痴呆患者主要出现吞咽运动障碍（食团形成、咀嚼）（Alagiakrishnan 等，2013）。仪器吞咽评估的结果可能并不总是反映日常生活中的吞咽功能，因为人工检查会影响患者的吞咽动作（Sato 等，2014）。

（一）阿尔茨海默病

阿尔茨海默病（Alzheimer's disease，AD）是最常见的痴呆类型，约 2/3 的痴呆患者都属于此类型，其临床特征是皮质痴呆综合征伴有短期记忆障碍、视觉空间处理障碍和语言缺陷（Förstl，2009）。基于仪器诊断，中重度 AD 患者吞咽障碍发生率为 84%～93%（Affoo 等，2013）。最近的一项研究对进食和吞咽障碍与 AD 分期之间的关系进行了调查，对 220 名 AD 患者和 30 名健康对照组人员进行了专门的问卷调查，81.4% 的 AD 患者被诊断出有进食和吞咽障碍。在痴呆轻度阶段，几乎 50% 的 AD 患者抱怨出现食欲变化；在痴呆中度阶段，患者诉其饮食习惯和饮食偏好出现了改变；严重痴呆患者则越来越多地出现主观吞咽障碍（Kai 等，2015）。与无吞咽障碍 AD 患者相比，伴有吞咽障碍者医疗费用更高，因为急诊、住院治疗增加（Tian 等，2013）。

更严重的 AD 患者吞咽功能障碍是在临床吞咽检查时发现的。当患者口咽清除水障碍以及出现连续的口腔 / 唇部渗漏时高度提示存在 AD 相关性吞咽障碍（Sato 等，2014）。此外，在 AD 患者中还观察到骨骼肌质量的损失与吞咽功能障碍之间存在关联性（Takagi 等，2017）。在 AD 早期阶段，甚至在临床相关吞咽障碍症状出现之前，功能磁共振成像（functional magnetic resonance imaging，fMRI）就显示在没有其他区域的代偿性补充下，患者皮质脑网络中的大脑活动减少（Humbert 等，2010）。

1. 内镜 / 放射学检查结果　一项小型 FEES 研究初步证实，即使在没有主诉吞咽障碍的 AD 患者中，其中有 18%（*n*=23，平均病程 26 个月）在患病的前 3 年内内镜检查发现存在轻度吞咽障碍（Schröder 等，2016）。与 AD 相关性神经源性吞咽障碍的放射学特征已经在几项 VFSS 研究中得到了证实。在一项纳入 25 名中重度 AD 患者的前瞻性病例研究中，有 28.6% 出现了误吸，只有 4 名患者的吞咽功能完全正常。此外，吞咽障碍的严重程度还与疾病持续时间有关（Horner 等，1994）。

一项 VFSS 回顾性研究对 AD 相关性吞咽障碍

和血管性痴呆相关吞咽障碍进行了比较（Suh 等，2009），其中 AD 患者的平均简易精神状态得分为 9.15 分，这些患者相当于严重痴呆，平均年龄约为 74 岁。超过 1/3 的 AD 患者的常见症状有口腔残留、口腔转运时间延长超过 5s、咽残留、吞咽反射延迟、喉部抬高降低和渗漏。13.3% 的 AD 患者会出现误吸，所有误吸事件都有症状，无隐形误吸（Suh 等，2009），这一观察结果表明，AD 患者严重的口腔功能障碍可能为感觉皮质症状（“口腔触觉失认症”；Suh 等，2009）。另一项 VFSS 研究显示早期 AD 患者（*n*=10）与健康对照组相比，也存在吞咽的变化：固体稠度食物的口腔运输时间延长、吞咽液体时喉部抬高时间延长及液体的总吞咽时间延长。在患者组中未发现误吸（Priefer 和 Robbins，1997）。

总之，VFSS 的研究结果表明，AD 相关性吞咽障碍主要特征是口腔期紊乱，特别是控制食团从口腔到咽部运输的这一过程。从病理生理学看，吞咽的感觉和运动皮质控制功能受损起着重要作用。这一假说在最近的一项 fMRI 研究中证实，该研究将 13 名无临床吞咽障碍症状的早期 AD 患者与 11 名健康对照者进行了比较，fMRI 显示患者皮质吞咽网络神经元活动显著减少，主要局限于初级感觉运动皮质和额叶岛盖（Humbert 等，2010）。

2. 肌电图结果 在 AD 早期阶段，通过颏下 / 舌骨 EMG 能检测到吞咽功能的亚临床改变。约 75% 的 AD 患者（*n*=40）有病理性 EMG 表现，但没有主诉吞咽障碍，描述了“亚临床吞咽障碍”和“临床明显吞咽障碍”到“吞咽失用症”的连续进程（Seçil 等，2016）。

（二）血管性痴呆

在欧洲和北美地区，据估计脑血管疾病占所有痴呆的 10%～30%。临床上这些疾病会导致皮质下痴呆综合征，伴有疲劳、精神迟缓、注意力和执行力缺陷及情感症状。其他临床特征包括失用症（“额叶”）步态障碍和尿失禁。血管性痴呆（vascular dementia，VD）的病因和表现是多方面的，包括脑梗死、脑微血管病变和腔隙性脑梗死、脑出血、淀粉样血管病、遗传疾病如 CADASIL（伴有皮质下梗死和白质脑病的常染色体显性脑动脉病），和炎症疾病，如血管炎（Förstl，2009）。

通过仪器方法系统评估 VD 引起的神经源性吞咽障碍的可靠研究很少。一项研究采用吞咽造影检查评估 VD 患者的吞咽特征，并与 AD 患者进行了比较。VD 患者的中位年龄约为 72 岁，简易精神状态检查平均评分为 10.5 分。超过 1/3 的 VD 患者有以下异常：食物团块形成和咀嚼障碍、咽部残留、吞咽反射延迟、喉部抬高降低、会厌翻转减少、渗漏和误吸。1/3 的 VD 患者有隐性误吸。与 AD 患者相比，VD 患者在口腔准备期（食团分解和咀嚼）及咽期更容易出现损伤。三叉神经、迷走神经和舌下神经的皮质延髓束（锥体束）病变是这种吞咽障碍表型的相关病理解剖因素（Suh 等，2009）。在另一项研究中，通过 VFSS（简易精神状态检查＞27）评估了 49 名非痴呆患者脑微血管病变对吞咽的影响。皮质下损伤程度与半固体通过时间和吞咽总持续时间呈正相关，即皮质下损伤越严重，半固体的通过时间越长，吞咽总持续时间就越长（Levine 等，1992）。然而，总体来说，与 VD 相关的神经源性吞咽障碍模式是异质性的，并关键由血管病变的位置决定。

（三）额颞痴呆

有学者报道额颞痴呆（frontotemporal dementia，FTD）在＜65 岁的痴呆中占比高达 20%（Danek 等，2009），分为两种典型的临床类型：行为变异型额颞痴呆（behavioral variant frontotemporal dementia，bvFTD）和原发性进行性失语（primary progressive aphasia，PPA）。后者可分为三个亚型：进行性非流利性失语（progressive non-fluent aphasia，PNFA）、少词性进行性失语（logopenic progressive aphasia，LPA）和语义性痴呆（semantic dementia，SemD；Witt 等，2013）。关于 FTD 患者神经源性吞咽障碍的发生率目前尚无有效数据，在 FTD 行为异常晚期阶段，50% 的患者出现频繁哽咽窒息，16% 的患者依赖鼻饲（Diehl-Schmid 等，2017）。除吞咽障碍外，FTD 患者的食物摄入还表现为异常饮食习惯，如糖摄入量增加（Ahmed 等，2014），此外，摄食过量是 bvFTD 的一个特征性临床特征（Ahmed 等，2016）。

Langmore 等在 2007 年进行的一项前瞻性研究中，对 21 名 FTD 患者进行 FEES 评估（bvFTD 9 名，PNFA 7 名，SemD 5 名），并与正常年龄对照组进行了比较。在所有三种 FTD 类型中发现了吞咽障碍两种不同的内镜表现：①在咀嚼过程中（有时在说话时）检测到食物进入下咽部的时间显著延长（FTD 组为 3.06s，正常组为 1.20s），因此，在触发吞咽反射之前，食团会向咽部深处移动（会厌谷或侧沟与口腔），此 FTD 组溢出的持续时间范围比正常情况下长得多（最多 45s），由于前额叶皮质退化导致的吞咽自主控制功能的中断与病理生理学相关。② 38% 的 FTD 患者出现食团清除不完全，伴有轻度至中度咽部残留，这是由于延髓肌群的力量降低导致食团清除不足，因此皮质下和皮质上运动神经元通路输入的脑干中心很可能也参与其中。作者提出了亚临床诊断 ALS、PSP 或 CBD 作为附加诊断的可能性。因为很少观察到误吸，所以在研究的 FTD 患者中，认为吞咽障碍的严重程度是轻微的。然而作者推测，在受试者的日常生活中，由于轻度吞咽困难和食欲亢进与不受控制的饮食习惯（这是 FTD 常见附加症状）相结合，误吸、残留和长期溢出可能会比在对照条件研究发生得更频繁（Langmore 等，2007）。

（四）Lewy 体痴呆

Lewy 体痴呆（Lewy body dementia，LBD）是 65 岁以上人群仅次于 AD 的第二大常见退行性痴呆综合征。目前尚无关于 LBD 患病率和发病率的可靠数据（Zaccai 等，2005）。临床上皮质和皮质下混合性痴呆常伴有幻觉和警惕性波动。Parkinson 综合征可出现在痴呆发生前一年、痴呆发生过程中或根本不发生（Förstl，2009）。

LBD 患者平均发病后 3～4 年出现神经源性吞咽障碍。一项对 14 名神经病理学诊断为 LBD 患者的回顾性研究所示，中位生存时间是在吞咽障碍发生后仅 10 个月（Müller 等，2001）。但对吞咽障碍诊断主要是基于患者报告，没有进行仪器评估。有病例研究指出神经源性吞咽障碍是 LBD 唯一或首发症状（Jackson 等，1995；Kovari 等，2007）。

一项纳入 45 名 LBD 患者（平均年龄约 74 岁，平均病程约 8 年）的 VFSS 观察性研究中，渗漏和误吸发生比例分别在 26.7% 和 35.6%。在随后的 2 年中，误吸患者的肺炎风险和对人工营养的需求显著增加（Yamamoto 等，2010）。最近的一项 VFSS 研究发现，存在吞咽障碍的 LBD 患者中 88% 为咽期（n=26，其中 6 名患有 Parkinson 痴呆），50% 的为口腔期，而 46% 的同时存在口腔和咽期功能障碍。咽期主要异常有：延迟启动（62%）、残留（50%）和渗漏 / 误吸（42%）（Londos 等，2013）。

（五）老年吞咽障碍

老年性吞咽功能恶化应与痴呆相关性吞咽障碍相鉴别。正常的人体衰老过程导致了各种不同的解剖学和神经生理学变化，从而导致吞咽各阶段的改变。例如，与年龄相关的肌肉萎缩（肌肉减少症）通常会影响吞咽的运动部分（Maeda 和 Akagi，2015）。此外，吞咽会因组织弹性的降低而改变（Milosavljevic 等，2013）。中轴骨骼的变化，尤其是颈椎的变化不仅会导致姿势改变，还会影响吞咽动作（Logemann 等，2000）。随着年龄增长导致的神经纤维的缺失，会出现敏感性和感知觉障碍，这对吞咽也有复杂的影响。多因素引起的口干症影响到近 2/3 的老年人，尤其与吞咽相关。最后，吞咽的中枢控制受到年龄依赖性的影响。这些与年龄相关的生理变化总称为原发性老年吞咽障碍（图 4–3）（Turley 和 Cohen，2009）。

即使原发性老年吞咽障碍本身并不代表某种疾病，但也会永久性降低吞咽过程中的功能储备，因此，与相对年轻的人相比，其他疾病相关的功能损伤会倾向于更快地引起严重的吞咽障碍。考虑到西方社会人口结构变化，这种继发性老年吞咽障碍变得越来越重要，将导致与吞咽障碍相关疾病发病率大幅增加，如脑卒中、帕金森病和痴呆（图 4–4）（Muhle 等，2015）。

考虑到这种多元病理生理学背景，就可以理解为什么所有独立生活的老年人中多达 14% 存在吞咽障碍（Turley 和 Cohen，2009），而超过 50% 的养老院居民和约 70% 的老年住院患者受到这种疾病的影响（Lin 等，2002）。这种与年龄相关的患病率也反映在入院原因上，例如，一项前瞻性研究，70% 的吞咽障碍转诊患者年龄在 60 岁以上。此外，2000—2007 年，80—89 岁年龄组因吞咽障碍而被转诊的患者在同一时期增加了 2 倍（Leder 和 Suiter，2009），90 岁或以上年龄组增加了 3 倍。尽管患病率很高，但只有一小部分老年患者自诉吞咽障碍，一方面，这是因为受影响者没有注意到他们的吞咽问题。例如，Butler 等发现，在所有没有主诉吞咽障碍的老年人中，多达 30% 的人有严重吞咽障碍的症状，而食团的渗漏和误吸是其中一种症状（Butler 等，2009a 和 b）。另一方面，患者通常不认为老年时期表现出的吞咽障碍是一种疾病，而是将其视为衰老过程中正常且不可避免的一部分。出于这个原因，只有一小部分患者因为这种问题而寻求治疗（Turley 和 Cohen，2009）。

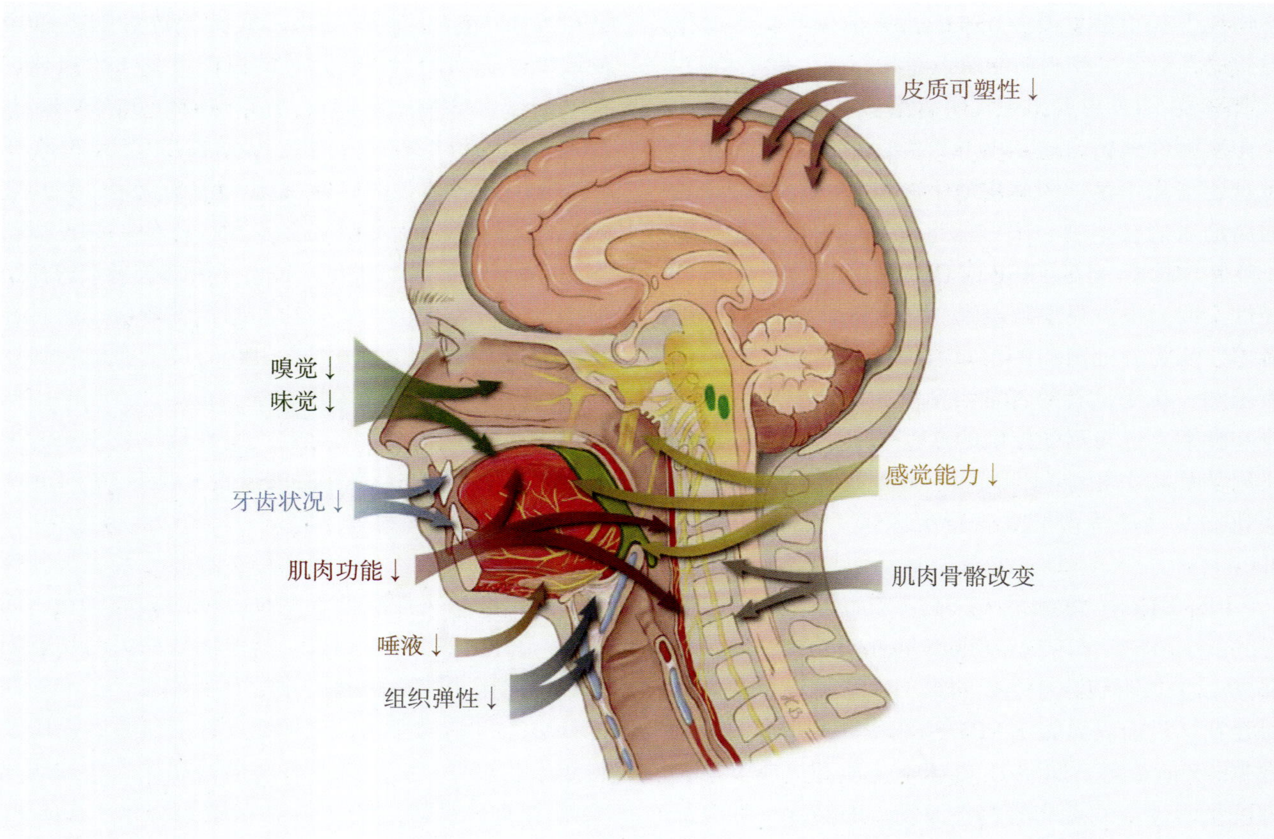

▲ 图 4-3　老年吞咽障碍的解剖表现

经 Muhle 许可转载，2015 Heike Blum 版权所有

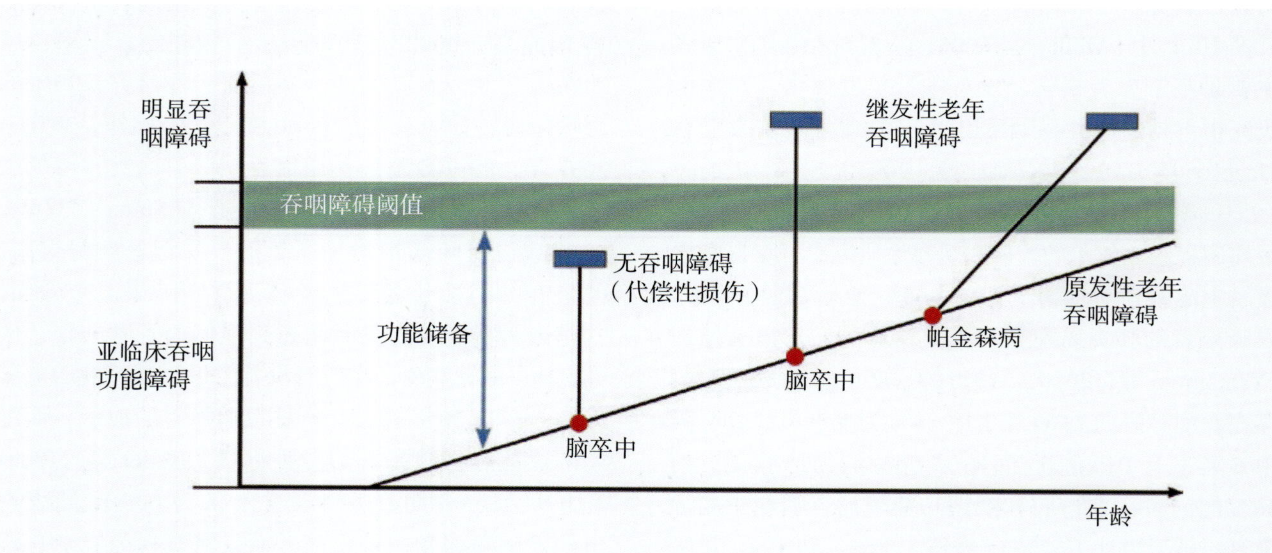

▲ 图 4-4　原发性和继发性老年吞咽障碍

经 Muhle et al. 2015 许可转载

老年吞咽障碍是严重并发症的独立预测因素，并与死亡率增加有关。一方面，增加了其发生肺炎的风险。例如，一项 70 岁以上独立生活的老年人前瞻性研究，Serra-Prat 等发现，如果出现吞咽障碍则肺炎风险会增加 1 倍（40% vs. 21.8%）（Serra-Prat 等，2012）。此外，大多数因肺炎住院的老年患者都有吞咽障碍，这也决定了感染的严重程度和恶化（Serra-Prat 等，2012）。另一方面，存在吞咽障碍的老年人往往营养不良，并伴随身体功能和精神状态下降，最终导致衰弱加剧。尽管营养不良是一种多因素问题，但在这项前瞻性研究中，吞咽障碍在一年时间内使该并发症风险增加了 2.7 倍。这一结果与一项养老院居民的横断面研究惊人的一致。在这些个体中，发现有吞咽障碍个体营养不良的可能性是非吞咽障碍组的 3 倍（Suominen 等，2005）。

除这些医学并发症外，还应考虑老年人吞咽障碍的社会心理后果。饮食是社交活动不可或缺的一部分，与建立和维持友谊及参与休闲活动特别相关。而吞咽障碍会导致社会孤立感，因为感到尴尬并在进餐时感到焦虑或恐慌，往往倾向于避免在公共场合进食，这会导致社会孤立、情绪低落和抑郁以及生活质量下降（Ney 等，2009）。

1. 内镜检查结果 一项 FEESST 研究 Aviv（1997）证实了随着年龄的增长，咽部的敏感性会降低。20—40 岁受试者的咽部感知平均阈值为 2.06mmHg，该阈值在 40—60 岁组中增加到 2.45mmHg，在大于 60 岁的年龄组中增加到 2.97mmHg。此外，Butler 等的 FEES 研究（2009a 和 b）表明，在没有主诉吞咽障碍的老年受试者中（平均年龄分别为 75 岁和 79 岁），渗漏和误吸的发生率分别为 11%～15% 和 2.75%～6.5%。Kelly 等（2008）通过 FEES 比较了 30 名年龄大于 65 岁的健康受试者与 21 名年龄小于 40 岁的健康受试者的残留量。所有受试者都接受了 6 个量和不同稠度的食团。残留物严重程度以五分制评分。与既往的 VFSS 研究不同，两个研究组之间的平均残留评分没有显著差异。研究结论是内镜检测有残留物是一种病理改变，即使在年龄较大（>65 岁）时也是如此，而不应将其解释为与年龄相关的正常吞咽功能变化。

2. 影像学发现 老年人的吞咽障碍会影响吞咽的各个阶段。老年健康志愿者的测试结果显示口腔期延长（Kim 等，2005），等长舌压降低（Robbins 等，1995），舌运动较慢（Rofes 等，2010），吞咽反射延迟（Tracy 等，1989），每次吞咽的食团较小，液体过早溢入到咽部，咽部残留物积聚，与年轻健康受试者相比，喉部渗漏率更高（Yoshikawa 等，2005），喉闭合延迟（Rofes 等，2010）。Ney 等（2009）相关综述指出年龄相关的吞咽变化导致自主口腔期和非自主咽期存在进行性脱节。

> 阿尔茨海默病相关吞咽障碍的特征是口触觉“失认 / 吞咽失用症”，主要表现为口腔期，以及从口腔期向咽期过渡障碍（吞咽感觉部分的主要问题）。血管性痴呆患者神经源性吞咽障碍是异质性的，取决于血管病变的位置，主要影响吞咽的运动部分。额颞痴呆导致神经源性吞咽障碍，特征是明显的过早溢出和（或）咽部食团清除不佳。神经源性吞咽障碍可能是 Lewy 体痴呆的首发症状，吞咽阶段咽期比口腔期更容易受损。老年吞咽障碍（与年龄有关的吞咽功能变化）应与痴呆相关的吞咽障碍相鉴别。

三、运动失调

（一）帕金森综合征

帕金森综合征临床特征主要表现为运动症状，包括运动迟缓、僵直、震颤和姿势不稳。非典型和有症状型帕金森病应与特发性帕金森病区分开来（Schwarz 和 Storch，2007）。帕金森综合征的所有类型中，神经源性吞咽障碍是肺炎的主要危险因素，而肺炎又是这些患者死亡的主要原因（Prosiegel 等，2012）。此外，帕金森病中的神经源性吞咽障碍会导致生活质量显著下降、对多巴胺能治疗反应不足和严重营养不良（Miller 等，2006）。

1. 帕金森病 帕金森病（Parkinson’s disease，PD）是一种很常见的神经系统疾病，发病率为 10/100 000，患病率为 300/100 000（Ceballos-Baumann，2005b）。根据主要运动症状表现分为肌肉僵硬强直型、震颤为主型和混合型。超过 50% 的 PD 患者在疾病进展中会出现神经源性吞咽困难（Edwards 等，1992，1993；Pfeiffer，1998）。患者自己意识到并主诉有吞咽障碍时通常已经在 PD 更晚期（平均在患病 10～11

年后），此时的平均预期寿命为24个月（Müller等，2001）。但是也有个别PD患者的首发症状是吞咽障碍（Thomas和Haigh，1995）。与对照组相比，PD早期吞咽速度显著下降（n=66；平均病程1.26年），不过吞咽功能受影响的患者并没有主诉有吞咽障碍（Moreau等，2016）。

美国1979—2010年统计的PD患者患吸入性肺炎的可能性是对照组的3.8倍。总体而言，PD患者吸入性肺炎发生率为3.6%（Akbar等，2015）。一项加拿大小型研究，调查了1994—1999年PD患者患吸入性肺炎的风险甚至增加了6.34倍（Guttman等，2004）。一项回顾性单中心研究，212名PD住院患者（平均年龄74.1岁；平均病程6年）在339次住院期间的院内吸入性肺炎发生率为2.4%。只有12.5%的患者在此之前接受了吞咽检查，总体而言只有不到1/4的患者接受了吞咽障碍评估（Martinez-Ramirez等，2015）。有调查显示吞咽障碍的PD患者，建议其仅接受肠内营养，但在随后的12个月内仍坚持经口进食，会增加吸入性肺炎的风险（Goh等，2016）。

PD患者通常自己不会意识到有吞咽障碍。此外，即使他们能发现，也很少自己主诉吞咽问题（Bushmann等，1989；Bird等，1994）。临床检查加上仪器评估，会发现超过50%的主观无症状PD患者有吞咽障碍（Bird等，1994；Fuh等，1997；Manor等，2007）。Kalf等最近的一项Meta分析显示PD患者口咽吞咽障碍的患病率主观评估为35%，而使用了客观检查技术，患病率则增加到了82%（Kalf等，2012）。

通过仪器检测发现有流涎症状的PD患者大约20%存在隐性误吸和误吸（Nobrega等，2008a），这些患者在接下来的一年内呼吸道感染的风险显著增加（Nobrega等，2008b），并且吞咽相关的生活质量随着运动障碍的进展而显著降低（van Hooren等，2016）。巴塞罗那和里斯本队列有关研究，68%的晚期PD患者（Hoehn-Yahr分期4期和5期；平均病程17.9年）合并吞咽障碍。患者主诉吞咽障碍症状严重影响他们的健康（Coelho等，2010）。最近的研究还表明，与没有吞咽障碍的PD患者相比，有吞咽障碍者更容易出现焦虑和抑郁等情感症状（Manor等，2009；Han等，2011）。

(1) 临床诊断：以下临床指征提示PD患者出现吞咽障碍的风险显著增加，因此应特别注意。

① Hoehn-Yahr分期4期和5期（Coelho等，2010）。

② 数月内非意愿性体重减轻或体重指数＜$20kg/m^2$（Lam等，2007）。

③ 流涎症状明显（Nobrega等，2008a）。

④ 帕金森病痴呆（Cereda等，2014）。

⑤ 姿势不稳伴步态异常（Park等，2015）。

许多PD患者在疾病早期就会出现咽部感觉丧失，因此在出现上述标准以前，患者及其医生常会忽略吞咽障碍的发生（Suttrup和Warnecke，2016a）。因此，在疾病早期阶段应定期进行吞咽功能临床检查。

一些标准化和经过验证的问卷可用于PD相关吞咽障碍的筛查。吞咽障碍问卷（swallowing disturbance questionnaire，SDQ）和慕尼黑帕金森病吞咽障碍测试（Munich dysphagia test-Parkinson's disease，MDT-PD）使用量表来筛查PD吞咽障碍，前者的敏感性是80.5%、特异性是81.3%，后者分别是82%、71%（Manor等，2007；Simons等，2014）。SDQ的优势在于其应用更简单。该量表包括15道吞咽功能的问题，并根据答案计算分数。得分≥11分临床提示存在吞咽障碍［临床吞咽评估和（或）FEES来判断渗漏/误吸；Manor等，2007］。MDT-PD还用于评估早期或轻度PD相关吞咽障碍。验证研究中采用的金标准各种临床吞咽评估结果结合详细FEES流程（Simons等，2014）。总共有26个问题，得分通过网站在线计算得出。≥3.65分提示早期口咽吞咽障碍，≥4.79分提示误吸方面风险增加（Simons等，2014）。

除了以上两个问卷，还可以使用吞咽障碍特异性生活质量量表（SWAL-QOL），但该量表尚未针对PD进行专门验证（McHorney等，2002）。与健康对照受试者相比，PD患者测评的SWAL-QOL所有条目得分都低，特别是进食时长、症状发作频率和睡眠等方面随着疾病发展而恶化（Carneiro等，2014）。非运动症状评定量表（通常用于记录PD的非运动症状），其中一个问题是关于吞咽障碍的（Chaudhuri等，2006；Storch等，2010）；但接受该问卷调查的PD患者仅有27%发现存在吞咽障碍，这大大低估了其患病率（Chaudhuri等，2010；Kalf等2013）。我们需牢记，帕金森病吞咽障碍绝不是单纯的非运动症状，而是一种复杂的运动症状（Suttrup和Warnecke，

2016b）。国际上采用统一帕金森病评估量表（Unified Parkinson's Disease Rating Scale）作为PD症状的分类标准，但关于吞咽障碍的条目也仅包含一个问题（在量表中第二部分，问题7）（Fahn 等，1987）。

与急性脑卒中不同，简单的饮水筛查试验用于评估PD患者误吸时意义不大，（Suttrup 和 Warnecke，2016b）。纳入45名PD患者的研究队列中，与VFSS相比，50ml饮水试验不是重度口咽吞咽障碍的可靠预测指标（Lam 等，2007）。在进行不同稠度食团吞咽试验后会检测到"咕噜声"，这也与这个试验检测到渗漏或误吸的灵敏度不足有关（Sampaio 等，2014）。因此，对于PD患者，推荐使用改良饮水试验作为筛查方法。该试验测量最大吞咽量（异常：＜20ml）或最大吞咽速率（异常：＜10ml/s）（Kalf 等，2011）。不过到目前为止，该试验仅在小型混杂人群研究中进行了评估，尚未与已确立的设备诊断工具进行比较（Suttrup 和 Warnecke，2016b）。但是在最近的一项研究中发现早期PD吞咽速度降低与VFSS测量数据异常相关（Moreau 等，2016）。未来应该对更大型患者群体的所有疾病阶段进行改良饮水试验评估。

DGN的S3指南建议使用标准化问卷并定期进行临床吞咽评估，从而使PD相关吞咽障碍得到早期诊断。FEES或VFSS等工具可用于确定吞咽障碍的严重程度（包括可靠检测出隐性误吸），还可以详细分析吞咽障碍类型（https://dgn.org/leitlinien/030-010-idiopathisches-parkinson-syndrom/）。震颤型帕金森病患者应在开、关期都进行吞咽功能的临床和设备检查评估（Nóbrega 等，2014；Warnecke 等，2014）。

(2) 内镜检查结果：一项前瞻性FEES研究纳入了15名晚期PD患者，平均年龄68岁，平均病程为13.5年，平均Hoehn-Yahr分期为4期。总体而言，发现至少吞咽一种食物稠度出现误吸的人数为7人（46.7%），渗漏人数为10人（66.7%）。最常见的异常是过早溢出（86.7%）和会厌谷可见残留物（80%；Warnecke 等，2010b）。另一项FEES研究调查了15名有运动障碍的PD患者在关期和开期的吞咽情况（中位年龄72岁；中位疾病持续时间14.3年；关期的平均Hoehn-Yahr分期3.9期）。关期最常见的异常是咽部有残留（93.3%）和过早溢出（60%），咽部有残留物主要在会厌谷多见，而在梨状隐窝较罕见。近一半的患者在关期有误吸存在。而开期，7名患者的吞咽功能有显著改善（Warnecke 等，2016）。图4-5显示了早期PD相关的运动迟缓性吞咽障碍的典型内镜表现，在会厌谷内有固体食物残留。

一项初步研究（n=18）对比了初始FEESST修改和优化的吹气方法，发现PD患者有明显的咽喉部体感缺失（杓状软骨黏膜上）。咽喉部感觉减退的这一发现与口咽部残留物有关，这能解释患者吞咽障碍缺乏自我感知，且可能是PD相关吞咽障碍的早期症状（Hammer 等，2013 年；Suttrup 和 Warnecke，2016a）。此外，另一项研究采用触碰技术，发现PD患者（n=32）与健康对照组相比存在咽部感觉缺失，这在舌根处尤为明显（Leow 等，2012）。类似的一项研究，发现有流涎的PD患者（n=28）表现出咽喉部感觉减退，其中一些患者出现唾液隐性渗漏和误吸（Rodrigues 等，2011）。

在另一项研究中，采用FEES评估了28名有流涎的PD患者唾液渗漏和误吸次数（平均年龄67岁；平均病程约8年；平均Hoehn-Yahr分期2.5期）。其中10.7%的PD患者中发现唾液隐匿误吸，28.6%的患者在声带附近发现唾液隐性渗漏。喉部结构出现感觉减退和缺乏保护性反射可能是导致以上情况的原因（Rodrigues 等，2011）。

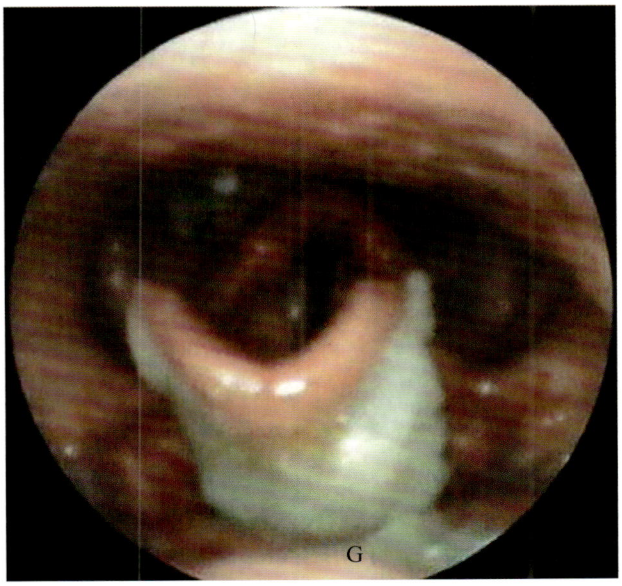

▲ 图 4-5　早期帕金森病相关运动迟缓性吞咽障碍

会厌谷有轻至中度固体食物残留（67岁患者，Hoehn-Yahr分期3期）

PD 相关口咽部吞咽障碍可能是运动症状，也可能属于非运动症状，或者（很常见）两者都有。通常运动障碍导致过早溢出和残留，而感觉减退导致隐匿渗透和误吸。遗憾的是，这个概念并未在大多数出版物中得到充分认可。对于有运动症状波动的 PD 患者，FEES 应在“关”期和“开”期均进行，并应记录自最后一次服用药物的时间间隔。

(3) 影像学检查结果：所有进行了 VFSS 的 PD 患者中，75%～97% 有吞咽异常（Pfeiffer，2003，2011），15%～56% 的患者出现误吸。与内镜研究结果一致，最常见且大约一半的患者可检测到后部溢出和咽部滞留（会厌谷比梨状隐窝更多见）（Leopold 和 Kagel，1996，1997a 和 b）。此外，发现一些 PD 患者食管上括约肌开放减少。主要原因还是由吞咽过程中咽腔压力下降造成，很少是由环咽肌功能障碍和松弛异常引起的（Pfeiffer，2003，2011）。最近的一项 VFSS 研究（*n*=34，平均年龄 71.8 岁，平均 UPDRS-Ⅲ评分 21.35 分）使用定量法评估各种咽腔参数，也发现与渗漏深度相关的气道关闭延迟（62%）和咽肌收缩减少（30.4%）有关。然而还有篇研究发现，所有 PD 患者都没有食管上括约肌相关问题（Ellerston 等，2016）。另一项 VFSS 研究（*n*=69）表明，PD 患者渗漏和误吸的预测因素是会厌谷（或梨状隐窝）有残留以及碎片化吞咽（“分次吞咽”）（Argolo 等，2015）。另一项 VFSS 研究中，有咽部吞咽障碍的 PD 患者表现出呼吸 – 吞咽协调异常（吞咽后呼吸周期频率增加和吞咽时暂停呼吸时间缩短），这可能会增加下一次呼吸周期发生吞咽后误吸的风险（Troche 等，2011）。这一病理机制进一步导致存在吞咽障碍 PD 患者咳嗽反射减弱（Ebihara 等，2003；Pitts 等，2008；Troche 等，2014a，2016；Hegland 等，2014）。

另一项研究发现 PD 患者流涎的程度也与吞咽障碍的严重程度呈正相关（Nobrega 等，2008）。通过 VFSS 还可以检测到 PD 患者口腔期和吞咽后续阶段的异常。在口腔期，食团形成、口腔残留、舌的重复泵运动、吞咽启动延迟和碎片化吞咽（“分次吞咽”）是舌和口腔肌肉僵硬、运动迟缓和震颤的直接结果（Leopold 和 Kagel，1996；Pfeiffer，2011）。最近一项 VFSS 研究证明了无痴呆症状的 PD 患者（*n*=56；Kim 等，2015）口腔期功能障碍与认知功能受损（额叶 / 执行能力和记忆功能）有关。在食管期，蠕动力不佳、输送延迟、缺乏蠕动、第 3 收缩波（弥漫性食管痉挛）和逆蠕动是常见异常（Leopold 和 Kagel，1997a）。最近一项前瞻性研究对早期 PD 患者（*n*=66；平均病程 1.26 年）进行了 VFSS，发现在多巴胺能关期没有吞咽障碍的主诉。无论运动表型如何，60% 的患者口腔期有异常，48% 的患者会厌谷有残留（Moreau 等，2016）。

此外，一项加入了 VFSS 的研究表明，双重任务情况下（吞咽期间还有额外认知任务）可以改变 PD 患者吞咽的生理学和安全性（Troche 等，2014b）。

PD 相关吞咽障碍口腔期的典型症状有舌的重复泵运动、口腔残留和食团碎片化。流涎的程度与 PD 相关吞咽障碍的严重程度相关。吞咽和呼吸协调受损加上无效咳嗽会增加咽部残留物误吸的风险。

(4) 测压结果：在较早的研究中，使用经典食管测压法（灌注或固态测压法），有时结合电视透视（视频测压法）来检测 PD 患者的食管运动障碍。一项研究对 22 名年龄在 50—84 岁的 PD 患者（5 名女性，17 名男性）进行了检查，其中 16 名（73%）检测到有食管问题。最常见的是弥漫性食管痉挛（10 名患者），3 名患者表现为缺乏蠕动。这些食管功能障碍与 Hoehn-Yahr 分期和病程无关（Castell 等，2001）。在同一研究人群中，6 名患者（27%）也发现近端食管重复性自发收缩波，贲门失弛缓症患者也可能出现这种情况（Johnston 等，2001）。在另一项研究中，19 名 PD 患者进行食管测压，发现有 4 名食管上括约肌松弛不完全，但是进行 VFSS 发现食管上括约肌开口正常（Ali 等，1996）。

最近的一项研究发现刚诊断出的，即疾病早期阶段的，PD 患者（*n*=54；平均年龄 67.1 岁；平均病程 11.5 个月；平均 Hoehn-Yahr 分期 1.6 期）通过咽食管阻抗测压能证明已经存在管状食管病变（尤其是异常蠕动和不完全通过），这个发现早于有吞咽障碍临床表现之前。这些障碍在具有轴向运动症状（姿势不稳和步态障碍）的 PD 亚型中最为明显。因此得出结论，食管运动障碍可能是 PD 的另一种早期非运动症状（Sung 等，2010）。

最近的研究使用高分辨率测压法（high-resolution manometry，HRM）来评估 PD 患者食管运动的改变。Suttrup 等使用食管 HRM 回顾性研究了 PD 患者（*n*=65）的不同疾病阶段，包含 Hoehn-Yahr 所有分期的 PD 患者中，95% 使用 HRM 检测到的参数提示有病理改变。根据芝加哥分型，1/3 的 PD 患者食管测压特征为食管运动功能严重障碍。最常见的是低压蠕动。在 Hoehn-Yahr 分期较高（≥3 期）的患者中，表现为远端食管痉挛。总体来说，该检查可以发现异常，特别是管状食管（尤其是蠕动和食管内压）。检测食管上括约肌和食管下括约肌仅表现为轻微改变（Suttrup 等，2017）。Jones 和 Ciucci 将咽部 HRM 与同步电视透视相结合，将早中期 PD 患者（*n*=26）与年龄和性别相匹配的对照受试者进行比较，发现 HRM 参数有特异性，尤其测得的腭咽部最大压力和压力变异性，可发现吞咽行为的早期异常，而电视透视无法提供此类参数（Jones 和 Ciucci，2016）。

PD 患者常患有食管吞咽障碍。管状食管低压蠕动最常发生在疾病早期，而疾病后期有弥漫性食管痉挛的可能。原发性食管上括约肌开放障碍在 PD 患者中很少见。

(5) 肌电图结果：Ertekin 等对 58 名（20 名女性，38 名男性）年龄 43—80 岁的 PD 患者，轻至中度（Hoehn-Yahr 分期 1～3 期）进行颏下肌电图（electromyography，EMG）检查。结果发现吞咽反射延迟、咽期显著延长和环咽肌收缩正常（Ertekin 等，2002b）。另一项 EMG 研究对 28 名（8 名女性，20 名男性）年龄 48—84 岁的 PD 患者进行了吞咽情况检查，研究结果是吞咽时 EMG 信号显示舌骨上 / 颏下肌、咽喉肌活动运动迟缓，口腔期到咽期启动时间间隔延迟以及吞咽持续时间延长。吞咽障碍的严重程度与疾病病程以及 UPDRS-Ⅲ（第三部分：运动检查）呈正相关。28 名 PD 患者中，仅发现 2 名环咽肌开放异常（Alfonsi 等，2007）。

(6) 数字相位计：对 21 名 PD 患者，使用数字相位计（通过压电传感器检测喉部运动）监测了自主吞咽频率，并与 21 名健康对照受试者进行了比较，患者的自主吞咽频率显著降低（每分钟吞咽次数 0.8 vs. 1.18，$P<0.05$）。完成喝 200ml 水的任务时，PD 患者的平均耗时更长。吞咽功能受损后，患者会增加吞咽频率并减少每次吞咽量来进行代偿（Pehlivan 等，1996）。

PD 患者流涎通常不是由唾液分泌增加引起，而是由自主吞咽频率降低和（或）吞咽障碍导致唾液吞咽能力降低所致。

(7) 非典型帕金森综合征：非典型 PD 比 PD 少得多，也是神经退行性变化导致的，包括进行性核上性麻痹（progressive supranuclear palsy，PSP）、多系统萎缩（multiple system atrophy，MSA）和皮质基底节变性（corticobasal degeneration，CBD）。与 PD 相比，疾病过程中更早更常见严重的神经源性吞咽障碍（O'Sullivan 等，2008；Litvan 等，1996）。

2. 进行性核上性麻痹 年龄＞50 岁的人群中，PSP 的发病率是 5/100 000，患病率约为 6/100 000。PSP 临床特征是对称性、少动 – 强直综合征，主要是轴向受累、垂直性核上性凝视麻痹、在疾病早期发生跌倒和认知功能障碍（Schwarz 和 Storch，2007）。PSP 有 6 种临床表型：① Richardson 综合征（PSP-RS，PSP 典型表型）；②以 Parkinson 综合征为主要表现的 PSP（PSP-P，临床发作类似于 PD）；③伴有运动不能和冻结步态的 PSP（PSP-PAGF）；④伴有皮质基底节综合征的 PSP（PSP-CBS）；⑤伴有进行性非流利性失语症的 PSP（PSP-PNFA）；⑥行为 bvFTD（Williams 和 Lees，2009；Levin 等，2016）。多达 80% 的 PSP 患者在疾病过程中会出现神经源性吞咽障碍。16%PSP 患者的首发症状是吞咽障碍（Litvan 等，1996）。因此推测，除了上述亚型外，还可能存在一种主要表现为延髓症状的 PSP（Respondek 等，2014）。PSP 早期出现吞咽障碍，其预后较差（中位生存期减少 1.9 年；Glasmacher 等，2017）。PSP 患者平均在发病 42 个月后会注意到有吞咽障碍症状（Müller 等，2001；Warnecke 等，2010b）。此时，平均预期寿命为 18 个月（Müller 等，2001）。另一项研究发现，在 PSP 症状出现 87 个月后，患者因吞咽障碍需要管饲（Goetz 等，2003）。因此，早期出现吞咽障碍，可能是 PSP 预后较差的原因（dell'Aquila 等，2013），而肺炎是最常见的死亡原因（Litvan 等，1996）。与此一致的是，早期出现吸入性肺炎与生存时间较短相关，一项日本学者进行的回顾性队列研究发现，肺炎发生后至死亡的中位时间为 2.3 年。早期肺部并发症的临床预测因素是跌倒和神经认知功能下降。平均而言，Richardson 综合征发生吞咽障碍的时间比以 Parkinson 综合征为主要表现的 PSP 发生得更早（3.1 年 vs. 6.6 年之后；Tomita 等，2015）。对尸检、神经病理学证实的 PSP 病例（n=100）进行表型谱回顾性研究表明：与其他亚型相比，PSP-P 和 PSP-CBS 在病程后期有严重吞咽障碍(Respondek 等，2014)。与 PD 患者不同，PSP 患者通常能自我察觉到吞咽障碍的症状，这可以使用标准化的吞咽障碍问卷进行评估（Litvan 等，1997）。由于咳嗽反射难以控制，即使是渗漏到喉前庭的很小食团也会引发持久的、不自主地咳嗽。这种剧烈、持续的咳嗽可能会让人产生发生严重误吸的错误印象，并可能经常导致临床高估这些 PSP 患者吞咽障碍的严重程度（作者的临床观察）。尚无评估 PSP 相关吞咽障碍的特定临床试验。PSP 各种临床亚型存在的吞咽障碍症状是否有所不同仍有待研究。

(1) 内镜检查结果：一项前瞻性研究使用 FEES 检查了 18 名持续 PSP 患者的吞咽功能，平均发病年龄为 70 岁，平均病程为 3.5 年，平均 Hoehn-Yahr 分期为 3.5 期，UPDRS 运动部分（UPDRS-Ⅲ）的平均得分为 37.5 分（Warnecke 等，2010b）。内镜评估吞咽功能的所有相关参数均提示患者功能受损，最常见的是过早溢出明显、吞咽反射延迟以及在会厌谷和梨状隐窝可见残留物。吞咽液体时渗漏和误吸最常见，而吞咽半固体或固体食物时显著减少；总体而言，分别在 12 名（67%）和 5 名（28%）PSP 患者中检测到渗漏和误吸。观察到大约 20% 的 PSP 患者有明显的下咽唾液积聚。早期 PSP（定义是疾病持续时间<3 年）内镜特征性表现是液体过早溢出，具有吞咽前误吸的风险（通过内镜经口食团控制测试来评估；第 3 章“FEES 结果及分级”）。内镜评估的吞咽障碍严重程度与病程、Hoehn-Yahr 分期、运动障碍和认知缺陷的程度相关，与构音障碍的严重程度没有相关性（Warnecke 等，2010b）。

(2) 影像学检查结果：1997 年发表了三篇关于 PSP 相关吞咽障碍的 VFSS 研究（Litvan 等，1997；Johnston 等，1997；Leopold 和 Kagel，1997b）。表 4-1 总结了这些研究的 PSP 患者临床资料。

发现多达 19% 的 PSP 患者存在误吸。这三项研究结果最常见的异常包括会厌谷残留以及梨状隐窝残留（不太常见的）。入组人数最多的研究（n=27，Litvan 等，1997），还发现了吞咽反射延迟、舌运动受损和食团过早溢出到咽部。吞咽食管期的主要问题是反流和第 3 收缩波（弥漫性食管痉挛）。一些 PSP 患者表现出神经源性吞咽障碍，但没有构音障碍（Litvan 等，1997）。最新的研究结果 VFSS 示 3 名 PSP-P 患者（病程 3～6 年）吞咽冻结与体重显著下降有关。透视下，这种冻结的特征表现为在咀嚼和自主吞咽过程中舌头和上腭的重复运动，频率为 6～8Hz。这个频率也是典型的步态冻结或手指敲击冻结。冻结导致口服食团的传送受到干扰（Maetzler 等，2016）。

(3) 测压结果：Johnston 等（1997）对 7 名 PSP 患者进行了咽食管测压（表 4-1）。最常见异常是在吞咽过程中出现弥漫性食管痉挛和食管上括约肌松弛不完全。

(4) 肌电图结果：一项研究对 9 名 PSP 患者（4 名男性，5 名女性；平均年龄 71 岁；病程平均 4 年；UPDRS-Ⅲ平均得分 41 分）吞咽功能进行了肌电图研究。证实了咽喉肌活动运动迟缓，为吞咽过程中运动迟缓的肌电图表现。与 PD 患者不同，所有 PSP 患者都表现出环咽肌无电静息（Alfonsi 等，2007）。

(5) 超声检查：超声评估提示 PSP 患者在喝一瓶水时，连续吞咽的次数明显减少。此外，个别患者吞咽时间明显延长（Litvan 等，1997）。

表 4-1 进行性核上性麻痹相关吞咽障碍的吞咽造影检查研究

	例 数	性别（男 / 女）	平均年龄（岁）	病程（年）	平均 Hoehn-Yahr 分期	UPDRS-Ⅲ（分）	误吸（%）
Litvan 等	27	18/9	64.9	4.3	3.4	无	19
Johnston 等	7	5/2	69.21	7	4	无	0
Leopold 和 Kagel	10	7/3	70.9	4.1	2.1	20.6	0

PSP 相关吞咽障碍的早期症状是因食团控制不佳所致的过早溢出。由于 PSP 患者吞咽障碍的严重程度通常和构音障碍的严重程度不相关，因此还必须对无构音障碍 PSP 患者进行仔细的吞咽障碍诊断。

3. 多系统萎缩　MSA 患病率为（5～10）/100 000，发病率为每年 0.5/100 000，临床特征是对称性运动障碍的 Parkinson 综合征、小脑症状、锥体束征和自主神经失调。根据主要症状，分为 Parkinson 型（MSA-P）和小脑型（MSA-C）（Schwarz 和 Storch，2007）。随着疾病的进展，超过 70% 的 MSA 患者会出现神经源性吞咽障碍（Higo 等，2005；O' Sullivan 等，2008）。MSA 患者平均在发病 67 个月后出现吞咽障碍症状，此时的中位预期寿命为 15 个月（Müller 等，2001）。引起 MSA 相关吞咽障碍的神经元机制仍然知之甚少（Fernagut 等，2012）。

(1) 内镜检查结果：目前还没有关于 MSA 相关吞咽障碍内镜特征的系统研究。根据作者的临床经验，镜下表现与 PD 患者相似。但是在对 MSA 患者进行内镜评估时，声带活动度的评估更为重要，因为外展肌声带麻痹（有时会导致吸气喘鸣）比 PD 更常见，并且在个别病例中为了保证呼吸安全需要行气管切开术（Higo 等，2003b）。此外，杓状软骨震颤是 MSA 患者典型的临床体征，是严重声门狭窄和上呼吸道梗阻的预测指标（Ozawa 等，2010）。因此，在作者的诊所中，那些存在杓状软骨震颤的 MSA 患者（包括无喘鸣伴随症状的患者）应定期在睡眠实验室接受心肺多导睡眠监测，以评估夜间睡眠呼吸暂停的程度，并在必要时开始进行无创通气。

(2) 影像学检查结果：关于 29 名 MSA 患者（16 名男性，13 名女性，22 名 MSA-C，7 名 MSA-P；平均病程 5.2 年）VFSS 研究中，检测到 21.2% 有误吸现象。最常见异常是食团推注运送延迟（72.7%）、舌根后缩幅度不足（54.5%）、食团推注控制障碍（48.5%）和喉上抬幅度减慢（39.3%）。咽部收缩不足（33.3%）、梨状隐窝食物残留（27.2%）和食管上括约肌开放异常（15.2%）的情况较为少见（Higo 等，2003a）。另一项 VFSS 研究检查了 36 名 MSA 患者（21 名男性，15 名女性，28 名 MSA-C，8 名 MSA-P），发现双侧声带麻痹和吞咽障碍之间的可能关联，但未发现这两种特征之间有统计学关联（Higo 等，2003b）。一项 VFSS 研究只纳入了主要症状在小脑的 MSA（MSA-C）患者：根据病程将患者分为 3 组，即 1～3 年组、4～6 年组和>7 年组。由于小脑功能障碍，疾病早期阶段以舌协调能力不足导致食团在口腔转移延迟为主要表现。随着疾病中晚期 Parkinson 症状的发展，口腔功能障碍明显恶化。在疾病早期，咽期几乎不受小脑症状的影响，但到疾病后期有 30%～40% 的患者喉上抬不足和咽收缩幅度减少。MSA 患者疾病中期和晚期检测到误吸分别为 14.3% 和 27.3%（Higo 等，2005）。最近的一项研究，将 VFSS 用于研究有吞咽障碍的 MSA 患者（n=16）的食管异常，肌萎缩侧索硬化患者作为对照组，与这些患者进行比较。MSA 患者食物残留、食管蠕动异常的频率明显更高。所有 MSA 患者在疾病发展过程中都表现出食管食团推注延迟越来越严重。4 名接受检查的患者死于吸入性肺炎。1 名患者有巨食管症，在进行夜间 CPAP 治疗时发生了食物反流和窒息（Taniguchi 等，2015）。为避免食管进一步扩张，MSA 患者不应在进食后立即躺下。在开始 CPAP 治疗之前，有必要评估是否存在巨食管症，因为在这种情况下，吞气症相关治疗可能会导致夜间呼吸支持治疗下的扩张食管反流（Taniguchi 等，2015；Shimohata，2016）。

(3) 测压结果：一项测压法研究发现，与健康对照组相比，纳入的 13 名 MSA 患者吞咽过程中口咽和下咽压力显著降低（分别为 73.9mmHg、85.3mmHg，对照组分别为 109.4mmHg、115.5mmHg）。此外，病程超过 5 年的 MSA 患者，发现有 60% 的食管上括约肌松弛不完全（Higo 等，2003a）。在早期的测压研究中，已证明食管上括约肌松弛不完全是 MSA 相关吞咽障碍的晚期症状（Kurihara 等，1993）。

(4) 肌电图结果：Alfonsi 等（2007）的一项研究对 9 名 MSA-P 患者（6 名男性、3 名女性；平均年龄 65 岁；平均病程 3.8 年；平均 UPDRS-Ⅲ评分 38 分）进行了肌电图检查来评估吞咽功能。结果显示咽喉肌肉活动迟缓提示吞咽运动迟缓。将 PD 患者与 MSA-P 患者区分开来的主要特征是 MSA-P 患者存在环咽肌无电静息。

确诊帕金森病的患者出现无法解释的单侧或双侧声带麻痹时提示可能存在 MSA。但是，声带麻痹与 MSA 患者的神经源性吞咽障碍不一定有关。杓状软骨震颤（MSA 的一个特征）是严重声门狭窄，可能导致上呼吸道阻塞的预测指标。MSA 患者食物残留、食管食团运送异常很常见，并可能导致反流危险。

4. 皮质基底节综合征 / 皮质基底节变性 皮质基底节综合征（corticobasal syndrome，CBS）是一组临床症候群组成的罕见疾病，在神经病理学上通常是由皮质基底节变性引起。然而，阿尔茨海默症、PSP 和其他疾病也可能发生上述改变。皮质基底节变性（corticobasal degeneration，CBD）的患病率约为 1/100 000。发病年龄主要在 60—70 岁，男女比例接近。预期寿命平均为 8 年，大多数患者死于与吞咽障碍相关的误吸（Levin 等，2016）。临床特征包括明显的不对称运动减少 - 强直综合征、单侧观念运动性失用、无规律的姿势性和动作性震颤、局灶性肌张力障碍以及额叶或皮质下痴呆。另一个特征叫作异己手 / 异己肢现象，患者认为自己的手或臂是异物（Schwarz 和 Storch，2007）。CBS 患者发生神经源性吞咽障碍的频率尚不清楚。一项包括 13 名经神经病理学证实的 CBS 病例研究发现，31% 的在平均病程 64 个月后主诉吞咽功能障碍。症状出现后的中位生存时间为 49 个月，与所有其他类型非典型 Parkinson 综合征相比，此类型生存期最长。从病理生理学层面来说，CBS 患者的吞咽障碍不是由锥体外系运动障碍引起的，而是延髓功能障碍的结果（Müller 等，2001）。然而，根据作者的临床经验，CBS 患者也可能有运动迟缓性吞咽障碍，这与 PD 类似。关于 FEES 对 CBS 相关吞咽障碍中应用还没有系统性研究。

影像学检查结果：一项研究纳入 15 名 CBS 患者（8 名男性、7 名女性；平均年龄 68.1 岁；平均病程 54.8 个月）行 VFSS 评估吞咽功能，结果发现吞咽的口腔期、咽期和食管期均存在异常。只有两名患者吞咽生理正常。口腔期最常见的异常是碎片化吞咽、舌过度运动和口腔运送异常。咽期为吞咽反射延迟。此外，最常见的异常结果是会厌谷残留，而梨状隐窝残留少见。CBS 患者检测到渗漏和误吸分别为 28.6% 和 14.3% 的。大约 1/3 的食管期存在异常，表现为反流和食管运动障碍（Frattali 和 Sonies，2000）。最近的一项采用 VFSS 比较了 24 名 CBS 患者与 24 名健康志愿者的吞咽功能。同时还进行了吞咽的超声评估，结果显示 96%CBS 患者 VFSS 异常。CBS 的一个特征是碎片化吞咽，这是由于舌运动功能障碍所致，需要多次尝试才能将食团全部吞下。52% 的 CBS 患者也有言语失用症。无误吸，吞咽障碍问卷中的主观主诉和条目无法预测 VFSS 结果（Grunho 等，2015）。

CBS 相关吞咽障碍特征是由舌运动功能异常导致的碎片化吞咽，通常伴随言语失用症。

（二）舞蹈症

1. Huntington 病 Huntington 病（Huntington's disease，HD）是一种常染色体显性遗传性锥体外系运动疾病，致病基因是 *Huntington* 基因，位于第 4 号染色体短臂上，由三个核苷酸序列 CAG 病理性重复多次出现引起的。HD 临床特征是舞蹈症、精神疾病和痴呆。当疾病进展时，患者还可能表现出手足徐动症、投掷症、肌张力障碍、震颤、肌阵挛和 Parkinson 综合征。发病年龄从儿童到 80 多岁不等，但最常见于中年，患病率为 4～8/100 000。确诊后的存活时间平均为 15～20 年（Weindl 和 Conrad，2005）。神经源性吞咽障碍在 HD 患者中非常常见，但尚无患病率的确切数据（Heemskerk 和 Roos，2011）。最近的一项研究对 37 名 HD 患者进行了详细的临床吞咽评估，发现 32.4% 的患者有临床相关吞咽障碍。年龄、病程和某些其他运动症状（例如无法伸展舌头、构音障碍和运动迟缓）之间存在显著相关性（de Tommaso 等，2015）。目前还不清楚 HD 病程中何时会出现吞咽障碍的临床表现；但已有个案报道了以吞咽障碍为首发症状的病例（Mochizuki 等，1999）。晚期 HD 相关吞咽障碍因窒息和吸入性肺炎可导致急性呼吸窘迫，这是该组患者主要死亡原因（Edmonds，1966）。此外，吞咽障碍易导致营养不良和体重减轻（Trejo 等，2004）。容易低估吞咽障碍对他们的影响（Kagel 和 Leopold，1992）；因此，详细的临床吞咽评估加上仪器诊断非常重要，且应定期复查。根据这一推理，“神经病学临床营养”指南建议在确诊时进行第一次临床吞咽评估，应至少每 6 个月进行一次复查，或在出现显著临床状况进展时复查。患者体重应每月监测一次，对有吞咽障碍临床体征的 HD 患者应至少进行一次仪器检查（如 FEES 或 VFSS），从而明确详细的病情，包括吞咽障碍类型和严重程度（Wirth 等，2013）。最新研究（Heemskerk 等，2014）发表了一份针对 HD 相关吞咽障碍严重程度问卷—Huntington 吞咽障碍评分量表（Huntington's dsease dysphagia scale，HDDS）。有些患者在呼吸过程中表现出不规则的声带运动（即声带舞蹈症）（Leopold 和 Kagel，1985）。尚无对 HD 相关吞咽障碍的内镜下表现进行系统研究。

(1) 影像学检查结果：两个观察性研究和两例个案报道中，通过 VFSS 对 HD 相关吞咽障碍进行了检查（Leopold 和 Kagel，1985；Kagel 和 Leopold，1992；Mochizuki 等，1999；Hamakawa 等，2004）。这些研究揭示了口腔准备期以及口腔推送期和咽期的障碍。在口腔准备期，最常见的异常是快速、脉冲式咀嚼食物和舌头协调能力不足。在口腔期，食团运送不协调、重复吞咽、吞咽后口腔残留等现象尤为明显。在咽期，最常见的异常是咳嗽、窒息和误吸。食管运动障碍似乎在 HD 患者中很少见（Heemskerk 和 Roos，2011）。一项观察性研究明确了两种不同 HD 相关吞咽障碍类型：①多动型吞咽障碍，特征是吞咽速度不受控制、舌舞蹈症过多出现（"变色龙舌"）、吞咽反射启动不受抑制和吞咽时出现呼吸暂停。②运动迟缓性吞咽障碍，与 PD 相似，主要特征是下颌僵硬、咀嚼效率低下和口腔运送显著减慢（Kagel 和 Leopold，1992）。

(2) 测压结果：一个案研究报道了一名 HD 患者接受了高分辨率阻抗测压（65 岁患者，舞蹈症至少 10 年，吞咽障碍 5 年，体重减轻 12kg），结果发现除了口咽部吞咽障碍外，还存在弥漫性食管痉挛（Lee 等，2012）。

> Huntington 病相关吞咽障碍临床表现为运动亢进或运动迟缓的神经源性吞咽障碍。

2. 其他神经退行性疾病引起的舞蹈症 与舞蹈症相关的，还需与 HD 鉴别诊断的其他神经系统变性疾病包括：神经棘红细胞增多综合征、泛酸激酶相关神经退行性变（PKAN）和脑组织铁沉积性神经变性（NBIA；Jung 等，2011；Schneider，2016）。对于舞蹈症 – 棘红细胞增多症和 McLeod 综合征（这是神经棘红细胞增多症的两种主要类型），有文献报道神经源性吞咽障碍的发生率分别为 62% 和 10%（Danek，2002）。最近的一项研究发现，在较晚发病（7～25 年）的非典型 PKAN 类型中，出现严重吞咽障碍（需调整经口进食或管饲）前的潜伏期为（4.5 ± 2.9）年（Tomić 等，2015）。

（三）肌张力障碍

肌张力障碍的临床特征是不自主的重复性肌肉收缩，导致手臂、腿部和（或）躯干的姿势异常（强直性肌张力障碍）以及运动异常（相位性肌张力障碍）。在某些病例中，肌张力障碍可以通过称为手势拮抗肌的感觉技巧来抑制。（包含全部类型的）肌张力障碍的患病率约为 40/100 000。肌张力障碍根据病因、发生部位、运动类型和遗传学进行分类（Ceballos-Baumann，2005a）。包括面部、咽部和（或）颈部肌肉组织的肌张力障碍可能会导致吞咽障碍，这可能是由于姿势异常（姿势或机械性吞咽障碍）或吞咽时肌张力障碍性运动障碍（肌张力障碍性神经源性吞咽障碍）引起（Riski 等，1990）。根据作者的经验，通过内镜检查可以很容易地区分这两种不同的发病机制。

1. 颈部肌张力障碍（痉挛性斜颈） 颈部肌张力障碍的患病率为 5.4/100 000，是最常见的局灶性肌张力障碍，常和其他类型的局灶性肌张力障碍有关，例如口颌、咽或痉挛性构音障碍（Ceballos-Baumann，2005a）。关于吞咽障碍发生率的相关数据并不可靠，为 22%～100%（大多数＞50%）（Ertekin 等，2002a）。通常发生相关吞咽障碍也只是轻微的，因此一般不需要改变饮食（Riski 等，1990）。

(1) 影像学检查结果：Riski 等（1990）的一项研究通过 VFSS 检查吞咽功能，43 名患者中有 22 名（51.2%）被诊断出吞咽障碍。只有 15 名患者（34.9%）主观上自我察觉到有吞咽功能受损。最常见的是吞咽反射启动延迟（68.2%）和会厌谷残留（59.1%）。还有相对少见的是不对称的食团运送（27.3%）和梨状隐窝残留（22.7%）。仅在 2 名患者中检测到液体误吸。其中一名在吞咽固体食物时依然有误吸现象（从会厌谷和梨状隐窝渗漏）。总共有 16 名患者（约 72%）表现出肌张力障碍性神经源性吞咽障碍，3 名（约 14%）有姿势性吞咽障碍，3 名（约 14%）有混合性吞咽障碍（Riski 等，1990）。

(2) 肌电图结果：Ertekin 等（2002a）使用肌电图检查了 25 名颈部肌张力障碍患者的吞咽功能，并将结果与年龄相匹配的健康人群进行比较。36% 的患者有吞咽障碍的病史和临床症状，但 72% 的患者在 EMG 检查中表现出咽部功能障碍。最常见的是颏下肌活动延长（68%）。此外，一些患者出现喉部抬高时间延长（42%）和吞咽反射延迟（31%）的情况。9 例患者进行了环咽肌 EMG，其中 7 例检查异常，尤其是静息状态下运动单位的自发性爆发，提示 UES 反射亢进或 UES 高压。总体来说，这项研究的结果表明，相比暂时性机械性或姿势性吞咽障碍机制来说，永久性神经源性吞咽障碍改变机制在颈部肌张力障碍性吞咽障碍的病理生理学中更重要。

> 大多数颈部肌张力异常引起的吞咽障碍特征是与吞咽有关的消化道张力性运动障碍（神经源性吞咽障碍）。少见的是，异常姿势会导致吞咽障碍（姿势性或机械性吞咽障碍）。有时也会出现混合型。

2. 口下颌肌张力障碍 口下颌肌张力障碍的特点是口和下颏不自主、痉挛性地张开或闭合。如果同时存在双侧眼睑痉挛，则该病症被称为 Meige 综合征。面部肌肉附近的区域（颈部肌张力障碍、痉挛性发音障碍、咽部肌张力障碍）也可能受到影响（颅颈肌张力障碍）（Ceballos-Baumann，2005a）。一项为期 10 年的观察性研究发现 15.6% 的口下颌肌张力障碍患者有进食或吞咽障碍。其中 3 名患者体重显著减轻（Papapetropoulos 和 Singer，2006）。临床中，这些患者在吞咽口腔期经常因固体食物的黏稠度出现吞咽障碍（Kreisler 等，2016）。口下颌肌张力异常患者出现吞咽障碍的概率要比预计值更高。通过 VFSS 检查发现 90% 的 Meige 综合征患者存在客观的吞咽障碍。最常见的发现是食团过早渗漏和会厌谷可见残留（Cersosimo 等，2005）。系统性评估咽部肌张力异常引起吞咽障碍的内镜特征，尚无文章发表。根据作者的经验，在伴有眼睑痉挛或口下颌肌张力异常的吞咽障碍患者中，FEES 偶尔可以检测到咽壁的肌阵挛或肌张力障碍运动。这些运动导致吞咽咽期的协调性受损，使用丁苯那嗪治疗可以改善症状（Suttrup 等，2014）。

肌电图结果：Mascia 等（2005）对 7 名患有 Meige 综合征的患者进行了吞咽过程中咬肌和口轮匝肌的 EMG，结果显示肌肉活动延长、共同收缩变得频繁、咀嚼时节律性丧失、咀嚼和吞咽之间的无声间隔增加以及从咀嚼到吞咽的运送延迟。

3. 舌骨肌局部肌张力障碍 Norby 等最近阐述了一种少见的固定在舌骨上肌肉的局灶性肌张力异常。这种肌张力异常的临床特征是言语障碍、颈前区紧张和吞咽障碍三联征。还可能存在其他颅骨或颈椎节段的额外肌张力障碍、拮抗姿势或明显的舌骨上肌群和舌骨下肌群收缩。大多数患者可以通过内镜检查发现咽喉的异常收缩（Norby 等，2015）。

4. 吞咽前肌张力障碍 Ertekin 等（2005）报道了一名 47 岁的患者，他从 15 岁起就一直主诉有非渐进性吞咽障碍，需要比其他家庭成员有更长的进食时间。需要先把固体食物碾碎才能吞咽，而且他必须非常缓慢而小心地一小份一小份地喝液体。该患者没有体重减轻或吸入性肺炎。通过肌电图发现患者在尝试吞咽时（实际吞咽动作发起前不久），口周和颏下肌肉、咬肌、环咽肌存在重复和刻板的电活动（爆发），时长 200～300ms。这种电活动类似于肌阵挛或肌张力障碍运动。在吞咽前不久，通过测压法记录到食管上括约肌压力显著增加。静息时、咀嚼时、吞咽后即刻均未发现异常。这些是特定任务的肌张力异常（吞咽前肌张力障碍）的表现，仅在吞咽期间发生。

5. 发作性运动诱发性运动障碍引起的吞咽障碍 Kumar 等（2011）报道了 2 名患有进行性、无痛性吞咽障碍和慢性咳嗽的患者（一名 80 岁男性和一名 90 岁女性），在进行 VFSS 检查时，发现吞咽期间和吞咽后的多次、快速、不规则的咽喉运动持续了 4～5s。其中一例有明显的误吸，在另一例中发现了少量的咽部残留。两名患者均未在静息期检测到咽喉运动。他们均进行了卡马西平治疗（2 × 200mg/d），2 周后运动异常和吞咽困难显著减少，且在 12 个月的观察期内改善仍持续存在。根据患者对卡马西平的反应和临床表现，作者将该疾病诊断为局灶性咽喉发作性运动诱发性运动障碍的晚期表现（Kumar 等，2011）。另一篇文章记述了一名症状相似的 77 岁患者，治疗前通过 FEES 检查发现存在唾液误吸，使用 2 × 100mg 卡马西平治疗 24h 后，患者不再表现出唾液误吸。作者还参考了 Ertekin 等撰写的与咽喉部发作性运动诱发性运动障碍相关的“吞咽前肌张力障碍”的案例（见上文）（Rizek 等，2015）。

6. 抗精神病药引起的吞咽障碍 抗精神病药引起的吞咽障碍是一种症状性肌张力异常，并与严重的并发症有关，例如吸入性肺炎、体重减轻和死亡（Bazemore 等，1991）。抗精神病药引起锥体外系运动不良反应的研究，大多没有对吞咽障碍的明确检查，因此缺乏发生率的数据。从患者表现上，可以区分运动迟缓性吞咽障碍和运动障碍性吞咽障碍。运动迟缓性吞咽障碍与 PD 类似，可伴或不伴有额外的锥体外系运动症状，通常在开始服用抗精神病药后 3 个月内出现，甚至在治疗的第一个月（早期）就出现。相比之下，运动障碍性吞咽障碍的临床表现与 HD 更类似，可伴或不伴有额外的口颌舞蹈症运动的发生。通常至少服用 3～6 个月的长期抗精神病药物治疗（晚期）才会引起运动障碍性吞咽障碍。主要导致口腔期和咽期吞咽障碍；食管期较少见。因为通常缺乏临床症状，确诊单独出现的运动迟缓性吞咽困难是一个重要的问题（Bazemore 等，1991；Dziewas 等，2007）。最近的一项研究通过 VFSS 检查发现，与年龄匹配的健康对照组相比，服用抗精神病药物的老年住院患者，吞咽功能恶化、误吸风险增加（Rudolph 等，2008）。表 4–2 列出了能引起吞咽障碍的抗精神病药物，包括经典和非典型抗精神病药（Dziewas 等，2007）。

表 4–2 导致神经源性吞咽障碍的抗精神病药

类别	药物
经典抗精神病药	• 氟哌啶醇 • 氟奋乃静 • 氟哌噻吨
非典型抗精神病药	• 氯氮平 • 奥氮平 • 喹硫平 • 利培酮 • 帕利哌酮 • 阿立哌唑

(1) 内镜检查结果：一名偏执型精神分裂症患者每天服用 15mg 氟哌啶醇 14 天后主诉有吞咽障碍，通过 FEES 检查发现长时间白屏和长时间会厌倒伏，提示咽喉收缩运动迟缓（图 4–6）和前庭襞长时间内收。此外，还观察到有间歇性会厌震颤、吞咽反射延迟触发导致液体吞咽前渗漏，以及在会厌谷和梨状隐窝有明显固体食物残留。

根据这些结果，得以诊断出该患者是由抗精神病药引起的运动迟缓性吞咽障碍，抗精神病药改为每天 6mg 利培酮。服用 4 周后，在随访检查中发现运动迟缓性吞咽障碍完全缓解（Dziewas 等，2007）。

(2) 影像学检查结果：一些病例报道了抗精神病药引起的吞咽障碍患者 VFSS 来检查结果。75% 的患者存在误吸。其他常见的异常有口腔期运送时间延长、口腔食团控制能力下降、舌运动减少、舌抽动、咽期运送时间延长以及会厌谷和梨状隐窝食物残留（Dziewas 等，2007）。

(3) 测压结果：食管测压已在几个病例报道中用于评估抗精神病药引起的吞咽障碍，主要发现是食管收缩异常、初级蠕动减少、食管下括约肌压力增加导致松弛不完全（Dziewas 等，2007）。

> 抗精神病药引起的吞咽障碍分为两种类型：①运动迟缓性吞咽障碍（早期抗精神病药引起的吞咽障碍）；②运动障碍性吞咽障碍（晚期抗精神病药引起的吞咽障碍）。

（四）Wilson 病

Wilson 病是一种常染色体隐性遗传的铜代谢异常疾病，主要导致肝、基底节和小脑（肝豆状核变性）损害，发病率为每年（15～30）/1 000 000，平均 19 岁（多在 7—37 岁）发病。神经系统症状与肝脏症状不同，通常发生在青春期后，包括构音障碍、吞咽困难、共济失调、帕金森病、运动障碍、肌张力障碍和唾液分泌过多。铜沉积于眼角膜，几乎不可避免地导致 Kayser-Fleischer 角膜环。诊断依据是 24h 尿铜排泄增加（Conrad，2005）。Machado 等（2006）进行了一项大型观察性研究，时间为 1963—2004 年，共调查了 119 名肝豆状核变性患者，50% 的病例发现有神经源性吞咽障碍。另一项研究对年龄在 27—45 岁，患有肝豆状核变性的 8 名患者进行了影像吞咽评估。将结果与 15 名健康对照受试者的结果进行比较。8 名患者中有 2 名没有神经系统症状。肝豆状核变性患者组的主要异常是口腔期运送时间延长和口腔期残留。与对照组相比，吞咽

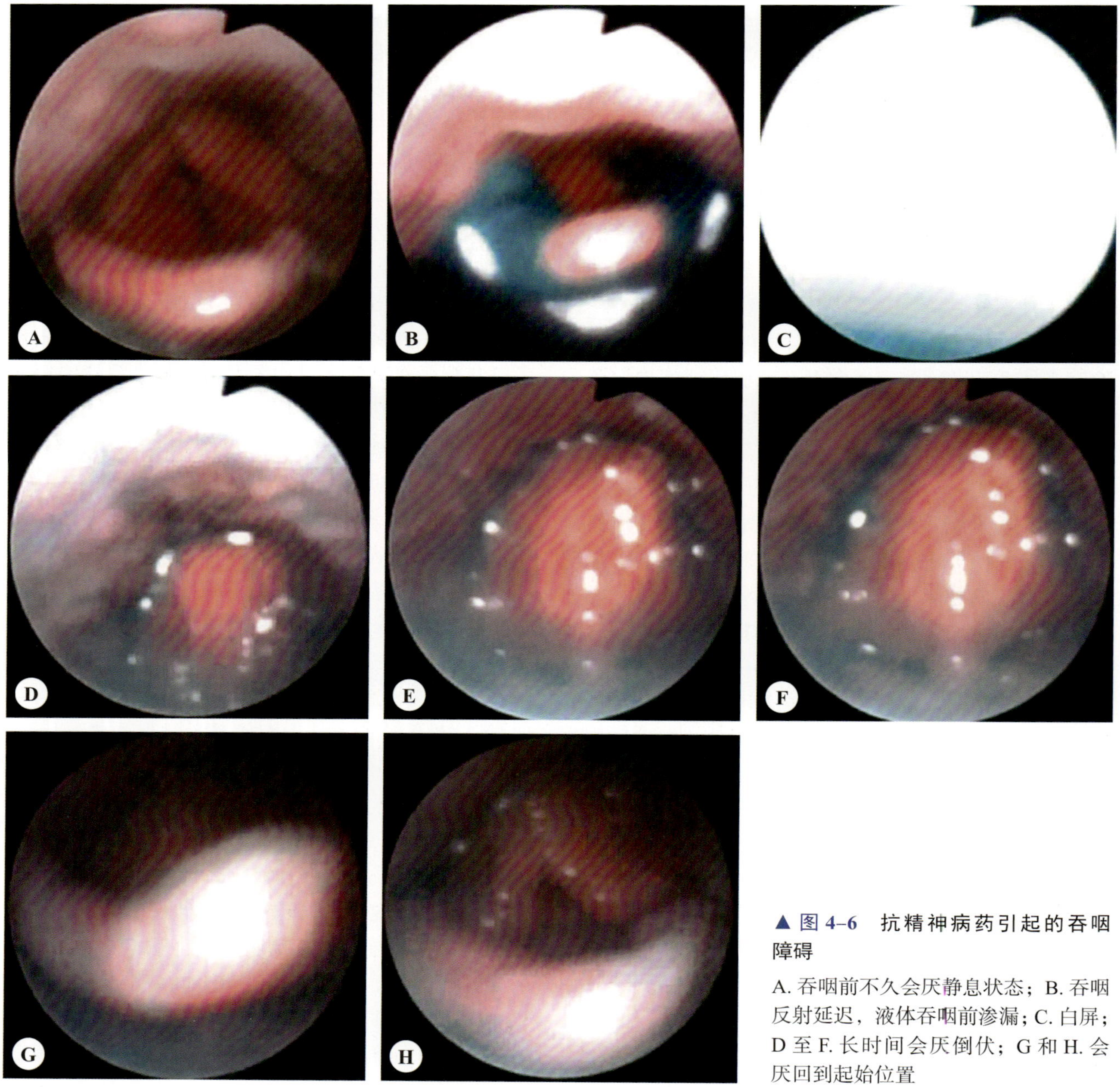

▲ **图 4-6 抗精神病药引起的吞咽障碍**

A. 吞咽前不久会厌静息状态；B. 吞咽反射延迟，液体吞咽前渗漏；C. 白屏；D 至 F. 长时间会厌倒伏；G 和 H. 会厌回到起始位置

咽期和食管期没有检测到显著差异（da Silva-Junior 等，2008）。还有研究相反，有两份研究，均纳入了患有肝豆状核变性的吞咽障碍患者，提到患者有咽期和食管期吞咽障碍（Haggstrom 和 Hirschowitz，1980；Gulyas 和 Salazar-Grueso，1988）。最近的一项研究发现进行连续检查的肝豆状核变性患者（*n*=87）中，46% 存在流涎。8 名肝豆状核变性患者接受了 FEES 检查，其中 6 名有异常，但未详细描述；这 8 名患者中有 4 名喉部敏感度受损（Trocello 等，2015）。

四、中枢神经系统炎症性疾病

（一）多发性硬化

多发性硬化（multiple sclerosis，MS）是一种 CNS 慢性炎症性、脱髓鞘疾病，典型发病年龄在 20—40 岁，患病率约为 150/100 000，年发病率为（4～8）/100 000（Wiendl 和 Kieseier，2010）。发病初期，可分为复发 – 缓解型和原发进展型。复发 – 缓解型以后可转为慢性进展，即继发进展型 MS。因为 MS 是一种播散性炎症性疾病，可累及 CNS 的所有区域，临床表现常具有异质性，包括各种神经系统症状，如轻瘫、感觉障碍、视觉障碍和共济失调（Wiendl 和 Kieseier，2010）。据研究数据，32%～43% 的 MS 患者有吞咽障碍，但常未被发现或被医生和患者低估（Thomas 和 Wiles，1999；Calcagno 等，2002；Prosiegel 等，2004；Bergamaschi 等，2008；Poorjavad 等，2010）。最近的一篇 Meta 分析共纳入 15 项研究 4510 名 MS 患者，根据主观标准，吞咽障碍的合并患病率为 36%。当仅筛选应用了设备评估吞咽障碍（VFSS 和 FEES）的研究时，患病率高达 81%；但仅有 4 项研究患者人数均较少（n=187）。此外，上述 15 项研究在纳入患者人群和应用的诊断方法均具有高度异质性，因此结果还需谨慎解读（Guan 等，2015）。

单发性神经源性吞咽障碍在 MS 患者中少见，并且主要与其他症状相关，常包括小脑和脑干体征或认知障碍（Prosiegel 等，2004）。除永久性吞咽障碍外，MS 患者还可能发生一过性吞咽障碍（De Pauw 等，2002）。在这种情况下，神经源性吞咽障碍也是公认的肺炎危险因素，吸入性肺炎是 MS 患者的主要死亡原因（Adams，1989）。MS 相关残疾越严重［扩展残疾状态量表（Expanded Disability Status Scale，EDSS）］，发生神经源性吞咽障碍的可能性越高。意大利工作组研发了一份诊断 MS 相关吞咽障碍的简易问卷，包括 10 个条目（多发性硬化吞咽障碍，DYMUS），具有非常好的内部一致性，可以区分固体食物吞咽障碍和液体吞咽障碍（Bergamaschi 等，2008，2009）。DYMUS 可由患者在不到 1min 的时间内完成，并已在大型多中心门诊患者（n=1875）中得到测试。DYMUS 和 EDSS 之间存在显著正相关（Solaro 等，2013）。

1. 内镜检查结果　最近的一项研究使用 FEES 检查了 26 名 MS 患者［男 / 女 7/19；平均年龄（46.5 ± 13.2）岁；EDSS 范围 1.0～7.5；平均 ESSD 4.7 ± 2.3］是否存在渗漏和误吸。研究人群包括复发 – 缓解型、原发性进展型和继发性进展型 MS 患者，53.8% 的患者检测到渗漏和误吸（PAS 评分为 2～5 分）。研究中未详细分析吞咽障碍的内镜表现，也没有对不同稠度食物进行差异化评估（Alfonsi 等，2013）。

2. 影像学检查结果　一项 VFSS 研究纳入了 13 名 27—69 岁伴有吞咽障碍的 MS 患者（9 例女性，4 例男性）。EDSS 为 2～9 分，12 例患者主要表现出咽期吞咽障碍，仅 1 例患者主要障碍表现在口腔期。9 名患者（69%）检测到液体渗漏，仅在 1 名患者中发现食团渗漏。大多数情况下，吞咽过程中发生渗漏是由于喉闭合缓慢或不完全所致，而由于吞咽反射延迟或食物残渣溢出所致的吞咽中渗漏是罕见的。在 1 名患者（8%）检测到吞咽后误吸。渗漏与脑干症状之间存在显著的正相关（Abraham 等，2002）。

De Pauw 等（2002）使用 VFSS 检查了 30 名 EDSS 3.5～9.5 的 MS 患者吞咽功能。最常见的异常征象为（按频率降序排列）吞咽反射延迟、口腔食团形成紊乱、会厌谷残留、多次舌运动、梨状隐窝残留和咽部收缩不足。3 名患者发生吞咽前误吸，而 1 名患者吞咽时和吞咽后误吸。与 EDSS 为 7.5 或更低的患者相比，更常见于 EDSS 为 8 及以上患者（轮椅或卧床患者）。

3. 测压结果　De Pauw 等（2002）在 30 名 MS 患者中使用了视频测压法。EDSS≥8 的 6 名患者结果显示食管上括约肌松弛不完全，而 EDSS≤7.5 的 12 名患者的结果均显示食管上括约肌正常松弛。

4. 肌电图结果　在最近的一项研究中，Alfonsi 等用 EMG 检查了 26 名 MS 患者［男 / 女（7/19）；平均年龄（46.5 ± 13.2）岁；EDSS 1.0～7.5；平均 EDSS 4.7 ± 2.3］的吞咽功能，并与对照组（n=28）比较。研究人群包括复发 – 缓解型、原发性进展型和继发性进展型。92% 的 MS 患者在吞咽过程出现至少一次 EMG 异常。58%～65% 的患者为以下异常：舌骨上 / 颏下肌电活动持续时间延长、喉抬高发作延迟和持续时间延长（Alfonsi 等，2013）。最近的一项研究使用 EMG 检测 MS 患者无明显临床症状的吞咽障碍，对 51 名轻度受累的复发 – 缓解型 MS 患者进行了检查，并与 18 名健康对照者进行了比较。分别记录 MS 发作期间、MS 发作后和在无复发间隔期间颏下肌群吞咽产生的肌电活动。虽然存在临床吞咽障碍的有 12%，但 33% 的患者出现 EMG 异常。相比 MS 发作后，更多患者在发作期间就表现出无明显临床症状的吞咽障碍。总体而言，与对照组相比，MS 患者吞咽过程中颏下肌电活动的持续时间延长（Beckmann 等，2015）。

两项研究显示 EMG 结果与脑部炎性病变的病灶或病变的程度均无相关性。有必要对更大的患者群体进行研究，以评估使用 EMG 评估 MS 患者吞咽功能的临床益处。

MS 相关吞咽障碍表现是多变的，并且取决于脑部炎性病变的分布。最常见的吞咽咽期障碍常与脑干或小脑症状有关。这些患者有永久性或一过性吞咽障碍症状。无其他神经系统症状的单纯 MS 相关吞咽障碍少见。

除上述 MS 亚型外，还有一些个例被归类为 MS，但在临床症状和神经免疫学特征上与 MS 有差别。成年后，这些特殊形式包括视神经脊髓炎（neuromyelitis optica，NMO）、急性播散性脑脊髓炎（acute disseminated encephalomyelitis，ADEM）、Balo 向心性硬化、Marburg 变异型和 Schilder 病（弥漫性脱髓鞘硬化）（Wiendl 和 Kieseier，2010）。NMO 是一种 CNS 炎症性疾病，主要累及视神经和脊髓，与水通道蛋白 –4 抗体或 NMO-IgG 相关（Wiendl 和 Kieseier，2010）。在一些水通道蛋白 –4 阴性的 NMO 患者中可检测到抗髓鞘少突胶质细胞糖蛋白（myelin oligodendrocyte glycoprotein，MOG）的抗体（Reindl 等，2013）。MOG 相关性脑脊髓炎是否属于 NMO 谱目前尚不清楚。一些严重的 NMO 谱系疾病病例中，脑干和延髓可能受累，并且通常会存在重度吞咽障碍（Wang 等，2014；Jarius 等，2016）。日本一项研究还发现 17% 的 NMO 患者（n=47）出现严重的呃逆，这与延髓导水管周围病变有关（Misu 等，2005）。

（二）细菌性和病毒性脑膜脑炎

根据受累的脑区，CNS 各种细菌和病毒感染性疾病可导致神经源性吞咽障碍。在疱疹脑炎以及肺炎球菌和脑膜炎球菌性脑膜炎 / 脑膜脑炎中是非典型的，因为与吞咽相关的 CNS 结构通常不受这些疾病的影响。然而，也有个别病例报道显示，由急性或慢性疱疹脑炎（McGrath 等，1997；Sasaguri 等，2002）引起的双侧前岛盖综合征（Foix-Chavany-Marie 综合征），可导致重度构音障碍和口腔吞咽障碍（第 4 脑卒中）。当细菌或病毒病原体引起脑干脑炎时，可发生严重的神经源性吞咽障碍。此类病例已在神经疏螺旋体病中有所描述（Kawano 等，2010）。

（三）中枢神经系统李斯特菌病

革兰阳性菌李斯特菌可引起 CNS 李斯特菌病。免疫功能低下、老年或慢性病患者和孕妇为主要易感人群。在约 90% 的病例中，CNS 李斯特菌病以脑膜炎或脑膜脑炎为主要表现形式。约 10% 的病例发生脑干脑炎（菱脑炎）——可能伴有脓肿。该疾病有非常典型的双向临床过程：首先为持续 3～10 天的前驱期，伴有发热、头痛、恶心、呕吐。第二阶段出现复视、上睑下垂、构音障碍、吞咽障碍、面瘫、轻偏瘫和意识状态降低症状。第Ⅲ、Ⅳ、Ⅵ、Ⅶ、Ⅸ和Ⅻ对脑神经最常受累（Prange 和 Bitsch，2001）。尽管使用抗生素治疗，神经源性吞咽障碍也可能会进展得非常迅速，所以可能仍需要保持长期的气管切开并留置能堵管的气切套管（Smiatacz 等，2006）。吞咽障碍或呃逆也可能是最初症状（Uldry 等，1993，第 618 页）。目前尚无使用设备吞咽障碍诊断来描述李斯特菌相关吞咽障碍的研究。

存在严重吞咽障碍和脑膜综合征时可通过临床和（或）腰椎穿刺（CSF 分析）明确李斯特菌脑炎的诊断，需重点鉴别副肿瘤性菱脑炎。

（四）脊髓灰质炎和脊髓灰质炎后综合征

脊髓灰质炎（poliomyelitis）是由脊髓灰质炎病毒引起，病毒在病毒血症期间侵袭 CNS，主要影响脊髓前角细胞和运动脑神经核，导致相应肌群的弛缓性麻痹（脊髓灰质炎前部）。可能发生单发的脑干病变（延髓脊髓灰质炎），尤其是儿童。主要是第Ⅶ、Ⅸ、Ⅹ对脑神经受累，而第Ⅴ、Ⅻ对脑神经受累较少见。吞咽肌肉的弛缓性麻痹常会导致神经源性吞咽障碍。由于全球根除计划，脊髓灰质炎病例在当今世界范围内很少见，但一些国家由于人群免疫力较低，仍存在地方性传播的风险（Prange 和 Bitsch，2001）。

高达 50% 的脊髓灰质炎患者，在疾病急性发作后的 20～40 年出现脊髓灰质炎后综合征。既往受累和（或）未受累肌肉将出现新的麻痹症状，可能伴有疲劳以及肌肉和关节痛。约 1/3 的脊髓灰质炎后综合征患者主诉吞咽困难（Soderholm 等，2010）。与无延髓受累的患者相比，延髓脊髓灰质炎患者的吞咽障碍更加频繁和严重（Sonies 和 Dalakas，1991）。脊髓灰质炎后综合征相关吞咽障碍会影响吞咽的所有阶段，无论最初是否存在延髓受累（Sonies，1996）。一项研究对 32 名脊髓灰质炎后综合征患者的吞咽功能进行了 VFSS 和超声评估（平均年龄 48.9 岁），仅 14 名患者主诉有吞咽困难，31 名 VFSS 检查有口咽期吞咽功能异常，常见异常有舌活动度受限、单侧食团转运至咽部障碍、会厌谷和梨状隐窝残留、转运至咽部障碍、咽部收缩延迟和食管运动延迟。2 名患者检测到误吸。超声扫描显示，与无症状患者相比，有症状患者单次干吞咽时间显著延长（2.67 vs. 1.65s）（Sonies 和 Dalakas，1991）。32 名患者中的 11 名在 4 年后的随访研究中再次接受了检查。结果示吞咽的口腔期和咽期障碍加重：舌活动度降低、咽期开始延迟、舌骨抬高异常、单侧食团转运至咽部和环咽区残留。此外，一些患者检测到食管反流。这些发现为脊髓灰质炎后相关吞咽障碍的缓慢进展提供了证据（Sonies 和 Dalakas，1995）。

如果有脊髓灰质炎病史的患者出现缓慢进展的神经源性吞咽障碍，鉴别诊断必须包括脊髓灰质炎后综合征。

（五）破伤风

破伤风在发达国家是一种罕见病，发展中国家每年约有 100 万人患破伤风。接种破伤风梭菌后，厌氧芽孢梭菌的孢子转变为杆状繁殖体，产生金属蛋白酶破伤风毒素（又称破伤风痉挛毒素）。毒素通过逆转运进入脊髓和脑干，阻断甘氨酸和 GABA 的抑制性递质。经过数小时至数周的潜伏期后，出现痉挛，导致全身性破伤风伴肌肉僵硬和广泛的自主神经不稳定（Prange 和 Bitsch，2001）。在罕见的颅颈破伤风（约 3% 的病例）中，痉挛仅限于面部和颈部肌肉组织（Jagoda 等，1988）。典型症状有牙关紧闭（下颌肌肉强直性痉挛）和痉笑（面部肌肉强直性痉挛伴僵硬性笑容）（Prange 和 Bitsch，2001）。由于咀嚼和吞咽肌群痉挛，口咽期吞咽障碍也很常见（Restivo 等，2006）。不同的患者人群 46%～100% 的破伤风患者在病程中会出现吞咽障碍（Peetermans 和 Schepens，1996；Rauch 等，2006）。在破伤风的临床分期系统中，吞咽障碍处于第二阶段：Ⅰ= 牙关紧闭，Ⅱ= 吞咽障碍 – 误吸，Ⅲ= 呼吸困难 – 发绀（Aydin 等，2003）。然而，吞咽障碍也可能是破伤风的首发症状或患者能感知到的首个症状（占所有患者中 30%）（Edrington，1966；Rauch 等，2006）。此外，未主诉吞咽障碍的破伤风患者的临床评估显示有吞咽障碍的迹象（Aydin 等，2003）。破伤风相关吞咽障碍与死亡率增加相关（Anuradha，2006）。然而，如 Duning 等（2007）发表的病例报道所示，即使在最严重的破伤风病例中（ICU 持续数周），患者也可能从神经源性吞咽障碍中完全恢复。FEES 可用于监测患者吞咽障碍的病程。破伤风相关吞咽障碍的荧光摄影检查和肌电图研究在其他独立病例报道中有过报道。对 1 例伴有牙关紧闭、痉笑、颈部肌肉强直、吞咽障碍的 72 岁破伤风患者运用 VFSS 进行 3 次吞咽功能评估。在初次检查中，检测到重度吞咽障碍伴液体误吸。约 4 周后，中度吞咽障碍仍然明显，表现为少量液体和食团渗漏以及会厌谷和梨状隐窝残留，未再发现误吸。15 个月后，观察到患者的吞咽障碍进一步改善，此时诊断为轻度吞咽障碍，不再有渗漏或误吸，但仍有食物残留（Lathrop 等，1989）。另外 2 例有吞咽障碍的破伤风患者在 VFSS 中显示咽部食团清除不完全和食管上括约肌开放不完全（Restivo 等，2006）。破伤风患者通常在咬肌肌电图检查中表现出持续的、非抑制性的随意运动。此外，不会发生所谓的沉默期（神经冲动后的电沉默）（Mastaglia，2001）。肌电图上，在环咽肌和咽下缩肌在吞咽过程中也发现了强直性活动亢进（Restivo 等，2006）。

单独发生的神经源性吞咽障碍可能是破伤风的首发症状。在这种临床情况下神经源性吞咽障碍多伴随牙关紧闭和痉笑。

五、肿瘤

（一）脑肿瘤和转移瘤

脑肿瘤和转移灶使得吞咽中枢和（或）周围神经系统相关结构受累时，会引起神经源性吞咽障碍。所有原发性脑肿瘤的年发病率为 12/100 000（Wrensch 等，2002）。综合几项研究，脑肿瘤引起的神经源性吞咽障碍的发病率为 15%～60%（Newton 等，1994；Mukand 等，2001；Wesling 等，2003）。然而，由于缺乏通过仪器评估进行的系统性研究，目前无法得出发病率的可靠结论。幕上和幕下脑肿瘤均可伴有吞咽障碍。单侧小脑幕上肿瘤以占位性脑水肿为特征的肿瘤尤其常伴有神经源性吞咽障碍（Newton 等，1994）。脑干肿瘤引起严重的神经源性吞咽障碍，从而导致脑干吞咽中枢病变（Prosiegel 等，2005a）。总的来说，脑干肿瘤比幕上肿瘤少见得多。脑干肿瘤最常见的有胶质瘤、室管膜瘤、髓母细胞瘤、神经节瘤和脉络丛的肿瘤。Guillamo 等（2001）发现 15% 的成年脑干胶质瘤患者存在神经源性吞咽障碍；然而，肿瘤切除后也可能发生神经源性吞咽障碍，这可能是由于术中吞咽相关区域膨胀和挫伤所致，或由于手术导致的水肿所致（Newton 等，1994）。许多脑肿瘤患者不能充分管理其吞咽障碍，应向他们提供特别详细的诊断检查，其中包括仪器评估（Newton 等，1994）。高级别（高度恶性的）胶质瘤（Ⅲ级 + Ⅳ级）患者在疾病的最后阶段会出现嗜睡和（或）吞咽障碍。两种症状的发生率在生命的最后几周显著增加，大多数情况下导致停用口服药物，尤其是抗惊厥类药物。意识丧失、失用症、肌无力和嗜睡是生命最后阶段吞咽功能恶化的主要原因（Koekkoek 等，2014）。

最近的一项研究比较了脑肿瘤患者（n=40）与具有相同脑部病变定位的年龄和性别匹配的脑卒中患者（n=40）吞咽障碍 VFSS 表现。72.5% 的脑肿瘤患者检测出吞咽障碍。幕下脑肿瘤患者发生吞咽困难的频率显著高于幕上患者。吞咽障碍特点在脑肿瘤患者和脑卒中患者之间没有差异。有小脑幕下脑肿瘤患者吞咽障碍在 VFSS 中的渗漏 / 误吸明显比有小脑幕上肿瘤的吞咽障碍患者更严重，并在会厌谷和梨状隐窝中显示出更频繁的残留以及吞咽反射减弱。相比之下，良性和恶性脑肿瘤患者的吞咽障碍表现无显著差异（Park 等，2013a）。

颅底肿瘤在保留脑组织本身的同时，损伤与吞咽相关的脑神经，也会导致神经源性吞咽障碍。通常，除吞咽障碍外，临床上在神经系统检查中也可检测到第Ⅸ、Ⅹ、Ⅺ和（或）Ⅻ对脑神经的（大部分）单侧麻痹。内镜下，应用咽部挤压手法（第 3 章“FEES 结果及分级”）可诊断由第Ⅸ、Ⅹ对脑神经损伤引起的单侧咽部麻痹。第Ⅸ、Ⅹ、Ⅺ对脑神经共同经颈静脉孔在颅后窝沿颅底走行，舌下神经（脑神经Ⅻ）经舌下神经管略向内侧走行。颈静脉孔单侧病变所致的第Ⅸ、Ⅹ、Ⅺ对脑神经功能障碍也称为 Vernet 综合征（图 4-7）（Vernet，1918）。在颈静脉孔处，颈静脉血管瘤最常见，而基底脑神经的神经鞘瘤或脑膜瘤则较为少见。一项回顾性病例研究（n=83），颈静脉球血管瘤导致吞咽障碍的患者占 6%，而 14.3% 的脑膜瘤患者表现出吞咽障碍（Fayad 等，2010）。Collet-Sicard 综合征包括第Ⅸ～Ⅻ对脑神经单侧病变（Prashant 和 Franks，2003），这常由侵袭枕骨粗隆的肿瘤引起。然而，即使在临床上无法检测到脑神经麻痹，颅底肿瘤也可引起吞咽障碍（Tsao 等，2008）。

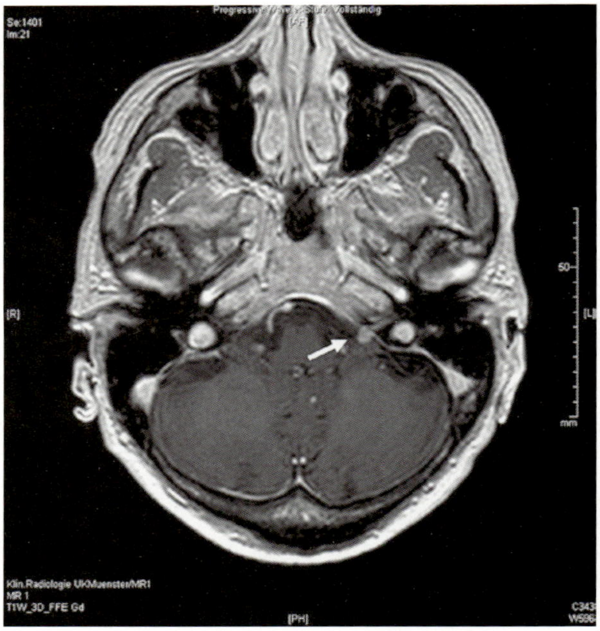

▲ 图 4-7　MRI 示左颈静脉孔脑膜瘤

图片由 Institute of Clinical Radiology at Münster University Hospital（Prof. Dr. W.Heindel）提供

> 脑肿瘤引起的神经源性吞咽障碍表现取决于肿瘤在 CNS 的定位，与其分级和分期无关。特点与相同病灶的脑卒中引起的吞咽障碍相似。出现与尾侧脑神经单侧麻痹相关的神经源性吞咽障碍，颅底肿瘤（尤其是颈静脉孔内或颈静脉孔处）是可能的病因。

（二）肿瘤性脑膜炎

肿瘤性脑膜炎源于肿瘤细胞浸润脑膜。这类疾病可见于单侧或双侧脑神经麻痹，尤其常见于第Ⅲ、Ⅵ对脑神经麻痹。第Ⅸ、Ⅹ对脑神经较少受累，但如果发生，可导致神经源性吞咽障碍（Wasserstrom 等，1982）。据报道，1 名患者曾因乳腺癌继发癌性脑膜炎出现急性吞咽障碍伴体重减轻 4 周（Aiyer 等，2016）。

（三）副肿瘤综合征

副肿瘤综合征是一种与肿瘤相关的少见病，并非由直接侵袭、转移、脑膜病或治疗引起。肿瘤患者中约 10% 患有神经系统症状，其中 10% 的症状是由副肿瘤综合征引起的。副肿瘤综合征通常先于肿瘤症状出现，在某些情况下，可能与肿瘤确诊间隔数年。通常，可检测到特异性抗神经元抗体，神经系统症状通常为亚急性（Graus 等，2004）。各种副肿瘤综合征与神经源性吞咽障碍有关，如在第 4 章中描述过的 Lambert-Eaton 肌无力综合征（LEMS），第 4 章肌炎中的副肿瘤性多发性肌炎 / 皮肌炎。亚急性小脑变性和神经性肌强直的孤立病例中也可见吞咽障碍（Geomini 等，2001；Botez 等，2010）。

副肿瘤性脑干脑炎　副肿瘤性脑干脑炎或菱脑炎影响中脑、脑桥和（或）延髓，可与延髓吞咽障碍同时发生（Vigliani 等，2009；Berger 等，2009）。其他神经系统症状包括头晕、复视、共济失调、核上性凝视麻痹、动眼神经麻痹、外展神经麻痹、构音障碍和中枢性通气不足。小细胞肺癌、前列腺癌、精原细胞瘤、乳腺癌、卵巢癌和胸腺瘤是常见原发灶。一项 22 名抗 Hu 脑干脑炎患者的病例研究中，50% 的病例的初始症状包括出现持续数天至数周的延髓吞咽障碍。在疾病的进一步病程中，几乎所有其他患者中均观察到延髓症状，包括吞咽障碍（Saiz 等，2009）。表 4-3 总结了常伴有神经源性吞咽障碍的主要副肿瘤综合征（Giometto 等，2010）。

表 4-3　常伴有神经源性吞咽障碍的副肿瘤综合征

副肿瘤综合征	抗神经元抗体（相关肿瘤）
菱脑炎	• Hu • Ma/Ta • CV2/CRMP5 • 抗神经元突触囊泡抗体［小细胞肺癌、胸腺瘤、乳腺癌、生殖细胞瘤（睾丸 / 卵巢）、Merkel 细胞癌（皮肤）、淋巴瘤］
Lambert-Eaton 肌无力综合征（LEMS）	SOX1、VGCC[a]（小细胞肺癌）
重症肌无力（MG）	Titin、AchR[a]、MUSK[a]（胸腺瘤）
皮肌炎（DM）	Jo1[b]、Mi2[b]、SRP[b]（卵巢癌、肺癌、胰腺癌、胃癌、结肠癌、非霍奇金淋巴瘤）

a. 表面抗体；b. 细胞内非副肿瘤抗体

六、运动神经元病

运动神经元病的特征是皮质、延髓和脊髓运动神经元的变性。根据皮质运动神经元（第一运动神经元、锥体束）以及延髓和脊髓运动神经元（第二运动神经元、脑干和灰质前角）的受累情况，可以区分不同的临床分型。

（一）肌萎缩性侧索硬化

肌萎缩侧索硬化（amyotrophic lateral sclerosis，ALS）是最常见的获得性神经肌肉疾病。其发病率为（1～2）/10 万，患病率为（5～6）/10 万。散发性 ALS 最为常见，遗传性或家族性 ALS 仅占所有病例的 10%。许多基因和位点的变异似乎与 ALS 易感性相关，如 *SOD1*、*TARDBP*、*C9ORF72*、*FUS*、*ANG*、*OPTN*、*SETX* 和 *SQSTM1* 基因突变。病理学上，ALS 表现为第一、第二运动神经元快速进行性变性。上运动神经元的临床表现有无力伴迟缓、反射亢进和痉挛，而下运动神经元变性的特征是无力、萎缩或肌萎缩和肌束震颤。平均预期寿命为 3 年，患者经常死于呼吸肌受累和吞咽障碍相关吸入性肺炎导致的呼吸衰竭（Sieb 等，2009）。多达 30% 的 ALS 患者在发病时发现延髓症状，包括神经源性吞咽障碍。几乎所有 ALS 患者都会伴随疾病进展而出现延髓症状（Kuhnlein 等，2008）。营养不良、体重减轻和重度吞咽障碍均与生存时间缩短相关（Rio 等，2010）。日本一项大型观察性研究（*n*=3428，2003—2006 年新登记的病例），在散发性 ALS 患者中，有 57.8% 的患者在纳入全国数据库时有神经源性吞咽障碍，21.1% 以吞咽障碍为首发症状。起病较晚的患者吞咽障碍发生频率显著高于起病较早的 ALS 患者。在疾病进展过程中，吞咽障碍仍然是第一组患者的主要临床体征之一（Atsuta 等，2009）。由于疲乏、进餐持续时间延长和沟通受损的问题，ALS 相关口咽吞咽障碍与生活质量显著下降相关（Paris 等，2013），当发生误吸或疾病进展至晚期时，生活质量降低尤其明显（Tabor 等，2016）。

ALS 诱导的吞咽障碍可能表现为假性延髓性麻痹“中枢性”吞咽障碍或延髓性麻痹“外周性”吞咽障碍（Kraft 等，2010），但病程中常见混合模式。一项前瞻性研究发现，用于记录 ALS 相关症状和疾病进展的 ALS 功能评定量表（ALSFRS-R）的吞咽相关项目与使用 VFSS 测量的客观吞咽功能之间存在很强的相关性（Kidney 等，2004）。ALSFRS-R 的第 3 项专门探讨了患者的吞咽功能：①正常的饮食习惯；②早期进食问题，偶有窒息；③饮食黏稠度改变；④需要补充管饲；⑤ NPO（完全胃肠外或肠内喂养）。为了记录 ALS 相关吞咽障碍的临床严重程度，Hillel 和 Miller（1989）开发了 ALS 吞咽严重程度量表（ALSSSS）（表 4-4）。临床上很少使用该量表。

表 4-4　肌萎缩侧索硬化吞咽严重程度量表（ALSSSS）

ALSSSS1	不经口进食，无吞咽反射，无吸入分泌物
ALSSSS2	不经口进食，存在反射性吞咽
ALSSSS3	使用或需要管饲，经口摄入量＜50%
ALSSSS4	使用或需要管饲，经口摄入量＞50%
ALSSSS5	饮食稠度改变为流质饮食
ALSSSS6	饮食稠度改变为软性饮食
ALSSSS7	饲喂时间延长、咬合部位变小、稠度增加
ALSSSS8	哽咽窒息发作的早期进食问题
ALSSSS9	轻度异常
ALSSSS10	正常吞咽

引自 Hillel and Miller，1989；Goeleven et al，2006.

误吸尤其常见于 ALSSSS 评分为 6 或更低的患者；因此，应通过设备吞咽障碍评估对已改变饮食的患者进行评估（Goeleven 等，2006）。最近发表的一篇文章中，引入了另一个用于神经肌肉疾病中吞咽障碍分类的 8 步量表。该神经肌肉疾病吞咽状态量表（neuromuscular disease swallowing status scale，NdSSS）还在更大的 ALS 患者组中进行了可靠性和有效性测试（n=84）（Wada 等，2015）。筛查 ALS 相关口咽吞咽障碍的特异性临床测试尚未发表。与 VFSS 金标准相比，在 20 名 ALS 患者的小型初探性研究中，容积 – 黏度吞咽试验（volume-viscosity swallow test，VVST）显示灵敏性为 93%，特异性为 80%（Paris 等，2012a）。需要更大患者人群的研究来评估该测试用于 ALS 患者筛查的获益。Ruoppolo 等发现舌运动受损可预测 FEES 发现的吞咽障碍（Ruoppolo 等，2013）。此外，已证明测定自主咳嗽气流有助于识别 ALS 患者渗漏 / 误吸风险增加（Plowman 等，2016a）。

在设备吞咽障碍诊断过程中，吞咽的口腔期和咽期障碍通常很明显，即使对无主诉吞咽障碍，饮食习惯正常的 ALS 患者也是如此（Higo 等，2004）。因此，建议设备吞咽障碍诊断应在延髓症状出现 6 个月内进行，并应定期对这些患者进行重新评估（如每 3～6 个月 1 次）（Higo 等，2004）。

1. 内镜检查结果　Leder 等（2004）的研究中 17 名 ALS 患者主诉吞咽问题，近 60% 的患者无论疾病是以延髓症状开始，还是其他肌群受影响开始，存在液体误吸或液体误吸风险增加。随着疾病进展，吞咽前流入下咽的食团深度显著增加。在这些情况下，建议使用液体增稠剂，可以更安全地吞咽。3 名患者在会厌谷、梨状隐窝和（或）喉前庭中检测到固体食物残渣。随着疾病的进展，残留物的数量会随着时间的推移和咽部肌肉逐渐无力而增加。在这种情况下，建议减小食团大小，并在吞咽食团后进行饮用液体或重复干咽。另一项小型病例研究（n=11），FEES 证实有吞咽障碍的 ALS 患者吞咽液体时渗漏和误吸的风险较高，常发生在吞咽动作之间（D' Ottaviano 等，2013）。最近一项研究共纳入 202 名 ALS 患者，行 FEES 检查［延髓 / 脊髓发作 66/136；平均年龄（64.7 ± 11.1）岁］。测试三种稠度（液体、半固体、固体），FEES 异常结果（过早溢出、误吸、残留）与疾病严重程度呈密切正相关（通过 ALSFRS-R 评估）（Fattori 等，2017）。研究结果与 Leder 等的观察结果有一致性，ALS 患者内镜下有三种主要的吞咽障碍：①过早溢出型（特别是液体）；②残留型（半固体和固体稠度残留，尤其是在会厌谷）；③混合型（1+2 组合）（Marschner-Preuth 等，2011）。此外，ALS 患者的吞咽异常可能与 ALS 亚型相关。因此，因为下运动神经元变性和弛缓性构音障碍而导致延髓受累的患者，由于舌无力，通常难以咀嚼固体食物并将其运送至咽部。如果舌头非常虚弱，在吞咽前可能会渗入下咽，尤其是液体。由于咽部无力，其咽部食团清除能力也降低，残留物的存在证明了这一点。主要累及上运动神经元和痉挛性构音障碍的患者反应时间延迟，因此吞咽开始延迟，伴有吞咽前溢出和误吸。吞咽功能本身很强，可以达到完全清除食团或仅有轻度残留。

另一项研究采用 FEESST 检查 22 名 ALS 患者的喉部敏感性。超过一半的患者（54.4%），可检测到喉感觉障碍，该障碍在3/4的病例中是不对称的。阈值平均升至5.0mmHg。感觉障碍与疾病严重程度（通过ALS功能评定量表测量）或病程无相关性。喉感觉减退的临床意义，尤其是其是否与误吸风险增加相关的问题仍不清楚（Amin等，2006）。最近的一项关于FEES的研究通过内镜触碰技术检查了114名持续ALS患者［男/女 42/72；延髓/脊髓发作56/58；平均年龄（64±10）岁；初始症状和FEES之间的平均时间间隔（14±7.5）个月］的咽喉敏感性。33%的患者存在喉感觉缺陷，延髓起病的ALS患者（*n*=34）显著多于脊髓起病的（*n*=4）。吞咽障碍ALS患者中68%有喉感觉缺陷。这些患者的PAS评分（6±2.4）显著高于无感觉障碍的患者（2±1.8；Ruoppolo等，2016）。

晚期ALS患者对吞咽内镜检查的耐受性比其他患者差，原因为严重的去额叶抑制现象（在ALS患者中常见）导致的咽喉反射亢进（Aviv等，2005）。一项关于神经源性和非神经源性吞咽障碍患者使用FEES检查并发症发生率的回顾性研究（*n*=2820）显示，在研究的混合患者群体中，喉痉挛仅在ALS患者检查期间发生（*n*=2）（Nacci等，2016）。

标准化FEES方案的第一步是解剖–生理学检查，以早期检测ALS疾病病理中第一和第二运动神经元的受累情况。第一运动神经元受累表现为中央软腭麻痹。在这种情况下，发声时腭帆的自主抬高是有限的，但吞咽时的不自主收缩保持不变（腭帆功能用放置在下鼻道或中鼻道的内镜来评估）。第二运动神经元受累表现为咽部无力和肌束震颤，最常见于软腭旁边的下咽部上外侧。

2. 影像学检查结果 几项研究使用VFSS详细评估了ALS相关吞咽障碍，主要表现有口腔食团控制和口腔转运受损、碎片化吞咽、吞咽反射触发延迟以及会厌谷和梨状隐窝残留伴频繁重复清除吞咽（Higo等，2002b；Goeleven等，2006）。在20%～50%的有吞咽障碍的ALS患者中检测到误吸，其中约一半的患者为隐性误吸（Higo等，2004；Goeleven等，2006）。口腔期吞咽障碍（尤其是口腔转运障碍）在病程中的发生时间早于咽（Higo等，2002b，2004；Kawai等，2003；Goeleven等，2006）。

最近的一项研究对19名ALS患者（有延髓症状：*n*=14；无延髓症状：*n*=5）通过VFSS评估吞咽功能。吞咽障碍的早期表现（在有和无延髓症状的患者中均存在）包括口咽转运障碍和麻痹性咽部收缩，导致口腔和咽部残留（Murono等，2015）。

3. 测压检查结果 一些研究小组使用咽部测压（有时使用视频流体测压法）来评估ALS相关的吞咽障碍。常见的异常包括舌回缩减少伴口咽推注压力降低和咽收缩幅度降低伴下咽压力降低（Higo等，2002b；Goeleven等，2006）。口咽部推注压力降低的发生早于下咽压力降低（Higo等，2002b）。相反，即使在疾病的后期，食管上括约肌的松弛仍然正常。食管上括约肌痉挛仅见于少数ALS患者，但这却与误吸风险增加相关（Higo等，2002b，2004）。

最近的一项回顾性研究使用视频荧光测压法来识别ALS患者早期吞咽障碍的早期咽部特征。将10名ALS患者（女/男 6/4；平均年龄63.4岁；延髓/脊髓发病4/6）与11名健康受试者做对照。所有ALS患者在VFSS中均未出现口咽吞咽障碍。与健康对照组相比，这些患者通过测压法可检测到咽部收缩时间以及食管上括约肌静息压增加。这些异常是由第一运动神经元变性导致，因此与咽部痉挛相关（Solazzo等，2014）。

4. 肌电图结果 Ertekin等（2000b）使用EMG研究了43名ALS患者的吞咽率，并将结果与50例健康受试者进行比较，主要异常是颏下肌肌电活动延长、食管上括约肌开口缩短伴运动单位不规则放电、喉上抬与食管上括约肌开放动作协调性差。另一项研究Ertekin等（2001a）能够通过EMG检测到6名ALS患者的食管上括约肌反射亢进。最近，一项关于ALS患者的EMG研究显示58名患者中有43%在饮用100ml水时表现出不规则和无节律性的吞咽模式，是延髓中枢模式发生器破坏的电生理指征（Aydogdu等，2011）。

> ALS相关吞咽障碍原则上可分为假性延髓性麻痹“中枢型”和延髓性麻痹“周围型”。表型分为“过早溢出”型、“残留”型和“混合”型，这很容易通过设备评估区分，且有利于为吞咽功能障碍患者选择适合的干预方法。

（二）遗传性痉挛性截瘫

遗传性痉挛性截瘫（hereditary spastic paraplegia，HSP）是一种罕见的神经系统疾病，以第一运动神经元退化变性并导致下肢痉挛无力为特征。在单纯型

HSP 中，膀胱受累是唯一的临床发现。复杂型 HSP 在临床上表现出进一步的症状，如痴呆、视力丧失、构音障碍、周围神经病变、肌肉萎缩、癫痫发作和吞咽障碍。有常染色体显性、常染色体隐性和 X 连锁亚型。截至 2014 年，已经有超过 70 种不同遗传形态的 HSP（*SPG1*～*SPG70*，……）（Fink，2014）。HSP 在欧洲的患病率估计为（3～10）/100 000（Salinas 等，2008）。总的来说，HSP 患者神经源性吞咽障碍似乎是罕见的，如果存在，只有轻度的。一篇相关综述中许多作者提到，神经源性吞咽障碍的出现率在单纯型 HSP 中约为 5%，在复杂型 HSP 中约为 30%。神经源性吞咽障碍在基因型 *SPG5*、*SPG7* 和 *SPG11* 中更为常见（Warnecke 等，2011）。*SPG11*-HSP 的长期进展也与严重的神经源性吞咽障碍有关（de Bot 等，2013）。

内镜检查结果 由假性延髓性麻痹导致的神经源性吞咽障碍可发生于复杂型 HSP 患者中。1 名患有 *SPG11*-HSP 的 22 岁女性患者经 FEES 检查显示存在由双侧咽部痉挛引起的神经源性吞咽障碍并伴有轻至中度会厌谷残留（Warnecke 等，2011）。

相反，另外 2 名来自患有 *SPG7*-HSP 的家庭的患者仅表现出在临床评估中未发现的轻度神经源性吞咽障碍，其特征为液体过早溢出进入梨状隐窝，吞咽前误吸的风险增加。出于安全原因，建议这些患者每次仅小口饮用少量液体（Warnecke 等，2010a）。如弥散张量成像（diffusion tensor imaging，DTI）所示，*SPG7*-HSP 相关吞咽障碍与神经心理损伤（特别是注意力和执行功能缺陷）以及双侧额叶白质病变相关。有趣的是，这种吞咽障碍在临床表现上和病理解剖上与进行性核上性麻痹和额颞叶退行性变相似（第 4 章“额颞痴呆”）。这两种神经退行性疾病患者注意力和执行功能的损害也可能与以明显过早溢出为特征的神经源性吞咽障碍相关（Warnecke 等，2010a；Langmore 等，2007）。常见的病理解剖学相关因素可能参与自主吞咽控制的额叶皮质 - 皮质下回路功能障碍（Warnecke 等，2010a）。

遗传性痉挛性截瘫的复杂形式 *SPG5*、*SPG7* 和 *SPG11* 可能与神经源性吞咽障碍十分相关。然而，根据以往的数据，这种吞咽障碍通常只是轻度的，很少导致误吸。

（三）脊髓延髓性肌萎缩（Kennedy 病）

脊髓延髓性肌萎缩（Kennedy 病）的患病率为 1.6/100 000，是一种罕见的 X 染色体隐性疾病，其特征为脑干核团和脊髓中的下运动神经元变性，而上运动神经元不受影响。发病年龄区间很大，主要在 20—60 岁，范围为 4—76 岁（Finsterer 和 Soraru，2016）。大多数患者在病程中出现神经源性吞咽障碍（Atsuta 等，2006）。总体而言，吞咽障碍是 Kennedy 病最常见的临床表现之一（Finsterer 和 Soraru，2016）。最近一项日本的研究表明，舌压是该类患者吞咽功能的可信且有效的生物标志物。47 名经基因检查确诊的 Kennedy 病患者［平均年龄（52.1 ± 8.6）岁］测量舌压，并与年龄匹配的正常人群（n=38）进行比较。用 SWAL-QOL 和 VFSS 评价吞咽功能。Kennedy 病患者平均舌压降低至（15.3 ± 6.4）kPa，而正常对照组为（37.3 ± 9.6）kPa。研究发现，即使患者无主观吞咽困难，舌压在患病前 3 年内也会降低。视频透视证实喉部渗漏的患者组的平均舌压显著低于无喉部渗漏证据的 Kennedy 病患者。疾病较晚期时未见舌压进一步下降。作为舌无力的一种代偿机制，Kennedy 病患者表现出反复吞咽以清除食物残留（Mano 等，2014）。

Warnecke 等（2009a）使用 FEES 检查了 10 名经基因证实的 Kennedy 病患者［平均年龄（54.1 ± 10.3）岁］的吞咽功能。使用由 25 个条目组成的有序评定量表分析 FEES 结果，每个条目包含 4～5 个严重程度水平。此外，测量所有受试者的咽期吞咽持续时间。将患者组的结果与 10 例年龄匹配的健康对照者（n=10）的结果进行比较。8 例 Kennedy 病患者经 FEES 评估诊断为神经源性吞咽障碍。吞咽功能受损的主要特征是咽部食团清除不足（尤其是固体食物），从而导致会厌谷残留。在一些患者中，这些残留物溢出会厌并进入喉前庭。相比之下，肯尼迪患者的液体吞咽并没有任何问题。在时间方面，与对照组相比，Kennedy 病患者吞咽时咽期时长明显缩短（0.75s vs. 0.96s；P＜0.001）。总体而言，大多数患者的神经源性吞咽障碍程度较轻，且无须做饮食方面的调整。仅 1 名患者因严重吞咽障碍需要 PEG 管饲。

这些研究结果表明，Kennedy 病的神经源性吞咽障碍的主要表现为吞咽咽期的损害。在病理生理学上，舌根活动度降低以及双侧咽肌麻痹是导致吞咽无力和受损的最主要原因。

Kennedy 病的神经源性吞咽障碍主要表现为吞咽咽期损害和会厌谷残留。与 ALS 相关的吞咽障碍相反，很少观察到口腔食团控制障碍伴过早溢出。

七、多发性神经病

多发性神经病（polyneuropathy，PNP）特指累及许多周围神经的广泛的、相对均一的过程。最常见的原因是糖尿病（diabetes mellitus，DM）和酒精中毒。由于远端神经通常受累最明显（尤其是下肢：远端对称型），因此尾侧脑神经支配的近端吞咽肌通常不受累，因此神经源性吞咽障碍不属于 PNP 的典型症状（Kiefer，2011）。然而，一些糖尿病性多发性神经病变患者吞咽的口腔期、咽期和（或）食管期异常已有描述，尽管迄今为止尚未阐明可能得病理生理机制。最常见的异常表现有环咽肌过度收缩，如 EMG 记录所示（Restivo 等，2006）。一项前瞻性研究中，食管测压显示约 60% 的糖尿病性多发性神经病变患者食管上括约肌和（或）下括约肌异常（Huppe 等，1992）。淀粉样变性患者可以出现多发性神经病、吞咽障碍和巨舌症的组合（Kiefer，2011）。临床相关的吞咽障碍多见于脑神经受累的多发性神经病患者或仅出现脑神经症状的脑神经病患者。

（一）Guillain-Barré 综合征

Guillain-Barré 综合征（Guillain-Barré syndrome，GBS）是一种异质性疾病，有几种不同的亚型。最常见 GBS 表现为由感染触发的急性单相瘫痪疾病（40% 为呼吸道感染，20% 为胃肠道感染）。该疾病是由对感染的免疫应答所致，由于分子模拟，感染与周围神经成分发生交叉反应。免疫反应可指向髓鞘或周围神经轴突，导致 GBS 的脱髓鞘和轴突形式。GBS 的主要临床特征是进行性、相当对称的肌无力，伴有深腱反射消失或抑制。患者通常在出现症状后数天至一周就诊。无力可从行走的轻度困难到四肢、面部、呼吸和延髓肌肉几乎完全瘫痪不等。在数天内或最长 4 周后达到疾病的顶峰。所有患者中 20%～30% 存在导致呼吸衰竭和机械通气的神经肌无力，其中大多数患者需要机械通气 3 周以上。此外，在 GBS 相关呼吸衰竭患者中，约 90% 的病例进行了气管切开术。最常受累的脑神经是面神经（约 50% 的患者，通常为双侧），但也可能发生其他脑神经病变（Kiefer，2011）。尚无法获得 GBS 相关吞咽障碍的数据，但神经源性吞咽障碍总是发生在非常严重的病例中（de Jager 和 Sluiter，1991）。在最近的一项研究中，超过 80% 的 GBS 患者在入住 ICU 后的早期阶段可检测到吞咽障碍。吞咽障碍的存在是疾病发展需插管的预测因素（Ogna 等，2016）。

几种变异型 GBS 常以对称性尾侧脑神经麻痹为主要症状甚至是唯一症状，因此通常与神经源性吞咽障碍相关，如多发性脑神经炎、口咽变异型 GBS、咽 – 颈 – 臂变异型 GBS 和 Miller Fisher 综合征（约占 GBS 病例的 5%），其特点为眼肌麻痹、感觉性共济失调和反射消失的临床三联征。两项主要队列研究分别有 26% 和 59% 的患者存在伴有延髓症状的尾侧脑神经麻痹（Lo，2007）。在 GBS 变异与神经源性吞咽障碍的鉴别诊断中，检测针对神经节苷脂的特异性抗体可能会有所帮助：GQ1b 和 GT1a 抗体见于 Miller Fisher 综合征，GT1a 和 GM1b 抗体见于有延髓症状的 GBS 变异体，GM1b 和 GD1a 抗体见于轴索咽 – 颈—臂 GBS 的一种变异型，GQ1b 抗体见于多发性脑神经炎（O' Leary 等，1996；Yoshino 等，2000；Onodera 等，2002；Arai 等，2003a；Lo，2007；Edvardsson 和 Persson，2009）。

FEES 特别适合在 ICU 期间监测 GBS 相关吞咽障碍。尚无关于 GBS 相关吞咽障碍的内镜或放射学表现的系统研究；然而，Chen 等（1996）通过临床吞咽检查和 VFSS 研究了 14 名 19—78 岁 GBS 患者口咽吞咽障碍的严重程度。6 名患者的口腔期和咽期损伤大致相等，7 名患者有咽期障碍，仅 1 名患者有口腔期吞咽障碍。5 名患者在随访期间接受了多次 VFSS。4～8 周后，所有患者的神经源性吞咽障碍均有所改善，但在此之前均未观察到完全恢复（Chen 等，1996）。

单独的或临床上显著的进行性神经源性吞咽障碍与脑脊液中的蛋白细胞分离相关，应将主要累及尾侧脑神经的 GBS 变异视为关键的鉴别诊断。当临床表现和诊断性检查结果不明确时，检测特异性抗体有助于确定诊断。

（二）危重症多发性神经病和肌病

危重患者常出现危重病性肌病（critical illness myopathy，CIM）或危重病性多发性神经病（critical illness polyneuropathy，CIP）所致的神经肌肉无力。入住 ICU 7 天以上患者≥25% 的会有 CIP 和 CIM，长期机械通气的患者比例高达 70%～80%。危险因素包括脓毒症、多器官功能衰竭和全身炎症反应综合征。常见的临床表现有累及远端和近端肌群的弛缓性四肢轻瘫以及撤机困难、时间延长或撤机不成功。CIP 和 CIM 与死亡率增加、ICU 住院时间延长、治疗花费增加和康复时间延长相关。但有超过 50% 的患者在数周或数月内完全恢复（Zink 等，2009）。虽然认为吞咽障碍是重症患者的常见并发症，尚无关于 CIP/CIM 相关的神经源性吞咽障碍发生率的相关数据（Prosiegel，2008）。既往关于 ICU 患者吞咽障碍 FEES 或 VFSS 的研究并未对患者进行 CIP 或 CIM 的临床和电生理学评估（见下文）。因此，目前尚不清楚 CIP 或 CIM 是否是观察到的危重症吞咽障碍的主要病理生理学机制。FEES 是评估 ICU 患者吞咽障碍的首选设备（Leder 等，1998a）。除了 CIP 和 CIM，还有几个因素在危重症吞咽障碍的病因中可能很重要：年龄、发病前吞咽功能状态、并发症（尤其是神经系统疾病）、插管相关的咽喉结构损伤、气管切开术导致的吞咽障碍、药物（如皮质类固醇和镇静药），以及 ICU 治疗期间不活动导致的吞咽肌肉萎缩（Tolep 等，1996）。预防性吞咽训练可能有助于降低长期机械通气患者的危重症吞咽障碍的严重程度和临床影响（Hwang 等，2007）。

1. 内镜检查结果 Ajemian 等研究了 48 名既往无吞咽障碍的内科和外科 ICU 患者，这些患者插管至少 48h，并在拔管 48h 内接受了 FEES 检查，发现 56% 的患者有吞咽障碍，25% 的患者存在隐形误吸。液体误吸（70%）比半固体稠度的误吸（30%；Ajemian 等，2001）更为常见。对既往插管时间≥48h 的手术和内科患者的 FEES 研究，拔管后误吸率为 10%～52%（Leder 等，1998a；Barquist 等，2001；El Solh 等，2003）。年龄＞65 岁，发病前日常生活活动水平较低患者拔管后误吸尤其常见。一项前瞻性研究 Romero 等（2010）使用 FEES 评估了 40 名气管插管无法拔管，行气管切开以长期机械通气的非神经系统疾病患者［平均年龄：65 岁 ±（10.3—15）岁］吞咽功能。FEES 在机械通气后 3～5 天进行［中位通气时间：38 天 ±（10.3～16 天）］。若 FEES 检测到渗漏和（或）误吸时可诊断为吞咽障碍。研究结果是 38% 的患者有吞咽障碍。液体误吸比半固体（泥）或固体（饼干）更常见。FEES 检查后存在吞咽障碍患者的拔管时间显著长于非吞咽障碍患者［（19 ± 11）天 vs.（2 ± 4）天］。

2. 影像学检查结果 Tolep 等前瞻性采用 VFSS 对 23 名转入康复病房后接受人工通气至少 3 周的患者进行吞咽功能评估，患者能自主呼吸至少 30～60min。其中 13 名神经系统疾病，10 名非神经系统疾病。83% 的患者在吞咽的口腔和（或）咽期检测到异常，43.5% 显示误吸。2 名无神经系统疾病患者在 1 个月后吞咽功能有显著改善（Tolep 等，1996）。

> 重症患者，尤其是机械通气患者常会发生危重症相关吞咽障碍，这可能导致气管插管拔管后的严重并发症，并可能大大延迟气切拔管。FEES 是最合适的早期评估吞咽功能的方法。

八、神经肌肉传递障碍

（一）重症肌无力

重症肌无力（myasthenia gravis，MG）是最常见的神经肌肉传递障碍疾病，也是特征性和认知度最高的自身免疫性疾病之一。MG 的主要特征是骨骼肌无力，常伴有肌肉疲劳，表现为运动后肌肉收缩力下降。大多数青春期或成年期发病的肌无力患者肌膜上有抗乙酰胆碱受体（抗 AChR）的自身抗体。MG 发病率为（0.25～2）/100 000，最高患病率为 20/100 000（Sieb 等，2009），分为眼型和全身型。约 15% 的 MG 患者首发症状是吞咽障碍，50% 的患者在病程中会出现吞咽障碍（Grob 等，1987）。在超过 50% 的病例中，吞咽障碍是肌无力危象的首发症状，并与吸入性肺炎和不良预后有关（Cohen 和 Younger，1981）。

眼型 MG 的患者中约 50% 可检测到抗 AChR 抗体，全身型 MG 患者中约 90% 的患者可检测到抗 AChR 抗体。在 40%～60% 的病例中，没有抗 AChR

抗体证据的全身型 MG 患者（血清阴性 MG）可能有针对肌肉特异性受体酪氨酸激酶的抗体（抗 MuSK AK）（Guptill 和 Sanders，2010）。具有抗 MuSK 抗体的患者通常以明显的面咽部受累为特征，伴有严重的吞咽障碍、受累的肌肉萎缩（特别是舌萎缩），以及在疾病早期发生严重的肌无力危象（Deymeer 等，2007）。最近发表的一份病例报道中指出，抗 MuSK 抗体阳性 MG 患者的舌萎缩在免疫抑制治疗后部分可逆（Takahashi 等，2010）。此外，抗 MuSK 抗体阳性 MG 可能还伴有双侧声带麻痹（Hara 等，2007）。

为了提高临床对肌无力吞咽障碍的诊断，对 20 名 MG 患者的初步研究研发并测试了一个特殊的问卷；但该问卷尚未在临床实践中使用（Koopman 等，2004）。目前临床诊断和分级仍然很困难，尤其是当吞咽障碍是该疾病的主要或唯一症状时（Llabres 等，2005）。Besinger 评分用于重症肌无力患者进行半定量的严重程度和预后评估，是对吞咽功能一个粗略的分类（Besinger 等，1983）：0= 正常；1= 固体食物吞咽轻度异常；2= 液体吞咽异常、反流；3= 需要鼻胃管。此外，评估 MG 误吸风险时，临床神经学检查的敏感性和特异性低于 80%（Koopman 等，2004）。因此，咽障碍仪器评估对 MG 具有重要的临床意义。

1. 内镜检查结果 一个小型病例研究对在 ICU 接受治疗的 MG 患者进行了 FEES 评估。发现患者存在口腔期和咽期吞咽障碍：分泌物潴留，隐性误吸、各种稠度食物隐性误吸、严重过早溢出、大量残留和严重的吞咽反射延迟（Warnecke 等，2008b）。另外，在评估过程中，有较轻微全身性或延髓性疾病的 MG 患者更有可能出现单独的、由活动引起的咽期吞咽障碍，特征是评估过程中残留增加（Dziewas 等，2006；Warnecke 等，2008b）。为了证明这种活动引起的吞咽障碍，研发了一种标准化易疲劳吞咽试验（fatigable swallowing test，FST）（Dziewas 等，2006）。存在疲劳性肌无力吞咽障碍时，5～10 次吞咽后，内镜下可以观察到残留量的增加。（第 3 章“不同神经系统疾病的特定流程”）（Dziewas 等，2006；Warnecke 等，2008b）。MG 相关吞咽障碍还有表现是咀嚼和（或）舌肌过早疲劳，并导致口腔准备期和口腔期紊乱，而内镜检查咽期相对正常。

内镜证实的肌无力吞咽障碍的另一个特征是对依酚氯铵（Tensilon®）的阳性反应。根据标准化流程，FEES Tensilon® 试验用于确定静脉注射累积剂量达 10mg 的 Tensilon® 是否能改善吞咽功能（第 1 章“正常吞咽功能”）（Warnecke 等，2008b）。图 4-8 为一名 73 岁吞咽障碍在 8 周内逐渐加重的患者，FEES Tensilon® 试验有助于确定诊断，尤其是对于 MG 患者单独存在神经源性吞咽障碍，抗 AChR 抗体阴性时（Llabres 等，2005；Warnecke 等，2008b）。

2. 影像学结果 Colton-Hudson 等（2002）前瞻性使用 VFSS 检查了主诉吞咽障碍的轻至中度 MG 患者（10 名男性，10 名女性；平均年龄 58 岁；平均病程：31.9 个月）。常见的异常表现有口腔食物控制紊乱、口腔转运减慢、碎片化吞咽、舌根和软腭残留、腭咽闭合程度降低、咽期启动延迟、舌根后退减少，会厌部运动减少，以及会厌谷和梨状隐窝残留，渗漏和误吸发生率分别为 65% 和 35%，超过一半是隐性误吸。此外，有三篇病例报道研究采用 VFSS 记录了静脉注射依酚氯铵（Tensilon®）对肌无力吞咽障碍的阳性作用（Schwartz 等，2005；McIntyre 等，2006；Yamamoto 等，2012）。

3. 测压和核素扫描结果 测压研究表明，MG 患者吞咽的食管期可能会受到影响。在这些病例中，食管运动障碍并不局限于近端（横纹肌），还见于中下部（平滑肌）。病理基础是食管上括约肌压力降低，低振幅蠕动波，以及自主和同时收缩（Huang 等，1988；Llabres 等，2005）。此外，Linke 等（2003）对 15 名 MG 患者进行了食管核素扫描，与健康对照组受试者相比，食管排空延迟且不完全，而静脉注射 10mg 依酚氯铵（Tensilon®）后 14 名患者的食管转运得到改善，甚至使 6 名完全恢复正常。

4. 肌电图结果 Ertekin 等（1998b）对 15 名存在吞咽障碍的 MG 患者进行 EMG 检查，并与 10 例无主观吞咽障碍的 MG 患者进行比较。吞咽障碍组患者吞咽过程中喉部运动明显延长，颏下肌活动延长。另外，环咽肌的 EMG 活动是正常的。这些发现表明，尽管咽部肌肉无力，但利用 Mendelsohn 手法使下咽抬高的持续时间延长，为一种代偿机制，使得安全的吞咽和避免误吸。

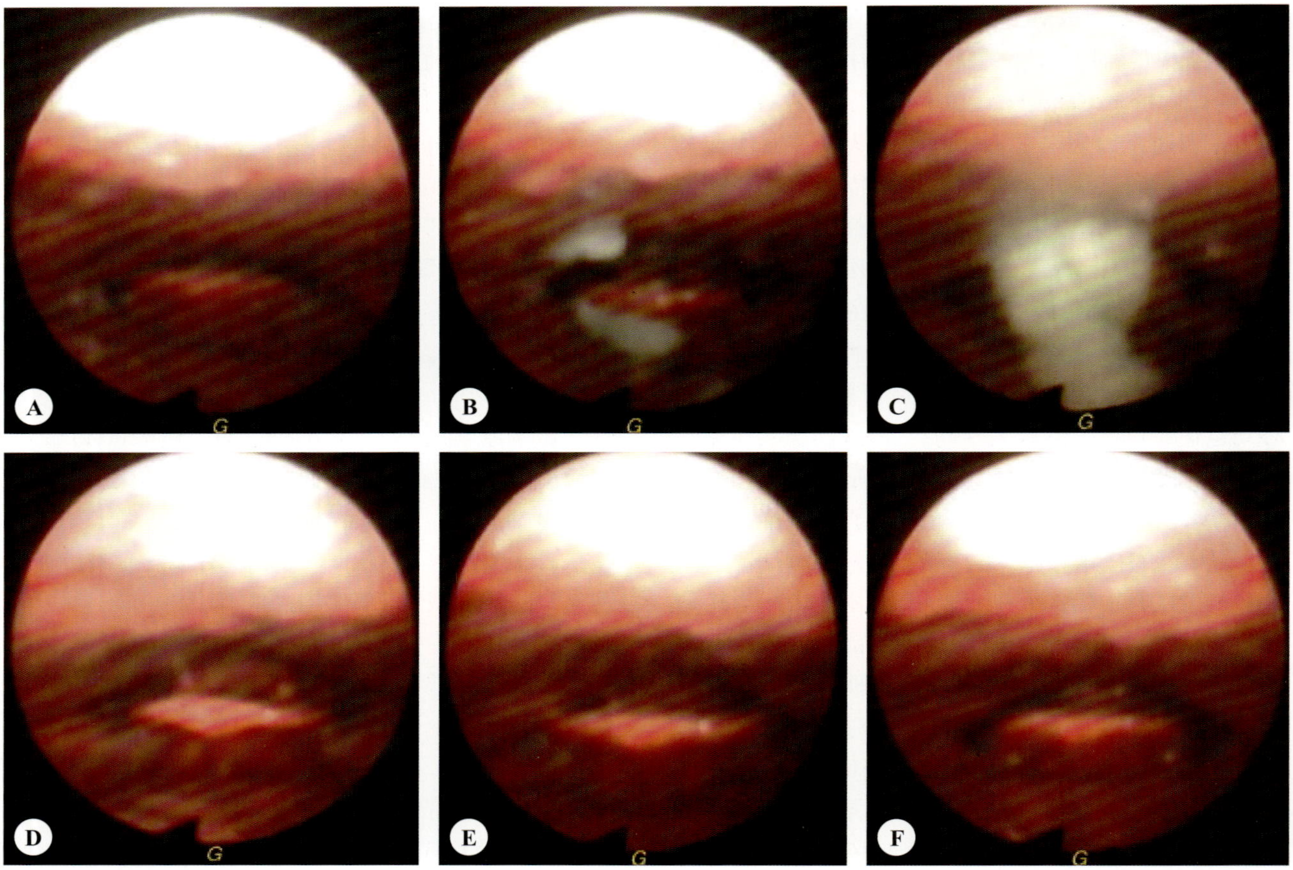

▲ 图 4-8 FEES Tensilon® 试验

A 至 C. 由于吞咽肌肉疲劳无力，3 次连续吞咽期间下咽残留物增加；D 至 F. 静脉注射 10mg 依酚氯铵（Tensilon®）后 3 次连续吞咽无残留

MG 相关口咽吞咽障碍较轻时是以口腔期为主，或者（更常见的）以咽期为主。严重时这两个吞咽阶段均异常。此外，还可能发生 MG 相关食管吞咽障碍。MG 相关吞咽障碍并不总是与吞咽功能疲劳有关。因此，对于所有原因不明的单独神经源性吞咽障碍患者，MG 需考虑进行鉴别诊断。

（二）Lambert-Eaton 肌无力综合征

60% 的 Lambert-Eaton 肌无力综合征（Lambert-Eaton myasthenic syndrome，LEMS）与恶性肿瘤相关（副肿瘤性 LEMS），通常患有小细胞肺癌。副肿瘤性 LEMS 平均在肿瘤发现前 6 个月被诊断出来。如果没有恶性肿瘤的证据，认为是特发性的。抗 P/Q 型突触前电压门控钙通道（voltage-gated calcium channels，VGCC）的 IgG 抗体可导致 LEMS 乙酰胆碱释放减少。临床上，患者常表现为缓慢进行性的下肢近端无力，可能会因活动加剧。50% 的患者存在自主神经症状，如膀胱功能障碍、阳痿、口干、多汗或体位性低血压（Sieb 等，2009）。眼部症状，如上睑下垂和复视，出现的时间比重症肌无力典型病例要晚（从尾部延伸到颅骨；Wirtz 等，2002）。一项前瞻性观察研究显示，23 名 LEMS 患者中有 8 名（约 35%）存在神经源性吞咽障碍（Burns 等，2003）。也有其他研究报道相似的流行率（24%～35%）（Payne 等，2005）。吞咽障碍可能是 LEMS 的主要症状，甚至是唯一症状（Payne 等，2005；Fernandez-Torron 等，2011）。目前尚无关于 LEMS 相关吞咽障碍的内镜检查或放射学检查表现研究。根据作者的临床经验，行疲劳吞咽试验时，LEMS 相关吞咽障碍表现为吞咽肌过早疲劳，伴有会厌谷内残留物增多，类似于肌无力吞咽困难。行 FEES Tensilon® 试验时，可以检测到吞咽功能部分改善。

（三）肉毒杆菌中毒

厌氧的芽孢形成细菌肉毒梭菌产生神经毒素，阻断乙酰胆碱在运动终板和自主神经末梢的释放。食源性肉毒杆菌中毒是由摄入肉毒毒素污染的食物引起，最常见的是家庭罐头食品，如水果、蔬菜和鱼。伤口肉毒杆菌中毒与几种情况有关，如注射药物、擦伤、撕裂伤、开放性骨折、手术切口，也有没有明显皮肤破损的闭合性血肿。感染后 4～14 天，出现快速进行性、下降性、弛缓性四肢轻瘫、胆碱能自主神经功能障碍（瞳孔散大、膀胱和肠麻痹、心动过速、口干、呕吐、腹泻）。最终，会发展为危及生命的呼吸衰竭而需要长期机械通气。通常，肉毒杆菌中毒初期会导致脑神经麻痹（调节受损、复视、上睑下垂、咀嚼肌无力、软腭麻痹）（Sieb 等，2009）。神经源性吞咽障碍也发生在病程的早期，甚至是主要的初始症状（Preuss 等，2006；Kakati 等，2011）。疾病的急性期接受治疗后，患者肉毒杆菌中毒引起的口咽性吞咽障碍可能恢复；然而，有时吞咽障碍会进展并导致慢性吞咽障碍，需要长期康复（Preuss 等，2006；Teismann 等，2008；Kakati 等，2011）。作者对一名 27 岁肉毒杆菌中毒的海洛因依赖者，急性治疗期时进行了内镜吞咽评估，时间分别在第 16 天（撤离呼吸机后立即）、19 天和 25 天。最初的 FEES 显示严重的分泌物潴留，并伴有隐性的唾液误吸。第二次 FEES，没有发现唾液潴留或误吸，因此拔除了气管切开套管。但吞咽障碍仍持续存在，会厌谷和梨状隐窝有严重的固体和半固体食物残留。第三次 FEES 显示吞咽功能几乎完全恢复，患者没有咽部残留，只有吞咽反射略有延迟（Teismann 等，2008）。

九、肌肉疾病

肌肉疾病（肌病）的典型症状有肌肉无力（麻痹）、肌肉萎缩和（或）肌肉疼痛（肌痛）。肌病的病因是多种多样的，包括：炎症性、代谢性、遗传性、内分泌性和毒性疾病。根据受肌病影响的肌肉分布不同，可以区分出不同的临床类型，其中近端肌群受累最常见（骨盆型和肩胛带型）（Sieb 等，2009）。如果病程中吞咽相关的肌肉组织受到影响，则可能发生吞咽障碍。严重的吞咽障碍在以下成人肌病中尤其常见：皮肌炎和多发性肌炎、包涵体肌炎、眼咽型肌营养不良、线粒体肌病和 1 型强直性肌营养不良。此外，X 染色体遗传性 Duchenne 肌营养不良（Duchenne muscular dystrophy，DMD），多儿童早期发病，随着疾病的进展，数年后也会出现神经源性吞咽障碍。吞咽障碍最常见的表现是咽期吞咽功能紊乱（特别是在会厌谷和梨状隐窝出现残留），而口腔期和食管期吞咽功能紊乱较少见（Hanyama 等，2008）。另外，临床相关的吞咽障碍通常不是贝克肌营养不良（Becker muscular dystrophy，BMD）、肢体肌营养不良和糖原累积症Ⅱ型（庞贝症）的特征。但最近有报道 1 名 2B 型肢体肌肉营养不良（肌原纤维肌病）患者吞咽障碍进行性加重（Walsh 等，2011）。食管上括约肌松弛受损是多种肌病相关吞咽障碍的特征性病理表现。VESS 在识别发病机制上是不可或缺的，因为 FEES 只能观察到部分食管上括约肌。

（一）肌炎

炎症性肌肉疾病（肌炎）的发病率约为 1/10 万，包括皮肌炎（dermatomyositis，DM）、多发性肌炎（polymyositis，PM）、重叠综合征和包涵体肌炎（inclusion body myositis，IBM）（Sieb 等，2009）。目前，可以利用特异性的肌炎抗体来鉴别不同类型的肌炎综合征（Benveniste 等，2016）。

- 重叠性肌炎：RNP、PmScL、Ku、Ro52、抗合成酶抗体 AK（Jo1、PL7、P12、Tyr；OJ、KS、ZO、Ej）。
- DM：SAE、MDA5、Mi2、NXP2、TIF1y；50% 阴性。
- 坏死性肌炎（necrotizing myositis，NM）：SRP，HMGCR；20% 血清阴性。
- 包涵体肌炎（IBM）：cN1a/Mup44；66% 血清阴性。

NXP2、TIF1y 和 HMGCR 抗体和血清阴性的 NM 与肿瘤相关。IBM 患者的血清 NT5c1A 抗体提示更严重的球部受累和更高的吞咽障碍发生率（Goyal 等，2016）。日本的一项研究发现在皮肌炎组中，TIF1y 抗体与肌炎相关吞咽障碍关系密切（Mugii 等，2015）。此外，SRP 抗体阳性的坏死性肌炎相较于 HMGCR 抗体阳性患者，重度吞咽障碍的患病率更高（Watanabe 等，2016）。

根据患者群体不同，肌炎相关吞咽障碍的发生率为 10%～73%（Oh 等，2007），吸入性肺炎合并呼吸衰竭是主要死因（Lynn 等，2005；Oh 等，2007）。

21%～69% 肌炎患者吞咽障碍是首发症状（Oh 等，2007）。肌炎相关的吞咽障碍是患者最常见的主诉，包括：食物卡在喉咙里、吞咽时咳嗽以及难以下咽固体和干食物（Oh 等，2007）。早期诊断具有重要的临床意义，因为目前已有成熟的治疗策略。对于病因不明确的口咽吞咽障碍患者，即使实验室和（或）电生理检查不支持，也应考虑是否是肌炎（Williams 等，2003）。一般来说，IBM 相关吞咽障碍的临床预后比 DM 或 PM 引起的更差（Oh 等，2007）。DM/PM 和 IBM 相关性吞咽障碍的特点是吞咽反射延迟、喉上抬幅度减低、梨状隐窝内残留和渗漏（Langdon 等，2012）。除了上述包括不同肌群的炎症外，还存在局灶性肌炎，其仅影响吞咽肌肉，表现为环咽肌组织肥大（Bachmann 等，2001）。

1. 皮肌炎 / 多发性肌炎 DM 和 PM 的常见临床特征是：持续数周至数月的对称性、近端肢体的肌无力（尤其多见于肢带肌组织）和肌痛（肌肉存在压痛）。DM 还伴有典型的皮肤表现。总的来说，DM 比 PM 更常见，这两种疾病都可能是各种恶性肿瘤的副癌综合征。协助诊断的关键因素有：肌酶的升高［特别是肌酸激酶（creatinine kinase，CK）］、EMG 示插入活动增加、肌病电位和复杂性重复放电以及肌肉活检发现肌纤维坏死、变性、增生和炎性细胞浸润（Sieb 等，2009）。18%～20% 的 DM 患者和 30%～60% 的 PM 患者会出现神经源性吞咽障碍（Mulcahy 等，2012）。如果吞咽障碍是 PM 的主要症状，且没有肌酶的特异性升高，则可能会误诊为延髓肌萎缩侧索硬化（Ryan 等，2003）。在极少数情况下，吞咽障碍是 PM 的唯一症状（Palace 等，1993）。肌炎相关吞咽障碍患者口服药物治疗的临床研究结果通常是中立的（Oh 等，2007）。

(1) 影像学检查结果：对 38 名炎症性肌病（DM、PM、IBM）所致吞咽障碍患者的 VFSS 结果进行了回顾性研究。结果发现吞咽功能障碍的表现没有差异，最常见的为咽部潴留、舌根无力、喉头上抬受限和环咽肌功能异常（Oh 等，2007）。

(2) 测压结果：Williams 等通过视频测压仪评估了 12 名炎症性肌病患者的吞咽功能。主要表现是由于食管上括约肌开放受限，导致下咽喉内瞬时压力增加（Willimams 等，2003）。最近的一项研究对 53 名 DM/PM 患者使用了高分辨率测压法（HRM），其中 45% 的患者有测压异常，但没有临床症状。食管上括约肌无效的收缩波形和压力降低在 PM 中比在 DM 中更常见。抗 TIF1-γ 综合征患者胡桃夹食管比其他肌炎综合征更常见（30% vs. 9%）。相反，抗合成酶综合征更常与食管下括约肌受累有关（47% vs. 25%）。结果表明，临床和血清学肌炎亚型表现出不同的食管期异常（Casal-Dominguez 等，2017）。

(3) 肌电图结果：Ertekin 等（2004）使用肌电图研究了 19 名 DM/PM 患者（6 名男性，13 名女性；平均年龄 48.7 岁）的吞咽功能。其中 12 名患者因严重的吞咽障碍需通过鼻胃管喂养。颏下肌肌电图显示咽期吞咽功能正常，但咽期运送时间明显增加，这是由于喉头上抬受限和舌根部无效收缩引起的。其中 10 名患者加做了环咽肌组织的肌电图检查，3 名患者环咽肌松弛时间缩短，2 名患者表现为长时间松弛，这分别是该病变肌肉反射亢进和减弱的证据（Ertekin 等，2004）。

> PM/DM 相关吞咽障碍的特征是：以咽期吞咽功能受损为主，此时 UES 开放功能障碍常见。TIF1γ- 或 SRP 抗体阳性提示患重度吞咽障碍的风险高。早期诊断对于尽快实施特殊的免疫抑制治疗方案至关重要。

2. 散发性包涵体肌炎 IBM 是 50 岁以上人群最常见的炎症性肌病，患病率为（4.3～9.3）/1 000 000（年龄＞50 岁：35.3/1 000 000）。典型的临床特征为缓慢进展、非对称性、无痛性肌无力和萎缩。主要累及指屈肌、膝关节伸肌和吞咽肌。肌酶可能会升高，EMG 提示肌源性和神经源性异常的混合模式。肌肉活检显示肌浆“边缘”空泡和肌内膜炎症。罕见的遗传性包涵体肌病缺乏肌内膜炎症（Sieb 等，2009），65%～86% 的 IBM 患者会出现神经源性吞咽障碍（Mulcahy 等，2012）。吞咽障碍可能是 IBM 初始的唯一症状，7 年后才会出现肢体肌肉组织受累（Wintzen 等，1988；Riminton 等，1993；Ko 和 Rubin，2014）。通常，IBM 相关吞咽障碍进展缓慢（Oh 等，2008）。如果 IBM 患者对以下任何一项问题回答“是”，则提示可能会出现吞咽障碍（Cox 等，2009）。

- “食物会卡在您的喉咙里吗？”

- "您是否要吞咽几次才能咽下食物？"

如果单纯吞咽障碍患者 FEES 示咽部挤压动作异常、因为喉上抬受限导致的变短和变弱，以及严重的下咽残留，应考虑鉴别 IBM，进一步需要依靠 VFSS 诊断（Ko 和 Rubin，2014）。

(1) 影像学检查结果：一些研究和病例报道阐述了 IBM 相关吞咽障碍的 VFSS 表现（Wintzen 等，1988；Verma 等，1991；Darrow 等，1992；Riminton 等，1993；Oh 等，2008）。特征性表现包括：舌基底段的轻微收缩、下咽残留和 UES 功能障碍。食管后上括约肌的凹痕已经收缩，而咽仍在扩张并被对比剂填充，这是环咽功能障碍特征之一（Cox 等，2009）。这种特征性的凹痕也称为"环咽肌切迹"。一项对 23 名 IBM 患者 VFSS 的回顾性分析中发现发生渗漏和误吸的风险分别为 70% 和 35%（Oh 等，2008）。最近的一项使用 VFSS 的研究中，所有入选的 IBM 患者（*n*=10）均检测到下咽至食管上括约肌之间的咽肌突出，即椎体 C_3～C_7 水平，这与主观吞咽障碍无关。这些肌肉伸缩的定位和范围与食物性状相关，如：液态和半固态。值得注意的是，这些肌肉的伸缩（或环咽肌失弛缓症）与以前研究中提及的环咽肌凹痕相对应（Murata 等，2012）。

(2) 测压结果：食管上括约肌压力增加是 IBM 相关性吞咽障碍的特征性改变，可以通过压力测量法检测到（Riminton 等，1993）。最近一项对 IBM 患者的研究中（*n*=10），咽部测压发现口咽蠕动不足、下咽蠕动减少、吞咽后食管上括约肌峰压值降低。此外，伴有主观吞咽障碍的 IBM 患者在吞咽过程中均未出现食管上括约肌的松弛（Murata 等，2012）。

(3) 实时 MRI：使用新的实时吞咽 MRI 检查（仍处于研发阶段），在 20 名 IBM 患者中发现咽部输送时间延长了 2 倍。此外，该项技术还可以检测到环咽肌的张力（Olthoff 等，2016a 和 b）。

IBM 相关吞咽障碍的特征是咽期吞咽障碍，伴有食管上括约肌开放受限。VFSS 检测到特征性的咽部肌肉推进，这是由于咽部肌肉炎症所致。

（二）眼咽肌营养不良

眼咽肌营养不良（oculopharyngeal muscular dystrophy，OPMD）是一种常染色体显性遗传为主的遗传性肌病，多在 50—60 岁发病。OPMD 的临床特点是缓慢进展的双侧上眼睑下垂和吞咽障碍；此外，还可能发生肩部肌肉和骨盆带肌无力。CK 可能轻度升高（Sieb 等，2009）。该疾病的诊断依靠分子遗传学技术来检测 14q11 染色体上 *PABPN1* 基因的 GCG 重复序列（所谓的三核苷酸疾病）（Richard 等，2017）。吞咽障碍是 OPDM 导致患者衰弱的主要症状及关键的预后因素（Perie 等，1997）。其他遗传性疾病引起的神经源性吞咽障碍不会表现得如此突出，因此 OPDM 也被称为"遗传性吞咽障碍"（Ford 和 Holinger，1971）。头后仰以代偿双侧上眼睑下垂，这可能会导致 OPMD 患者的吞咽障碍出现进一步加重（de Swart 等，2006）。由于典型的上眼睑下垂和吞咽障碍症状，病例报道醒目的标题为"那个看不见，又吃不了东西的人"（Tung 等，2011）。不过，最近丹麦的一组病例（*n*=13）显示：吞咽障碍通常不是 OPMD 患者的初始症状（Witting 等，2014）。一个更大型的研究（*n*=113）显示，OPMD 相关吞咽障碍与生活质量中等程度下降相关（SWAL-QOL 评估）。然而，由于存在着某些局限性，作者认为有必要改进 OPMD 患者吞咽障碍的生活质量问卷(Youssof 等，2016）。

Castell 等（1995）对 11 名 OPMD 患者（平均年龄 61.7 岁）的吞咽功能进行了影像学和测压检查。影像学检查中，有 5 名患者出现了食管上括约肌松弛功能受损，其中 4 名还出现了咽部残留，2 名出现了误吸。测压检查中最常见的异常是咽压降低、咽肌收缩持续时间延长、咽肌收缩与食管上括约肌松弛不协调、食管远端同时收缩和食管下括约肌不完全松弛。作者认为，下咽收缩减弱伴食管上括约肌不完全松弛是 OPMD 相关性吞咽障碍的特征性表现。一项小型病例分析中，使用 VFSS 检查了 4 名 OPMD 患者的吞咽功能，主要异常为食管上括约肌痉挛、会厌谷和梨状隐窝残留，其中 1 名患者有严重的误吸(Young 和 Durant-Jones，1997）。Perie 等（1997）还研究了 22 名 OPMD 患者（平均年龄 67.9 岁）的吞咽功能，平均病程时间为 11.8 年。其中 19 名患者采用 VFSS，12 名患者采用咽部和食管上括约肌测压法，8 名患者采用 FEES 来进行吞咽功能评估。无论选择何种方法进行客观的吞咽功能评估，咽肌张力的减弱或缺失是 OPMD 相关吞咽障碍的特征性病理表现。

OPMD 相关吞咽障碍的特征性表现是咽肌收缩减弱伴食管上括约肌开放受限。如果患者的家族史显示常染色体显性遗传，则应对 *PABPN1* 基因进行突变分析。吞咽障碍通常不是 OPMD 的初始症状。

（三）眼咽远端肌病

最近 Durmus 等（2011）描述了 47 名眼咽远端型肌病（oculopharyngodistal myopathy，OPDM）患者在临床和基因学上是不同的实体。OPDM 平均发病年龄 22 岁，具有常染色体显性遗传或常染色体隐性遗传。临床特点是上眼睑下垂、面部肌肉萎缩、眼咽部症状（尤其是眼肌麻痹、关节功能障碍和吞咽障碍）以及远端肌无力。此外，呼吸肌也在早期受累。由于尚未进行分子基因检测，目前只能通过消除过程进行诊断。约 13% 的患者以口咽部吞咽障碍为最初症状，疾病进展 5 年后，75% 的患者出现吞咽功能受损。饮用液体是最突出的问题。约 40% 的患者因吞咽障碍而导致热量摄入不足，体重减轻≥10kg，而吸入性肺炎是一种常见的死亡原因。作者尚未报道仪器评估吞咽障碍的结果。最近的一个病例分析中总结了 14 位来自中国的 OPDM 患者。在这些患者中，如果临床上存在构音障碍或吞咽障碍，则进行 FEES 检查。内镜下主要表现是腭咽肌闭合无力和咽肌收缩受损；但该研究并没有提供关于 FEES 结果的详细细节，这限制了所报道的科学意义（Zhao 等，2015）。

（四）代谢性肌病

代谢性肌病根据主要受影响的代谢途径进行分类，分为脂质代谢紊乱（脂质肌病）、葡萄糖和糖原代谢紊乱（糖原累及）、腺嘌呤核苷酸代谢紊乱（肌腺苷酸脱氨酶缺乏症）以及呼吸链缺陷（线粒体肌病）。线粒体肌病常常伴有严重的神经源性吞咽障碍，如：慢性进行性外眼肌麻痹综合征（chronic progressive external ophthalmoplegia-plus syndrome，CPEO-plus）和 Kearns-Sayre 综合征（KSS）（Sieb 等，2009）。

线粒体肌病 CPEO-plus 患者常在 30—40 岁出现缓慢进展的眼外肌麻痹并伴有双侧上眼睑下垂，虽然以上症状可以出现在任何年龄。此外，患者还会出现肌肉应激不耐受症、近端肢体肌肉无力以及面部及咽部肌肉受累症。约 50% 的患者主诉吞咽功能障碍（Aure 等，2007）。从 CPEO-plus 进展到严重 KSS 的临床连续性，外眼肌麻痹伴上眼睑下垂和色素性视网膜炎多发生在 20 岁之前。KSS 患者还可能会出现其他症状，如小脑共济失调、心脏传导阻滞、脑脊液蛋白升高、侏儒症、耳聋、痴呆、内分泌紊乱和轴索多发性神经病变。这两种疾病主要是由线粒体 DNA 的单一缺失引起的（Sieb 等，2009）。最近的一项研究显示，约 50% 的病例中可检测到大量的线粒体 DNA 缺失，而常见的 m.3243A＞GmtDNA 突变与吞咽障碍无关（Hedermann 等，2017）。

(1) 影像学检查结果：一个病例报道对 10 名 CPEO-plus 患者和 2 名 KSS 患者（平均年龄 46 岁）连续进行 VFSS。共有 10 名患者出现神经源性吞咽障碍，9 名患者发现环咽部梗阻（环咽性失弛缓症），此为特征性影像学表现。其中 3 名患者在吞咽时食管上括约肌收缩＞50%。此外，对其中 8 名患者进行了咽 – 食管测压术。环咽性失弛缓症亚组患者，吞咽前后食管上括约肌的压力均升高。然而，大多数患者吞咽过程中可观察到食管上括约肌的正常松弛（Kornblum 等，2001）。最近的一项研究对 14 名 CPEO 患者与 16 名健康对照组的吞咽功能采用 VFSS 进行了比较，显示 CPEO 患者进食半固体和固体食物时，咽部输送时间均明显缩短（Domenis 等，2015）。

(2) 测压结果：对 14 名 CPEO 患者（男性 5 位，女性 9 位；平均年龄 35.3 岁）进行了食管测压检查，其中 7 名患者主诉吞咽功能受损。将压力测量数据与对照组 16 名健康人进行了对比。结果显示 CPEO 患者的食管近端肌肉收缩幅度较低，收缩时间较短，而食管远端蠕动速度增加（Domenis 等，2011）。

线粒体肌病，特别是 CPEO-plus 和 KSS，可导致严重的神经源性吞咽障碍，主要特征是食管上括约肌开放受限。

（五）面肩肱肌营养不良

面肩肱型肌营养不良症（facioscapulohumeral muscular dystrophy，FSHD）是一种常染色体显性遗传疾病，患病率为 1/20 000，通常在 20—30 岁发病。临床上，FSHD 的特征表现是面部、肩膀和手臂肌肉的缓慢进展、非对称性萎缩和无力。肌酶通常轻度升高，通过在 4q35 染色体上检测到 D4Z4 重复序列的缺失来确定诊断（Sieb 等，2009）。虽然重度神经源性吞咽障碍不是 FSHD 的典型特征，但由于口腔功能差、舌无力和（或）舌萎缩，可能会出现轻度吞咽障碍（Wohlgemuth 等，2006）。

1. 内镜检查结果　根据作者的临床经验，FSHD 患者行内镜检查，可以发现舌根收缩减弱、会厌谷出现轻中度残留。

2. 影像学检查结果　Wohlgemuth 等（2006）对 8 名主诉有吞咽问题的 FSHD 患者（平均年龄 39 岁）进行了 VFSS。结果显示所有患者的咀嚼肌和（或）舌肌肌力下降，7 名患者有轻度口咽期吞咽障碍的影像学征象。1 名患者存在食管期输送受损。口咽期吞咽障碍的主要表现是吞咽动作碎片化、咽部输送延迟、舌根收缩减弱和咽部残留。有 2 名患者检测到误吸，并伴随后的有效咳嗽反射。另一项研究对 20 名 FSHD 患者（平均年龄 38 岁）的吞咽功能进行了影像学检查，结果示 2 名患者存在无效的咽部收缩、咽部憩室和环咽肌松弛减弱（Stubgen，2008）。

3. 测压结果　相同的研究对 20 名 FSHD 患者的吞咽功能也进行了测压检查，结果显示 3 名患者存在非特异性食管运动障碍（Stubgen，2008）。

> FSHD 可能与轻度口咽吞咽障碍有关，最常见的特征是舌根收缩减弱，并导致会厌谷残留。

（六）强直性肌营养不良

强直性肌营养不良是一种临床和遗传特异性疾病，本质是多系统的，具有常染色体显性遗传特征。主要临床症状和体征是肌无力、肌强直和白内障。肌强直的特征是在正常肌肉收缩后出现异常缓慢或延迟的肌肉松弛，EMG 测试中示典型的神经生理学特征。为了诱发肌强直，要求患者用力地握住检查者的手指，然后迅速放手：在肌强直的情况下，手指的舒张出现延迟。叩击性肌强直是通过剧烈地撞击鱼际隆起引起的，导致拇指外展，然后在肌强直存在时缓慢放松。强直性肌营养不良有两种类型（Sieb 等，2009）。

1. 1 型强直性肌营养不良（DM1；营养不良）　DM1 是欧洲最常见的成人肌肉萎缩症的类型，患病率为 5.5/100 000，特点是远端肌肉无力、肌萎缩、上眼睑下垂、肌强直、白内障、发际线后退、认知障碍、扩张性心肌病、心律失常和各种内分泌疾病，如糖尿病和睾丸萎缩。有先天型和婴儿型，早期成年型，以及典型的 20—40 岁的成年型。通过基因检测，可以在 19q13.3 染色体上检测到三核苷酸的扩增（Sieb 等，2009）。

一些研究发现，DM1 患者神经源性吞咽障碍的患病率在 25%～80%，且 DM1 患者往往不能充分感知到吞咽障碍（Bellini 等，2006）。肺炎是成年期 DM1 患者的主要死亡原因（de Die-Smulders 等，1998）。在神经系统检查中，吞咽障碍的 DM1 患者只有一个亚组有舌叩击性肌强直。DM1 相关吞咽障碍常与吞咽动作碎片化和重复性相关（Ertekin 等，2001b）。吞咽障碍是 DM1 患者药物摄入受阻的主要原因（Fitzgerald 等，2016）。有趣的是，DM1 患者的照护者常将吞咽障碍描述为相对轻微的，尽管这种症状已缩短了患者的预期寿命（LaDonna 等，2016）。

(1) 内镜检查结果：DM1 患者 FEES 检查示不能完全清除，潴留的唾液，隐性唾液渗漏以及会厌谷和梨状隐窝中半固态和固态食物残留（Jungheim 等，2015b）。荷兰的一项研究对 45 名 DM1 患者（平均年龄 46 岁；平均病程 14 年）与 10 名健康对照者进行了 FEES 检查。结果发现 DM1 患者组，在三种不同黏稠度测试食物（液体、糊状、固态）中，均经常检测到异常，包括吞咽反射延迟、会厌谷和梨状隐窝残留、渗漏和误吸以及吞咽动作碎片化。液体要比在其他食物更明显。有 17 名患者检测到液体误吸（Pilz 等，2014a）。

(2) 影像学检查结果：一项研究对 8 名 DM 患者（12 名男性，6 名女性；年龄在 24—58 岁）与 60 名健康对照者进行 VFSS 吞咽功能评估。DM1 组的口腔期和咽期输送时间延长，在吞咽过程没有任何相关损伤下，出现吞咽后咽复合体的明显延迟，会厌返回静息位置明显减慢，这可能与肌强直反应相关。此外，出现下咽残留是由于咽部肌肉收缩减弱所致。DM1 患者食管上括约肌的提前和延长开放是一种代偿机制。总的来说，我们得出的结论是，咽部肌无力对吞咽障碍严重程度的影响比咽部肌强直更大（Leonard 等，2001）。

(3) 测压结果：使用常规食管测压法检查 DM1 患者的研究发现咽食管运动障碍。主要表现包括食管蠕动收缩振幅降低、食管完全弛缓、咽肌收缩减弱以及食管上括约肌静息压力降低（Pilz 等，

2014b）。一些研究还发现，食管下括约肌的静息压力降低，从而增加了胃–食管反流的风险（Bellini 等，2006）。2 名 DM1 患者采用食管高分辨率测压法（high-resolution esophageal manometry，HRM）可检测到食管运动障碍，根据芝加哥分类法定义为Ⅰ型失弛缓症（收缩缺失）（Paris 等，2012b）。此外，通过使用 HRM，发现 DM1 患者的咽肌收缩力降低导致了咽部输送压的降低（Jungheim 等，2015b）。

(4) 肌电图结果：Ertekin 等（2001b）研究了 18 名 DM1 患者的吞咽 EMG（平均年龄 38.8 岁，平均病程 14.3 年）。结果显示：①咽期吞咽动作启动延迟；②少数患者非自主的咽期延长；③食管上括约肌的过度反射。其病理生理机制可能归因于以下：①口咽肌肌强直；②口咽肌营养不良；③在疾病过程中髓质吞咽中心参与。最近的一项研究 DM1 患者表面 EMG 发现，与健康对照组相比，(*n*=20）吞咽时咽部肌肉组织持续激活是主要特征（Ercolin 等，2013）。

2. 2 型强直性肌营养不良（DM2；近端肌强直性肌病，PROMM） DM2 的临床病程通常比 DM1 轻，其特征是近端肌无力、肌强直、肌肉疼痛、心脏传导缺陷、白内障和睾丸萎缩，通常在 20—50 岁发病，而且不存在先天遗传性。在分子遗传学方面，3q2.1 染色体上有一个四核苷酸重复序列（Sieb 等，2009）。据报道，14%～52% 的 DM2 患者存在吞咽障碍（Day 等，1999；Tieleman 等，2008）。吞咽固态食物出现的问题比液态食物更常见（Tieleman 等，2008）；与 DM1 相比，DM2 患者的吞咽障碍程度似乎更轻，因此即使在疾病的晚期，吸入性肺炎的风险也没有明显增加（Tieleman 等，2008，2009）。

内镜检查结果：Tieleman 等对 8 名基因融合的主诉有吞咽问题的 DM2 患者行 FEES 检查，其中 7 名患者有轻度吞咽障碍。最常见表现有：固态食物（88%）和牛奶（75%）残留。很少发现唾液潴留（25%）及固态食物(25%）和牛奶(13%）的过早溢出。没有 1 名患者发生了渗漏或误吸。吞咽障碍的严重程度与患者的年龄相关，而与病程无关（Tieleman 等，2009）。

DM1 常与重度咽期吞咽障碍相关，而 DM2 中发现轻度咽期吞咽障碍，且不增加误吸的风险。DM1 患者偶尔可观察到吞咽后咽部复合体的延迟再构象，这是肌紧张性咽部反应。

十、创伤

（一）创伤性脑损伤

德国每年有 15 万～25 万人发生创伤性颅脑损伤（traumatic brain injury，TBI），其中约 4 万人为重度。颅脑损伤的发生率约为 29/100 000。交通事故（40%～50%）是最常见的病因。TBI 可通过各种病理生理机制导致脑损伤：①原发性损伤，伴有脑挫伤和（或）血肿的弥漫型轴突损伤和局灶性损伤（冲击伤和对冲伤）；②继发性损伤，脑水肿、颅内压升高、缺氧、缺血、炎症（Wallesch 等，2005）。

神经源性吞咽障碍是 TBI 常见且严重的症状。重度 TBI 引起的临床相关吞咽障碍约 60% 是发生在疾病的急性期（Leder 1999；Mackay 等，1999b；Morgan 和 Mackay，1999）。Glasgow 昏迷量表（Glasgow Coma Scale，GCS）评分低（特别是＜6 分）和住院时认知障碍加重是出现严重吞咽障碍伴误吸的预测因素（Leder 1998；Mackay 等，1999b；Morgan 和 Mackay，1999）。TBI 相关吞咽障碍导致经口进食延迟的其他独立危险因素包括：中线移位、脑干受累、需要急诊手术以及机械通气＞14 天（Mackay 等，1999b）。治疗 TBI 患者医院应具有管理吞咽障碍的标准诊断程序（Schurr 等，1999）。由于 TBI 导致的吞咽障碍患者与其他神经源性吞咽障碍一样，通常伴有隐性误吸，因此仅进行临床吞咽评估是不够的，需要通过设备辅助评估吞咽功能（Leder，1999；Schurr 等，1999）。相较于无吞咽障碍的 TBI 患者，合并吞咽障碍患者机械通气时间增加了约 3 倍，经口进食时间延迟了 3 倍（11 天 vs. 28 天）（Mackay 等，1999a）。最近的一项研究发现急性病治疗医院出院时持续需要人工喂养的独立危险因素有：高龄、气管造口状态以及初次吞咽功能评估时“失声”（Mandaville 等，2014）。

1. 内镜检查结果 Leder（1999）检查了 47 名 TBI 患者急性期吞咽功能（30 名男性，17 名女性；

平均年龄 34 岁）。17 名患者（36%）检测到误吸，其中 53% 是隐性误吸，这些患者最初无法经口进食。剩下的 30 名患者，10 名接受了改良的经口饮食，另 20 名 FEES 评估后开始常规饮食。总之，作者得出结论，鉴于 TBI 患者的神经系统状况复杂多变，FEES 非常适合，因为灵活，且检查耗时短，可用于随访检查，且有助于确定经口进食的食物类型（Leder，1999）。

2. 影像学检查结果　一项研究对 54 名 TBI 患者重症后早期康复期间进行了 VFSS 吞咽评估（45 名男性，9 名女性；平均年龄 26.8 岁）。纳入标准为：认知功能良好，能够配合完检查。VFSS 时有 2 名患者为气管切开状态，结果发现 61% 的存在吞咽障碍。5 种最常见的异常（≥45% 吞咽障碍患者存在）分别是：口腔对食团控制障碍、舌肌运动减弱、舌根后推食团减弱、咽部吞咽反射延迟和喉前庭闭合障碍。只有 1 名患者出现环咽肌功能障碍。所有入组 TBI 患者有 41% 出现误吸（Mackay 等，1999b）。最近的一项回顾性研究比较了 41 名 TBI 患者与脑卒中对照组的 VFSS 结果。两组患者在吞咽障碍严重程度方面没有显著统计学差异。TBT 患者最常见的是渗漏或误吸（73.2%），喉上抬受限（68.3%）和会厌翻转减弱（61%）（Lee 等，2016）。

（二）脊髓损伤

工业化国家急性脊髓损伤的年发生率为（10～30）/ 1 000 000。创伤性脊髓损伤多见于 16—30 岁的人群（Wallesch 等，2005）。因为与喉和食管的解剖位置临近，颈髓损伤会导致机械性和（或）神经源性吞咽障碍。此外，吞咽障碍是颈髓术后常见的并发症（特别是前路入路患者；术后第 1 周达 79%、术后 1 年 13%～21%；Riley 等，2010）。$C_{3\sim4}$ 水平前路的手术，舌下神经、喉上神经和 C_6 水平的喉返神经易受损，从而导致继发性吞咽障碍（Martin 等，1997；Abel 等，2004）。

脊髓损伤后吞咽障碍的危险因素有年龄、前路手术方式、机械通气和气管切开状态（Kirshblum 等，1999）。据统计，约 1/3 的急性颈髓损伤患者存在吞咽障碍（Abel 等，2004）。这些患者在病程晚期（创伤后＞2 周；Abel 等，2004）患肺炎的风险增加。Seidl 等（2010）在最近的一项回顾性研究中发现，175 名重度颈髓损伤导致四肢瘫痪的患者，有 28% 存在临床相关吞咽障碍。同样，另一项创伤中心接受治疗的脊髓损伤患者的回顾性队列研究显示，26% 的患者具有吞咽障碍的临床特征。吞咽障碍的显著预测因素是高龄（＞65 岁）和脊髓损伤。但许多创伤患者没有脊髓损伤的也出现吞咽障碍（Lee 等，2016）。$C_{3\sim5}$ 水平损伤最容易导致吞咽障碍。咽部的机械性和神经性改变是出现吞咽障碍的原因。局部组织水肿以及感觉、运动功能和喉上抬受损常会导致吞咽障碍。建议将标准临床吞咽评估与 FEES 结合用于诊断吞咽障碍（Seidl 等，2010）。存在吞咽障碍的患者会额外增加医疗费用约 4 万欧元（Seidl 等，2010）。

1. 内镜检查结果　一项纵向观察研究对 ICU51 名急性颈髓损伤患者采用 FEES 评估吞咽功能（35 名男性，16 名女性；平均年龄 43.4 岁）。入院时，21 名存在重度吞咽障碍伴明显误吸，20 名轻度吞咽障碍（喉水肿或轻微误吸伴有效的咳嗽反射）。吞咽障碍的临床预后良好，只有 3 名患者在出院时仍存在严重吞咽障碍（Wolf 和 Meiners，2003）。

2. 影像学检查结果　一项研究回顾性分析了 13 名接受颈椎前路手术患者的 VFSS 结果，显示新发吞咽障碍，考虑与以下因素有关：椎体前软组织肿胀伴咽后壁运动减弱和食管上括约肌开放受限、咽期吞咽动作缺失或减弱、口腔对食团控制力受损，舌运动减弱（Martin 等，1997）。

TBI 相关吞咽障碍的危险因素包括：GCS 评分低、严重创伤后认知障碍、中线移位、脑干受累以及需要急诊手术和机械通气时间＞14 天。$C_{3\sim4}$ 水平前路颈髓手术，舌下和喉上神经受损会导致术后吞咽障碍，而 C_6 水平手术与喉返神经受损有关。$C_{3\sim5}$ 水平脊髓损伤特别容易导致神经源性吞咽障碍。即使没有脊髓损伤，也可能发生吞咽障碍。

十一、心因性吞咽障碍

到目前为止，文献中还没有关于精神源性或功能性吞咽障碍（如：主观性吞咽障碍，而没有病理生理机制或结构受损）发病率的可靠信息。精神源性吞咽障碍通常见于青中年人群，据报道，女性比男性更容易出现相关症状。除了消瘦外，吞咽障碍的典型并发症不常见（特别是吸入性肺炎），而且神经系统检查通常是阴性的（Buchholz，1994）。而引发的心理压力通常会持续很长时间，并且在本质上是复杂的，且难以发现。相较于健康对照组，抑郁、焦虑和内向的性格更常见（Deary 等，1995a 和 b）。临床吞咽功能检查中偶尔会发现口腔期功能异常，临床表现类似于吞咽障碍。当使用 VFSS 评估时，会有以下发现：舌头的复合运动受损，导致无效的食团推动。初步证据表明，精神源性吞咽障碍与神经生物学具有相关性。一项初步研究，Suntrup 等使用 MEG 对比了精神源性吞咽障碍患者和健康对照者（各 5 名）在吞咽时的大脑皮质激活程度。结果是精神源性吞咽障碍患者表现出明显的皮质激活模式的改变。健康受试者的大脑双半球内侧感觉运动皮质被激活，而精神源性吞咽障碍患者发现右岛叶皮质、背外侧额叶皮质、外侧前运动皮质、内侧顶叶皮质的显著激活。除此之外，还发现左内侧主要感觉皮质、右内侧感觉运动皮质以及邻近的辅助运动区域激活信号明显减少。因此，精神源性吞咽障碍似乎与吞咽相关的皮质激活模式的显著改变有关，这可能是因为过度激活了一个广泛分布的警觉、自我调控和显著凸显的神经网络，从而干扰了对下游吞咽感觉运动的控制（Suntrup 等，2014）。精神源性吞咽障碍的临床分型包括：咽球症和吞咽恐惧症，而神经性厌食症和贪食症等饮食障碍需要与器质性疾病进行鉴别（Barofsky 和 Fontaine，1998）。

（一）咽球症

咽球症以前也称为癔球症，均属于感觉异常。患者主诉喉部有肿块或收缩异常，通常与进食过程无关。在某些情况下，摄入食物可能会缓解症状，患者也不会出现疼痛感。但社会心理压力往往会引发或导致状况恶化；因此，不同患者的疾病严重程度可能会有很大的差异（Deary 等，1995a 和 b）。

（二）吞咽恐惧症

吞咽恐惧症，Shapiro 等在 1997 年将其描述为一种新的疾病，其特征是在进食时惧怕吞咽，伴随呼吸困难和窒息感。2/3 的恐惧症患者是女性，因饮食受限而体重减轻。这种疾病常常伴有恐慌症（41%）和强迫症（22%），因此经常会被误诊为厌食。受影响的患者很少寻求专业医疗帮助（Shapiro 等，1997）。目前尚无有关吞咽恐惧症的概念。文献常使用术语“吞咽恐惧症”“窒息焦虑”和“精神源性吞咽障碍”以及咽喉部“堵塞感”或“肿块感”来描述相同的吞咽恐惧现象（Baijens 等，2013a）。

事实上，精神源性吞咽障碍可能比“真正的”神经源性吞咽障碍少见，后者常被误诊为精神源性，这具有重要的临床意义。经过详细的设备再评估后，最初被疑诊为精神源性吞咽障碍或咽球症的患者中，有 65% 存在器质性病变（Ravich 等，1989）。此外，该研究发现：一旦诊断为精神源性吞咽障碍，随访期间很少去重新评估（Ravich 等，1989）。另一项研究纳入了 58 名诊断为精神源性吞咽障碍的患者，临床表现各不相同。经过了严格的随访调查，检测到导致临床症状的其他病因有贲门失弛缓症、食管痉挛、咽 – 食管运动失调（Stacher，1986）。最近的一项研究对 32 名曾诊断为精神源性吞咽障碍的患者进行筛查，发现 44% 的患者 EMG 存在病理性改变，表明存在相关器质性病变（Vaiman 等，2008）。因此，即使存在明显社会心理压力，支持精神源性吞咽障碍的诊断时，也是需要完整的诊断流程，以鉴别其他病因（Buchholz，1994）。运用临床吞咽评估和仪器检查（包括 FEES、VFSS 和食管测压），排除了口腔期、咽期和食管期相关的吞咽障碍后，才可以下精神源性吞咽障碍的诊断。FEES 作为一种生物反馈，可与行为吞咽疗法和心理疗法相结合，用于诊治精神源性吞咽障碍患者“受损”的吞咽模式（Thottam 等，2015）。

> 精神源性吞咽障碍是一种排他性诊断，发病率较神经源性吞咽障碍低，因为后者易被误诊为精神源性。精神源性吞咽障碍根据临床表现分为咽球症或吞咽恐惧症，应与厌食症鉴别。

十二、其他

（一）遗传性共济失调

1. 常染色体显性共济失调　常染色体显性脊髓小脑性共济失调（autosomal dominant spinocerebellar ataxias，SCA）是一组异质性神经退行性疾病，典型的临床特征是进行性共济失调。还有其他各种神经系统症状。目前有 25 种以上临床基因亚型，最常见的是 SCA3 型，也称为 Machado-Joseph 病（Machado-Joseph disease，MJD）。欧洲中部，SCA1 型、SCA2 型、SCA3 型和 SCA6 型约占所有病例的 70%（Schols 等，2004）。SCA1 型、SCA2 型、SCA3 型、SCA6 型和 SCA7

型患者出现神经源性吞咽障碍（Burk 等，1996；Rub 等，2006）。这些 SCA 亚型患者发生的吞咽障碍可能影响到吞咽的各个阶段，而吸入性肺炎是这些患者首要死因（Rub 等，2006）。一项基因型 – 表型研究显示 89% 的 SCA1 型患者出现吞咽障碍，而只有 54% 的 SCA2 型患者和 34% 的 SCA3 型患者出现吞咽障碍（Burk 等，1996）。最近一项研究采用 VFSS 评估了 6 名 SCA3 型患者的吞咽功能［平均年龄（48.0 ± 21.1）岁］，结果显示吞咽障碍出现之前的平均病程为（12 ± 2.5）年。因此，吞咽障碍的出现明显晚于对照组 7 名小脑多系统萎缩患者（Isono 等，2015）。另一项采用的 VFSS 研究显示，SCA3 型（*n*=7）吞咽障碍比 SCA6 型多见（*n*=13；Isono 等，2013）。一项病理解剖学研究发现，所有 SCA2 型、SCA3 型、SCA6 型和 SCA7 型吞咽障碍患者存在广泛的中央脑干区域神经退行性变（已知与吞咽控制有关）（Rub 等，2006）。

对于疑似患有 SCA 伴神经源性吞咽障碍的患者，应进行 SCA1 型、SCA2 型、SCA3 型、SCA6 型和 SCA7 型相关的基因突变分析。

2. 常染色体隐性共济失调 常染色体隐性弗里德赖希共济失调（autosomal recessive Friedreich's ataxia，FA）是目前最常见的遗传性共济失调。一些西欧国家的患病率为 1/125 000～1/20 000。95% 的 FA 患者是由 *frataxin* 基因中的纯合子 GAA 反复扩增引起的。发病年龄在 5—25 岁，典型的临床表现为四肢和步态进行性共济失调、本体感觉受损、深反射丧失、锥体束征、眼球运动异常和构音障碍。非神经系统表现包括：骨骼畸形、心肌病和糖尿病（Parkinson 等，2013）。

文献中报道神经源性吞咽障碍的患病率为 27%～74%。在病程晚期，初发的轻度吞咽障碍可能导致吸入性肺炎，这也是 FA 患者的首要死因（Parkinson 等，2013）。最近的一项澳大利亚研究对 36 名 FA 患者进行了系统性临床相关吞咽障碍评估，但没有进行设备检查。97.2%（*n*=35）的患者出现了吞咽障碍临床征象。吞咽过程的口腔期和咽期均会受影响，吞咽障碍与机体协调性受损、虚弱和痉挛相关。最常见的症状是饮水后呛咳 / 窒息（58.33%）。19 名患者自诉因安全性原因使用吞咽动作。患者尤其关注吞咽过程中的某些环节，这是最常采用的策略（Vogel 等，2014）。

（二）C 型 Niemann-Pick 病

常染色体隐性 C 型 Niemann-Pick 病（autosomal recessive Niemann-Pick type C，NPC）是一种罕见的神经内脏脂肪蓄积性疾病，由 *NPC1* 基因（＞95% 的患者）或 *NPC2* 基因突变引起。由于遗传缺陷，胆固醇、糖脂和磷脂（神经鞘磷脂）在细胞内的转运受损，导致这些脂质在细胞溶酶体内积聚。患病率约为 1/150 000，从致命的婴儿型到以慢性神经退行性病变为主的成人（成人型）。对于大多数患者来说，疾病的严重程度和预后取决于神经系统症状。出现神经精神系统症状的平均年龄为 25 岁。以下症状的发生频率依次递减：小脑共济失调、核上性垂直凝视麻痹、构音障碍、认知障碍、运动障碍、脾大、精神错乱、吞咽障碍、癫痫和晕厥。药物麦格司他（Zavesca®）于 2009 年 1 月批准用于治疗神经系统症状，是一种葡萄糖基神经酰胺合成酶抑制药，可导致作用底物降解（糖脂生成减少）（Sevin 等，2007；Vanier 2010；Mengel 等，2013）。

根据现有的研究数据，至少 37% 的 NPC 患者有严重的神经源性吞咽障碍（Sevin 等，2007），而且吸入性肺炎是首要死因（Walterfang 等，2012）。

一项观察性研究 4 名 1—12 岁的儿童 NPC 患者在开始服用麦格司他前运用 VFSS 对吞咽功能进行评估，并随访 3～4 年。最初，有 2 名患者出现严重的口咽性吞咽障碍伴误吸，有 1 名患者出现轻度的口咽性吞咽障碍，但不伴误吸。经过 6 个月的药物治疗，两名最初严重吞咽障碍患者，吞咽功能均得到显著改善，尤其是咽期，已恢复正常。未检测到误吸，只剩下轻微的口腔性吞咽障碍。36 个月的随访中没有观察到吞咽功能进一步恶化，但口腔性吞咽障碍持续存在。最初有轻度吞咽障碍的 NPC 患者，麦格司他治疗 6～9 个月后，吞咽功能开始恶化，甚至出现误吸，需要通过经皮胃造瘘管进行喂养。治疗 14 个月后，吞咽功能完全恢复正常。即使在 48 个月后，吞咽障碍也没有复发，因此可以取出经皮胃造瘘管。无吞咽障碍的 NPC 患者接受麦格司他治疗后，即使在超过 40 个月的随访中，也未发现吞咽障碍（Fecarotta 等，2011）。一篇系统回顾系统评价了麦格司他对 NPC 患者吞咽功能的疗效。临床和内镜吞咽功能评估的有限数据表明，药物治疗期间，吞咽功能稳定或得到改善，从而延长预期寿命（Walterfang 等，2012）。与此相同，1 项小型随机对照研究（n=25）显示，大多数 NPC 患者 24 个月后吞咽 4 种不同稠度食物（水、果泥、面条、饼干）的能力得到稳定或改善。这些改善在 40%～50% 患者中会持续 48～96 个月，但饮水除外（Fecarotta 等，2015）。

（三）小脑扁桃体下疝 Ⅰ 型畸形

小脑扁桃体下疝畸形是一种颅颈交界处的早期胚胎畸形，约 1/25 000 的新生儿发生这种畸形。小脑下移进入上颈椎管可能导致导水管狭窄，并伴有脑积水、脑干压迫和脑神经病变。Ⅰ 型常在 40—50 岁时出现症状，并伴有脊髓空洞症。其他伴随症状包括后组脑神经病变、斜颈、颈部疼痛和头痛、头晕和眼球震颤。治疗方案包括枕骨下减压术和（或）脑室 – 腹腔分流术。延髓性吞咽障碍也可能是小脑扁桃体下疝 Ⅰ 型畸形的唯一或主要症状。在一些病例报道中，这种临床特征的小脑扁桃体下疝 Ⅰ 型畸形的病例被误诊为延髓型肌萎缩侧索硬化（Gamez 等，2003）。1 名延髓性吞咽障碍患者出现快速进展性双侧舌肌萎缩（Paulig 和 Prosiegel，2002）。最近还出现了一例与体位相关的功能性吞咽障碍病例。患者为一名 38 岁女性，FEES 检查发现：患者端坐位时出现严重咽期吞咽障碍伴误吸，而仰卧位时吞咽无误吸。接受减压手术后，吞咽功能可完全恢复正常（White 等，2010）。

> 小脑扁桃体下疝 Ⅰ 型畸形可导致延髓性吞咽障碍，其严重程度可能随着体位变化而变化：立位时加重，仰卧位时改善。延髓性吞咽障碍患者都需要行颅脑 MRI 检查，以排除小脑扁桃体下疝 Ⅰ 型畸形，这是一种罕见的鉴别诊断。

（四）腭肌阵挛（腭震颤）

腭肌阵挛以单侧或双侧软腭的节律性肌阵挛为特征，频率为 1～3Hz。此外，咽后壁和喉部也可能出现肌阵挛（咽喉肌阵挛）。分为原发性腭肌阵挛（累及腭帆提肌，通常伴有耳鸣）和症状性腭肌阵挛（其中腭帆提肌受累），这是由 Guillain-Mollaret 三角（脑干和小脑中以下灰质区域的功能连接：红核、下橄榄核和齿状核）的病变引起的，尤其是脑干和小脑梗死（Deuschl 等，1990，1994a 和 b）。腭肌阵挛可能与吞咽障碍（尤其是液体）相关，临床上常无法准确诊断。内镜检查和（或）VFSS 证实：出现液体在吞咽前溢出和吞咽时渗漏和（或）误吸（Drysdale 等，1993；van de Loo 等，2010；Juby 等，2014）。软腭肌阵挛可能会干扰口服药物的吞咽。咽喉肌阵挛也会影响喉前庭及时闭合（van de Loo 等，2010）。

> 腭肌阵挛与神经源性吞咽障碍相关，表现为液体过早溢出和连续的吞咽前和吞咽时误吸。此外，如果咽喉肌阵挛持续存在，喉前庭的及时闭合也受到干扰，从而进一步增加了误吸的风险。

（五）弥漫性特发性骨质增生症

弥漫性特发性骨质增生症（diffuse idiopathic skeletal hyperostosis，DISH）是一种以脊柱韧带及其附件钙化和骨化为特征的非炎症性疾病。男性的患病率比女性高。多在五六十岁发病，危险因素包括：肥胖、糖尿病和高血压。主要累及脊柱的前纵韧带。椎体前部的骨质增生会导致颈椎椎体腹侧病变，从而导致严重的吞咽障碍；但绝大多数颈椎椎体腹侧病变的患者并没有意识到吞咽功能受损。颈椎出现这种病变的老年人，有 20%～30% 不存在吞咽障碍。因此，在诊断颈椎病引起的吞咽障碍之前，排除引起吞咽障碍的其他病因具有非常重要的临床意义。然而，一些患者椎体前部的骨质增生会导致喉咽和食管上段的机械性收缩，并损伤喉返神经而引发神经性病变，以及咽 – 食管肌肉组织的慢性炎症和纤维化（Goh 等，2010；Papadopoulou 等，2013）。为了充分评估骨刺对吞咽生理功能的影响，应分别对患者进行 FEES、VFSS 和食管测压检查（图 4–9 和图 4–10）。如果出现严重吞咽障碍、口腔摄入能力严重受损和持续性体重下降，行颈椎手术切除骨刺会改善患者的吞咽功能（Ozgurstoy 等，2010）。

> 颈椎椎体腹侧病变引起的吞咽障碍需与神经源性吞咽障碍进行鉴别；但大多数放射性检查可检测到的颈椎腹侧病变，并不会导致临床相关吞咽障碍。

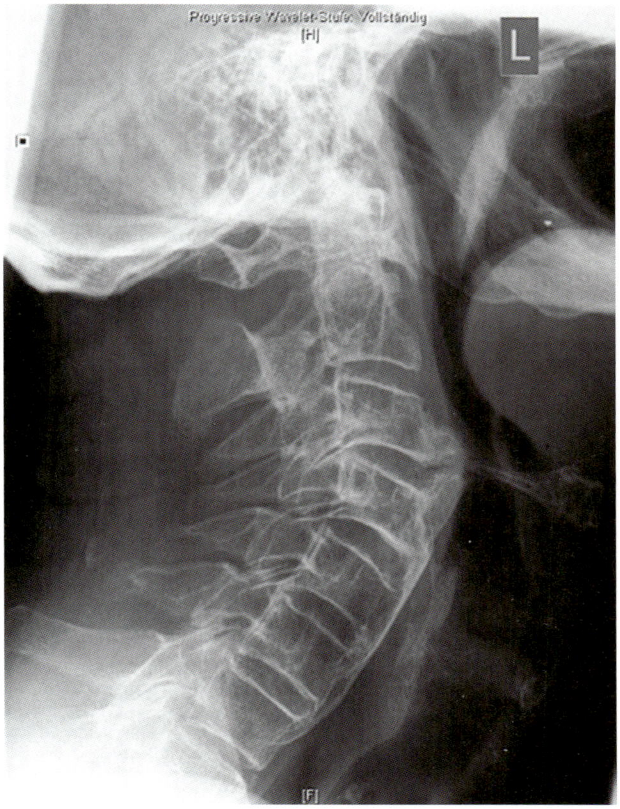

▲ 图 4-9　颈椎腹侧病变的 X 线片

图片由 Department of Radiology at Münster University Hospital（Prof. Dr. W. Heindel）提供

颈椎侧弯和其他类型颈椎畸形也可导致吞咽障碍（Papadopoulou 等，2013）。

（六）手术

多种外科手术术后可能出现神经源性吞咽障碍的术后并发症。

1. 颈动脉内膜剥脱术　根据指南，颈动脉内膜剥脱术（carotid endarterectomy，CEA）是治疗严重症状性颈内动脉狭窄的首选方法。由于迷走神经在解剖上与颈内动脉临近，手术过程中可能会被损伤，导致同侧声带和（或）同侧咽部麻痹，伴有神经源性吞咽障碍。声带麻痹合并咽期吞咽障碍会“相互影响、相互加重”。如果手术导致舌下神经受损并伴有同侧舌肌麻痹，则可能导致口腔期吞咽障碍。舌下神经是 CEA 最容易受损的脑神经。此外，第Ⅴ、Ⅶ和Ⅸ对脑神经也可能在外科术中受损。CEA 术后，约 5.5% 的患者出现脑神经麻痹（Greenstein 等，2007）。

内镜检查结果：Masiero 等（2007）进行的一项前瞻性研究纳入了 19 名患者，发现他们在 CEA 术后 5 天至 3 个月内出现吞咽障碍（13 名男性，6 名

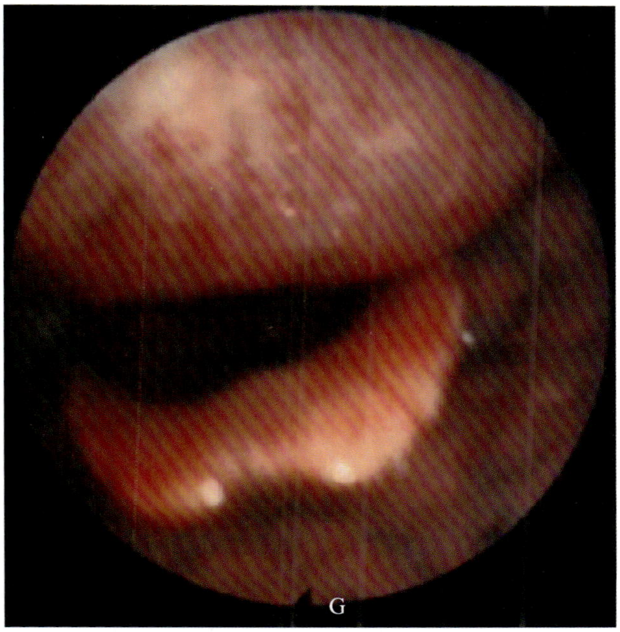

▲ 图 4-10　颈椎腹侧病变下咽部狭窄的内镜表现

女性；平均年龄 71.7 岁）。其中 15 名出现液态和固态食物吞咽障碍，另 4 名仅存在固态食物吞咽障碍。8 名需要肠外营养。6 名在首次 FEES 检查中检测到误吸，开始吞咽康复治疗的平均时间为 6 天。10 名患者的吞咽功能在 1 个月内完全恢复正常，另外 3 名在 3 个月内完全康复。在 3 个月后第 2 次 FEES 检查时，只有 1 名患者出现误吸。

2. 颈椎前路手术　颈椎前路手术可能会导致神经源性吞咽障碍，吞咽周期的所有阶段都可能受到影响（第 4 章“脊髓损伤”）。吞咽障碍的病因可能是舌下神经和（或）迷走神经受到损伤。C_6 水平以上的手术更容易导致舌下神经和喉上神经损伤，而 C_6 水平以下的手术更容易导致喉返神经损伤（Martin 等，1997）。术后 EMG 检测发现喉神经病变与吞咽障碍更严重相关（Ryu 等，2012）。一项前瞻性观察研究发现术后 1 个月的神经源性吞咽障碍患病率为 54.0%，术后 24 个月为 13.6%（Lee 等，2007）。其他一些病例研究结果示颈椎术后吞咽障碍的患病率略高于 50%，此外 1 年内的改善率相当（Papadopoulou 等，2013）。术后吞咽疼痛（吞咽痛）通常由椎体前间隙的局部组织肿胀和（或）血肿引起。吞咽障碍也可能在前入路手术后数周或数月内发生，或者在初步改善后复发（Vanderveldt 和 Young，2003）。颈椎术后出现吞咽障碍会延长住院时间和增加医疗花费（Singh 等，2013；Starmer 等，2014）。

3. 心脏手术 吞咽障碍是心脏直视手术后可能的并发症。Aviv 等（2005）对 1340 名充血性心力衰竭患者进行的一项 FEESST 研究，心脏直视手术是 26.9% 的患者出现吞咽障碍的主要病因。除了围术期脑卒中和由此引发的吞咽障碍外，术中经食管超声心动图和年龄>65 岁为无脑血管疾病患者术后出现吞咽障碍的危险因素（Rousou 等，2000）。FEESST 显示术后出现吞咽障碍，但无围术期脑卒中的患者 90% 存在中度至重度咽喉部感觉减退（Aviv 等，2005）。原因考虑为：FEESST 检测到的这种感觉障碍可能未被识别，因此反流性疾病未得到有效治疗，可能是心脏直视手术后吞咽障碍的主要原因（Aviv 等，2000，2005）。

4. 插管后舌下神经麻痹 舌下神经麻痹伴连续的舌肌运动障碍和口腔期吞咽障碍是经口气管插管、支气管镜检查和使用喉罩后的一种少见并发症（Dziewas 和 Lüdemann，2002）。大多数病例症状迅速改善，但约 20% 的症状会持续超过 4 个月。受影响的患者 1/4 是与舌下神经麻痹与同侧舌神经受损有关，这表明舌头侧缘神经的直接受压是致病机制。预后良好，大多数情况下会自行恢复，因此一般不需要手术修复神经。

（七）IgLON5 综合征

2014 年发现了一种新的神经免疫综合征，其特征为睡眠障碍（非快速动眼睡眠障碍和快速动眼睡眠障碍、睡眠相关呼吸障碍）、构音障碍、吞咽障碍、共济失调和舞蹈症，并出现抗 IgLON5 抗体。神经病理学上，脑干和下丘脑发现 tau 沉积（Sabater 等，2014）。在作者的临床工作实践中，医治了一名抗 IgLON5 综合征患者，发现其出现缓慢进展的神经源性吞咽障碍症状。FEES 显示严重的口咽期吞咽障碍，并伴有口腔对食团的控制能力受损、过早溢出、严重的吞咽反射延迟、咽隐窝和梨状隐窝处残留以及吞咽前、后的渗漏和误吸。VFSS 和高分辨率测压法（high-resolution manometry，HRM）也显示食管上括约肌功能障碍和食管运动障碍。在后边住院治疗期间，多根脑神经出现了逐渐进展性功能障碍（包括双侧声带麻痹），因此需要插管和气管切开术（Schröder 等，2016）。

（八）内科疾病

近年来，吞咽障碍的仪器诊断方法越来越多地应用于内科疾病患者。因此，慢性呼吸系统疾病已证明慢性阻塞性肺疾病和阻塞性睡眠呼吸暂停综合征口咽期吞咽障碍发病率增加（Ghannouchi 等，2016）。一项慢阻肺患者的 FEES 研究显示：吞咽障碍特征是咽喉部的敏感性降低，并在咽隐窝和梨状隐窝处出现残留。有 25% 的患者（n=20）出现了误吸，且对吞咽障碍的自我感觉降低（Clayton 等，2014）。另一项研究 Schindler 等采用 FEES（2014）检查了 72 名无主观吞咽障碍 OSAS 患者的吞咽功能，结果是大约有一半的患者存在亚临床吞咽障碍征象，最常见的是过早溢出（64%）、残留（44%）、渗漏（36%）和吞咽碎片化（28%）。中、重度 OSAS 患者之间无明显差异。上呼吸道黏膜（包括口咽）感觉功能受损是导致吞咽障碍的首要原因。这种感觉障碍是由打鼾的低频振动引起，随后导致呼吸道黏膜微循环的神经元调节障碍。根据这项研究结果，SWAL-QOL 的症状量表适用于检测 OSAS 患者的亚临床吞咽障碍（Schindler 等，2014）。

另一项研究采用 FEESS 评估了 Sjögren 综合征患者（n=69）与健康对照组（n=40）的吞咽功能。结果是相较于健康对照组，Sjögren 综合征患者在下咽的多个部位出现更加频繁和更加稠厚的液态和固态残留物，未发现渗漏 / 误吸（Eyigör 等，2017）。口咽期和食管期吞咽障碍也常见于其他类型的自身免疫性风湿性疾病（系统性红斑狼疮、类风湿关节炎、硬皮病等，Amos 等，2016）。70% 的硬皮病患者存在食管相关症状，原因为食管远端 2/3 的平滑肌出现萎缩和肌纤维化（Amos 等，2016）。由于上述内科疾病吞咽障碍的表现可能与原发性神经源性疾病相似，因此，系统地评估患者的病史以了解这些疾病的存在，并在采用吞咽障碍仪器诊断时也应考虑到这一点是非常重要的。

十三、神经源性吞咽障碍患者结构化评估流程

为了对神经源性吞咽障碍患者采取适当的保护和康复措施，必须对存在的神经系统疾病进行正确诊断（第 7 章）。此外，只有在明确神经源性吞咽障碍的病因后，才能评估患者的预后并与患者和亲属进行沟通。

如果神经源性吞咽障碍与其他神经系统症状一起出现，则可根据这些症状及一般特征来阐明病因。由于过去 25 年人们对吞咽障碍的了解不断增加

（第 3 篇），神经源性吞咽障碍的特异表现也有助于确定诊断。典型的例子是 Wallenberg 综合征突然出现吞咽障碍，可表现为同侧第Ⅴ、Ⅸ和Ⅹ脑神经对麻痹、同侧霍纳征、同侧偏瘫和对侧分离性感觉丧失。另外还有在其他脑卒中部位不会出现的吞咽障碍特征，即食管上端括约肌开放受限，以及（大部分）梨状隐窝中有大量的唾液和食团残留（第 4 章“脑卒中”）。表 4–5 概述了不同神经源性吞咽障碍的鉴别诊断。不同疾病的吞咽障碍特点详见本书相应章节。

但当吞咽障碍是神经系统疾病的唯一或主要症状时，鉴别诊断通常更加困难，并且误诊的概率非常高。这种情况下，常怀疑为食管疾病或心因性吞咽障碍，而常被误诊。David W. Bucholz 在 1994 年的评论“神经源性吞咽障碍：原因不明显时是什么原因？”中提到了这一事实。正如 Royl 等总结的那样，急诊就诊的神经系统疾病患者约有 5% 会以言语和吞咽障碍为主要症状（Royl 等，2010）。

接下来的内容是作者临床工作中遇到以吞咽障碍为主要症状，但存在诊断困难的患者时采取的按步骤诊断流程（图 4–11）。这一结构化流程的前三个步骤，目的是将神经源性吞咽障碍归类为神经系统疾病，以便通过第 4 个步骤有目的的选择诊断评估方法以最终确定诊断。如果在初始诊断“检查”时无法做出明确诊断，则应定期进行重新评估，若症状进展或出现其他神经系统症状时，也应重新评估。这是因为与其他神经系统症状类似，有时只有在后续随访检查时才能最终诊断。而仅仅诊断吞咽障碍而不对其病因进行充分研究是完全不够的；但据作者经验，这种以症状为中心的诊断方法在临床实践中却很常见，并且明显比其他神经系统疾病主要症状（如构音障碍或失语）更常见。

表 4–5　神经源性吞咽障碍的鉴别诊断

神经系统症状	鉴别诊断	所在章节
急性中枢神经系统症状	脑梗死 / 出血	第 4 章“脑卒中”
	多发性硬化复发	第 4 章“多发性硬化”
慢性中枢神经系统症状	脑部肿瘤	第 4 章“脑部肿瘤”
	慢性进行性多发性硬化	第 4 章“多发性硬化”
脑干症状	脑干梗死 / 出血	第 4 章“脑卒中”
	多发性硬化	第 4 章“多发性硬化”
	李斯特菌脑炎	第 4 章“细菌和病毒性脑膜脑炎”
	副肿瘤性脑干脑炎	第 4 章“副肿瘤综合征”
神经认知障碍	阿尔茨海默病	第 4 章“阿尔茨海默病”
	血管性痴呆	第 4 章“血管性痴呆”
	额颞叶变性	第 4 章“额颞痴呆”
	Lewy 体痴呆	第 4 章“Lewy 体痴呆”
锥体外系运动症状	进行性核上性麻痹	第 4 章“帕金森病”
	帕金森病	第 4 章“帕金森病”
	Huntington 病	第 4 章“舞蹈病”
	肌张力障碍	第 4 章“肌张力障碍”
	神经阻滞药引起的吞咽障碍	第 4 章“肌张力障碍”
	Wilson 病	第 4 章“Wilson 病”

（续表）

神经系统症状	鉴别诊断	所在章节
进行性延髓麻痹	肌萎缩侧索硬化	第 4 章“肌萎缩侧索硬化”
	假性延髓性麻痹	第 4 章“Chiari 畸形，Ⅰ型”
	原发性侧索硬化	第 4 章“运动神经元紊乱”
	Arnold-Chiari 畸形，Ⅰ型	第 4 章“脊髓灰质炎后综合征”
	Kennedy 病	第 4 章“脊髓延髓性肌萎缩（Kennedy 病）”
	脊髓灰质炎后综合征	第 4 章“脊髓灰质炎后综合征”
	IgLON5 延髓麻痹	第 4 章“IgLON5 延髓麻痹”
小脑症状	多发性硬化	第 4 章“多发性硬化”
	遗传性共济失调	第 4 章“遗传性共济失调”
	C 型 Niemann-Pick 病	第 4 章“C 型 Niemann-Pick 病”
	亚急性小脑变性	第 4 章“副肿瘤综合征”
脑神经麻痹	颅底肿瘤	第 4 章“脑肿瘤及转移”
	脑膜瘤	第 4 章“脑膜瘤”
	基底脑膜炎	第 4 章“细菌和病毒性脑膜脑炎”
	特殊类型的 Guillain-Barré 综合征	第 4 章“Guillain-Barré 综合征”
上睑下垂和（或）眼部症状	特殊类型的 Guillain-Barré 综合征	第 4 章“Guillain-Barré 综合征”
	重症肌无力	第 4 章“重症肌无力”
	Lambert-Eaton 综合征	第 4 章“Lambert-Eaton 综合征”
	肉毒杆菌中毒	第 4 章“肉毒杆菌中毒”
	眼咽肌营养不良	第 4 章“眼咽肌营养不良”
	线粒体肌病	第 4 章“代谢性肌病”
	眼咽远端肌病	第 4 章“眼咽肌肌病”
神经病	Guillain-Barré 综合征	第 4 章“Guillain-Barré 综合征”
	危重症神经病	第 4 章“危重症神经病”
肌病	肌炎	第 4 章“肌炎”
	强直性肌营养不良	第 4 章“强直性肌营养不良”
	Duchenne 肌营养不良	第 4 章“肌病”
	眼咽肌营养不良	第 4 章“眼咽肌营养不良”
	线粒体肌病	第 4 章“代谢性肌病”
	面肩肱型肌营养不良症	第 4 章“面肩肱型肌营养不良”
	眼咽远端肌病	第 4 章“眼咽肌肌病”
强直综合征	强直性肌营养不良	第 4 章“强直性肌营养不良”
牙关紧闭和（或）哭笑面容	破伤风	第 4 章“破伤风”

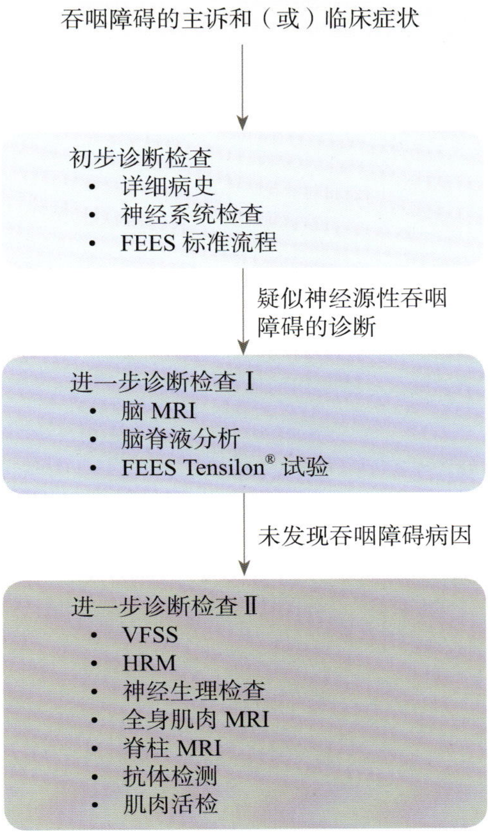

▲ 图 4–11　针对病因不明的神经源性吞咽障碍的逐步诊断流程

FEES. 吞咽纤维内镜检查；VFSS. 吞咽造影检查；HRM. 高分辨率测压法

1. 第 1 步：了解病史　病史对于神经源性吞咽障碍和所有其他神经系统症状一样重要。来自患者病史的资料（目前的主诉、既往史、家庭、社会和药物史）都对做出诊断至关重要。问诊时应包括吞咽障碍相关问题（第 2 章“病史”）。此外，应根据特定标准定义吞咽障碍的特征。

• 症状发展的动态变化：急性 – 亚急性 – 慢性进行性 – 慢性 – 复发。

• 吞咽障碍的主观感知定位：口腔 – 咽 – 食管（患者应指向“问题”区域！）。

• 相关状况的症状特异性：身体压力、心理压力、一天中的时间。

• 吞咽障碍家族史。

2. 第 2 步：临床神经系统检查　临床神经系统检查应寻找可能表明特定神经系统疾病的细微症状。需要对与吞咽相关的脑神经（V_3、Ⅶ、Ⅸ、Ⅹ和Ⅻ）进行详细检查。此外，误吸筛查也是临床神经系统检查的一部分（第 2 章“误吸筛查”）。

3. 第 3 步：吞咽障碍仪器诊断　吞咽障碍仪器诊断可以直接、客观地观察是否存在怀疑的吞咽障碍，并确定吞咽障碍的表现，这又常常为阐明病因提供进一步线索。在作者的诊所，首选设备是 FEES，因容易获得，且诊断价值高，是由一名主治医师、一名 SLP 组成的团队进行。根据 FEES 结果，考虑进一步的其他仪器诊断（VFSS、HRM 等）。吞咽障碍仪器诊断还需要考虑非神经源性吞咽障碍及其原因。完成仪器评估后，则将吞咽障碍归类为神经系统疾病，并做出初步诊断（第 3 章“神经源性吞咽障碍的内镜分类”）。

4. 第 4 步：确定诊断　根据前三个步骤结果，进行特别选择的下一步检查，以帮助确定最终诊断。以下检查可以单独或结合使用：实验室检查、脑部 MRI、腰椎穿刺、肌电图、神经电图、感觉和运动诱发电位、颈椎 MRI、全身肌肉 MRI 或肌肉活检。表 4–6 列出了可能导致单独神经源性吞咽障碍的神经系统疾病，并列出了相应疾病诊断检查建议。在某些情况时，前三个步骤未能得出确定诊断，或者吞咽障碍急性发作时，则应快速进行以下诊断检查，以确定需要急救的神经系统疾病：①如果怀疑急性脑卒中，应进行脑 MRI，包括 DWI 序列和脑干高分辨率成像；②如果考虑脑干脑炎、特殊类型的 Guillain-Barré 综合征或肿瘤性脑膜炎时，应进行腰椎穿刺；③如果考虑肌无力综合征，则进行 FEES Tensilon® 试验。

图 4–12 总结了适用于神经急症治疗的神经源性吞咽障碍诊断的结构化流程，该流程中 FEES 是关键的仪器检查方法。

诊断流程根据是否已经确诊神经系统疾病而有所区别。

(1) 已确诊神经系统疾病：首先确认是否存在与吞咽障碍相关的疾病特异性危险因素（预测因素）。例如，急性脑卒中时，延髓背外侧病变或 NIH-SS 初始评分较高（>10）与严重的吞咽障碍相关（第 4 章“脑卒中”）。此外，还可采用疾病特异性测试或问卷调查，例如急性脑卒中采用饮水试验行误吸筛查或帕金森病患者采用特定吞咽障碍问卷调查(第 4 章“帕金森病”）。如果这些诊断步骤表明存在吞咽障碍，则行 FEES 检查以具体表现，并根据结果确定进一步步骤。

表 4-6 以吞咽障碍为主要症状的神经系统疾病和诊断检查

神经系统疾病	诊断检查
脑干梗死	包括 DWI 序列的头颅 MRI
李斯特菌脑干脑炎	头颅 MRI、腰椎穿刺
副肿瘤性脑干脑炎	头颅 MRI、抗神经元抗体（Hu、Ta、Ma、Ri）、CV2/抗 CRMP5、神经元突触前膜蛋白抗体、ANNA-3
脑干肿瘤	头颅 MRI、腰椎穿刺和细胞病理学检查、脑组织活检
肿瘤性脑膜播散	头颅 MRI、腰椎穿刺和细胞病理学检查
基底脑膜炎	腰椎穿刺
特殊类型的 Guillain-Barré 综合征	腰椎穿刺、神经节苷脂抗体（GD1a、GM1b、GW1b、GT1a）
脊髓灰质炎后综合征	肌电图
假性延髓性麻痹	头颅 MRI
球型肌萎缩侧索硬化	神经电图和肌电图
老年吞咽障碍	排除诊断
颅底肿瘤	头颅 MRI
Arnold-Chiari 畸形，Ⅰ型	头颅 MRI
神经阻滞药引起的吞咽障碍	用药史、其他锥体外系运动疾病排除诊断（若有必要）
多发性肌炎	血清肌酸激酶、肌电图、肌肉活检
包涵体肌炎	肌电图、肌肉活检
重症肌无力	低频重复刺激（3Hz）肌电图、Tensilon® 试验、抗 AChR、抗 MuSK、胸部 CT
Lambert-Eaton 综合征	高频重复刺激（10～50Hz）肌电图，电压门控钙通道抗体
肉毒杆菌中毒	病史、体液中的毒素检测
破伤风	病史、肌电图、体液中的毒素检测
眼咽肌营养不良	家族史、遗传学（*PABPN1* 基因）
1 型强直性肌营养不良	家族史、肌电图（强直性放电）、遗传学（肌强直蛋白激酶基因中的 CTG 扩增）
手术	病史
心因性吞咽障碍	排除诊断，精神和心身评估

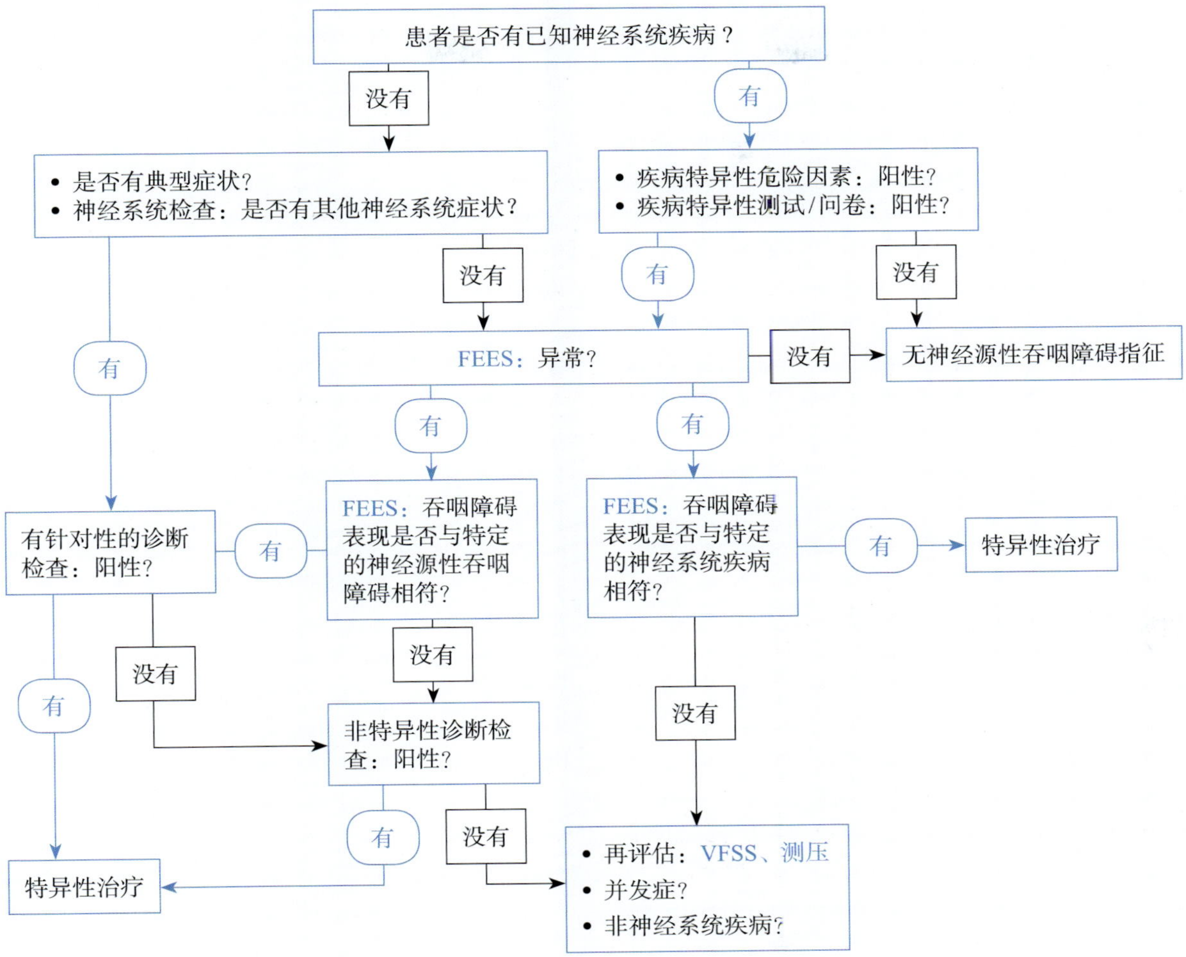

▲ 图 4–12　神经源性吞咽障碍诊断的结构化流程

FEES. 吞咽纤维内镜检查；VFSS. 吞咽造影检查

(2) 若不能确定神经系统疾病：下一步的诊断检查则根据患者病史中的其他神经系统症状以及临床特征而制订，从而明确诊断。例如，如果患者出现吞咽肌运动相关疲劳，则应考虑重症肌无力诊断（第 4 章“重症肌无力”）；如果在临床检查中发现脑神经麻痹，则应考虑多发性神经炎（第 4 章“多发性神经病”）或基底膜脑膜炎（第 4 章“中枢神经系统炎症性疾病”）。一旦确诊，可能还需要 FEES，以开始有针对性的行为和（或）药物 / 外科治疗。如果没有发现特定的其他症状，则应使用 FEES 分析吞咽障碍表现并开始适当的诊断流程以帮助分析吞咽障碍的可能病因。例如，双侧弛缓性咽部麻痹伴食管上括约肌紧张是肌炎的表现（第 4 章“肌炎”）。没有特异性表现时，应考虑非特异性诊断检查，包括具有脑干高分辨率成像的头颅 MRI、腰椎穿刺和 FEES Tensilon® 试验。其他设备诊断方法有神经生理学检查（肌电图和神经电图），还有全身肌肉 MRI。

参考文献

[1] Abel R, Ruf S, Spahn B. Cervical spinal cord injury and deglutition disorders. Dysphagia. 2004;19:87–94.

[2] Abraham SS, Yun PT. Laryngopharyngeal dysmotility in multiple sclerosis. Dysphagia. 2002 17:69–74.

[3] Adams C. Complications and causes of death in multiple sclerosis. In: Adams C, editor. A colour atlas of multiple sclerosis & other myelin disorders.

London: Wolf Medical Publications Ltd; 1989. p. 202–8.
[4] Affoo RH, Foley N, Rosenbek J, Shoemaker JK, Martin RE. Swallowing dysfunction and autonomic nervous system dysfunction in Alzheimer's disease: a scoping review of the evidence. J Am Geriatr Soc. 2013;61(12): 2203–13.
[5] Ahmed RM, Irish M, Kam J, van Keizerswaard J, Bartley L, Samaras K, Hodges JR, Piguet O. Quantifying the eating abnormalities in frontotemporal dementia. JAMA Neurol. 2014;71(12):1540–6.
[6] Ahmed RM, Irish M, Henning E, Dermody N, Bartley L, Kiernan MC, Piguet O, Farooqi S, Hodges JR. Assessment of eating behavior disturbance and associated neural networks in frontotemporal dementia. JAMA Neurol. 2016;73(3):282–90.
[7] Aithal GP, Nylander D, Dwarakanath AD, et al. Subclinical esophageal peristaltic dysfunction during the early phase following a stroke. Dig Dis Sci. 1999;44:274–8.
[8] Aiyer R, Engelman E, Xue W, Yu E. Dysphagia and anorexia as presentations of leptomeningeal carcinomatosis. BMJ Case Rep. 2016:bcr2016214666. https://doi.org/10.1136/bcr-2016-214666.
[9] Ajemian MS, Nirmul GB, Anderson MT, et al. Routine fiberoptic endoscopic evaluation of swallowing following prolonged intubation: implications for management. Arch Surg. 2001;136:434–7.
[10] Akbar U, Dham B, He Y, et al. Incidence and mortality trends of aspiration pneumonia in Parkinson's disease in the United States, 1979–2010. Parkinsonism Relat Disord. 2015;21(9):1082–6.
[11] Alagiakrishnan K, Bhanji RA, Kurian M. Evaluation and management of oropharyngeal dysphagia in different types of dementia: a systematic review. Arch Gerontol Geriatr. 2013;56(1):1–9.
[12] Alfonsi E, Versino M, Merlo IM, et al. Electrophysiologic patterns of oral-pharyngeal swallowing in parkinsonian syndromes. Neurology. 2007;68:583–9.
[13] Alfonsi E, Merlo IM, Ponzio M, et al. An electrophysiological approach to the diagnosis of neurogenic dysphagia: implications for botulinum toxin treatment. J Neurol Neurosurg Psychiatry. 2010;81:54–60.
[14] Alfonsi E, Bergamaschi R, Cosentino G, et al. Electrophysiological patterns of oropharyngeal swallowing in multiple sclerosis. Clin Neurophysiol. 2013;124(8):1638–45.
[15] Ali GN, Wallace KL, Schwartz R, et al. Mechanisms of oral-pharyngeal dysphagia in patients with Parkinson's disease. Gastroenterology. 1996;110:383–92.
[16] Amin MR, Harris D, Cassel SG, et al. Sensory testing in the assessment of laryngeal sensation in patients with amyotrophic lateral sclerosis. Ann Otol Rhinol Laryngol. 2006;115:528–34.
[17] Amos J, Baron A, Rubin AD. Autoimmune swallowing disorders. Curr Opin Otolaryngol Head Neck Surg. 2016;24(6):483–8.
[18] Anuradha S. Tetanus in adults-a continuing problem: an analysis of 217 patients over 3 years from Delhi, India, with special emphasis on predictors of mortality. Med J Malaysia. 2006;61:7–14.
[19] Arai M, Susuki K, Koga M. Axonal pharyngeal-cervical-brachial variant of Guillain-Barre syndrome without anti-GT1a IgG antibody. Muscle Nerve. 2003a;28:246–50.
[20] Arai T, Sekizawa K, Yoshimi N, et al. Cabergoline and silent aspiration in elderly patients with stroke. J Am Geriatr Soc. 2003b;51:1815–6.
[21] Arai T, Yoshimi N, Fujiwara H, et al. Serum substance P concentrations and silent aspiration in elderly patients with stroke. Neurology. 2003c;61:1625–6.
[22] Argolo N, Sampaio M, Pinho P, Melo A, Nóbrega AC. Videofluoroscopic predictors of penetrationaspiration in Parkinson's disease patients. Dysphagia. 2015;30(6):751–8.
[23] Atsuta N, Watanabe H, Ito M, et al. Natural history of spinal and bulbar muscular atrophy (SBMA): a study of 223 Japanese patients. Brain. 2006;129:1446–55.
[24] Atsuta N, Watanabe H, Ito M, et al. Age at onset influences on wide-ranged clinical features of sporadic amyotrophic lateral sclerosis. J Neurol Sci. 2009;276:163–9.
[25] Aure K, Ogier de Baulny H, Laforet P, et al. Chronic progressive ophthalmoplegia with large-scale mtDNA rearrangement: can we predict progression? Brain. 2007;130:1516–24.
[26] Aviv JE, Martin JH, Sacco RL, et al. Supraglottic and pharyngeal sensory abnormalities in stroke patients with dysphagia. Ann Otol Rhinol Laryngol. 1996;105:92–7.
[27] Aviv JE, Sacco RL, Thomson J, et al. Silent laryngopharyngeal sensory deficits after stroke. Ann Otol Rhinol Laryngol. 1997;106:87–93.
[28] Aviv JE, Liu H, Parides M, et al. Laryngopharyngeal sensory deficits in patients with laryngopharyngeal reflux and dysphagia. Ann Otol Rhinol Laryngol. 2000;109:1000–6.
[29] Aviv JE, Murry T, Zschommler A, et al. Flexible endoscopic evaluation of swallowing with sensory testing: patient characteristics and analysis of safety in 1,340 consecutive examinations. Ann Otol Rhinol Laryngol. 2005;114:173–6.
[30] Aydin K, Caylan R, Bektas D, et al. Otolaryngologic aspects of tetanus. Eur Arch Otorhinolaryngol. 2003;260:52–6.
[31] Aydogdu I, Ertekin C, Tarlaci S, et al. Dysphagia in lateral medullary infarction (Wallenberg's Syndrome)-an acute disconnetion syndrome in premotor neurons related to swallowing activity? Stroke. 2001;32:2081–7.
[32] Aydogdu I, Tanriverdi Z, Ertekin C. Dysfunction of bulbar central pattern generator in ALS patients with dysphagia during sequential deglutition. Clin Neurophysiol. 2011;122:1219–28.
[33] Bachmann G, Streppel M, Krug B, et al. Cricopharyngeal muscle hypertrophy associated with florid myositis. Dysphagia. 2001;16:244–8.
[34] Baijens LW, Koetsenruijter K, Pilz W. Diagnosis and treatment of phagophobia: a review. Dysphagia. 2013a;28(2):260–70.
[35] Baijens LW, Speyer R, Passos VL, et al. Surface electrical stimulation in dysphagic Parkinson patients: a randomized clinical trial. Laryngoscope. 2013b;123(11):E38–44.
[36] Barofsky I, Fontaine KR. Do psychogenic dysphagia patients have an eating disorder? Dysphagia. 1998;13(1):24–7.
[37] Barquist E, Brown M, Cohn S, et al. Postextubation fiberoptic endoscopic evaluation of swallowing after prolonged endotracheal intubation: a randomized, prospective trial. Crit Care Med. 2001;29:1710–3.
[38] Bazemore PH, Tonkonogy J, Ananth R. Dysphagia in psychiatric patients: clinical and videofluoroscopic study. Dysphagia. 1991;6:2–5.
[39] Beckmann Y, Gürgör N, Çakır A, et al. Electrophysiological evaluation of dysphagia in the mild or moderate patients with multiple sclerosis: a concept of subclinical dysphagia. Dysphagia. 2015;30(3):296–303.
[40] Bellini M, Biagi S, Stasi C, et al. Gastrointestinal manifestations in myotonic muscular dystrophy. World J Gastroenterol. 2006;12:1821–8.
[41] Benveniste O, Stenzel W, Allenbach Y. Advances in serological diagnostics of inflammatory myopathies. Curr Opin Neurol. 2016;29(5):662–73.
[42] Bergamaschi R, Crivelli P, Rezzani C, et al. The DYMUS questionnaire for the assessment of dysphagia in multiple sclerosis. J Neurol Sci. 2008;269:49–53.
[43] Bergamaschi R, Rezzani C, Minguzzi S, et al. Validation of the DYMUS questionnaire for the assessment of dysphagia in multiple sclerosis. Funct Neurol. 2009;24(3):159–62.
[44] Berger JR, Bensalem M, Dalmau J. A brainstem paraneoplastic syndrome associated with prostate cancer. J Neurol Neurosurg Psychiatry. 2009; 80:934–5.
[45] Besinger UA, Toyka KV, Hömberg M, et al. Myasthenia gravis: long-term correlation of binding and blocking antibodies against acetylcholine receptors with changes in disease severity. Neurology. 1983;33:1316–21.
[46] Bian RX, Choi IS, Kim JH, et al. Impaired opening of the upper esophageal sphincter in patients with medullary infarctions. Dysphagia. 2009;24: 238–45.
[47] Bird MR, Woodward MC, Gibson EM, et al. Asymptomatic swallowing disorders in elderly patients with Parkinson's disease: a description of findings on clinical examination and video-fluoroscopy in sixteen patients. Age Ageing. 1994;23:251–4.
[48] Bonilha HS, Simpson AN, Ellis C, Mauldin P, Martin-Harris B, Simpson K. The one-year attributable cost of post-stroke dysphagia. Dysphagia. 2014;29(5):545–52.
[49] Botez SA, Kocharian N, Logigian EL. An unusual case of finger buzzing and dysarthria. Muscle Nerve. 2010;41:886–7.
[50] Buchholz DW. Neurogenic dysphagia: what is the cause when the cause is not obvious? Dysphagia. 1994;9:245–55.
[51] Burk K, Abele M, Fetter M, et al. Autosomal dominant cerebellar ataxia type I clinical features and MRI in families with SCA1, SCA2 and SCA3.

Brain. 1996;119(Pt 5):1497–505.
[52] Burns TM, Russell JA, LaChance DH, et al. Oculobulbar involvement is typical with Lambert-Eaton myasthenic syndrome. Ann Neurol. 2003;53:270–3.
[53] Bushmann M, Dobmeyer SM, Leeker L, et al. Swallowing abnormalities and their responses to treatment in Parkinson's disease. Neurology. 1989;39:1309–14.
[54] Butler SG, Stuart A, Kemp S. Flexible endoscopic evaluation of swallowing in healthy young and older adults. Ann Otol Rhinol Laryngol. 2009a;118:99–106.
[55] Butler SG, Stuart A, Markley L, et al. Penetration and aspiration in healthy older adults as assessed during endoscopic evaluation of swallowing. Ann Otol Rhinol Laryngol. 2009b;118: 190–8.
[56] Calcagno P, Ruoppolo G, Grasso MG, et al. Dysphagia in multiple sclerosis-prevalence and prognostic factors. Acta Neurol Scand. 2002;105:40–3.
[57] Carneiro D, De Sales MDGW, Belo LR, de Marcos Rabelo AR, Asano AG, Lins OG. Quality of life related to swallowing in Parkinson's disease. Dysphagia. 2014;29(5):578–82.
[58] Casal-Dominguez M, Pinal-Fernandez I, Mego M, Accarino A, Jubany L, Azpiroz F, Selva-O'callaghan A. High-resolution manometry in patients with idiopathic inflammatory myopathy: elevated prevalence of esophageal involvement and differences according to autoantibody status and clinical subset. Muscle Nerve. 2017;56:386. https://doi.org/10.1002/mus.25507. [Epub ahead of print].
[59] Castell JA, Castell DO, Duranceau CA, et al. Manometric characteristics of the pharynx, upper esophageal sphincter, esophagus, and lower esophageal sphincter in patients with oculopharyngeal muscular dystrophy. Dysphagia. 1995;10:22–6.
[60] Castell JA, Johnston BT, Colcher A, et al. Manometric abnormalities of the oesophagus in patients with Parkinson's disease. Neurogastroenterol Motil. 2001;13:361–4.
[61] Ceballos-Baumann A. Dystonien. In: Ceballos-Baumann A, Conrad B, editors. Bewegungsstörungen. Stuttgart: Thieme; 2005a. p. 128–80.
[62] Ceballos-Baumann A. Idiopathisches Parkinson-syndrom: grundlagen, medikamente, therapieeinleitung. In: Ceballos-Baumann A, Conrad B, editors. Bewegungsstörungen. Stuttgart: Thieme; 2005b. p. 33–70.
[63] Cereda E, Cilia R, Klersy C, et al. Swallowing disturbances in Parkinson's disease: a multivariate analysis of contributing factors. Parkinsonism Relat Disord. 2014;20(12):1382–7.
[64] Cersosimo MG, Juri S, Suarez de Chandler S, et al. Swallowing disorders in patients with blepharospasm. Medicina (B Aires). 2005;65:117–20.
[65] Chaudhuri KR, Martinez-Martin P, Schapira AH, et al. International multicenter pilot study of the first comprehensive self-completed nonmotor symptoms questionnaire for Parkinson's disease: the NMSQuest study. Mov Disord. 2006;21(7):916–23.
[66] Chaudhuri KR, Prieto-Jurcynska C, Naidu Y, et al. The nondeclaration of nonmotor symptoms of Parkinson's disease to health care professionals: an international study using the nonmotor symptoms questionnaire. Mov Disord. 2010;25(6):704–9.
[67] Chen MY, Donofrio PD, Frederick MG, et al. Videofluoroscopic evaluation of patients with Guillain-Barre syndrome. Dysphagia. 1996;11:11–3.
[68] Clayton NA, Carnaby GD, Peters MJ, Ing AJ. Impaired laryngopharyngeal sensitivity in patients with COPD: the association with swallow function. Int J Speech Lang Pathol. 2014;16(6):615–23.
[69] Coelho M, Marti MJ, Tolosa E, et al. Late-stage Parkinson's disease: the Barcelona and Lisbon cohort. J Neurol. 2010;257:1524–32.
[70] Cohen MS, Younger D. Aspects of the natural history of myasthenia gravis: crisis and death. Ann N Y Acad Sci. 1981;377:670–7.
[71] Cola MG, Daniels SK, Corey DM, et al. Relevance of subcortical stroke in dysphagia. Stroke. 2010;41:482–6.
[72] Colton-Hudson A, Koopman WJ, Moosa T, et al. A prospective assessment of the characteristics of dysphagia in myasthenia gravis. Dysphagia. 2002;17:147–51.
[73] Conrad B. Wilson-Krankheit. In: Ceballos-Baumann A, Conrad B, editors. Bewegungsstörungen. Stuttgart: Thieme; 2005. p. 181–94.
[74] Cox FM, Verschuuren JJ, Verbist BM, et al. Detecting dysphagia in inclusion body myositis. J Neurol. 2009;256:2009–13.
[75] Crary MA, Baldwin BO. Surface electromyographic characteristics of swallowing in dysphagia secondary to brainstem stroke. Dysphagia. 1997;12:180–7.
[76] D'Ottaviano FG, Linhares Filho TA, Andrade HM, Alves PC, Rocha MS. Fiberoptic endoscopy evaluation of swallowing in patients with amyotrophic lateral sclerosis. Braz J Otorhinolaryngol. 2013;79(3):349–53.
[77] da Silva-Junior FP, Carrasco AE, da Silva Mendes AM, et al. Swallowing dysfunction in Wilson's disease: a scintigraphic study. Neurogastroenterol Motil. 2008;20:285–90.
[78] Danek A. Progress in molecular chorea diagnosis. McLeod syndrome and chorea acanthocytosis. Nervenarzt. 2002;73:564–9.
[79] Danek A, Wekerle G, Neumann M. Pick-Komplex und andere fokale Hirnatrophien. In: Förstl H, editor. Demenzen in Theorie und Praxis. Heidelberg: Springer; 2009. p. 123–39.
[80] Darrow DH, Hoffman HT, Barnes GJ, et al. Management of dysphagia in inclusion body myositis. Arch Otolaryngol Head Neck Surg. 1992;118:313–7.
[81] Day JW, Roelofs R, Leroy B, et al. Clinical and genetic characteristics of a five-generation family with a novel form of myotonic dystrophy (DM2). Neuromuscul Disord. 1999;9:19–27.
[82] de Bot ST, Burggraaff RC, Herkert JC, et al. Rapidly deteriorating course in Dutch hereditary spastic paraplegia type 11 patients. Eur J Hum Genet. 2013;21(11):1312–5.
[83] de Die-Smulders CE, Howeler CJ, Thijs C, et al. Age and causes of death in adult-onset myotonic dystrophy. Brain. 1998;121(Pt 8):1557–63.
[84] de Jager AE, Sluiter HJ. Clinical signs in severe Guillain-Barre syndrome: analysis of 63 patients. J Neurol Sci. 1991;104:143–50.
[85] De Pauw A, Dejaeger E, D'Hooghe B, et al. Dysphagia in multiple sclerosis. Clin Neurol Neurosurg. 2002;104:345–51.
[86] de Swart BJ, van der Sluijs BM, Vos AM, et al. Ptosis aggravates dysphagia in oculopharyngeal muscular dystrophy. J Neurol Neurosurg Psychiatry. 2006;77:266–8.
[87] de Tommaso M, Nuzzi A, Dellomonaco AR, et al. Dysphagia in Huntington's disease: correlation with clinical features. Eur Neurol. 2015;74(1–2) 49–53.
[88] Deary IJ, Wilson JA, Harris MB, et al. Globus pharyngis: development of a symptom assessment scale. J Psychosom Res. 1995a;39:203–13.
[89] Deary IJ, Wilson JA, Kelly SW. Globus pharyngis, personality, and psychological distress in the general population. Psychosomatics. 1995b;36: 570–7.
[90] dell'Aquila C, Zoccolella S, Cardinali V. Predictors of survival in a series of clinically diagnosed progressive supranuclear palsy patients. Parkinsonism Relat Disord. 2013;19(11): 980–5.
[91] Deuschl G, Mischke G, Schenck E, et al. Symptomatic and essential rhythmic palatal myoclonus. Brain. 1990;113(Pt 6):1645–72.
[92] Deuschl G, Toro C, Hallett M. Symptomatic and essential palatal tremor. 2. Differences of palatal movements. Mov Disord. 1994a;9:676–8.
[93] Deuschl G, Toro C, Valls-Sole J, et al. Symptomatic and essential palatal tremor. 1. Clinical, physiological and MRI analysis. Brain. 1994b;117(Pt 4):775–88.
[94] Deymeer F, Gungor-Tuncer O, Yilmaz V, et al. Clinical comparison of anti-MuSK-vs anti-AChR-positive and seronegative myasthenia gravis. Neurology. 2007;68:609–11.
[95] Diehl-Schmid J, Richard-Devantoy S, Grimmer T, Förstl H, Jox R. Behavioral variant frontotemporal dementia: advanced disease stages and death. A step to palliative care. Int J Geriatr Psychiatry. 2017;32:876. [Epub ahead of print].
[96] Domenis DR, Okubo PM, Sobreira C, et al. Esophageal contractions in patients with chronic progressive external ophthalmoplegia. Dig Dis Sci. 2011;56:2343–8.
[97] Domenis DR, Granzotti RB, Sobreira CF, Dantas RO. Pharyngeal transit in patients with chronic progressive external ophthalmoplegia. Int J Speech Lang Pathol. 2015;17(4):384–9.
[98] Drysdale AJ, Ansell J, Adeley J. Palato-pharyngo-laryngeal myoclonus: an unusual cause of dysphagia and dysarthria. J Laryngol Otol. 1993;107: 746–7.
[99] Duning T, Kraus J, Nabavi DG, et al. Management of autonomic dysfunction in severe tetanus: the importance of deep analgosedation. Intensive Care Med. 2007;33:380–1.

[100] Durmus H, Laval SH, Deymeer F, et al. Oculopharyngodistal myopathy is a distinct entity: clinical and genetic features of 47 patients. Neurology. 2011;76:227–35.
[101] Dziewas R, Lüdemann P. Hypoglossal nerve palsy as complication of oral intubation, bronchoscopy and use of the laryngeal mask airway. Eur Neurol. 2002;47:239–43.
[102] Dziewas R, Ritter M, Schilling M, et al. Pneumonia in acute stroke patients fed by nasogastric tubes. J Neurol Neurosurg Psychiatry. 2004;75:852–6.
[103] Dziewas R, Warnecke T, Ritter M, et al. Fatigable swallowing in myasthenia gravis-proposal of a standardized test and report of a case. J Clin Neuromuscul Dis. 2006;8:12–5.
[104] Dziewas R, Warnecke T, Schnabel M, et al. Neuroleptic-induced dysphagia: case report and literature review. Dysphagia. 2007;22:63–7.
[105] Dziewas R, Warnecke T, Olenberg S, et al. Towards a basic endoscopic assessment of swallowing in acute stroke-development and evaluation of a simple dysphagia score. Cerebrovasc Dis. 2008;26:41–7.
[106] Ebihara S, Saito H, Kanda A, et al. Impaired efficacy of cough in patients with Parkinson disease. Chest. 2003;124:1009–15.
[107] Edmonds C. Huntington's chorea, dysphagia and death. Med J Aust. 1966;2:273–4.
[108] Edrington EB. Dysphagia as the initial symptom of tetanus: treatment with toxoid. South Med J. 1966;59:1333–4.
[109] Edvardsson B, Persson S. Polyneuritis cranialis presenting with anti-GQ1b IgG antibody. J Neurol Sci. 2009;281:125–6.
[110] Edwards LL, Quigley EM, Pfeiffer RF. Gastrointestinal dysfunction in Parkinson's disease: frequency and pathophysiology. Neurology. 1992;42:726–32.
[111] Edwards L, Quigley EM, Hofman R, et al. Gastrointestinal symptoms in Parkinson disease: 18–month follow-up study. Mov Disord. 1993;8:83–6.
[112] El Solh A, Okada M, Bhat A, et al. Swallowing disorders post orotracheal intubation in the elderly. Intensive Care Med. 2003;29:1451–5.
[113] Ellerston JK, Heller AC, Houtz DR, Kendall KA. Quantitative measures of swallowing deficits in patients with Parkinson's disease. Ann Otol Rhinol Laryngol. 2016;125(5):385–92.
[114] Ellis C, Simpson AN, Bonilha H, Mauldin PD, Simpson KN. The one-year attributable cost of poststroke aphasia. Stroke. 2012;43(5):1429–31.
[115] Ercolin B, Sassi FC, Mangilli LD, Mendonça LI, Limongi SC, de Andrade CR. Oral motor movements and swallowing in patients with myotonic dystrophy type 1. Dysphagia. 2013;28(3):446–54.
[116] Ertekin C, Aydogdu I, Yüceyar N. Piecemeal deglutition and dysphagia limit in normal subjects and in patients with swallowing disorders. J Neurol Neurosurg Psychiatry. 1996;61:491–6.
[117] Ertekin C, Aydogdu I, Yuceyar N, et al. Electrodiagnostic methods for neurogenic dysphagia. Electroencephalogr Clin Neurophysiol. 1998a;109:331–40.
[118] Ertekin C, Yüceyar N, Aydogdu I. Clinical and electrophysiological evaluation of dysphagia in myasthenia gravis. J Neurol Neurosurg Psychiatry. 1998b;65:848–56.
[119] Ertekin C, Aydogdu I, Tarlaci S, et al. Mechanisms of dysphagia in suprabulbar palsy with lacunar infarct. Stroke. 2000a;31:1370–6.
[120] Ertekin C, Aydogdu I, Yuceyar N, et al. Pathophysiological mechanisms of oropharyngeal dysphagia in amyotrophic lateral sclerosis. Brain. 2000b;123:125–40.
[121] Ertekin C, Turman B, Tarlaci S, et al. Cricopharyngeal sphincter muscle responses to transcranial magnetic stimulation in normal subjects and in patients with dysphagia. Clin Neurophysiol. 2001a;112:86–94.
[122] Ertekin C, Yuceyar N, Aydogdu, et al. Electrophysiological evaluation of oropharyngeal swallowing in myotonic dystrophy. J Neurol Neurosurg Psychiatry. 2001b;70:363–71.
[123] Ertekin C, Aydogdu I, Secil Y, et al. Oropharyngeal swallowing in craniocervical dystonia. J Neurol Neurosurg Psychiatry. 2002a;73:406–11.
[124] Ertekin C, Tarlaci S, Aydogdu I, et al. Electrophysiological evaluation of pharyngeal phase of swallowing in patients with Parkinson's disease. Mov Disord. 2002b;17:942–9.
[125] Ertekin C, Secil Y, Yuceyar N, et al. Oropharyngeal dysphagia in polymyositis/dermatomyositis. Clin Neurol Neurosurg. 2004;107:32–7.
[126] Ertekin C, Aydogdu I, Ozdemirkiran T, et al. Preswallowing dystonia. Dysphagia. 2005;20:15–8.
[127] Eyigör S, Sezgin B, Karabulut G, Öztürk K, Göde S, Kirazlı T. Evaluation of swallowing functions in patients with Sjögren's syndrome. Dysphagia. 2017;32(2):271–8.
[128] Fahn S, Elton R, Members of the UPDRS Development Committee. In: Fahn S, Marsden CD, Calne DB, Goldstein M, editors. Recent developments in Parkinson's disease, vol. 2. Florham Park, NJ: Macmillan Health Care Information; 1987. p. 153–163, 293–304.
[129] Fattori B, Siciliano G, Mancini V, et al. Dysphagia in amyotrophic lateral sclerosis: relationships between disease progression and fiberoptic endoscopic evaluation of swallowing. Auris Nasus Larynx. 2017;44(3): 306–12.
[130] Fayad JN, Keles B, Brackmann DE. Jugular foramen tumors: clinical characteristics and treatment outcomes. Otol Neurotol. 2010;31(2): 299–305.
[131] Fecarotta S, Amitrano M, Romano A, et al. The videofluoroscopic swallowing study shows a sustained improvement of dysphagia in children with Niemann-Pick disease type C after therapy with miglustat. Am J Med Genet A. 2011;155A:540–7.
[132] Fecarotta S, Romano A, Della Casa R, et al. Long term follow-up to evaluate the efficacy of miglustat treatment in Italian patients with Niemann-Pick disease type C. Orphanet J Rare Dis. 2015;10:22.
[133] Fernagut PO, Vital A, Canron MH, Tison F, Meissner WG. Ambiguous mechanisms of dysphagia in multiple system atrophy. Brain. 2012;135: e205.
[134] Fernandez-Torron R, Arcocha J, Lopez-Picazo JM, et al. Isolated dysphagia due to paraneoplastic myasthenic syndrome with anti-P/Q-type voltage-gated calcium-channel and anti-acetylcholine receptor antibodies. Neuromuscul Disord. 2011;21:126–8.
[135] Fink JK. Hereditary spastic paraplegia: clinical principles and genetic advances. Semin Neurol. 2014;34:293–305.
[136] Finsterer J, Soraru G. Onset manifestations of spinal and bulbar muscular atrophy (Kennedy's disease). J Mol Neurosci. 2016;58(3):321–9.
[137] Fitzgerald BP, Conn KM, Smith J, et al. Medication adherence in patients with myotonic dystrophy and facioscapulohumeral muscular dystrophy. J Neurol. 2016;263(12):2528–37.
[138] Ford LH, Holinger PH. Hereditary dysphagia: the oculopharyngeal syndrome. Laryngoscope. 1971;81:373–8.
[139] Förstl H. Demenzen in Theorie und Praxis. Heidelberg: Springer; 2009.
[140] Frattali CM, Sonies BC. Speech and swallowing disturbances in corticobasal degeneration. Adv Neurol. 2000;82:153–60.
[141] Fuh JL, Lee RC, Wang SJ, et al. Swallowing difficulty in Parkinson's disease. Clin Neurol Neurosurg. 1997;99:106–12.
[142] Gamez J, Santamarina E, Codina A. Dysphagia due to Chiari I malformation mimicking ALS. J Neurol Neurosurg Psychiatry. 2003;74: 549–50; author reply 550.
[143] Geomini PM, Dellemijn PL, Bremer GL. Paraneoplastic cerebellar degeneration: neurological symptoms pointing to occult ovarian cancer. Gynecol Obstet Investig. 2001;52:145–6.
[144] Ghannouchi I, Speyer R, Doma K, Cordier R, Verin E. Swallowing function and chronic respiratory diseases: systematic review. Respir Med. 2016;117:54–64.
[145] Giometto B, Grisold W, Vitaliani R, Graus F, Honnorat J, Bertolini G, PNS Euronetwork. Paraneoplastic neurologic syndrome in the PNS Euronetwork database: a European study from 20 centers. Arch Neurol. 2010;67(3):330–5.
[146] Glasmacher SA, Leigh PN, Saha RA. Predictors of survival in progressive supranuclear palsy and multiple system atrophy: a systematic review and meta-analysis. J Neurol Neurosurg Psychiatry. 2017;88:402. [Epub ahead of print].
[147] Goeleven A, Robberecht W, Sonies B, et al. Manofluorographic evaluation of swallowing in amyotrophic lateral sclerosis and its relationship with clinical evaluation of swallowing. Amyotroph Lateral Scler. 2006;7:235–40.
[148] Goetz CG, Leurgans S, Lang AE, Litvan I. Progression of gait, speech and swallowing deficits in progressive supranuclear palsy. Neurology. 2003;60(6):917–22.
[149] Goh PY, Dobson M, Iseli T, et al. Forestier's disease presenting with dysphagia and dysphonia. J Clin Neurosci. 2010;17:1336–8.

[150] Goh KH, Acharyya S, Ng SY, et al. Risk and prognostic factors for pneumonia and choking amongst Parkinson's disease patients with dysphagia. Parkinsonism Relat Disord. 2016;29:30–4.
[151] Goyal NA, Cash TM, Alam U, et al. Seropositivity for NT5c1A antibody in sporadic inclusion body myositis predicts more severe motor, bulbar and respiratory involvement. J Neurol Neurosurg Psychiatry. 2016;87(4): 373–8.
[152] Graus F, Delattre JY, Antoine JC, et al. Recommended diagnostic criteria for paraneoplastic neurological syndromes. J Neurol Neurosurg Psychiatry. 2004;75:1135–40.
[153] Greenstein AJ, Chassin MR, Wang J, et al. Association between minor and major surgical complications after carotid endarterectomy: results of the New York Carotid Artery Surgery study. J Vasc Surg. 2007;46:1138–44; discussion 1145–1136.
[154] Grob D, Arsura L, Brunner NG, et al. The course of myasthenia gravis and therapies affecting outcome. Ann N Y Acad Sci. 1987;505:472–99.
[155] Grunho M, Sonies B, Frattali CM, Litvan I. Swallowing disturbances in the corticobasal syndrome. Parkinsonism Relat Disord. 2015;21(11): 1342–8.
[156] Guan XL, Wang H, Huang HS, Meng L. Prevalence of dysphagia in multiple sclerosis: a systematic review and meta-analysis. Neurol Sci. 2015;36(5):671–81.
[157] Guillamo JS, Monjour A, Taillandier L, et al. Brainstem gliomas in adults: prognostic factors and classification. Brain. 2001;124:2528–39.
[158] Gulyas AE, Salazar-Grueso EF. Pharyngeal dysmotility in a patient with Wilson's disease. Dysphagia. 1988;2:230–4.
[159] Guptill JT, Sanders DB. Update on muscle-specific tyrosine kinase antibody positive myasthenia gravis. Curr Opin Neurol. 2010;23:530–5.
[160] Guttman M, Slaughter PM, Theriault ME, DeBoer DP, Naylor CD. Parkinsonism in Ontario: comorbidity associated with hospitalization in a large cohort. Mov Disord. 2004;19(1):49–53.
[161] Haggstrom G, Hirschowitz BI. Disordered esophageal motility in Wilson's disease. J Clin Gastroenterol. 1980;2:273–5.
[162] Hamakawa S, Koda C, Umeno H, et al. Oropharyngeal dysphagia in a case of Huntington's disease. Auris Nasus Larynx. 2004;31:171–6.
[163] Hammer MJ, Murphy CA, Abrams TM. Airway somatosensory deficits and dysphagia in Parkinson's disease. J Parkinsons Dis. 2013;3(1):39–44.
[164] Han M, Ohnishi H, Nonaka M, et al. Relationship between dysphagia and depressive states in patients with Parkinson's disease. Parkinsonism Relat Disord. 2011;17:437–9.
[165] Hanayama K, Liu M, Higuchi Y, et al. Dysphagia in patients with Duchenne muscular dystrophy evaluated with a questionnaire and videofluorography. Disabil Rehabil. 2008;30:517–22.
[166] Hara K, Mashima T, Matsuda A, et al. Vocal cord paralysis in myasthenia gravis with anti-MuSK antibodies. Neurology. 2007;68:621–2.
[167] Hedermann G, Løkken N, Dahlqvist JR, Vissing J. Dysphagia is prevalent in patients with CPEO and single, large-scale deletions in mtDNA. Mitochondrion. 2017;32:27–30.
[168] Heemskerk AW, Roos RA. Dysphagia in Huntington's disease: a review. Dysphagia. 2011;26:62–6.
[169] Heemskerk AW, Verbist BM, Marinus J, Heijnen B, Sjögren EV, Roos RA. The Huntington's disease dysphagia scale. Mov Disord. 2014;29(10):1312–6.
[170] Hegland KW, Okun MS, Troche MS. Sequential voluntary cough and aspiration or aspiration risk in Parkinson's disease. Lung. 2014;192(4): 601–8.
[171] Higo R, Tayama N, Watanabe T. Manometric abnormality in dysphagic patients after medullary cerebrovascular accidents. ORL J Otorhinolaryngol Relat Spec. 2002a;64:368–72.
[172] Higo R, Tayama N, Watanabe T, et al. Videomanofluorometric study in amyotrophic lateral sclerosis. Laryngoscope. 2002b;112:911–7.
[173] Higo R, Tayama N, Watanabe T, et al. Videofluoroscopic and manometric evaluation of swallowing function in patients with multiple system atrophy. Ann Otol Rhinol Laryngol. 2003a;112:630–6.
[174] Higo R, Tayama N, Watanabe T, et al. Vocal fold motion impairment in patients with multiple system atrophy: evaluation of its relationship with swallowing function. J Neurol Neurosurg Psychiatry. 2003b;74:982–4.
[175] Higo R, Tayama N, Nito T. Longitudinal analysis of progression of dysphagia in amyotrophic lateral sclerosis. Auris Nasus Larynx. 2004;31:247–54.
[176] Higo R, Nito T, Tayama N. Swallowing function in patients with multiple-system atrophy with a clinical predominance of cerebellar symptoms (MSA-C). Eur Arch Otorhinolaryngol. 2005;262:646–50.
[177] Hillel AD, Miller R. Bulbar amyotrophic lateral sclerosis: patterns of progression and clinical management. Head Neck. 1989;11:51–9.
[178] Horner J, Alberts MJ, Dawson DV, et al. Swallowing in Alzheimer's disease. Alzheimer Dis Assoc Disord. 1994;8:177–89.
[179] Hsiao MY, Chang YC, Chen WS, Chang HY, Wang TG. Application of ultrasonography in assessing oropharyngeal dysphagia in stroke patients. Ultrasound Med Biol. 2012;38:1522–8.
[180] Huang MH, King KL, Chien KY. Esophageal manometric studies in patients with myasthenia gravis. J Thorac Cardiovasc Surg. 1988;95: 281–5.
[181] Huang YL, Hsieh SF, Chang YC, et al. Ultrasonographic evaluation of hyoid-larynx approximation in dysphagic stroke patients. Ultrasound Med Biol. 2009;35:1103–8.
[182] Humbert IA, McLaren DG, Kosmatka K, et al. Early deficits in cortical control of swallowing in Alzheimer's disease. J Alzheimers Dis. 2010;19: 1185–97.
[183] Huppe D, Tegenthoff M, Faig J, et al. Esophageal dysfunction in diabetes mellitus: is there a relation to clinical manifestation of neuropathy? Clin Investig. 1992;70:740–7.
[184] Hwang CH, Choi KH, Ko YS, et al. Pre-emptive swallowing stimulation in long-term intubated patients. Clin Rehabil. 2007;21:41–6.
[185] Isono C, Hirano M, Sakamoto H, Ueno S, Kusunoki S, Nakamura Y. Differences in dysphagia between spinocerebellar ataxia type 3 and type 6. Dysphagia. 2013;28(3):413–8.
[186] Isono C, Hirano M, Sakamoto H, Ueno S, Kusunoki S, Nakamura Y. Differential progression of dysphagia in heredity and sporadic ataxias involving multiple systems. Eur Neurol. 2015;74(5–6):237–42.
[187] Jackson M, Lennox G, Balsitis M, et al. Lewy body dysphagia. J Neurol Neurosurg Psychiatry. 1995;58:756–8.
[188] Jagoda A, Riggio S, Burguieres T. Cephalic tetanus: a case report and review of the literature. Am J Emerg Med. 1988;6:128–30.
[189] Jarius S, Kleiter I, Ruprecht K, et al. MOG-IgG in NMO and related disorders: a multicenter study of 50 patients. Part 3: brainstem involvement-frequency, presentation and outcome. J Neuroinflammation. 2016;13(1):281.
[190] Johnston BT, Castell JA, Stumacher S, et al. Comparison of swallowing function in Parkinson's disease and progressive supranuclear palsy. Mov Disord. 1997;12 322–7.
[191] Johnston BT, Colcher A, Li Q, et al. Repetitive proximal esophageal contractions: a new manometric finding and a possible further link between Parkinson's disease and achalasia. Dysphagia. 2001;16:186–9.
[192] Jones CA, Ciucci MR. Multimodal swallowing evaluation with high-resolution manometry reveals subtle swallowing changes in early and mid-stage Parkinson disease. J Parkinsons Dis. 2016;6(1):197–208.
[193] Juby AG, Shandro P, Emery D. Palato-pharyngo-laryngeal myoclonus … an unusual cause of dysphagia. Age Ageing. 2014;43(6):877–9.
[194] Jung HH, Danek A, Walker RH. Neuroacanthocytosis syndromes. Orphanet J Rare Dis. 2011;6:68.
[195] Jungheim M, Janhsen AM, Miller S, Ptok M. Impact of neuromuscular electrical stimulation on upper esophageal sphincter dynamics: a high-resolution manometry study. Ann Otol Rhinol Laryngol. 2015a;124:5–12.
[196] Jungheim M, Kühn D, Ptok M. High resolution manometry study of pharyngeal function in patients with myotonic dystrophy. Nervenarzt. 2015b;86(8):997–1006. Hochauflösungsmanometrische Untersuchung der pharyngealen Funktion bei myotoner Dystrophie.
[197] Jungheim M, Schubert C, Miller S, et al. Normative data of pharyngeal and upper esophageal sphincter high resolution manometry. Laryngorhinootology. 2015c;94:601–8.
[198] Kagel MC, Leopold NA. Dysphagia in Huntington's disease: a 16-year retrospective. Dysphagia. 1992;7:106–14.
[199] Kai K, Hashimoto M, Amano K, Tanaka H, Fukuhara R, Ikeda M. Relationship between eating disturbance and dementia severity in patients with Alzheimer's disease. PLoS One. 2015;10(8):e0133666.

[200] Kakati BR, Dang SM, Heif MM, et al. Rare case of dysphagia. Dysphagia. 2011;26:337–9.

[201] Kalf H, de Swart B, Bonnier-Baars M, et al. Guidelines for speech-language therapy in Parkinson's disease. ParkinsonNet/NPF; 2011.

[202] Kalf JG, de Swart BJ, Bloem BR, Munneke M. Prevalence of oropharyngeal dysphagia in Parkinson's disease: a meta-analysis. Parkinsonism Relat Disord. 2012;18(4):311–5.

[203] Kalf JG, de Swart BJ, Munneke M, Bloem BR. Author reply to Oropharyngeal dysphagia in Parkinson's disease: comments on paper by Kalf et al. by Boot & Chaudhuri. Parkinsonism Relat Disord. 2013; 19(2):276.

[204] Kawai S, Tsukuda M, Mochimatsu I, et al. A study of the early stage of dysphagia in amyotrophic lateral sclerosis. Dysphagia. 2003;18:1–8.

[205] Kawano Y, Shigeto H, Shiraishi Y, et al. Case of Borrelia brainstem encephalitis presenting with severe dysphagia. Rinsho Shinkeigaku. 2010;50:265–7.

[206] Kelly AM, Macfarlane K, Ghufoor K, et al. Pharyngeal residue across the lifespan: a first look at what's normal. Clin Otolaryngol. 2008;33:348–51.

[207] Kidney D, Alexander M, Corr B, et al. Oropharyngeal dysphagia in amyotrophic lateral sclerosis: neurological and dysphagia specific rating scales. Amyotroph Lateral Scler Other Motor Neuron Disord. 2004;5: 150–3.

[208] Kiefer R. Krankheiten peripherer Nerven. Stuttgart: Kohlhammer; 2011.

[209] Kim Y, McCullough GH, Asp CW. Temporal measurements of pharyngeal swallowing in normal populations. Dysphagia. 2005;20:290–6.

[210] Kim SY, Kim TU, Hyun JK, Lee SJ. Differences in videofluoroscopic swallowing study (VFSS) findings according to the vascular territory involved in stroke. Dysphagia. 2014;29(4):444–9.

[211] Kim JS, Youn J, Suh MK. Cognitive and motor aspects of Parkinson's disease associated with dysphagia. Can J Neurol Sci. 2015;42(6):395–400.

[212] Kirshblum S, Johnston MV, Brown J, et al. Predictors of dysphagia after spinal cord injury. Arch Phys Med Rehabil. 1999;80:1101–5.

[213] Ko EH, Rubin AD. Dysphagia due to inclusion body myositis: case presentation and review of the literature. Ann Otol Rhinol Laryngol. 2014;123(9):605–8.

[214] Koekkoek JA, Dirven L, Sizoo EM, et al. Symptoms and medication management in the end of life phase of high-grade glioma patients. J Neuro-Oncol. 2014;120(3):589–95.

[215] Koopman WJ, Wiebe S, Colton-Hudson A, et al. Prediction of aspiration in myasthenia gravis. Muscle Nerve. 2004;29:256–60.

[216] Kornblum C, Broicher R, Walther E, et al. Cricopharyngeal achalasia is a common cause of dysphagia in patients with mtDNA deletions. Neurology. 2001;56:1409–12.

[217] Kovari E, Burkhardt K, Lobrinus JA, et al. Lewy body dysphagia. Acta Neuropathol. 2007;114:295–8.

[218] Kraft P, Beck M, Grimm A, et al. Amyotrophic lateral sclerosis: management of bulbar symptoms. Nervenarzt. 2010;81:1218–25.

[219] Kreisler A, Verpraet AC, Veit S, et al. Clinical characteristics of voice, speech, and swallowing disorders in oromandibular dystonia. J Speech Lang Hear Res. 2016;59(5):940–9.

[220] Kuhnlein P, Gdynia HJ, Sperfeld AD, et al. Diagnosis and treatment of bulbar symptoms in amyotrophic lateral sclerosis. Nat Clin Pract Neurol. 2008;4:366–74.

[221] Kumar H, South A, Jog M. Carbamazepine responsive dysphagia—a variant of paroxysmal kinesigenic dyskinesia? Mov Disord. 2011; 26(7):1356–8.

[222] Kurihara K, Kita K, Hirayama K, et al. Dysphagia in multiple system atrophy – radiological and manometric study. Rinsho Shinkeigaku. 1993;33:271–7.

[223] Kwon M, Lee JH, Kim JS. Dysphagia in unilateral medullary infarction: lateral vs medial lesions. Neurology. 2005;65:714–8.

[224] LaDonna KA, Koopman WJ, Ray SL, Venance SL. Hard to swallow: a phenomenological exploration of the experience of caring for individuals with myotonic dystrophy and dysphagia. J Neurosci Nurs. 2016;48(1): 42–51.

[225] Lam K, Lam FK, Lau KK, et al. Simple clinical tests may predict severe oropharyngeal dysphagia in Parkinson's disease. Mov Disord. 2007;22:640–4.

[226] Lan Y, Xu G, Dou Z, Lin T, Yu F, Jiang L. The correlation between manometric and videofluoroscopic measurements of the swallowing function in brainstem stroke patients with dysphagia. J Clin Gastroenterol. 2015;49(1):24–30.

[227] Langdon PC, Mulcahy K, Shepherd KL, Low VH, Mastaglia FL. Pharyngeal dysphagia in inflammatory muscle diseases resulting from impaired suprahyoid musculature. Dysphagia. 2012;27(3):408–17.

[228] Langmore SE, Olney RK, Lomen-Hoerth C, et al. Dysphagia in patients with frontotemporal lobar dementia. Arch Neurol. 2007;64:58–62.

[229] Lapa S, Luger S, Pfeilschifter W, Henke C, Wagner M, Foerch C. Predictors of dysphagia in acute pontine infarction. Stroke. 2017;48(5): 1397–9.

[230] Lathrop DL, Griebel M, Horner J. Dysphagia in tetanus: evaluation and outcome. Dysphagia. 1989;4:173–5.

[231] Leder SB. Serial fiberoptic endoscopic swallowing evaluations in the management of patients with dysphagia. Arch Phys Med Rehabil. 1998;79:1264–9.

[232] Leder SB. Fiberoptic endoscopic evaluation of swallowing in patients with acute traumatic brain injury. J Head Trauma Rehabil. 1999;14:448–53.

[233] Leder SB, Suiter DM. An epidemiologic study on aging and dysphagia in the acute care hospitalized population: 2000–2007. Gerontology. 2009;55(6):714–8.

[234] Leder SB, Cohn SM, Moller BA. Fiberoptic endoscopic documentation of the high incidence of aspiration following extubation in critically ill trauma patients. Dysphagia. 1998a;13:208–12.

[235] Leder SB, Sasaki CT, Burrell MI. Fiberoptic endoscopic evaluation of dysphagia to identify silent aspiration. Dysphagia. 1998b;13:19–21.

[236] Leder SB, Novella S, Patwa H. Use of fiberoptic endoscopic evaluation of swallowing (FEES) in patients with amyotrophic Lateral Sclerosis. Dysphagia. 2004;19:177–81.

[237] Lee MJ, Bazaz R, Furey CG, et al. Risk factors for dysphagia after anterior cervical spine surgery: a two-year prospective cohort study. Spine J. 2007;7:141–7.

[238] Lee TH, Lee JS, Kim WJ. High resolution impedance manometric findings in dysphagia of Huntington's disease. World J Gastroenterol. 2012;18(14):1695–9.

[239] Lee WK, Yeom J, Lee WH, Seo HG, Oh BM, Han TR. Characteristics of dysphagia in severe traumatic brain injury patients: a comparison with stroke patients. Ann Rehabil Med. 2016;40(3):432–9.

[240] Leonard RJ, Kendall KA, Johnson R, et al. Swallowing in myotonic muscular dystrophy: a videofluoroscopic study. Arch Phys Med Rehabil. 2001;82:979–85.

[241] Leopold NA, Kagel MC. Dysphagia in Huntington's disease. Arch Neurol. 1985;42:57–60.

[242] Leopold NA, Kagel MC. Prepharyngeal dysphagia in Parkinson's disease. Dysphagia. 1996;11:14–22.

[243] Leopold NA, Kagel MC. Pharyngo-esophageal dysphagia in Parkinson's disease. Dysphagia. 1997a;12:11–8.

[244] Leopold NA, Kagel MC. Dysphagia in progressive supranuclear palsy: radiologic features. Dysphagia. 1997b;12:140–3.

[245] Leow LP, Beckert L, Anderson T, Huckabee ML. Changes in chemosensitivity and mechanosensitivity in aging and Parkinson's disease. Dysphagia. 2012;27(1):106–14.

[246] Levin J, Kurz A, Arzberger T, Giese A, Höglinger GU. The differential diagnosis and treatment of atypical parkinsonism. Dtsch Arztebl Int. 2016;113(5):61–9.

[247] Levine R, Robbins JA, Maser A. Periventricular white matter changes and oropharyngeal swallowing in normal individuals. Dysphagia. 1992;7: 142–7.

[248] Lin LC, Wu SC, Chen HS, Wang TG, Chen MY. Prevalence of impaired swallowing in institutionalized older people in taiwan. J Am Geriatr Soc. 2002;50(6):1118–23.

[249] Linke R, Witt TN, Tatsch K. Assessment of esophageal function in patients with myasthenia gravis. J Neurol. 2003;250:601–6.

[250] Litvan I, Mangone CA, McKee A, et al. Natural history of progressive supranuclear palsy (Steele-Richardson-Olszewski syndrome) and clinical

predictors of survival: a clinicopathological study. J Neurol Neurosurg Psychiatry. 1996;60:615–20.
[251] Litvan I, Sastry N, Sonies BC. Characterizing swallowing abnormalities in progressive supranuclear palsy. Neurology. 1997;48:1654–62.
[252] Llabres M, Molina-Martinez FJ, Miralles F. Dysphagia as the sole manifestation of myasthenia gravis. J Neurol Neurosurg Psychiatry. 2005; 76:1297–300.
[253] Lo YL. Clinical and immunological spectrum of the Miller Fisher syndrome. Muscle Nerve. 2007;36:615–27.
[254] Logemann JA, Pauloski BR, Rademaker AW, Colangelo LA, Kahrilas PJ, Smith CH. Temporal and biomechanical characteristics of oropharyngeal swallow in younger and older men. J Speech Lang Hear Res. 2000;43(5):1264–74.
[255] Londos E, Hanxsson O, Alm Hirsch I, Janneskog A, Bülow M, Palmqvist S. Dysphagia in Lewy body dementia-a clinical observational study of swallowing function by videofluoroscopic examination. BMC Neurol. 2013;13:140
[256] Lynn SJ, Sawyers SM, Moller PW, et al. Adult-onset inflammatory myopathy: North Canterbury experience 1989–2001. Intern Med J. 2005; 35:170–3.
[257] Machado A, Chien HF, Deguti MM, et al. Neurological manifestations in Wilson's disease: report of 119 cases. Mov Disord. 2006;21:2192–6.
[258] Mackay LE, Morgan AS, Bernstein BA. Factors affecting oral feeding with severe traumatic brain injury. J Head Trauma Rehabil. 1999a;14:435–47.
[259] Mackay LE, Morgan AS, Bernstein BA. Swallowing disorders in severe brain injury: risk factors affecting return to oral intake. Arch Phys Med Rehabil. 1999b;80:365–71.
[260] Maeda K, Akagi J. Decreased tongue pressure is associated with sarcopenia and sarcopenic dysphagia in the elderly. Dysphagia. 2015;30(1):80–7.
[261] Maetzler W, Rattay TW, Hobert MA. Freezing of swallowing. Mov Disord Clin Pract. 2016;3(5):490–3.
[262] Mandaville A, Ray A, Robertson H, Foster C, Jesser C. A retrospective review of swallow dysfunction in patients with severe traumatic brain injury. Dysphagia. 2014;29(3):310–8.
[263] Mann G, Hankey GJ, Cameron D. Swallowing function after stroke: prognosis and prognostic factors at 6 month. Stroke. 1999;30:744–8.
[264] Mano T, Katsuno M, Banno H, et al. Tongue pressure as a novel biomarker of spinal and bulbar muscular atrophy. Neurology. 2014;82(3):255–62.
[265] Manor Y, Giladi N, Cohen A, et al. Validation of a swallowing disturbance questionnaire for detecting dysphagia in patients with Parkinson's disease. Mov Disord. 2007;22:1917–21.
[266] Manor Y, Balas M, Giladi N, et al. Anxiety, depression and swallowing disorders in patients with Parkinson's disease. Parkinsonism Relat Disord. 2009;15:453–6.
[267] Marschner-Preuth N, Hamacher C, Oelenberg S et al. Endoskopische Evaluation der ALSbedingten Dysphagie. Abstract, 84. Kongress der Deutschen Gesellschaft für Neurologie mit Fortbildungsakademie, Wiesbaden; 2011.
[268] Martin RE, Neary MA, Diamant NE. Dysphagia following anterior cervical spine surgery. Dysphagia. 1997;12:2–8; discussion 9–10
[269] Martinez-Ramirez D, Almeida L, Giugni JC, et al. Rate of aspiration pneumonia in hospitalized Parkinson's disease patients: a cross-sectional study. BMC Neurol. 2015;15:104.
[270] Martino R, Terrault N, Ezerzer F, et al. Dysphagia in a patient with lateral medullary syndrome: insight into the central control of swallowing. Gastroenterology. 2001;121:420–6.
[271] Martino R, Foley N, Bhogal S, et al. Dysphagia after stroke: incidence, diagnosis, and pulmonary complications. Stroke. 2005;36:2756–63.
[272] Mascia MM, Valls-Sole J, Marti MJ, et al. Chewing pattern in patients with Meige's syndrome. Mov Disord. 2005;20:26–33.
[273] Masiero S, Previato C, Addante S, et al. Dysphagia in post-carotid endarterectomy: a prospective study. Ann Vasc Surg. 2007;21:318–20.
[274] Mastaglia FL, Thickbroom GW, Day T, et al. Craniocervical tetanus presenting with dysphagia: diagnostic value of electrophysiological studies. J Neurol. 2001;248:903–4.
[275] McGrath NM, Anderson NE, Hope JK, et al. Anterior opercular syndrome, caused by herpes simplex encephalitis. Neurology. 1997;49:494–7.
[276] McHorney CA, Robbins J, Lomax K, et al. The SWAL-QOL and SWAL-CARE outcomes tool for oropharyngeal dysphagia in adults: III. Documentation of reliability and validity. Dysphagia. 2002;17:97–114.
[277] McIntyre K, McVaugh-Smock S, Mourad O. An adult patient with new-onset dysphagia. CMAJ. 2006;175:1203.
[278] Mengel E, Klünemann HH, Lourenço CM, et al. Niemann-Pick disease type C symptomatology: an expert-based clinical description. Orphanet J Rare Dis. 2013;8:166.
[279] Micklefield GH, Jorgensen E, Blaeser I, et al. Esophageal manometric studies in patients with an apoplectic stroke with/without oropharyngeal dysphagia. Dtsch Med Wochenschr. 1999;124:239–44.
[280] Miller N, Noble E, Jones D, et al. Hard to swallow: dysphagia in Parkinson's disease. Age Ageing. 2006;35:614–8.
[281] Milosavljevic Z, Zelen I, Tanaskovic I, Sazdanovic M. Morphometric analysis of muscularis proper and myenteric plexus of the normal human oesophagus. Age related changes. Folia Morphol (Warsz). 2013;72(3): 223–9.
[282] Misu T, Fujihara K, Nakashima I, Sato S, Itoyama Y. Intractable hiccup and nausea with periaqueductal lesions in neuromyelitis optica. Neurology. 2005;65(9):1479–82.
[283] Mochizuki H, Kamakura K, Kumada M, et al. A patient with Huntington's disease presenting with laryngeal chorea. Eur Neurol. 1999;41:119–20.
[284] Moreau C, Devos D, Baille G, et al. Are upper-body axial symptoms a feature of early Parkinson's disease? PLoS One. 2016;11(9):e0162904.
[285] Morgan AS, Mackay LE. Causes and complications associated with swallowing disorders in traumatic brain injury. J Head Trauma Rehabil. 1999;14:454–61.
[286] Mugii N, Hasegawa M, Matsushita T, et al. Oropharyngeal Dysphagia in Dermatomyositis: Associations with Clinical and Laboratory Features Including Autoantibodies. PLoS One. 2015 11: e0154746.
[287] Muhle P, Wirth R, Glahn J, Dziewas R. [Age-related changes in swallowing. Physiology and pathophysiology]. Nervenarzt. 2015;86:440–451.
[288] Mulcahy KP, Langdon PC, Mastaglia F. Dysphagia in inflammatory myopathy: self-report, incidence, and prevalence. Dysphagia. 2012;27:64. [Epub ahead of print].
[289] Müller J, Wenning GK, Verny M, et al. Progression of dysarthria and dysphagia in postmortem-confirmed parkinsonian disorders. Arch Neurol. 2001;58:259–64.
[290] Müller B, Assmus J, Larsen JP, Haugarvoll K, Skeie GO, Tysnes OB, ParkWest study group. Autonomic symptoms and dopaminergic treatment in de novo Parkinson's disease. Acta Neurol Scand. 2013;127(4):290–4.
[291] Murata KY, Kouda K, Tajima F, Kondo T. A dysphagia study in patients with sporadic inclusion body myositis (s-IBM). Neurol Sci. 2012;33(4):765–70.
[292] Murono S, Hamaguchi T, Yoshida H, et al. Evaluation of dysphagia at the initial diagnosis of amyotrophic lateral sclerosis. Auris Nasus Larynx. 2015;42(3):213–7.
[293] Nacci A, Matteucci J, Romeo SO. Complications with fiberoptic endoscopic evaluation of swallowing in 2,820 examinations. Folia Phoniatr Logop. 2016;68(1):37–45.
[294] Newton HB, Newton C, Pearl D, et al. Swallowing assessment in primary brain tumor patients with dysphagia. Neurology. 1994;44:1927–32.
[295] Ney DM, Weiss JM, Kind AJ, et al. Senescent swallowing: impact, strategies, and interventions. Nutr Clin Pract. 2009;24:395–413.
[296] Nobrega AC, Rodrigues B, Torres AC, et al. Is drooling secondary to a swallowing disorder in patients with Parkinson's disease? Parkinsonism Relat Disord. 2008;14:243–5.
[297] Nobrega AC, Rodrigues B, Melo A. Silent aspiration in Parkinson's disease patients with diurnal sialorrhea. Clin Neurol Neurosurg. 2008a;110:117–9.
[298] Nobrega AC, Rodrigues B, Melo A. Is silent aspiration a risk factor for respiratory infection in Parkinson's disease patients? Parkinsonism Relat Disord. 2008b;14:646–8.
[299] Nóbrega AC, Pinho P, Deiró M, Argolo N. Levodopa treatment in Parkinson's disease: how does it affect dysphagia management? Parkinsonism Relat Disord. 2014;20(3):340–1.
[300] Norby E, Orbelo D, Strand E. Hyoid muscle dystonia: a distinct focal dystonia syndrome. Parkinsonism Relat Disord. 2015;21(10):1210–3.
[301] O'Leary CP, Veitch J, Durward WF, et al. Acute oropharyngeal palsy is

associated with antibodies to GQ1b and GT1a gangliosides. J Neurol Neurosurg Psychiatry. 1996;61:649–51.
[302] O'Sullivan SS, Massey LA, Williams DR, et al. Clinical outcomes of progressive supranuclear palsy and multiple system atrophy. Brain. 2008;131:1362–72.
[303] Ogna A, Prigent H, Lejaille M, et al. Swallowing and swallowing-breathing interaction as predictors of intubation in Guillain-Barré syndrome. Brain Behav. 2016;7(2):e00611.
[304] Oh TH, Brumfield KA, Hoskin TL, et al. Dysphagia in inflammatory myopathy: clinical characteristics, treatment strategies, and outcome in 62 patients. Mayo Clin Proc. 2007;82:441–7.
[305] Oh TH, Brumfield KA, Hoskin TL, et al. Dysphagia in inclusion body myositis: clinical features, management, and clinical outcome. Am J Phys Med Rehabil. 2008;87:883–9.
[306] Olthoff A, Carstens PO, Zhang S, et al. Evaluation of dysphagia by novel real-time MRI. Neurology. 2016a;87(20):2132–8.
[307] Olthoff A, Joseph AA, Weidenmüller M, Riley B, Frahm J. Real-time MRI of swallowing: intraoral pressure reduction supports larynx elevation. NMR Biomed. 2016b;29:1618–23.
[308] Onodera M, Mori M, Koga M, et al. Acute isolated bulbar palsy with anti-GT1a IgG antibody subsequent to Campylobacter jejuni enteritis. J Neurol Sci. 2002;205:83–4.
[309] Ozawa T, Shinoda H, Tomita M, Shimohata T, Nakayama H, Nishizawa M. Tremulous arytenoid movements predict severity of glottic stenosis in multiple system atrophy. Mov Disord. 2010;25(10):1418–23.
[310] Ozgursoy OB, Salassa JR, Reimer R, et al. Anterior cervical osteophyte dysphagia: manofluorographic and functional outcomes after surgery. Head Neck. 2010;32:588–93.
[311] Palace J, Losseff N, Clough C. Isolated dysphagia due to polymyositis. Muscle Nerve. 1993;16:680–1.
[312] Papadopoulou S, Exarchakos G, Beris A, Ploumis A. Dysphagia associated with cervical spine and postural disorders. Dysphagia. 2013;28(4):469–80.
[313] Papapetropoulos S, Singer C. Eating dysfunction associated with oromandibular dystonia: clinical characteristics and treatment considerations. Head Face Med. 2006;2:47.
[314] Paris G, Martinaud O, Hannequin D, et al. Clinical screening of oropharyngeal dysphagia in patients with ALS. Ann Phys Rehabil Med. 2012a;55(9–10):601–8.
[315] Paris G, Verin E, Leroi AM, Gourcerol G. Oesophageal motility impairment in type I myotonic dystrophy: usefulness of high resolution manometry. Dig Liver Dis. 2012b;44(5): 448–9.
[316] Paris G, Martinaud O, Petit A, et al. Oropharyngeal dysphagia in amyotrophic lateral sclerosis alters quality of life. J Oral Rehabil. 2013;40(3):199–204.
[317] Park DH, Chun MH, Lee SJ, Song YB. Comparison of swallowing functions between brain tumor and stroke patients. Ann Rehabil Med. 2013a;37(5):633–41.
[318] Park JW, Oh JC, Lee JW, Yeo JS, Ryu KH. The effect of 5Hz high-frequency rTMS over contralesional pharyngeal motor cortex in post-stroke oropharyngeal dysphagia: a randomized controlled study. Neurogastroenterol Motil. 2013b;25:324–e250.
[319] Park WY, Lee TH, Ham NS, Park JW, Lee YG, Cho SJ, Lee JS, Hong SJ, Jeon SR, Kim HG, Cho JY, Kim JO, Cho JH, Lee JS. Adding endoscopist-directed flexible endoscopic evaluation of swallowing to the videofluoroscopic swallowing study increased the detection rates of penetration, aspiration, and pharyngeal residue. Gut Liver. 2015;9(5):623–8.
[320] Parkinson MH, Boesch S, Nachbauer W, Mariotti C, Giunti P. Clinical features of Friedreich's ataxia: classical and atypical phenotypes. J Neurochem. 2013;126(Suppl 1):103–17.
[321] Paulig M, Prosiegel M. Misdiagnosis of amyotrophic lateral sclerosis in a patient with dysphagia due to Chiari I malformation. J Neurol Neurosurg Psychiatry. 2002;72:270.
[322] Payne S, Wilkins D, Howard R. An unusual cause of dysphagia. J Neurol Neurosurg Psychiatry. 2005;76:146.
[323] Peetermans WE, Schepens D. Tetanus-still a topic of present interest: a report of 27 cases from a Belgian referral hospital. J Intern Med. 1996;239:249–52.
[324] Pehlivan M, Yuceyar N, Ertekin C, et al. An electronic device measuring the frequency of spontaneous swallowing: digital phagometer. Dysphagia. 1996;11:259–64.
[325] Perie S, Eymard B, Laccourreye L, et al. Dysphagia in oculopharyngeal muscular dystrophy: a series of 22 French cases. Neuromuscul Disord. 1997;7(Suppl 1):S96–9.
[326] Pfeiffer RF. Gastrointestinal dysfunction in Parkinson's disease. Clin Neurosci. 1998;5:136–46.
[327] Pfeiffer RF. Gastrointestinal dysfunction in Parkinson's disease. Lancet Neurol. 2003;2:107–16.
[328] Pfeiffer RF. Gastrointestinal dysfunction in Parkinson's disease. Parkinsonism Relat Disord. 2011;17:10–5.
[329] Pilz W, Baijens LW, Passos VL, et al. Swallowing assessment in myotonic dystrophy type 1 using fiberoptic endoscopic evaluation of swallowing (FEES). Neuromuscul Disord. 2014a;24(12):1054–62.
[330] Pilz W, Baijens LW, Kremer B. Oropharyngeal dysphagia in myotonic dystrophy type 1: a systematic review. Dysphagia. 2014b;29(3):319–31.
[331] Pitts T, Bolser D, Rosenbek J, Troche M, Sapienza C. Voluntary cough production and swallow dysfunction in Parkinson's disease. Dysphagia. 2008;23(3):297–301.
[332] Plowman EK, Watts SA, Robison R, et al. Voluntary cough airflow differentiates safe versus unsafe swallowing in amyotrophic lateral sclerosis. Dysphagia. 2016a;31(3):383–90.
[333] Plowman EK, Watts SA, Tabor L, et al. Impact of expiratory strength training in amyotrophic lateral sclerosis. Muscle Nerve. 2016b;54(1):48–53.
[334] Poorjavad M, Derakhshandeh F, Etemadifar M, et al. Oropharyngeal dysphagia in multiple sclerosis. Mult Scler. 2010;16:362–5.
[335] Power ML, Hamdy S, Singh S, et al. Deglutitive laryngeal closure in stroke patients. J Neurol Neurosurg Psychiatry. 2007;78:141–6.
[336] Prange H, Bitsch A, editors. Infektionserkrankungen des Zentralnervensystems. Stuttgart: Wissenschaftliche Verlagsgesellschaft; 2001.
[337] Prashant R, Franks A. Collet-Sicard syndrome--a report and review. Lancet Oncol. 2003;4:376–7.
[338] Preuss SF, Veelken F, Galldiks N, et al. A rare differenzial diagnosis in dysphagia: wound botulism. Laryngoscope. 2006;116:831–2.
[339] Priefer BA, Robbins J. Eating changes in mild-stage Alzheimer's disease: a pilot study. Dysphagia. 1997;12:212–21.
[340] Prosiegel M. Neurogene Dysphagien. In: Diener HC, Putzki N, editors. Leitlinien für die Diagnostik und Therapie in der Neurologie. Stuttgart: Thieme; 2008. p. 908–19.
[341] Prosiegel M, Heintze M, Sonntag EW, et al. Kinematic analysis of laryngeal movements in patients with neurogenic dysphagia before and after swallowing rehabilitation. Dysphagia. 2000;15:173–9.
[342] Prosiegel M, Schelling A, Wagner-Sonntag E. Dysphagia and multiple sclerosis. Int MS J. 2004;11:22–31.
[343] Prosiegel M, Holing R, Heintze M, et al. The localization of central pattern generators for swallowing in humans-a clinical-anatomical study on patients with unilateral paresis of the vagal nerve, Avellis' syndrome, Wallenberg's syndrome, posterior fossa tumours and cerebellar hemorrhage. Acta Neurochir Suppl. 2005a;93:85–8.
[344] Prosiegel M, Holing R, Heintze M, et al. Swallowing therapy--a prospective study on patients with neurogenic dysphagia due to unilateral paresis of the vagal nerve, Avellis' syndrome, Wallenberg's syndrome, posterior fossa tumours and cerebellar hemorrhage. Acta Neurochir Suppl. 2005b;93:35–7.
[345] Prosiegel M, Riecker A, Weinert M, Dziewas R, Lindner-Pfleghar B, Stanschus S, Warnecke T. Management of dysphagic patients with acute stroke. Nervenarzt. 2012;83(12):1590–9.
[346] Rauch A, Droz S, Zimmerli S, et al. Dysphagia in elderly women: consider tetanus. Infection. 2006;34:35–8.
[347] Ravich WJ, Wilson RS, Jones B, et al. Psychogenic dysphagia and globus: reevaluation of 23 patients. Dysphagia. 1989;4:35–8.
[348] Reindl M, Di Pauli F, Rostásy K, Berger T. The spectrum of MOG autoantibody-associated demyelinating diseases. Nat Rev Neurol. 2013;9(8):455–61.
[349] Respondek G, Stamelou M, Kurz C. The phenotypic spectrum of progressive supranuclear palsy: a retrospective multicenter study of 100 definite cases. Mov Disord. 2014;29(14):1758–66.

[350] Restivo DA, Marchese-Ragona R, Lauria G, et al. Botulinum toxin treatment for oropharyngeal dysphagia associated with diabetic neuropathy. Diabetes Care. 2006;29:2650–3.
[351] Richard P, Trollet C, Stojkovic T, et al. Correlation between PABPN1 genotype and disease severity in oculopharyngeal muscular dystrophy. Neurology. 2017;88(4):359–65.
[352] Riecker A, Gastl R, Kuhnlein P, et al. Dysphagia due to unilateral infarction in the vascular territory of the anterior insula. Dysphagia. 2009;24:114–8.
[353] Riley LH, Vaccaro AR, Dettori JR, et al. Postoperative dysphagia in anterior cervical spine surgery. Spine. 2010;35:76–85.
[354] Riminton DS, Chambers ST, Parkin PJ, et al. Inclusion body myositis presenting solely as dysphagia. Neurology. 1993;43:1241–3.
[355] Ringelstein EB, Nabavi DG. Der ischämische Schlaganfall. Stuttgart: Kohlhammer; 2007a.
[356] Ringelstein EB, Nabavi DG. Stroke Units. In: Ringelstein EB, Nabavi DG, editors. Der ischämische Schlaganfall. Stuttgart: Kohlhammer; 2007b. p. 104–15.
[357] Rio A, Ellis C, Shaw C, et al. Nutritional factors associated with survival following enteral tube feeding in patients with motor neurone disease. J Hum Nutr Diet. 2010;23:408–15.
[358] Riski JE, Horner J, Nashold BS Jr. Swallowing function in patients with spasmodic torticollis. Neurology. 1990;40:1443–5.
[359] Rizek P, Barrett E, Jog M. A case of isolated sudden onset dysphagia. Dysphagia. 2015;30(2):205–7.
[360] Robbins J, Levine R, Wood J, et al. Age effects on lingual pressure generation as a risk factor for dysphagia. J Gerontol A Biol Sci Med Sci. 1995;50:M257–62.
[361] Rodrigues B, Nobrega AC, Sampaio M, et al. Silent saliva aspiration in Parkinson's disease. Mov Disord. 2011;26:138–41.
[362] Rofes L, Arreola V, Romea M, et al. Pathophysiology of oropharyngeal dysphagia in the frail elderly. Neurogastroenterol Motil. 2010;22:851–858, e230.
[363] Romero CM, Marambio A, Larrondo J, et al. Swallowing dysfunction in nonneurologic critically ill patients who require percutaneous dilatational tracheostomy. Chest. 2010;137:1278–82.
[364] Rousou JA, Tighe DA, Garb JL, et al. Risk of dysphagia after transesophageal echocardiography during cardiac operations. Ann Thorac Surg. 2000;69:486–9; discussion 489–490.
[365] Royl G, Ploner CJ, Mockel M, et al. Neurological chief complaints in an emergency room. Nervenarzt. 2010;81:1226–30.
[366] Rub U, Brunt ER, Petrasch-Parwez E, et al. Degeneration of ingestion-related brainstem nuclei in spinocerebellar ataxia type 2, 3, 6 and 7. Neuropathol Appl Neurobiol. 2006;32:635–49.
[367] Rudolph JL, Gardner KF, Gramigna GD, et al. Antipsychotics and oropharyngeal dysphagia in hospitalized older patients. J Clin Psychopharmacol. 2008;28:532–5.
[368] Ruoppolo G, Schettino I, Frasca V, et al. Dysphagia in amyotrophic lateral sclerosis: prevalence and clinical findings. Acta Neurol Scand. 2013;128(6):397–401.
[369] Ruoppolo G, Onesti E, Gori MC, et al. Laryngeal sensitivity in patients with amyotrophic lateral sclerosis. Front Neurol. 2016;7:212.
[370] Ryan A, Nor AM, Costigan D, et al. Polymyositis masquerading as motor neuron disease. Arch Neurol. 2003;60:1001–3.
[371] Ryu JS, Lee JH, Kang JY, et al. Evaluation of dysphagia after cervical surgery using laryngeal electromyography. Dysphagia. 2012;27(3):318–24.
[372] Sabater L, Gaig C, Gelpi E, et al. A novel non-rapid-eye movement and rapid-eye-movement parasomnia with sleep breathing disorder associated with antibodies to IgLON5: a case series, characterisation of the antigen, and post-mortem study. Lancet Neurol. 2014;13(6): 575–86.
[373] Saiz A, Bruna J, Stourac P, et al. Anti-Hu-associated brainstem encephalitis. J Neurol Neurosurg Psychiatry. 2009;80:404–7.
[374] Salinas S, Proukakis C, Crosby A, et al. Hereditary spastic paraplegia: clinical features and pathogenetic mechanisms. Lancet Neurol. 2008;7: 1127–38.
[375] Sampaio M, Argolo N, Melo A, Nóbrega AC. Wet voice as a sign of penetration/aspiration in Parkinson's disease: does testing material matter? Dysphagia. 2014;29(5):610–5.
[376] Sasaguri H, Sodeyama N, Maejima Y, et al. Slowly progressive Foix-Chavany-Marie syndrome associated with chronic herpes simplex encephalitis. J Neurol Neurosurg Psychiatry. 2002;73:203–4.
[377] Sato E, Hirano H, Watanabe Y, Edahiro A, Sato K, Yamane G, Katakura A. Detecting signs of dysphagia in patients with Alzheimer's disease with oral feeding in daily life. Geriatr Gerontol Int. 2014;14(3):549–55.
[378] Schindler A, Mozzanica F, Sonzini G, et al. Oropharyngeal dysphagia in patients with obstructive sleep apnea syndrome. Dysphagia. 2014;29(1): 44–51.
[379] Schneider SA. Neurodegenerations with brain iron accumulation. Parkinsonism Relat Disord. 2016;22(Suppl 1):S21–5.
[380] Schols L, Bauer P, Schmidt T, et al. Autosomal dominant cerebellar ataxias: clinical features, genetics, and pathogenesis. Lancet Neurol. 2004;3:291–304.
[381] Schröder JB, Melzer N, Ruck T, et al. Isolated dysphagia as initial sign of anti-IgLON5 syndrome. Neurol Neuroimmunol Neuroinflamm. 2016;4(1):e302.
[382] Schurr MJ, Ebner KA, Maser AL, et al. Formal swallowing evaluation and therapy after traumatic brain injury improves dysphagia outcomes. J Trauma. 1999;46:817–21; discussion 821–813.
[383] Schwartz DC, Waclawik AJ, Ringwala SN, et al. Clinical utility of videofluorography with concomitant Tensilon administration in the diagnosis of bulbar myasthenia gravis. Dig Dis Sci. 2005;50:858–61.
[384] Schwarz J, Storch A. Parkinson-syndrome. Stuttgart: Kohlhammer; 2007.
[385] Seidl RO, Nusser-Muller-Busch R, Kurzweil M, et al. Dysphagia in acute tetraplegics: a retrospective study. Spinal Cord. 2010;48:197–201.
[386] Sellars C, Campbell AM, Stott DJ, et al. Swallowing abnormalities after acute stroke: a case control study. Dysphagia. 1999;14:212–8.
[387] Serra-Prat M, Palomera M, Gomez C, Sar-Shalom D, Saiz A, Montoya JG, Navajas M, Palomera E, Clave P. Oropharyngeal dysphagia as a risk factor for malnutrition and lower respiratory tract infection in independently living older persons: a population-based prospective study. Age Ageing. 2012;41(3):376–81.
[388] Sevin M, Lesca G, Baumann N, et al. The adult form of Niemann-Pick disease type C. Brain. 2007;130:120–33.
[389] Seçil Y, Arıcı Ş, İncesu TK, Gürgör N, Beckmann Y, Ertekin C. Dysphagia in Alzheimer's disease. Neurophysiol Clin. 2016 46: 171–178.
[390] Shapiro J, Franko DL, Gagne A. Phagophobia: a form of psychogenic dysphagia. A new entity. Ann Otol Rhinol Laryngol. 1997;106:286–90.
[391] Shimohata T. Aizawa N2, Nakayama H et al. Mechanisms and prevention of sudden death in multiple system atrophy. Parkinsonism Relat Disord. 2016;30:1–6.
[392] Sieb J, Schrank B (2009). [Neuromuscular Disorders]. Stuttgart, Kohlhammer.
[393] Simons JA, Fietzek UM, Waldmann A, Warnecke T, Schuster T, Ceballos-Baumann AO. Development and validation of a new screening questionnaire for dysphagia in early stages of Parkinson's disease. Parkinsonism Relat Disord. 2014;20(9):992–8.
[394] Singh K, Marquez-Lara A, Nandyala SV, Patel AA, Fineberg SJ. Incidence and risk factors for dysphagia after anterior cervical fusion. Spine (Phila Pa 1976). 2013;38(21):1820–5.
[395] Smiatacz T, Kowalik MM, Hlebowicz M. Prolonged dysphagia due to Listeria-rhombencephalitis with brainstem abscess and acute polyradiculoneuritis. J Infect. 2006;52:e165–7.
[396] Smithard DG, O'Neill PA, Park C, et al. Complications and outcome after acute stroke-does dysphagia matter? Stroke. 1996;27:1200–4.
[397] Soderholm S, Lehtinen A, Valtonen K, et al. Dysphagia and dysphonia among persons with postpolio syndrome-a challenge in neurorehabilitation. Acta Neurol Scand. 2010;122:343–9.
[398] Solaro C, Rezzani C, Trabucco E, et al. Prevalence of patient-reported dysphagia in multiple sclerosis patients: an Italian multicenter study (using the DYMUS questionnaire). J Neurol Sci. 2013;331(1–2):94–7.
[399] Solazzo A, Monaco L, Vecchio LD, et al. Earliest videofluoromanometric pharyngeal signs of dysphagia in ALS patients. Dysphagia. 2014;29(5): 539–44.
[400] Sonies BC. Dysphagia and post-polio syndrome: past, present, and future. Semin Neurol. 1996;16:365–70.

[401] Sonies BC, Dalakas MC. Dysphagia in patients with the post-polio syndrome. N Engl J Med. 1991;324:1162–7.

[402] Sonies BC, Dalakas MC. Progression of oral-motor and swallowing symptoms in the post-polio syndrome. Ann N Y Acad Sci. 1995;753: 87–95.

[403] Stacher G. Differenzial diagnosis of psychosomatic deglutition disorders. Wien Klin Wochenschr. 1986;98:658–63.

[404] Starmer HM, Riley LH 3rd, Hillel AT, Akst LM, Best SR, Gourin CG. Dysphagia, short-term outcomes, and cost of care after anterior cervical disc surgery. Dysphagia. 2014;29(1):68–77.

[405] Steinhagen V, Grossmann A, Benecke R, et al. Swallowing disturbance pattern relates to brain lesion location in acute stroke patients. Stroke. 2009;40:1903–6.

[406] Storch A, Odin P, Trender-Gerhard I, et al. Non-motor symptoms questionnaire and scale for Parkinson's disease. Cross-cultural adaptation into the German language. Nervenarzt. 2010;81(8):980–5.

[407] Stubgen JP. Facioscapulohumeral muscular dystrophy: a radiologic and manometric study of the pharynx and esophagus. Dysphagia. 2008;23:341–7.

[408] Suh MK, Kim H, Na DL. Dysphagia in patients with dementia: Alzheimer versus vascular. Alzheimer Dis Assoc Disord. 2009;23:178–84.

[409] Sung HY, Kim JS, Lee KS, et al. The prevalence and patterns of pharyngoesophageal dysmotility in patients with early stage Parkinson's disease. Mov Disord. 2010;25(14):2361–8.

[410] Suntrup S, Warnecke T, Kemmling A, et al. Dysphagia in patients with acute striatocapsular hemorrhage. J Neurol. 2012;259:93–9.

[411] Suntrup S, Teismann I, Wollbrink A, Warnecke T, Winkels M, Pantev C, Dziewas R. Altered cortical swallowing processing in patients with functional dysphagia: a preliminary study. PLoS One. 2014;9(2):e89665.

[412] Suominen M, Muurinen S, Routasalo P, Soini H, Suur-Uski I, Peiponen A, Finne-Soveri H, Pitkala KH. Malnutrition and associated factors among aged residents in all nursing homes in Helsinki. Eur J Clin Nutr. 2005;59(4):578–83.

[413] Suttrup I, Warnecke T. Dysphagia in Parkinson's disease: pathophysiology, diagnosis and therapy. Fortschr Neurol Psychiatr. 2016a;84(Suppl 1): S18–23.

[414] Suttrup I, Warnecke T. Dysphagia in Parkinson's disease. Dysphagia. 2016b;31(1):24–32.

[415] Suttrup I, Suntrup S, Oelenberg S, Hamacher C, Dziewas R, Warnecke T. Usefulness of FEES and responsiveness to tetrabenazine in a case of blepharospasm associated with dystonic-tremorous dsyphagia. Parkinsonism Relat Disord. 2014;20(4):466–7.

[416] Suttrup I, Suttrup J, Suntrup-Krueger S, Siemer ML, Bauer J, Hamacher C, Oelenberg S, Domagk D, Dziewas R, Warnecke T. Esophageal dysfunction in different stages of Parkinson's disease. Neurogastroenterol Motil. 2017;29(1):e12915.

[417] Tabor L, Gaziano J, Watts S, Robison R, Plowman EK. Defining swallowing-related quality of life profiles in individuals with amyotrophic lateral sclerosis. Dysphagia. 2016;31(3): 376–82.

[418] Takagi D, Hirano H, Watanabe Y, Edahiro A, Ohara Y, Yoshida H, Kim H, Murakami K, Hironaka S. Relationship between skeletal muscle mass and swallowing function in patients with Alzheimer's disease. Geriatr Gerontol Int. 2017;17(3):402–9.

[419] Takahashi H, Kawaguchi N, Ito S, et al. Is tongue atrophy reversible in anti-MuSK myasthenia gravis? Six-year observation. J Neurol Neurosurg Psychiatry. 2010;81:701–2.

[420] Taniguchi H, Nakayama H, Hori K, Nishizawa M, Inoue M, Shimohata T. Esophageal involvement in multiple system atrophy. Dysphagia. 2015;30(6):669–73.

[421] Teismann IK, Steinstraeter O, Warnecke T, et al. Cortical recovery of swallowing function in wound botulism. BMC Neurol. 2008;8:13.

[422] Thomas M, Haigh RA. Dysphagia, a reversible cause not to be forgotten. Postgrad Med J. 1995;71:94–5.

[423] Thomas FJ, Wiles CM. Dysphagia and nutritional status in multiple sclerosis. J Neurol. 1999;246:677–82.

[424] Thottam PJ, Silva RC, McLevy JD, Simons JP, Mehta DK. Use of fiberoptic endoscopic evaluation of swallowing (FEES) in the management of psychogenic dysphagia in children. Int J Pediatr Otorhinolaryngol. 2015;79(2):108–10.

[425] Tian H, Abouzaid S, Sabbagh MN, Chen W, Gabriel S, Kahler KH, Kim E. Health care utilization and costs among patients with AD with and without dysphagia. Alzheimer Dis Assoc Disord. 2013;27(2):138–44.

[426] Tieleman AA, van Vliet J, Jansen JB, et al. Gastrointestinal involvement is frequent in myotonic dystrophy type 2. Neuromuscul Disord. 2008; 18:646–9.

[427] Tieleman AA, Knuijt S, van Vliet J, et al. Dysphagia is present but mild in myotonic dystrophy type 2. Neuromuscul Disord. 2009;19:196–8.

[428] Tolep K, Getch CL, Criner GJ. Swallowing dysfunction in patients receiving prolonged mechanical ventilation. Chest. 1996;109:167–72.

[429] Tomić A, Petrović I, Svetel M, Dobričić V, Dragašević Mišković N, Kostić VS. Pattern of disease progression in atypical form of pantothenate-kinase-associated neurodegeneration (PKAN) – prospective study. Parkinsonism Relat Disord. 2015;21(5):521–4.

[430] Tomii Y, Matsuoka H, Torii T, et al. A new ultrasound method for evaluating dysphagia in acute stroke patients. Int J Stroke. 2011;6:279–80.

[431] Tomita S, Oeda T, Umemura A. Impact of aspiration pneumonia on the clinical course of progressive supranuclear palsy: a retrospective cohort study. PLoS One. 2015;10(8):e0135823.

[432] Tracy JF, Logemann JA, Kahrilas PJ, et al. Preliminary observations on the effects of age on oropharyngeal deglutition. Dysphagia. 1989;4:90–4.

[433] Trejo A, Tarrats RM, Alonso ME, et al. Assessment of the nutrition status of patients with Huntington's disease. Nutrition. 2004;20:192–6.

[434] Trocello JM, Osmani K, Pernon M, et al. Hypersialorrhea in Wilson's disease. Dysphagia. 2015;30(5):489–95.

[435] Troche MS, Huebner I, Rosenbek JC, Okun MS, Sapienza CM. Respiratory-swallowing coordination and swallowing safety in patients with Parkinson's disease. Dysphagia. 2011;26(3):218–24.

[436] Troche MS, Brandimore AE, Okun MS, Davenport PW, Hegland KW. Decreased cough sensitivity and aspiration in Parkinson disease. Chest. 2014a;146(5):1294–9.

[437] Troche MS, Okun MS, Rosenbek JC, Altmann LJ, Sapienza CM. Attentional resource allocation and swallowing safety in Parkinson's disease: a dual task study. Parkinsonism Relat Disord. 2014b;20(4): 439–43.

[438] Troche MS, Schumann B, Brandimore AE, Okun MS, Hegland KW. Reflex cough and disease duration as predictors of swallowing dysfunction in Parkinson's disease. Dysphagia. 2016;31(6):757–64.

[439] Tsao GJ, Tsang MW, Mobley BC, et al. Foramen magnum meningioma: dysphagia of atypical etiology. J Gen Intern Med. 2008;23:206–9.

[440] Tung JD, Oh SR, Gruber AB, et al. The man who could not see what he could not eat. Surv Ophthalmol. 2011;56(5):461–5.

[441] Turley R, Cohen S. Impact of voice and swallowing problems in the elderly. Otolaryngol Head Neck Surg. 2009;140:33–6.

[442] Uldry PA, Kuntzer T, Bogousslavsky J, et al. Early symptoms and outcome of Listeria monocytogenes rhombencephalitis: 14 adult cases. J Neurol. 1993;240:235–42.

[443] Vaiman M, Shoval G, Gavriel H. The electrodiagnostic examination of psychogenic swallowing disorders. Eur Arch Otorhinolaryngol. 2008; 265:663–8.

[444] van de Loo S, Somasundaram S, Wagner M, et al. Dysphagia in symptomatic palatal tremor. Mov Disord. 2010;25:1304–5.

[445] van Hooren MR, Baijens LW, Vos R, et al. Voice-and swallow-related quality of life in idiopathic Parkinson's disease. Laryngoscope. 2016; 126(2):408–14.

[446] Vanderveldt HS, Young MF. The evaluation of dysphagia after anterior cervical spine surgery: a case report. Dysphagia. 2003;18:301–4.

[447] Vanier MT. Niemann-Pick disease type C. Orphanet J Rare Dis. 2010;5:16.

[448] Verma A, Bradley WG, Adesina AM, et al. Inclusion body myositis with cricopharyngeus muscle involvement and severe dysphagia. Muscle Nerve. 1991;14:470–3.

[449] Vernet M. Syndrome du trou dechire posterieur (paralysie des IX, X, XI). Rev Neurol (Paris). 1918;34:117–48.

[450] Vigderman AM, Chavin JM, Kososky C, et al. Aphagia due to pharyngeal constrictor paresis from acute lateral medullary infarction. J Neurol Sci. 1998;155:208–10.

[451] Vigliani MC, Novero D, Cerrato P, et al. Double step paraneoplastic

brainstem encephalitis: a clinicopathological study. J Neurol Neurosurg Psychiatry. 2009;80:693–5.

[452] Vogel AP, Brown SE, Folker JE, Corben LA, Delatycki MB. Dysphagia and swallowing-related quality of life in Friedreich ataxia. J Neurol. 2014;261(2):392–9.

[453] Wada A, Kawakami M, Liu M, et al. Development of a new scale for dysphagia in patients with progressive neuromuscular diseases: the Neuromuscular Disease Swallowing Status Scale (NdSSS). J Neurol. 2015;262(10):2225–31.

[454] Waespe W, Niesper J, Imhof HG, et al. Lower cranial nerve palsies due to internal carotid dissection. Stroke. 1988;19:1561–4.

[455] Wallesch C, Unterberg A, Dietz V. Neurotraumatologie. Stuttgart: Thieme; 2005.

[456] Walsh R, Hill F, Breslin N, et al. Progressive dysphagia in limb-girdle muscular dystrophy type 2B. Muscle Nerve. 2011;43:761–4.

[457] Walterfang M, Chien YH, Imrie J, Rushton D, Schubiger D, Patterson MC. Dysphagia as a risk factor for mortality in Niemann-Pick disease type C: systematic literature review and evidence from studies with miglustat. Orphanet J Rare Dis. 2012;7:76.

[458] Wang Y, Zhang L, Zhang B, et al. Comparative clinical characteristics of neuromyelitis optica spectrum disorders with and without medulla oblongata lesions. J Neurol. 2014;261(5): 954–62.

[459] Warnecke T, Teismann I, Meimann W, et al. Assessment of aspiration risk in acute ischaemic stroke-evaluation of the simple swallowing provocation test. J Neurol Neurosurg Psychiatry. 2008a;79:312–4.

[460] Warnecke T, Teismann I, Zimmermann J, et al. Fiberoptic endoscopic evaluation of swallowing with simultaneous tensilon application in diagnosis and therapy of myasthenia gravis. J Neurol. 2008b;255:224–30.

[461] Warnecke T, Oelenberg S, Teismann I, et al. Dysphagia in X-linked bulbospinal muscular atrophy (Kennedy disease). Neuromuscul Disord. 2009a;19:704–8.

[462] Warnecke T, Ringelstein EB, Dziewas R. Neurologische endoskopische Dysphagiediagnostik-Untersuchungstechnik, Einsatzmöglichkeiten und typische Befunde. Klin Neurophysiol. 2009b;40:194–203.

[463] Warnecke T, Ritter MA, Kroger B, et al. Fiberoptic endoscopic Dysphagia severity scale predicts outcome after acute stroke. Cerebrovasc Dis. 2009c;28:283–9.

[464] Warnecke T, Teismann I, Oelenberg S, et al. The safety of fiberoptic endoscopic evaluation of swallowing in acute stroke patients. Stroke. 2009d;40:482–6.

[465] Warnecke T, Teismann I, Oelenberg S, et al. Towards a basic endoscopic evaluation of swallowing in acute stroke-identification of salient findings by the inexperienced examiner. BMC Med Educ. 2009e;9:13.

[466] Warnecke T, Teismann I, Oelenberg S, et al. Endoskopischer Dysphagie-Score ist ein guter und unabhängiger Prädiktor für Outcome und interkurrente Komplikationen nach akutem Schlaganfall. Deutsche Gesellschaft für Neurologische Intensiv-und Notfallmedizin in der DGN e.V. S.; 2009f. p. 22.

[467] Warnecke T, Duning T, Schirmacher A, et al. A novel splice site mutation in the SPG7 gene causing widespread fiber damage in homozygous and heterozygous subjects. Mov Disord. 2010a;25:413–20.

[468] Warnecke T, Oelenberg S, Teismann I, et al. Endoscopic characteristics and levodopa responsiveness of swallowing function in progressive supranuclear palsy. Mov Disord. 2010b;25: 1239–45.

[469] Warnecke T, Teismann I, Young P. Dysphagia in hereditary spastic paraplegia (HSP); 2011. http:// www.hsp-info.de/fileadmin/abstracts/2011/ warnecke_teismann.pdf.

[470] Warnecke T, Hamacher C, Oelenberg S, Dziewas R. Off and on state assessment of swallowing function in Parkinson's disease. Parkinsonism Relat Disord. 2014;20(9):1033–4.

[471] Warnecke T, Suttrup I, Schröder JB, Osada N, Oelenberg S, Hamacher C, Suntrup S, Dziewas R. Levodopa responsiveness of dysphagia in advanced Parkinson's disease and reliability testing of the FEES-Levodopa-test. Parkinsonism Relat Disord. 2016;28:100–6.

[472] Wasserstrom WR, Glass JP, Posner JB. Diagnosis and treatment of leptomeningeal metastases from solid tumors: experience with 90 patients. Cancer. 1982;49:759–72.

[473] Watanabe Y, Uruha A, Suzuki S, et al. Clinical features and prognosis in anti-SRP and anti- HMGCR necrotising myopathy. J Neurol Neurosurg Psychiatry. 2016;87(10):1038–44.

[474] Wein B, Bockler R, Klajman S. Temporal reconstruction of sonographic imaging of disturbed tongue movements. Dysphagia. 1991;6:135–9.

[475] Weindl A, Conrad B. Chorea. In: Ceballos-Baumann A, Conrad B, editors. Bewegungsstörungen. Stuttgart: Thieme; 2005. p. 195–221.

[476] Weller M. Anterior opercular cortex lesions cause dissociated lower cranial nerve palsies and anarthria but no aphasia: Foix-Chavany-Marie syndrome and "automatic voluntary dissociation" revisited. J Neurol. 1993;240: 199–208.

[477] Wesling M, Brady S, Jensen M, et al. Dysphagia outcomes in patients with brain tumors undergoing inpatient rehabilitation. Dysphagia. 2003;18: 203–10.

[478] White DL, Rees CJ, Butler SG, et al. Positional dysphagia secondary to a Chiari I malformation. Ear Nose Throat J. 2010;89:318–9.

[479] Wiendl H, Kieseier B. Multiple sklerose. Stuttgart: Kohlhammer; 2010.

[480] Williams DR, Lees AJ. Progressive supranuclear palsy: clinicopathological concepts and diagnostic challenges. Lancet Neurol. 2009;8:270–9.

[481] Williams RB, Grehan MJ, Hersch M, et al. Biomechanics, diagnosis, and treatment outcome in inflammatory myopathy presenting as oropharyngeal dysphagia. Gut. 2003;52:471–8.

[482] Wintzen AR, Bots GT, de Bakker HM, et al. Dysphagia in inclusion body myositis. J Neurol Neurosurg Psychiatry. 1988;51:1542–5.

[483] Wirth R, Dziewas R, Jäger M, et al. Klinische Ernährung in der Neurologie-Teil des laufenden S3-Leitlinienprojekts Klinische Ernährung. Aktuel Ernahrungsmed. 2013;38(04):e49–89.

[484] Wirtz PW, Sotodeh M, Nijnuis M, et al. Difference in distribution of muscle weakness between myasthenia gravis and the Lambert-Eaton myasthenic syndrome. J Neurol Neurosurg Psychiatry. 2002;73:766–8.

[485] Witt K, Deuschl G, Bartsch T. Frontotemporal dementias. Nervenarzt. 2013;84(1):20–32.

[486] Witting N, Mensah A, Køber L, et al. Ocular, bulbar, limb, and cardiopulmonary involvement in oculopharyngeal muscular dystrophy. Acta Neurol Scand. 2014;130(2):125–30.

[487] Wohlgemuth M, de Swart BJ, Kalf JG, et al. Dysphagia in facioscapulo-humeral muscular dystrophy. Neurology. 2006;66:1926–8.

[488] Wolf C, Meiners TH. Dysphagia in patients with acute cervical spinal cord injury. Spinal Cord. 2003;41:347–53.

[489] Wrensch M, Minn Y, Chew T, et al. Epidemiology of primary brain tumors: current concepts and review of the literature. Neuro-Oncology. 2002;4:278–99.

[490] Yamamoto T, Kobayashi Y, Murata M. Risk of pneumonia onset and discontinuation of oral intake following videofluorography in patients with Lewy body disease. Parkinsonism Relat Disord. 2010;16:503–6.

[491] Yamamoto T, Chihara N, Mori-Yoshimura M, Murata M. Video-fluorographic detection of antimuscle-specific kinase-positive myasthenia gravis. Am J Otolaryngol. 2012;33(6):758–61.

[492] Yoshikawa M, Yoshida M, Nagasaki T, et al. Aspects of swallowing in healthy dentate elderly persons older than 80 years. J Gerontol A Biol Sci Med Sci. 2005;60:506–9.

[493] Yoshino H, Harukawa H, Asano A. IgG antiganglioside antibodies in Guillain-Barre syndrome with bulbar palsy. J Neuroimmunol. 2000;105: 195–201.

[494] Young EC, Durant-Jones L. Gradual onset of dysphagia: a study of patients with oculopharyngeal muscular dystrophy. Dysphagia. 1997;12:196–201.

[495] Youssof S, Romero-Clark C, Warner T, Plowman E. Dysphagia-related quality of life in oculopharyngeal muscular dystrophy: psychometric properties of the SWAL-QOL instrument. Muscle Nerve. 2016;56:28. [Epub ahead of print].

[496] Zaccai J, McCracken C, Brayne C. A systematic review of prevalence and incidence studies of dementia with Lewy bodies. Age Ageing. 2005;34:561–6.

[497] Zhao J, Liu J, Xiao J, et al. Clinical and muscle imaging findings in 14 mainland chinese patients with oculopharyngodistal myopathy. PLoS One. 2015;10(6):e0128629.

[498] Zink W, Kollmar R, Schwab S. Critical illness polyneuropathy and myopathy in the intensive care unit. Nat Rev Neurol. 2009;5:372–9.

第5章　FEES在神经源性吞咽障碍治疗中的应用：一般原则和方法

Using FEES in the Treatment and Management of Neurogenic Dysphagia: General Principles and Methodologies

一、背景

传统的喉镜检查是一种严格的诊断程序，用于确定医学诊断。Susan Langmore 将 FEES 定义为使用纤维喉镜评估和管理口咽期吞咽障碍患者。本章介绍 FEES 在神经源性吞咽障碍患者中的应用并且与 VFSS 进行比较。当用于此目的时，通常是由 SLP 或和神经病学专家作为团队一起工作，用内镜检查作为识别是否存在吞咽障碍和严重程度的工具，明确存在问题，并最终指导患者的饮食和行为治疗。FEES 也常常用于指导外科和内科治疗。这一点将在本书第 7 章中进一步讨论。

有几种方法可以将 FEES 用于指导治疗：首先，在这个过程中，检查者将试用饮食和行为干预措施，以确定哪种干预措施对神经源性吞咽障碍患者更安全或更有效。其次，在 FEES 检查期间和之后，关于患者特异问题，可通过录制的视频来教育患者、照护者和其他相关工作人员。关于治疗的建议和决定往往是在检查过程中，由参与检查的几个人以及患者和家属一致协商做出的。在这个最初或后续的过程中，内镜常被用作生物反馈工具，帮助患者学习各种行为策略。由于其他原因改变治疗方法一段时间后，可重复进行 FEES 检查，以重新评估吞咽障碍的情况，并进一步指导饮食和行为干预。

治疗、管理和疗法这些术语有时是可以相互转换的。在本章节中，治疗和管理是同义的，但是疗法则保留原意，用于专业人员和患者一起进行行为策略或锻炼的日常实践环节。每个患者都需要管理，通常由一个多学科专业人员组成的团队进行管理。但每个神经系统疾病患者都不能接受、配合或受益于直接治疗。吞咽障碍患者的管理包括向患者提供直接治疗，但也包括对其他医疗提供者或家庭成员进行教育和培训，以实施安全喂养和口腔护理。包括饮食管理和跨学科协作，以预防神经源性吞咽障碍的并发症，包括吸入性肺炎、营养不良（第 8 章）和脱水。FEES 用于指导患者管理的许多方面，包括饮食决策、喂养建议、分泌物管理以及对患者、照护者和工作人员的教育。最近的一项纳入 2401 名神经源性吞咽障碍患者的多中心注册研究显示超过 50% 的患者使用 FEES 能促进治疗策略的改变（Dziewas 等，2019）。

除了吞咽检查结果之外，神经系统疾病患者的管理还应考虑许多因素。在确定最佳的整体管理计划时，还要考虑患者的精神状态、医疗条件、治疗和吞咽预后、功能状况、治疗的动机和愿望、治疗可及性，以及许多其他因素。因此，这里列出的适用于特别的吞咽障碍的治疗干预措施可能并不适合特定的神经系统疾病的患者。临床判断和经验将是最终指南。

二、FEES 作为一种治疗性检查（与 VFSS 对比）

FEES 作为一项综合检查有三个目的：明确吞咽问题的严重程度、确定吞咽问题的性质、探讨并决定有助于解决该问题的有效策略和技术。VFSS 与 FEES 一样也有三个目的。然而，当涉及检查的治疗性质时，一些区别使 FEES 更具优势。FEES 的优势在于：检查是在患者和家属或工作人员在场的诊所或床旁进行的；没有辐射暴露，FEES 检查治疗时间不受限制，并且患者摄入的是有目的性地选择的真正的食物和液体，以测试不同姿势、稠度的影响。其他优点包括 FEES 能在另一天或多次重新评估干预措施的效果，而无辐射暴露，并利用 FEES 的互动性质来教育患者了解他 / 她的问题，包括使用生物反馈。

这两种检查（VFSS 和 FEES）显示的口腔和咽喉的解剖结构非常不同，有时这将影响检查方式的选择。比如说：如果怀疑有颈椎骨质增生，X 线透视检查可以直接查看颈椎。然而，在诊断出骨质增生后（无论是通过 VFSS 或 X 线或 CT 扫描），FEES 将更好地指导治疗，因为可以直接看到咽壁突出到咽腔的确切位置。如果骨质增生妨碍了会厌和（或）杓肌的运动，可以用 FEES 直接观察。在改变了解剖结构时，尝试用 FEES 观察，使用不同的姿势或食团的黏稠度来改变食团路径，帮助食团流向食管入口，有清晰的可视化效果。诸如此类的例子还有很多。

（一）检查过程中行为策略的使用

第 3 章提到了对 FEES 标准流程的详细描述。FEES 过程中，只要患者开始出现吞咽障碍的迹象，检查者就要从开始的观察者变为侦查者。检查者需要质疑问题可能发生的原因，对问题的解决方案提出假设，然后用适当的干预措施来测试这个假设。为了成功和迅速地做到这一点，检查者需要对正常的吞咽生理有很好的了解（第 1 章），并且能够识别神经源性吞咽障碍特有异常特征的表现（第 2 章）。然后检查者需要拿出可能有助于解决该特定问题的“锦囊妙计”。

治疗干预措施的合理和有效应用，首先取决于正确识别生理性的吞咽障碍。关于基于 FEES 的治疗决定，至少应区分出以下三种不同表现（第 3 章“神经源性吞咽障碍的表型”）：①吞咽无力或无效，食团清除率降低；②由于阀门的关闭不完全，导致气道保护受损，发生误吞咽；③吞咽延迟或不合时机。神经源性吞咽障碍通常由肌肉运动或感觉障碍或两者的不同组合引起。完整的吞咽所需的运动和感觉控制的生理参数是：①动作启动的敏捷性；②动作的速度；③动作的准确性、时机和协调性；④动作的力量或强度；⑤动作的振幅；⑥完整的感觉；⑦功能正常的解剖结构。

（二）选择适当的治疗策略

对于任何特定的吞咽障碍，一些饮食或行为干预措施可能改变食团路径，保护气道和改善食团的清除率。它们的效果并不总是可以预测的。如果时间允许，检查者应该尝试几种不同的策略。所选择的具体干预措施一定程度上取决于吞咽障碍的性质，同时也考虑干预等级。根据 Huckabee 和 Pelletier（1999）所说，策略的制订应该既要考虑康复性，也是要考虑代偿性（第 7 章“行为吞咽疗法”）。康复性治疗策略旨在恢复或改善实际的吞咽生理功能。喉部内收肌训练改善喉部阀门关闭作用就是一个例子。其他策略是代偿性的，它们目的在于提高适应和应对吞咽障碍的能力。例如收下颏的姿势可以减少食团在吞咽动作开始前溢到下咽部的数量。有些策略是两者的结合：例如启动声门上的吞咽动作，其目的是在吞咽之前、期间和之后诱发自主的气道保护。这种方法在本质上是一种代偿性的，但是如果它能加强声带的内收力量，实际上也可能还有康复的效果。最后，一些代偿性干预措施不需要改变吞咽，而是需要改变饮食，或者改变喂送食团的量或速度。一般来说，康复策略保留给吞咽恢复潜力较大的患者，以及拥有身体、认知和心理资源来独立执行、学习、重新训练，并且独立使用这些策略的患者。补偿性策略针对的是暂时性吞咽障碍的患者，例如急性脑卒中后的患者，或预测不会改善的吞咽障碍，例如晚期肌萎缩侧索硬化患者。然而，一些代偿性策略的学习是复杂的，因此必须考虑到患者的身体、认知和心理状况。有时，可以招募护理人员来监督或协助这些策略的实施。如果患者没有能力学习任何行为策略，而且照护者的帮助也有问题，则临床医生可以完全依靠饮食干预来解决这个问题。

（三）吞咽无力或无效吞咽导致食团清除率降低

要考虑的第一个主要吞咽障碍类型是不能完全通过咽部清除食团。当食团推送力不足或食团清除力不足时，问题可能与舌头推送、咽腔的缩短、咽部括约肌收缩、舌骨上抬、喉抬升或食管上括约肌（upper esophageal sphincter，UES）打开有关。如果这些运动的强度或幅度减小，它们将不能有效地清除通过咽部的食团。

如果考虑康复策略，需要识别力量减弱的区域或肌肉群。VFSS 更擅长在吞咽过程中直接观察这些动作。FEES 并不像 VFSS 那样在吞咽过程中可以观察到许多结构性运动，但可以从检查的解剖 - 生理学部分的观察中识别出力量减小的区域（第 1 部分）；即便如此，一些结构性运动也根本看不到。咽收缩可能是最容易看到的运动，在标准 FEES 流程第一部分评估咽挤压动作（Fuller 等，2009）。此外，吞咽过程中不完全的喉上抬可以高度准确地从会厌翻卷减少推断出来。充分的舌根回缩很难评估，但可以从 FEES 检查第一部分中的一些任务来判断（第 3 章“FEES 标准流程”）。在第一部分任务或吞咽过程中，使用 FEES 可以很好地检测到单侧或不对称的舌、咽或喉结构无力。

另一个非常容易的策略是直接观察吞咽后剩余的残留物，以确定压力降低的区域。检查者可以通过识别吞咽后残留物滞留的位置来推断哪些结构运动受到了损害。这一推论已经被一些研究证实，这些研究将残留物滞留的位置与其他压力减低的测试方法进行了比较，例如测压法或透视检查法（Dejaeger 等，1997；Olsson 等，1997；Perlman 等，1992）。

由于解剖或结构异常，无论是异物、结构缺失，还是手术或创伤导致的结构改变，都可能导致食团清除率下降。结构异常可能会改变食团的路径并且降低其清除率。许多解剖学上的问题可以通过内镜检查发现。此外，异物，如大口径鼻饲管，或鼻饲管放置穿过喉中线，在内镜检查中也很容易发现，它们对食团的推进和周围结构运动的影响也很明显（Dziewas 等，2008）。

尽管评估结构运动和解剖完整性对于发现问题很重要，但我们发现问题严重性最佳迹象是注意吞咽后食物残留的量和位置。这是临床医生判断问题重要性和监测治疗干预效果的最佳标志。透视检查法和内镜检查都可以显示残留物，但内镜检查在判断残留物的数量和滞留位置更有优势。在试图确定对“无效吞咽”的最有效干预时，使用该方法显示残留量的减少是有效的最佳证据。

食物清除率降低的“无力或无效”吞咽可以通过康复或代偿干预来解决。已经开发出增加舌头、喉部和咽部运动的力量和强度的训练（第 7 章）。但也不能不加区别的使用。只有当患者能够正确执行，且适合解决当前问题时，并且状况也适合训练时，才应该推荐给患者并指导应用。例如运动神经元病患者身体虚弱，晚期强化训练多是禁忌，因此也不宜推荐行吞咽康复干预。同样，颈椎有问题的患者可能无法有效地完成一些姿势和训练。某些情况时，主要的问题可能不是肌肉力量的减弱，而是组织顺应性降低、张力增加、移动缓慢，甚至是动作开始的延迟。在这些情况下，为提高这些功能而设计的训练类型可能会有很大的不同。

FEES 检查期间，因为患者可以在显示器上可视化地执行练习，并在生物反馈范式下修改错误的操作，因此可以快速有效地教授患者许多治疗无效吞咽问题的训练。或者，可以安排第二次内镜检查，以明确识别、学习和训练那些可能最有潜力的练习。拉舌头，推舌头，颤音，漱口，清嗓，咕哝声，紧张、响亮的高“ee”声，都是可以在内镜下观察到动员舌根和咽部肌肉的动作。建议检查者在一起观察监视器时教患者适当的动作。如果患者操作正确，可以记录基线动作和说明特定目标（如增加咽壁运动）。可以强调用力越大动作越大，这样患者就能学会正确地进行训练。

抬头训练或 Shaker 训练（Shaker 等，1997）可以增强舌骨上和舌骨下肌肉力量，作为一种经过充分研究的运动被强烈推荐给患者（第 7 章“行为吞咽疗法”）。已证明可增加吞咽所需的两个重要动作，即喉部抬高和环咽开放。同样，CTAR 训练也可以增加舌骨上肌的肌肉力量，是 Shaker 训练的替代选择（Sze 等，2016）。当然，这些训练都不是在“X 线透视检查”或“内镜检查”下进行的，当与患者一起进行这个训练时，建议在训练前后分别记录吞咽的次数。内镜检查下进步的标志是残留物总量减少。如果腭咽偏移得到改善，窝中的残留明显减少；如果食管上括约肌开放更广，梨状隐窝内残留会有所减少。

Mendelsohn 手法（Kahrilas 等，1991）的目的是使舌喉上抬，从而延长 UES 开放时间。在 FEES 检查期间或随后的治疗过程中，可以在直接内镜下进行指导和练习，以确定是否对吞咽有积极的影响。当患者喉上抬良好时，Mendelsohn 手法显示为一段持续的白屏，同时会厌仍是卷曲的。需要这个训练的患者可能无法达到这个目标姿势。在喉部持续抬高时，可出现长时间的“粉红效应”，会厌仅部分翻转。临床医生可能需要播放一段动作的视频，以便患者能够更好地理解目标是什么。这可以通过内镜来判断，如图 5-1 所示。如果正确，则食团清除更佳，吞咽后残留更少，特别是在会厌谷。

用力吞咽（Kahrilas 等，1993；Pouderoux 和 Kahrilas，1995）的目标是增加舌头推进力和对咽后壁的接触力。咽缩肌也被利用起来。使用内镜检查时，用力吞咽主要是通过其在整个咽部对食团清除的影响来判断。在吞咽过程中，不能通过内镜观察到舌头推

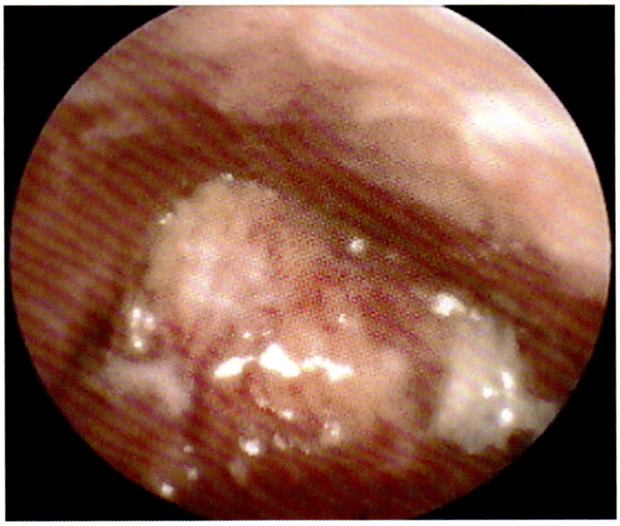

▲ **图 5–1 内镜显示患者成功完成 Mendelsohn 手法，白屏结束后会厌立即翻转，若高度稍低，或在某些解剖结构中，会厌不会完全翻转，气道也不会完全关闭，产生粉红效应，表明气道仍可见**

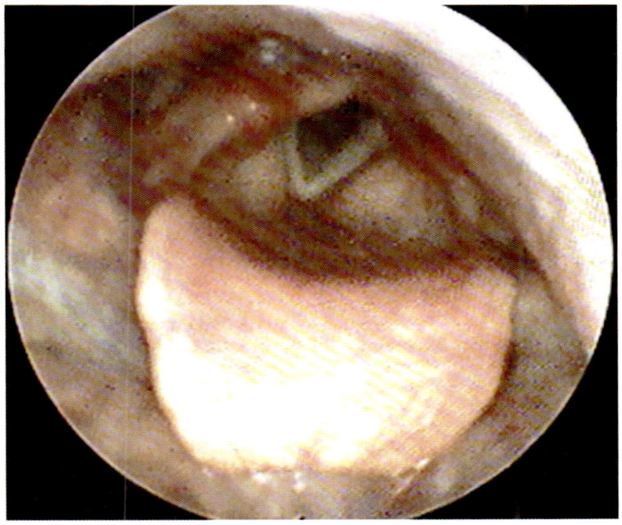

▲ **图 5–2 头部转动对解剖的影响**

患者将头转向左侧，这种姿势使喉部更靠近左咽壁，并使通道变窄

进力的增加。然而，咽部挤压增加，这是可以看到的。用力吞咽应该伴随着完全和轻微持续白屏，表明气道完全关闭。

患者学习了 Shaker、Mendelsohn 手法或用力吞咽后，需要通过内镜或“X 线透视检查”直接观察，以确定是否对减少残留量有积极作用。对于吞咽力极弱的患者，效果可能不会立竿见影；然而，由于反复练习这些动作，最终可能会有积极的效果，临床医生可能会在“训练方式”中使用其中的一些动作进行治疗，患者应该每天练习。

干预的最后一类是代偿措施，包括患者的姿势和行为策略，以及喂食者给予的喂养策略。所有的体位变化都可以通过内镜或 VFSS 进行评估，内镜检查的优点是能够看到下咽内部解剖结构的变化，以及改变的体位将对吞咽产生的影响。图 5–2 显示了头部向左侧转动的效果。

重要的是要记住，尽管姿势的改变旨在对食团产生特定的影响，但改变后的姿势对咽部和喉部解剖结构所产生的变化，从而对食团产生的变化，会有些特殊，并不总是可预测的。例如，对于单侧较弱的吞咽，通常建议将头转向较弱的一侧，但有时这种姿势并不能完全关闭受影响的一侧和梨状隐窝，或者会导致未受影响的一侧有药物溢出到喉部。建议进行一段时间的试验和试错，来确定最持续有效的姿势，以促进患者个体化的食团清除。

姿势的改变有时会对食团的流向产生明显的影响。

一些常见的饮食和吞咽方法，可能会提高食团的清除率，使用干咽（清除）吞咽和食物液体交替吞咽（即液体“冲刷”）。同样，当使用时，荧光检查和内镜检查通常都通过观察吞咽后的残留量来评估对食团清除的影响。内镜检查的一个好处是可以作为生物反馈工具，以增加患者对残留物的认识，并加强和习惯使用第二次清除吞咽或液体冲刷。

如果患者不是独立进食，一些代偿策略可以由喂养者或监管者实施。食物和液体交替，改变食团的大小（越大越好），运送的速度（可能慢点），以及用于喂养食物或液体的器具类型，都可能对食团的清除有影响。食团黏稠度的改变也可能影响食团的清除，较稀的液体和更具黏性的食团通常最容易无遗留地通过咽部。影像或内镜检查时可以尝试使用这些变化，但内镜的优点是许多变化可以尝试，并使用真正的液体和食物；因此，没有必要去猜测哪种代偿性进食策略最有效。

（四）误咽：瓣膜不全导致气道保护受损

吞咽过程中，腭咽括约肌和喉前庭这两个瓣膜必须紧密闭合。内镜对腭咽闭合的观察比透视更好，因为它可以看到咽侧壁的运动和瓣膜的抬起，而透视只能看到瓣膜的抬起。内镜检查也是评估喉部能力的首选工具，但在各种发声和屏气的非吞咽任务中，必须评估一些结构性运动（第 3 章“FEES 标准流程”)。在吞咽过程中评估杓肌和会厌运动，而在第 1 部分中通过憋气、咳嗽或清喉任务评估声带闭合。虽然不能充分评估声门关闭，但影像检查能更全面地观察杓肌和舌喉隆起。它还可以在整个吞咽过程中看到会厌。

如果腭咽功能有缺陷，在吞咽过程中，食团将从上方漏入鼻腔，很可能发生在进食液体时，内镜和荧光检查都可以看到这一现象。如果喉部功能不全，食团就会漏入喉部并被吸入。荧光检查可以看到这一事件发生时的情况，而内镜只能在吞咽后喉头重新打开时看到渗漏或吸入的食团。

如果存在腭咽功能不全，可以使用一套标准的训练来加强关闭口的肌肉。在治疗腭咽功能不全时，生物反馈是一种有效的技术，因为人们通常直到通过动觉和视觉反馈增强意识水平时才意识到括约肌的运动。只要确保患者在进行训练时能看到显示器，内镜可以作为生物反馈。它也是监测运动振幅随时间变化的首选工具。

处理腭咽功能不全和鼻倒流问题的非康复性、代偿性策略通常包括体位改变（如倒背），确定更成功的食团稠度和液体黏度，或确定最佳的食团大小以使问题最小化。透视法和内镜法都可以评估这些效果，但内镜法可以评估更大范围的液体和食物。

如果喉功能有问题，可以进行增加声带内收和舌部偏移的训练。常见的声带内收练习包括 Valsalva，推舌或收舌，抬高舌或发出咕哝声。增加杓肌和会厌运动与增加舌咽部偏移的运动相同。如上文所说，可以减少食团间隙。

一种针对气道关闭能力不强患者的方法是声门上吞咽。这个方法是由 Logemann（1983）发明的，包括代偿和康复两部分。其目的是在吞咽之前和吞咽过程中关闭声带，保护喉部前庭药物误吸入气道。最初是为接受声门上喉切除术的患者而研发的，通过实现早期气道关闭以弥补喉受损和暴露的缺陷（常切除杓状会厌襞、会厌和假声带）。声门上吞咽的最初治疗方法是：①深吸一口气并屏住；②将食物或液体放入口中；③吞咽；④咳出；⑤再次吞咽。

多年来，这种手法也适用于其他类型的单侧或全面性喉无力的患者。在这些情况下，该方法集中患者的用力关闭声带水平产生最大的气道。关于神经功能受损或极度虚弱的患者，临床医生经常为适应他们有限的能力而调整方法。例如“①将食物或液体放入口中；②屏住呼吸；③一口气吞下；④咽下时呼气或咳嗽”。虽然这一缩短版的声门上吞咽不能提供原动作的全部保护，但对许多患者来说，学习并习惯使用这种缩短版更可行。有时会根据患者执行一系列步骤的能力，进一步修改指令。

当要求患者“用力屏住呼吸”时，会最大限度地保护气道。不仅会真声带闭合，在喉部足够强的情况下假声带会接触，杓肌会向前倾斜，有时会碰到会厌的叶柄（Martin 等，1993；Logemann，1998）。这种动作的变化被称为超声门上吞咽（super supraglottic swallow）（图 7–1）。这种方法对吞咽安全的最大好处是，更有可能维持在吞咽时和通过吞咽时声带水平的气道紧密闭合，从而产生持续的气道保护。在轻轻屏气时，人从屏气过渡到吞咽，声带内收可能会短暂放松，而在紧紧屏气时，声带内收更有可能持续到进入吞咽过程，而气道关闭不会中断。因此，如果患者能够严格的执行屏气操作，这将是确保避免误吸最佳的保护。如果有任何物质渗漏到喉前庭，同样重要的是患者在吞咽结束时，用强烈的呼气或轻微的咳嗽将渗漏的物质排出，并在声带重新打开时防止其落入声门以下。

该动作的一个重要组成部分是患者屏住呼吸时关闭气道。正如 Martin（1993）和 Mendelsohn（1993）所指出的，许多人会在不闭合声带的情况下屏住呼吸；因此，如果患者屏住呼吸，并不能认为实现了呼吸道保护。同样，在一些患者中，相对于轻轻屏气，紧张的屏气可能不会产生预期的动作。要知道手术是否成功，唯一的方法就是直接观察声带。因此，作者建议使用内镜来指导声门上吞咽。当教授患者屏气操作时，临床医生应在生物反馈模式下使用内镜，并请患者转向监护仪。许多患者需要时间来学习和稳定“屏气”与声带内收的联系。建议使用内镜作为生物反馈工具来指导动作，并进行后续治疗，以确保姿势的稳定。图 5–3 显示了正常人屏气闭合的三种模式。

喉功能不全患者的代偿性姿势策略通常包括姿势改变，特别是头部转向，使声带更接近。临床医生常说，当单侧较弱时，把头转向较弱的那一侧。然而，转头对食团大小的影响是无法完全预测的，这是因为这种体位变化所导致的解剖改变因人而异。有时，把头转向较强的一侧会有帮助，有时则完全没有帮助，因为它会使食物更容易进入前庭。其效

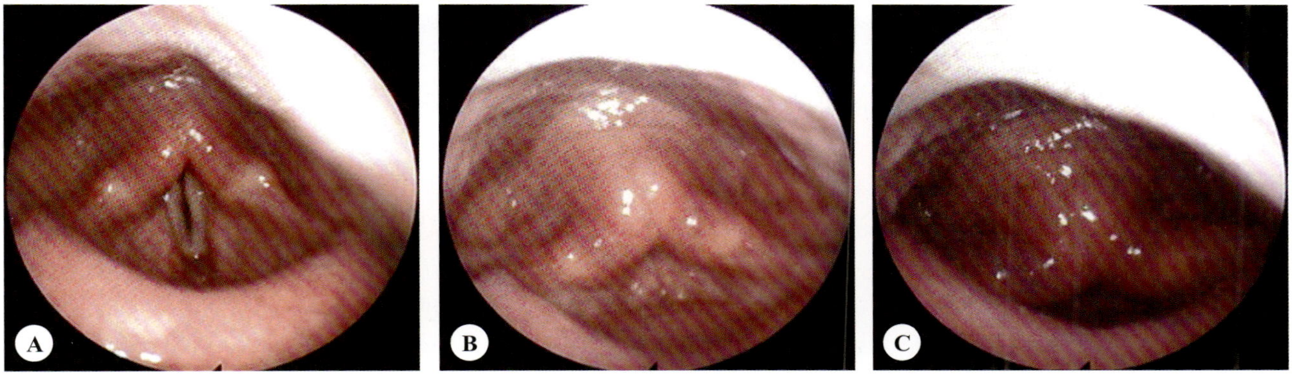

▲ 图 5-3 正常人屏气时气道保护程度的增加

A. 不用力；B. 正常用力；C. 过度用力

果无法预测，必须与患者一起尝试，以确定是否应推荐采用这种姿势。最后，收下颏可能有助于减少误吸，因为它可以使舌根更靠近后咽壁，并缩小喉前庭的尺寸（Welch 等，1993）。

其他的代偿性技术包括调整食团的体积（通常更小），调整进食速度（有时连续吞服液体实际上更好），调整进食方法（如使用吸管、汤匙和杯子）。改变食物的稠度也可能有助于解决这个问题，更稠的液体有时比稀液体更安全，因为流动更慢，可以给患者更多时间来关闭气道。与透视法一样，通过内镜可以判断食管改变的影响，优点是使用的是真正的食物和液体。

（五）延迟或不合时宜的吞咽

神经源性吞咽障碍患者常见的第三个问题是，食物推进和启动吞咽咽反射时机不对。更常见的是咽反射延迟。原因是复杂的神经回路中的某个地方发生了故障，该回路是用来接收和处理感觉信息，将吞咽指令发送到较低的运动神经元池，并将运动信号发送到产生吞咽的收缩肌肉中。VFSS 和内镜检查都可以看到延迟或不合时宜的吞咽启动结果，即在咽反射准备开始吞咽之前，食物就溢出到咽部。

治疗方法包括代偿性和康复性两种。

一种有效的代偿性吞咽策略是使用流动更慢的稠性液体，给患者更多时间进行吞咽。收下颏的姿势可以帮助保持食物在口内，并降低其渗漏到咽部的趋势，直到患者能够吞咽。

一类康复的干预措施实际上大多是代偿性的，通过给予热刺激或更容易感觉的食物和液体，如冷的、酸的味道或需要咀嚼的食物，来为吞咽的感觉系统做好准备。研究发现所有这些感官刺激技术都只有短期效果，有时只持续几秒钟，因此除非作为一种代偿技术，一般不作为推荐方法。更复杂的刺激技术，如咽刺激和皮质刺激，带来了更大的希望。这些在第 7 章神经刺激中有所总结，并提供有效性证据。

内镜和造影都可以通过观察咽反射更快和溢出减少从而判断这些刺激技术的有效性。能够使用真正的食物和液体改变食物的稠度是内镜的一个明显优点。此外，在指导治疗时，使用内镜作为生物反馈工具比造影和非仪器评估有显著优势。

针对这个问题的另一种干预是超声门上吞咽，包括代偿和康复两部分。这个技术是指在声带水平上紧闭气道的策略，并在整个吞咽过程中保持关闭。这样可以防止吞咽过程中的误吸。如果患者在吞咽开始之前有液体溢出，食物进入喉前庭，导致渗漏或误吸，使用超声门上吞咽将防止在吞咽之前误吸，因为声带将紧紧闭合，有意识的屏气。重要的是，我们必须记住吞咽反射还没有开始时，气道仍然是开放的，因此，防止误吸的唯一方法是教授患者屏气。虽然造影和内镜都能识别吞咽前可能发生的误吸，但内镜还能识别患者动作是否正确，是否在吞咽反射前主动关闭气道。

另一种类似的可能有用的是"控制吞咽"策略，是一种"技能培训"形式。如果学得好，会将安全的吞咽顺序带到意识层面。第一步是有意识地将食物含在嘴里，不要让任何东西溢出到喉咙里。当第一次教授时，食团（通常是液体）应在口中保持较长时间，10～30s，以使患者正确感受到食团的位置。内镜的生物反馈对于了解食团是否确实存在于口腔中，而不是渗漏到咽部是很重要的。第二步是一次吞下液体食团。医生并不是要求患者立刻吞咽，而是告诉患者准备好时吞下整个食团。患者学会在吞咽前能将食团保持在口腔内，保持的时间逐渐缩短，直到只坚持 1s。此时，吞咽看起来很正常。随着时间的推移，则会变成习惯，而且很容易执行。许多患者使用这种吞咽方法可以显著减少溢出，使得吞咽更有效。

（六）冰刺激训练

FEES 检查的一大优势是非常严重的患者也能耐受。有些患者一直没有经口进食，随着时间的推移，他们的自主吞咽频率会降低。尤其是当气管切开以及通过饲管进食时。喉部分泌物过多高度提示严重吞咽障碍和（或）误吸可能。然而，临床医生不应不对这些患者治疗，仅是“等待”吞咽好转。冰刺激训练就是为这样的患者设计的。其原理是用一个明显的食团刺激吞咽，希望重新启动或重新激活启动吞咽的神经通路。首先由 Langmore 在 1996 年提出并在教科书（Langmore，2001）中描述，并且最近（Pisegna 和 Langmore，2018）做了更详细地介绍，需要尽可能多地评估患者解剖和生理（第一部分），然后如果患者自主吞咽困难，检查者会给他一两个冰块（约 2ml），让他在嘴里移动冰块，然后“一次吞咽下去”（第二部分）。冰块比其他液体或食物更合适。首先，它比水更容易控制，水在患者开始吞咽之前很容易溢出到咽部。当患者咀嚼冰块或简单地从一边移动到另一边时，它刺激口腔准备期。口腔准备期，反过来又刺激口腔推进阶段，这是吞咽启动的一部分。冰块是一种冰冷、光滑、味道熟悉的食团，它会刺激吞咽，另外对有误吸的患者也是非常安全的。有时，一个患者需要 3～4 次冰块试验才能唤醒吞咽机制，吞咽更容易被触发。每次吞咽后评估分泌物状况。如果训练后分泌物减少，则是一个良好的预后迹象。

当然，冰块刺激训练的建议各不相同，如果冰块刺激更频繁的吞咽，如果吞咽有助于清理分泌物，则推荐进行。通常冰块被视为一种无口服进食和口服饮食（食物和液体）之间的过渡期食团。常见的建议是在接下来的几天里，给患者用冰块来唤醒吞咽系统，帮助吞咽。然后有必要进行 FEES 重新评估（Langmore，2017）。有时，建议只是简单地用冰块练习吞咽。更多的时候建议使用冰块作为食团来训练，练习吞咽的动作和姿势。如果患者喉部感觉完好，并且咳嗽反射良好，则不会有明显的持续性误吸。

（七）FEES 是提高患者依从性的教育工具

临床中对患者和照护者讲解 FEES 检查结果，将结果和解释与转诊人员沟通，并与患者治疗的专家进行商议，并就治疗或管理提出建议是非常重要的。推荐治疗方案应考虑到问题的性质、预后、对治疗的预期反应、患者和照护者的需要和愿望，以及转诊医生和其他医疗人员的需求。

对于任何一个临床医生来说，最沮丧的时刻之一就是意识到一个全面、深入的评估和沉闷的治疗方案，被患者忽视或者照护者认为他们更了解。不幸的是，这种情况经常发生（DePippo 等，1994）。

造影检查、床旁临床评估和 FEES 检查之间的区别能解释这一情况。首先，临床评估并不能直接看到喉咙里发生了什么。如果患者误吸时没有咳嗽，则很多人就不会相信他正处于危险中。造影检查确实可以直接见证这一事件，可以用来说服不理解的患者和照护者，告诉他们存在吞咽障碍和误吸。但有时患者认为他们在测试时是吞服的钡餐，而不是口服的家中食物。而 FEES 则没有这个问题，当出现误吸时患者、家属、护士或医生则立刻讨论，而不是在 20min 后才讨论。如果有人不理解，则可以重复检查并再次讨论。当患者表述食物都咽了，而在显示器上喉部有残留物的时候，则可以当场指出来。经过几次后，就能解决患者的不理解，并客观看待真实情况。另外，如果患者的不理解没有被可视化，检查人员可以进一步给出证据，直到他们直接看到问题，从而使每个人都满意。

造影图像很漂亮，但是喉部的结构不是很清晰，而内镜检查能清晰指出食物应该在和不应该在的区域。任何人都可以理解这个概念，而不需要学习视图中结构的专业名称。

最后，FEES 检查成为一系列过程，可以教授、公开讨论、辩论和尝试治疗方案。这一过程通常会决定采用何种治疗方案。当大家都同意这个决定，并且达成统一时，则会提高依从性。

（八）FEES 在治疗中作为生物反馈工具

与造影检查及许多其他仪器技术相比，FEES 有一个优势，它可以作为一种生物反馈工具用于治疗。FEES 可以利用患者将他的动觉意识与显示器上看到的视觉信号配对来进行生物反馈。已证明生物反馈是学习或提高运动技能最有效的方式之一，有助于通过减少表现的不确定性来快速学习。

达到这个效果需将内镜放置到位，让患者面对显示器。事实上，大多数 FEES 检查都应该这样完成。临床医生指出一些关键的结构后，主要目标是了解整个过程。如果要完成一个动作或姿势或其他干预措施，临床医生先指导患者，然后进行实践。患者将学习如何把吞咽动作与显示器上显示的联系起来。生物反馈是学习运动任务最有效的方法之一，因为反馈给学习者的信息是即时的。可以尽量减少对问题的概念化，而不需要讨论正在发生的事情。

然而，要想成功就必须有远见。临床医生必须清楚地牢记目标。重要的是要向患者指出某些突出的事件，并指导患者要达到的预期行为。当患者病情好转时，临床医生必须做好强化这种行为的准备。当然不太可能在短时间内学会这些预期行为，尽管有时也会。相反，可能会有一段时间，患者的行为会慢慢接近预期目标。很少有问题需要更多的培训，而这种技术是有效的。

当使用 FEES 作为生物反馈工具时，以下方面可能会得到改善。

- 增加了对残留的认识，以及更习惯干吞咽和清除吞咽。
- 增加了对溢出的控制，目标是在吞咽开始之前消除溢出（控制性吞咽）。
- 增加对误吸或渗漏的认识，以及发生时习惯性喉部清除和咳嗽。
- 屏气时改善声带内收：内收更彻底、开始更快，持续数秒。
- 启动吞咽前喉部持续闭合（吞咽开始前不溢出；控制性吞咽）。
- 发声时改善腭咽闭合，然后进行吞咽。
- 生物反馈和训练（拉舌训练）后舌根回缩的改善。
- 生物反馈和训练（咽部挤压）后改善咽侧壁向内化。
- 习惯性采取姿势促进吞咽。

通过 FEES 为吞咽障碍患者提供视觉生物反馈的两篇论文分别是 Denk 与 Kaider（1997）对头颈部癌症患者的研究，和 Manor 等（2013）对帕金森病患者的研究。以上两个研究，使用 FEES 生物反馈进行吞咽训练的患者比没有接受生物反馈的患者更快地学会吞咽方法，并有更好的吞咽功能。图 5-4 所示为使用内镜的生物反馈治疗过程。患者自己进食，同时和医生一起观看显示器。

（九）FEES 是重新评估患者的工具（连续 FEES）

很少有住院患者或康复患者只进行一次 FEES 检查。如果患者出现吞咽障碍，通常处于疾病发展期或恢复期，需要重新评估以监测患者的状态并帮助指导治疗。FEES 是一种对患者易接受、具有成本效益的再评估工具。即使最初给患者做的是造影检查，FEES 也可以用于再评估。只要医疗和吞咽状况需要重新评估，在临床医生方便的情况下就可以重新进行检查。在需要检查的当天对患者进行检查，总是比还得等待几天后的造影检查时间更方便。重新评估可以是简短的，并严格聚焦于需要解决的临床问题。以下为需要重新评估的常见问题。

- 患者现在可以开始经口进食了吗？
- 患者现在能口服（固体食物）（稀液体）吗？
- 患者还需要喝稠液体吗？
- 患者还需要使用现在的方法吗？
- 患者有新发状况，吞咽障碍有改变吗？
- 几个月后，这种吞咽障碍进行性加重，治疗应如何改变?
- 吞咽障碍是严重到导致了新发肺炎吗？

当患者状况允许检查时，仪器评估可以提供确定和丰富的信息从而对患者进行重新评估，然后可以尽快地开始治疗（Leder，1998）。

使用功能障碍作为选择适当干预措施的基础时，临床医生可以在以下几个方面应用 FEES 来治疗和

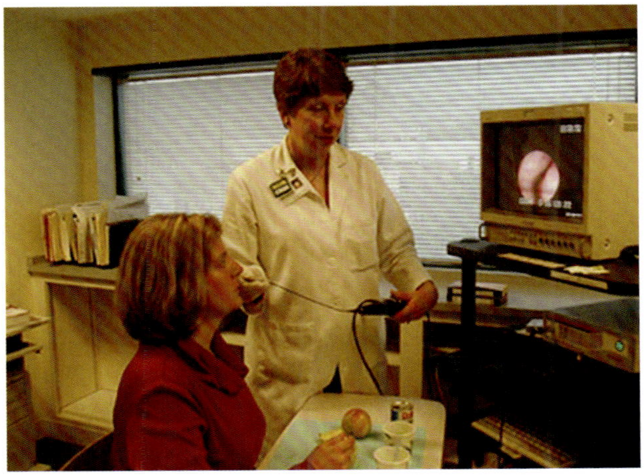

▲ 图 5-4 吞咽障碍患者接受使用内镜的生物反馈治疗

管理神经性吞咽障碍。首先，FEES检查期间，临床医生评估干预措施效果，并使用这些信息来计划治疗方案。检查期间和随后治疗讨论时，可以用视频图像教育患者和照护者，提高依从性。内镜是一种极好的生物反馈工具，在治疗中发挥着重要作用。FEES冰刺激训练适用于病情严重（第5章“冰刺激训练”）、免疫功能低下、肺清除力极低和数周未经口进食的患者。最后，临床医生必要时可以重复FEES检查，以最大限度地促进患者重新学习有效吞咽或学习如何代偿现有问题。

参考文献

[1] Dejaeger E, Pelemans W, Ponette E, Joosten E. Mechanisms involved in postdeglutition retention in the elderly. Dysphagia. 1997;12(2):63–7.

[2] Denk DM, Kaider A. Videoendoscopic biofeedback: a simple method to improve the efficacy of swallowing rehabilitation of patients after head and neck surgery. ORL J Otorhinolaryngol Relat Spec. 1997;59:100–5.

[3] DePippo KL, Holas MA, Reding MJ, Mandel FS, Lesser ML. Dysphagia therapy following stroke: a controlled trial. Neurology. 1994;44(9):1655–60.

[4] Dziewas R, auf dem Brinke M, Birkmann U, Bräuer G, Busch K, Cerra F, Damm-Lunau R, Dunkel J, Fellgiebel A, Garms E, Glahn J, Hagen S, Held S, Helfer C, Hiller M, Horn-Schenk C, Kley C, Lange N, Lapa S, Ledl C, Lindner-Pfleghar B, Mertl-Rötzer M, Müller M, Neugebauer H, Özsucu D, Ohms M, Pernіß M, Pfeilschifter W, Plass T, Roth C, Roukens R, Schmidt-Wilcke T, Schumann B, Schwarze J, Schweikert K, Stege H, Theuerkauf D, Thomas RS, Vahle U, Voigt N, Weber H, Werner CJ, Wirth R, Wittich I, Woldag H, Warnecke T. Safety and clinical impact of FEES-results of the FEES-registry. Neurol Res Pract. 2019;1:16.

[5] Dziewas R, Warnecke T, Hamacher C, Oelenberg S, Teismann I, Kraemer C et al. Do nasogastric tubes worsen dysphagia in patients with acute stroke? BMC neurology. 2008;8:28.

[6] Huckabee ML, Pelletier CA. Management of adult neurogenic dysphagia. San Diego, CA: Singular Publishing Group; 1999.

[7] Kahrilas PJ, Logemann JA, Krugler C, et al. Volitional augmentation of upper esophageal sphincter opening during swallowing. Am J Phys. 1991;260:G450–6.

[8] Kahrilas PJ, Lin S, Logemann JA, Ergun GA, Facchini F. Deglutitive tongue action: volume accommodation and bolus propulsion. Gastroenterology. 1993;104(1):152–62.

[9] Langmore SE. Dysphagia in neurologic patients in the intensive care unit. Semin Neurol. 1996;16:329–40.

[10] Langmore SE. Endoscopic evaluation and treatment of swallowing disorders. New York: Thieme; 2001.

[11] Langmore SE. History of fiberoptic endoscopic evaluation of swallowing for evaluation and management of pharyngeal dysphagia: changes over the years. Dysphagia. 2017;32(1):27–38.

[12] Leder SB. Serial fiberoptic endoscopic swallowing evaluations in the management of patients with dysphagia. Arch Phys Med Rehabil. 1998; 79:1264–9.

[13] Logemann JA. Evaluation and treatment of swallowing disorders. San Diego: College-Hill Press; 1983.

[14] Logemann JA. Evaluation and treatment of swallowing disorders. 2nd ed. Austin: Pro-Ed; 1998.

[15] Manor Y, Mootanah R, Freud D, Giladi N, Cohen JT. Video-assisted swallowing therapy for patients with Parkinson's disease. Parkinsonism Relat Disord. 2013;19(2):207–11.

[16] Martin BJ, Logemann JA, Shaker R, Dodds WJ. Normal laryngeal valving patterns during three breath-hold maneuvers: a pilot investigation. Dysphagia. 1993;8(1):11–20.

[17] Mendelsohn MS, Martin RE. Airway protection during breath-holding. Ann Otol Rhinol Laryngol. 1993;102(12):941–4.

[18] Olsson R, Castell J, Johnston B, Ekberg O, Castell DO. Combined videomanometric identification of abnormalities related to pharyngeal retention. Acad Radiol. 1997;4(5):349–54.

[19] Perlman AL, Grayhack JP, Booth BM. The relationship of vallecular residue to oral involvement, reduced hyoid elevation, and epiglottic function. J Speech Hear Res. 1992;35(4):734–41.

[20] Pisegna JM, Langmore SE. The ice chip protocol: a description of the protocol and case reports. Perspectives of the ASHA Special Interest Groups. 2018;3(13):28–46. https://doi.org/10.1044/persp3.SIG13.28.

[21] Pouderoux P, Kahrilas PJ. Deglutitive tongue force modulation by volition, volume, and viscosity in humans. Gastroenterology. 1995;108(5):1418–26.

[22] Scott C. Fuller, Rebecca Leonard, Shervin Aminpour, Peter C. Belafsky. Validation of the pharyngeal squeeze maneuver. Otolaryngology-Head and Neck Surgery. 2009;140 (3):391–394.

[23] Shaker R, Kern M, Bardan E, Taylor A, Stewart ET, Hoffmann RG, Arndorfer RC, Hofmann C, Bonnevier J. Augmentation of deglutitive upper esophageal sphincter opening in the elderly by exercise. Am J Phys. 1997 Jun;272(6 Pt 1):G1518–22.

[24] Sze WP, Yoon WL, Escoffier N, Richard Liow SJ. Evaluating the training effects of two swallowing rehabilitation therapies using surface electromyography-Chin tuck against resistance (CTAR) exercise and the shaker exercise. Dysphagia. 2016;31:195–205.

[25] Welch MV, Logemann JA, Rademaker AW, Kahrilas PJ. Changes in pharyngeal dimensions effected by chin tuck. Arch Phys Med Rehabil. 1993;74(2):178–81.

第 6 章　FEES 在脑卒中病房和重症监护室中的应用❶
Using FEES in the Stroke Unit and the Intensive Care Unit

吞咽障碍在脑卒中病房和神经 ICU 中都有着特殊的地位，因为吞咽障碍发生率高、严重程度高、相关并发症多，并且有着不同的治疗方法。为患者诊断时，重症患者仅有少数适用 VFSS 检查（Langmore，1996），因为要求必须将患者运送到放射科，在检查过程中需要保持直立姿势，并且能够密切配合。相比之下，FEES 优势在于可在床旁进行，在不能够配合以及无法活动的患者也可以进行（Langmore，1996）。本章内容为 FEES 在脑卒中病房和神经 ICU 中的具体应用，临床工作中的常见问题，以及标准诊断和治疗流程的可能性和局限性。

一、脑卒中病房

本节展示如何将 FEES 有效地整合到卒中病房吞咽障碍管理的整体概念中，以及专门的内镜检查吞咽障碍评分。

（一）脑卒中病房的吞咽障碍管理

诊断的第一步，应对所有脑卒中患者进行简单的吞咽功能筛查。过去的 30 年提出了大量的方案，区别主要在于检查使用液体的量不同（Gordon 等，1987；Wade 和 Hewer，1987；Barer，1989；DePippo 等，1992；Kidd 等，1993；Odderson 等，1995；Hinds 和 Wiles，1998；Daniels 等，2000，2016；Martino 等，2009；Suiter 等，2014）。饮水试验非常有意义，并且许多指南均推荐（例如德国营养医学会的 S3 指南；Wirth 等，2013），并在脑卒中后吞咽障碍初始治疗中实施。Perry 研发的流程图（图 6–1）为首先检查患者意识状态、轴向稳定性、口腔运动功能和唾液管理能力。然后指示患者服用三小杯（茶匙）液体（Perry，2001a 和 b），之后为半杯水。测试过程中若有误吸的临床证据（包括声音改变或咳嗽）必须及时中止测试（图 6–1）。如果患者无法吞咽自己的唾液，则不能进行液体测试。若患者成功完成杯子喝水的最后一步，且没有临床误吸症状，则开始进食软性固体食物。过程中持续监督。或者可以推荐进行由 Leder 等研发和验证的耶鲁流程（Yale protocol）（Suiter 等，2014；Warner 等，2014）。首先是粗略的口腔检查和简短的精神测试。之后，患者完成 90ml 的饮水吞咽测试。另一种方法是“疑似脑卒中的快速误吸筛查”（rapid aspiration screening for suspected stroke，RASSS）（Daniels 等），除了 90ml 饮水测试外，还需考虑“构音障碍”和“年龄超过 70 岁”等因素（Daniels 等，2016；Anderson 等，2016）。这两项测试都可以由专业护士完成。

近年来，许多方法学不同的异质性研究均强调了急性脑卒中患者进行简单误吸筛查的重要性。例如，Odderson 等（1995）研究显示，实施误吸筛查使得此后肺炎发病率下降。一些前瞻性观察研究表明未进行误吸筛查与肺炎发病率增加相关（Sellars 等，2007；Lakshminarayan 等，2010），而进行了误吸筛查则与感染并发症减少有关（Evans 等，2001；Lakshminarayan 等，2010；Middleton 等，2011）。一项前瞻性多中心观察研究（n=2532），Hinchey 等比较了提供正规吞咽障碍筛查的医院与未提供医院脑卒中后肺炎的发生率。研究结果显示筛查使得肺炎风险降低了 3 倍。最近，Titsworth 等采用“前瞻性中断时间序列试验”来评估实施吞咽障碍筛查流程的效果，由护士实施床旁吞咽障碍筛查和由 SLP 进行快速临床吞咽评估。结果显示在实施该方案后吞咽障碍筛查的依从性几乎翻了一番（从 39.3% 增加到 74.2%），肺炎发生率减少了 50% 以上（从 6.5% 减少到 2.8%）（Titsworth 等，2013）。Bray 等分析了 63 500 名急性脑卒中患者的数据（Bray 等，2017），在入院后平均 2.9h 内进行吞咽障碍筛查，肺炎发

❶ 本章配有视频，可登录网址 https://doi.org/10.1007/978-3-030-42140-3_6 观看。

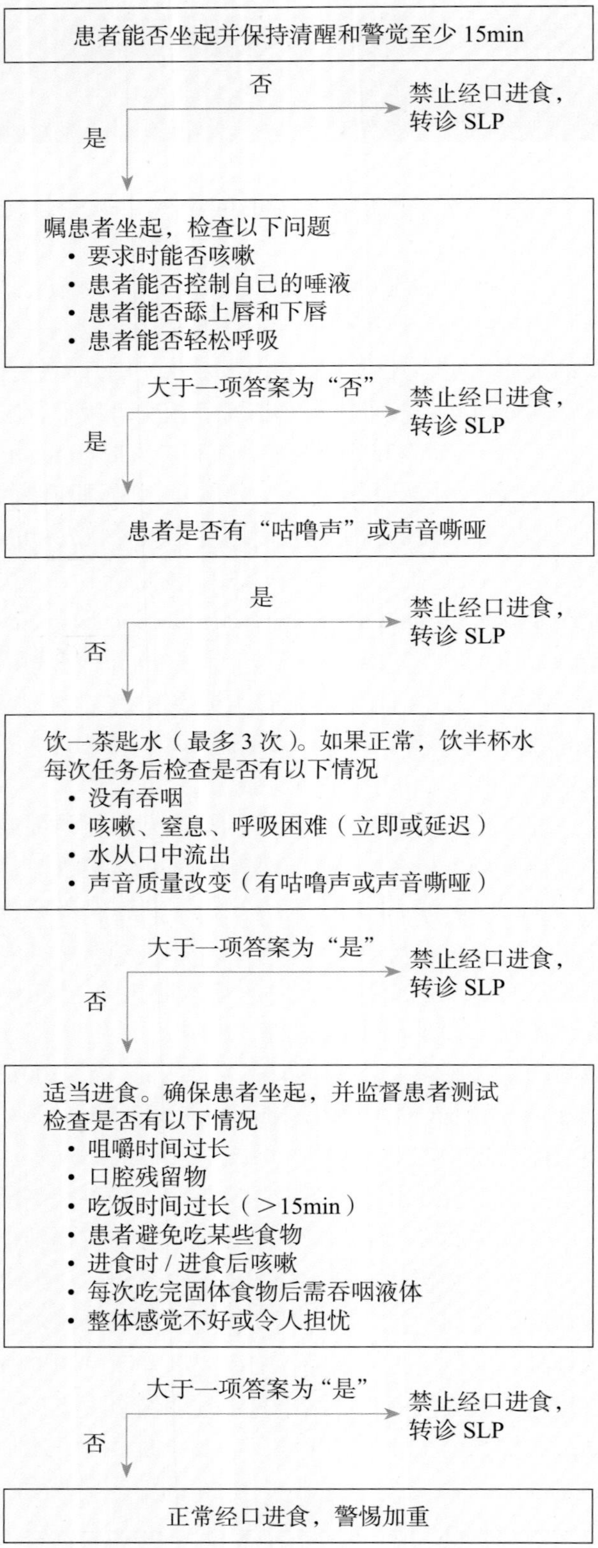

▲ **图 6-1　急性脑卒中患者的标准误吸筛查和吞咽障碍管理**

SLP. 言语 - 语言病理学家（经许可转载，引自 Perry 2001a and Perry 2001b.）

生率为 8.7%。这项研究的主要发现之一是吞咽障碍筛查的延迟与肺炎发病率之间几乎呈线性关系。筛查延迟时间最长的患者（第 4 个四分位数；延迟≥345min）发生肺炎的概率比第 1 个四分位数患者（延迟 0～79min）高 36%。另一个方法类似的研究，同样证实了误吸筛查的延迟进行和肺炎发生风险增加之间的相关性（Al-Khaled 等，2016）。

尽管有这些令人信服的研究，但误吸筛查的重要性，特别是简单的饮水试验，其有效性仍被反复的质疑。例如，两项 Meta 分析表明几乎所有研究，饮水试验与 VFSS 或 FEES 相比，检测误吸的灵敏度远低于 80%（Ramsey 等，2003；Bours 等，2009）。从临床角度来看，饮水试验的特异性和阳性及阴性预测值也是不够的（Ramsey 等，2003；Bours 等，2009）。一项研究证实了这一点，该研究采用了改良饮水试验，用液体 X 线对比剂代替水，直接在胸部 X 线片上检测吞咽试验后的误吸。尽管这种优化方法与简单的饮水试验相比有所改进，但与 VFSS 相比，检测误吸敏感性和特异性只有 0.47 和 0.72（Ramsey 等，2006）。Martino 等（2009）发表的“多伦多床旁吞咽筛查试验”（TOR-BSST©）也是通过饮水吞咽试验结合评估舌头运动功能来评估吞咽功能。研究结果显示以 VFSS 为金标准，对急性脑卒中患者（n=103）的敏感性为 91.3%，阴性预测值为 93.3%，对处于康复阶段的患者（n=208）的敏感性为 89.5%。但由于入组患者只有约 1/5 进行了 VFSS 以确定敏感性，因此结果的价值受到影响。所以这些结果应该在更大的患者群体中得到证实，特别是急性脑卒中患者。该测试受版权保护，只有在获得包括在线培训在内的收费许可后才能使用。

急性脑卒中患者吞咽障碍筛查最常用的方法除了饮水筛查试验（可提供二元测试结果，即通过或失败）外，还有一些试验使用多种稠度的食团。因此，这些多种稠度测试可以对吞咽障碍进行分级，并根据风险评估中加入饮食建议。Gugging 吞咽功能评估量表（Gugging Swallowing Screen，GUSS）依次评估患者吞咽半固体、液体和固体食团的能力，并逐渐增加量。如果观察到临床误吸迹象，则终止测试。根据测试结果，吞咽障碍分为四级（重度、中度、轻度、无吞咽障碍），并为每级严重程度推荐适合饮食和其他策略（Trapl 等，2007）（图 6-2）。

与客观评估的 FEES 相比，GUSS 的敏感性为 100%，特异性为 50% 和 69%（分别为 n=20 和 n=30；Trapl 等，2007）。值得注意的是，在第二项研究中，另一组研究人员结果相同。100 名急性脑卒中患者，GUSS 检测误吸风险增加的敏感性和特异性分别为 96.5% 和 55.8%（Warnecke 等，2017）。因此，该测试似乎比简单饮水试验能更可靠地检测有误吸风险的脑卒中后吞咽障碍。GUSS 的一个缺点是相对较低的特异性，这导致经口喂养的处方可能要少，而管饲的频率比实际需要的要高（图 6-3）。

研究已证实 GUSS 低估了吞咽能力，特别是在以美国国立卫生研究院脑卒中量表（National Institutes of Health Stroke Scale，NIH-SS）≥10 分的严重脑卒中患者（表 6-1）。

除了饮水试验和多种稠度试验外，吞咽诱发试验（Swallowing Provocation Test，SPT）为第三种选择。

SPT 专门检查非自主吞咽反射，因此重点是在

	是	否
警觉（患者注意力能否保持 15min）	1 □	0 □
咳嗽 / 清嗓（自主咳嗽，患者能咳嗽或清嗓 2 次）	1 □	0 □
吞咽口水		
成功吞咽	1 □	0 □
流口水	0 □	1 □
声音改变（嘶哑、过水声、含糊、微弱）	0 □	1 □
总计		（5）
	（1～4 分：进一步检查；5 分：进入第二部分）	

按下面的顺序	1 =>	2 =>	3
	半固体食物	液体食物	固体食物
吞咽			
吞咽不能	0 □	0 □	0 □
吞咽延迟（＞2s，固体＞10s）	1 □	1 □	1 □
成功吞咽	2 □	2 □	2 □
咳嗽（不自主）（吞咽前、吞咽中和吞咽直到 3min 后）			
是	0 □	0 □	0 □
否	1 □	1 □	1 □
流口水			
是	0 □	0 □	0 □
否	1 □	1 □	1 □
声音改变			
是	0 □	0 □	0 □
否	1 □	1 □	1 □
总计	（5）	（5）	（5）
	（1～4 分：进一步检查；5 分：继续液体）	（1～4 分：进一步检查；5 分：继续固体）	（1～4 分：进一步检查；5 分：正常）
总计（直接和间接吞咽测试）			（20）

▲ 图 6-2 **Gugging** 吞咽功能评估量表

结果		严重分级	建议
20	成功吞咽半固体、液体和固体食物	轻度或没有吞咽障碍，误吸风险很低	• 正常饮食 • 可进食液体（首次应在 SLP 或神经科护士监督下进行）
15～19	成功吞咽半固体和液体食物，但不能成功吞咽固体食物	轻度吞咽障碍，误吸风险低	• 吞咽障碍饮食（稠而软的食物） • 比较慢地进食液体：一次一口 • 使用 FEES 或 VFSS 吞咽功能评估 • 转诊至 SLP
10～14	成功吞咽半固体食物，但不能成功吞咽液体食物	中度吞咽障碍，有误吸风险	• 吞咽障碍饮食 – 半固体食物（婴儿食物加肠外营养） – 所有液体食物必须浓稠 – 药丸必须研碎混入稠液体中 – 禁用液体药物 • 进一步吞咽功能评估（FEES、VFSS） • 转诊至 SLP
0～9	初步检查不成功或不能成功吞咽半固体食物	严重吞咽障碍，误吸风险高	• 禁止经口进食 • 进一步吞咽功能评估（FEES、VFSS） • 转诊至 SLP

▲ **图 6–2（续） Gugging 吞咽功能评估量表**

FEES. 吞咽纤维内镜检查；VFSS. 吞咽造影检查；SLP. 言语 – 语言病理学家（经许可转载，引自 Trapl et al, 2007, www.dysphagie-trapl.at.）

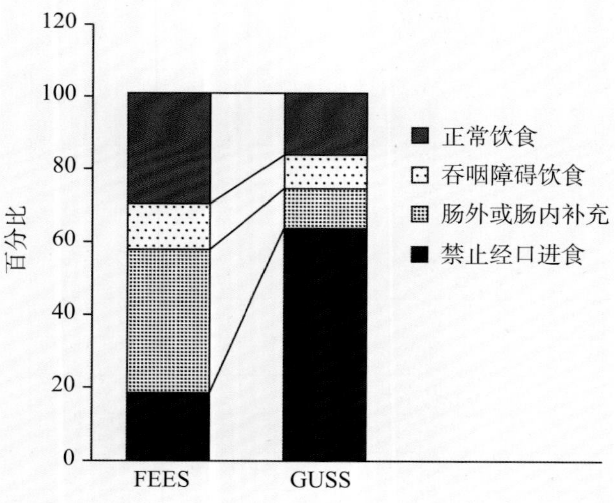

▲ **图 6–3 FEES 和 GUSS 吞咽测试结果**

FEES. 吞咽纤维内镜检查；GUSS. Gugging 吞咽功能评估量表（改编自 Warnecke et al，2017.）

吞咽的咽期阶段（Teramoto 等，1999；Teramoto 和 Fukuchi，2000）。

测试时，经鼻插入一根细导管—如婴儿喂养管（Dziewas 等，2001），并置于口咽中。随后，将 0.4ml 的蒸馏水或无菌生理盐水通过导管注入咽壁背面，这样就可以评估反射性吞咽反应。如果从注水到反射性吞咽的时间≤3s，则认为 SPT 正常。如果吞咽反射延迟超过 3s，则认为测试结果异常，并认为患者有误吸危险。之后的小型回顾性研究（Teramoto 等，1999；Teramoto 和 Fukuchi，2000），一项纳入急性脑卒中患者使用 SPT 评估的前瞻性研究（n=100）（Warnecke 等，2008）。与客观诊断工具 FEES 相比，SPT 的敏感性为 74.1%，特异性为 100%。假阴性结果是在口腔期严重紊乱的患者，并且由于严重的过早溢出而出现吞咽前渗漏和误吸现象。SPT 的高特异性使其成为其他筛查工具的有益补充。

表 6-1　Gugging 吞咽功能评估量表评估脑卒中患者 NIH-SS 亚组误吸风险

NIH-SS（n）	灵敏度（%）	特异度（%）	PPV	NPV
0～4（16）	71.4（29.0～96.3）	88.8（51.7～99.7）	83.3（35.8～99.5）	80.0（44.3～97.4）
5～9（20）	100（66.3～100）	63.4（30.7～89.0）	69.2（38.5～90.9）	100（59.0～100）
10～14（29）	100（79.4～100）	53.8（25.1～80.7）	72.7（49.7～89.7）	100（59.0～100）
≥15（35）	100（86.8～100）	20.0（2.52～55.6）	75.7（57.7～88.9）	100（15.8～100）

结果以百分比（95%CI）表示。NIH-SS. 美国国立卫生研究院脑卒中量表；PPV. 阳性预测值；NPV. 阴性预测值（改编自 Warnecke et al，2017.）

> 所有急性脑卒中患者都应进行误吸筛查，应考虑采用多种稠度试验来替代饮水试验。建议将吞咽激发试验作为补充。患者入院后应尽快进行误吸筛查。

在下一步，所有筛查有问题的患者都应接受更详细的吞咽功能评估。由于大多数已公布的筛查流程敏感性不足，或由于缺少重复性研究，因此如果存在其他已知的吞咽障碍预测因素，即使最初床旁测试没有发现问题的脑卒中患者也应该接受进一步的吞咽评估。这些预测因素包括整体严重的神经功能障碍、严重的构音障碍或失语，以及明显的面瘫（Dziewas 等，2004；Sellars 等，2007；Falsetti 等，2009）。此外，口颜面失用是左侧大脑中动脉脑卒中患者出现吞咽障碍的独立危险因素（Somasundaram 等，2014）。

吞咽障碍评估首选是由 SLP 进行临床吞咽评估（Clinical Swallowing Examination，CSE）。CSE 应该按照标准化流程进行（Logemann 等，1999；Bartolome，2013；Mann，2002）。但由于方法局限性，尤其是在检测隐性误吸方面，因此如果有仪器评估，则为更优选择。CSE 的主要目标是确定吞咽障碍的严重程度，而仪器评估可以揭示更多关于吞咽障碍形式（例如，是否有多余的溢出？咽部清除是否有减少？）仪器评估选择 FEES，原因详见第 3 章。需要强调的是，脑卒中病房由神经科医生和 SLP 组成的团队在脑卒中急性期进行 FEES 是安全的（Warnecke 等，2009b）。一组纳入脑卒中症状出现后平均 1.9 天内接受检查的 300 名急性脑卒中患者，没有出现需要治疗的喉痉挛、血管迷走神经反应、意识下降、症状性运动迟缓或心动过速、鼻衄（鼻出血）。自限性鼻衄的发生率为 6%，与以下情况无关：脑卒中类型（缺血与出血）、急性治疗（溶栓与不溶栓）或二级预防（抗凝与抗血小板）。即使是溶栓开始后 24h 内接受 FEES 检查的患者，也没有观察到鼻衄发生率的增加（表 6-2）。但总的来说，自限性鼻衄发生率比在耳鼻咽喉科患者群中进行 FEES 的要高（6% vs. 0.4%；Aviv 等，2005）。这种差异可能是由患者群体不同造成的。急性脑卒中患者，许多因素可能直接导致鼻衄发生率较高，包括由于之前的经鼻气管吸痰或插入鼻胃管而造成鼻黏膜脆性增加，患者不能配合，在检查中不受控制的头部运动，使用抗血小板或抗凝药物治疗，或动脉高血压（Warnecke 等，2009b）。

表 6-2　行 FEES 检查的 300 名急性脑卒中患者自限性鼻衄的发生率

	患　者	鼻　衄
	总计	18/300（6.00%）
	脑卒中	16/265（6.04%）
A	溶栓治疗	
	否	11/168（6.55%）
	是	5/97（5.15%）
	是 + 24h 内	2/32（4.26%）
	二级预防	
	抗凝治疗	8/11（7.21%）
	抗血小板治疗	8/154（5.19%）
B	颅内出血	2/35（5.17%）

FEES. 吞咽纤维内镜检查

同一组 300 名急性脑卒中患者，虽然平均舒张压在整个 FEES 期间保持不变，但收缩压、心率和血氧饱和度却发生了统计学上的显著变化，尽管临床上并不明显（收缩压：+3.4mmHg；心率：+1.9 次 / 分；血氧饱和度：0.5%）。患者心血管参数变化未导致严重的不良事件。在不到 10% 的情况下，需要护士的帮助才能成功进行 FEES。超过 80% 的患者认为检查时稍有不适或完全没有不适感（Warnecke 等，2009b）。图 6–4 为误吸筛查、临床吞咽评估和 FEES 的诊断流程。

对于未能通过误吸筛查的患者，以及筛查结果正常（或无法进行筛查）但存在脑卒中后吞咽障碍临床预测因素（严重的神经系统障碍、严重的构音障碍或失语、严重的面瘫、口颜面失用）的患者，SLP 应进行临床吞咽评估。CSE 对吞咽问题的特征评估有限，因此，大多数情况下应以 FEES 作为补充。

（二）脑卒中后吞咽障碍的分类和管理

急性脑卒中后吞咽障碍分级是必要的，以启动及时的保护性和康复措施，并确定后续检查的基线（Trapl 等，2007；Dziewas 等，2008b）。除了上面介绍的用于筛查的 GUSS 外，用于急性脑卒中患者纤维内镜吞咽障碍严重程度量表（Fiberoptic Endoscopic Dysphagia Severity Scale，FEDSS）也能得出患者的评分。基于改良的 FEES 流程，并考虑到急性脑卒中患者的典型内镜检查结果，FEDSS 允许在脑卒中后最初的几天内进行快速、有针对性而有区别的内镜吞咽检查。FEDSS 将脑卒中后吞咽障碍分为 6 个严重程度等级，这与脑卒中病房治疗期间应实施的具体保护性和（或）康复措施相关联（Dziewas 等，2008b）。如图 6–5 所示，内镜检查从简略的解剖生理评估开始，检查患者对口咽分泌物的管理（上面左栏）。之后，首先接受半固体食物（布丁；IDDSI4），然后是液体（IDDSI0），最后是固体食物（面包；IDDSI6/7）。为了减少检查过程中的误吸风险，如果出现中间一栏中列出的情况之一时，则立即停止。根据精确的检查结果，脑卒中后吞咽障碍按右栏所示 6 个严重程度进行分级，可直接给出关于喂养策略和气道安全性的临床建议。

FEDSS 的评分者之间的可靠性是很高的。因此，一项研究对 25 名急性脑卒中患者的视频内镜检查结果给 3 名检查者分别使用 FEDSS 分类，结果显示了高度的一致性（卡帕系数：0.89）（Dziewas 等，2008b）。第二项研究表明 FEDSS 可以被没有相关经验的临床医生在接受短期的结构化培训后可靠地使用。医师在参加 30min 关于 FEDSS 流程的内镜检查结果演示培训后，正确评估检查结果率为 90%（Warnecke 等，2009c）。

此外，FEDSS 是疾病病程进一步发展并发症和功能结局的重要预测指标。为了研究 FEDSS 的预测价值，我们进行了一项为期 12 个月的前瞻性观察研究，共纳入 153 名首次急性脑卒中患者。患者收入脑卒中病房的 24h 内 FEDSS 对吞咽障碍的严重程度进行分类。3 个月后采用改良 Rankin 量表（Modified Rankin Scale，mRS）评估功能结局。并发症包括肺炎和急性期气管插管。采用多变量线性和逻辑回归分析确定 FEDSS 与患者功能结局以及上述并发症之间的相关性。分析结果时对性别、年龄和入院当日 NIH-SS 等变量进行了校正（Warnecke 等，2009a）。

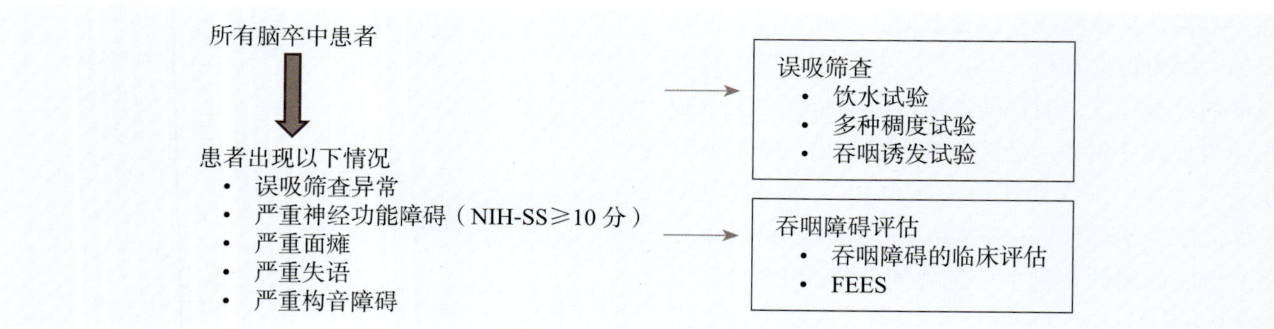

▲ 图 6–4　急性脑卒中相关吞咽障碍的诊断流程

NIH-SS. 美国国立卫生研究院脑卒中量表；FEES. 吞咽纤维内镜检查

结果显示 FEDSS 与 3 个月后的 mRS 之间有统计学差异的相关性，与上述其他变量无关（图 6–6）。FEDSS 每增加 1 分，脑卒中后急性期患肺炎的概率就会增加 2 倍以上，3 个月后不能独立生活（定义为 mRS 0～2）的风险就会增加 50%（Warnecke 等，2009a）。

从临床角度来看，FEDSS，尤其是内镜下唾液误吸，是对以后需要气管插管的有力预测。因此，在

FEDSS 流程	主要异常	临床建议
唾液	渗漏 / 误吸	不能经口进食，鼻胃管（NGT），注意有无呼吸窘迫（评分 6 分）
糊状食物	无保护性反射或保护性反射不足的渗漏 / 误吸	不能经口进食，NGT（评分 5 分）
糊状食物	有足够保护性反射的渗漏	NGT，吞咽治疗中使用少量糊状食物（评分 4 分）
液体	无保护性反射或保护性反射不足的渗漏 / 误吸	NGT，吞咽治疗中使用少量糊状食物（评分 4 分）
液体	有足够保护性反射的渗漏	糊状食物和肠外液体补充（评分 3 分）
软固体食物	渗漏 / 误吸或在会厌谷 / 梨状隐窝大量残留	糊状食物和液体（评分 2 分）
软固体食物	没有渗漏 / 误吸，在会厌谷 / 梨状隐窝不超过中等量残留	软固体食物和液体（评分 1 分）

▲ 图 6–5　急性脑卒中患者纤维内镜吞咽障碍严重程度量表（FEDSS）

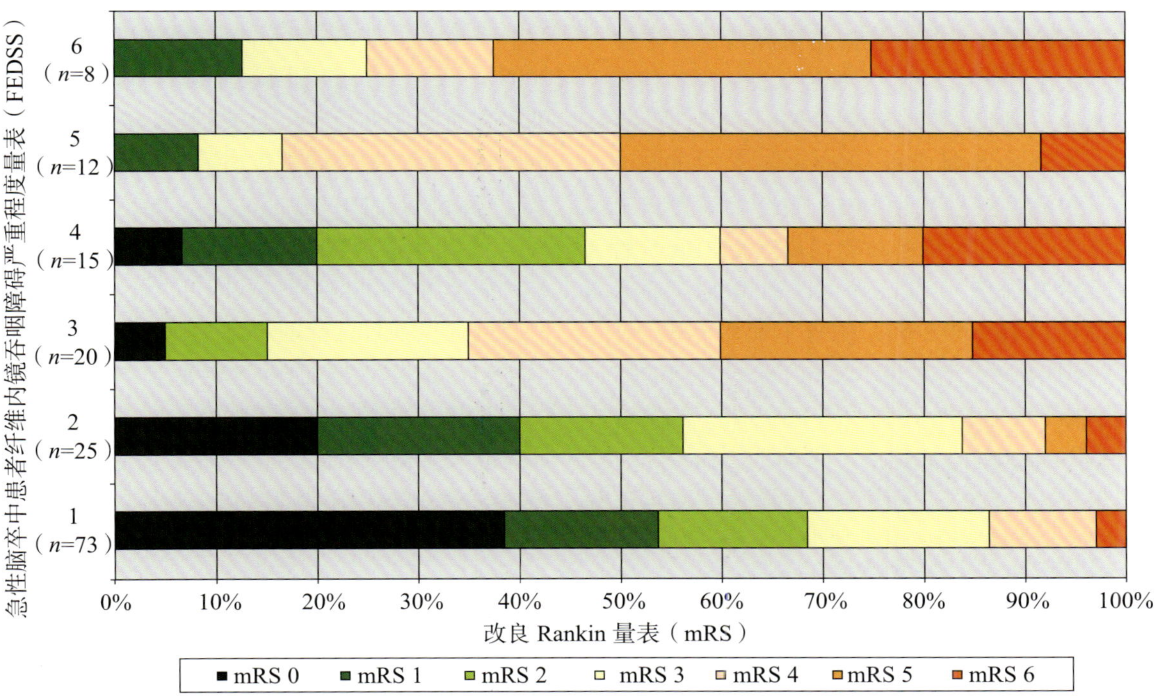

▲ 图 6–6　基线 FEDSS 与 90 天后 mRS 的相关性

FEDSS 与 3 个月后 mRS 呈线性关系，与性别、年龄和入院时美国国立卫生研究院脑卒中量表无关（经许可转载，引自 Warnecke et al, 2009a.）

上面提到的 Warnecke 等的研究，脑卒中后急性期，FEDSS 每增加 1 分，气管插管的概率就增加近 2.5 倍（Warnecke 等，2009a）。另一项 100 名急性脑卒中患者的观察性研究，有 7 名患者出现了严重的吞咽障碍，并伴有唾液的渗漏或误吸。其中有 5 名后来需要插管。而 93 名 FEDSS＜6 的患者中，有 5 名需要插管，其中 4 名 FEDSS 评分为 5。即使考虑到年龄和 NIH-SS，只有 FEDSS 与后来插管需求风险有明显的相关性，相对风险＞10（Dziewas 等，2008b）。

FEDSS 是为急性脑卒中患者初始阶段评估吞咽障碍而设计，但吞咽障碍患者应根据 Langmore 的标准流程进行后续 FEES 检查（第 3 章），因 FEES 非常适合密切监测脑卒中后吞咽障碍的过程，其严重程度可以迅速变化（临床上常被忽视），特别是在脑损伤发生后的最初几天到几周。此外，FEES 对吞咽障碍的相关病理生理学进行了深入研究，这将有助于吞咽障碍的个体化治疗。FEES 能早期识别吞咽功能的改善，从而调整患者的饮食，以及及时发现吞咽功能的严重恶化，然后立即启动适当的保护措施（Leder，1998；Warnecke 等，2006）。

从临床角度来看，需要注意的是在急性脑卒中患者中进行 FEES 时，不应该拔掉鼻胃饲管。一项前瞻性研究纳入了 25 名急性脑卒中患者，在有无喂养管的情况下都可成功进行，检查结果异常（分泌物潴留、过早溢出、残留、渗漏、误吸）发生率和程度没有明显差异。因此，没有证据表明喂养管会影响急性脑卒中患者的吞咽功能（Dziewas 等，2008a）。关于在脑卒中病房持续使用 FEES 能否对相关临床终点，如肺炎的发生和整体功能结局产生积极影响目前仍缺乏相关研究，所以还不能得出结论。一项前瞻性的随机研究（n=126），比较了使用 FEES 或 VFSS 评估吞咽障碍，结果显示使用 FEES 管理的脑卒中患者肺炎的发生率低于使用 VFSS 患者，但差异不显著（Aviv，2000）。最近的一项研究，Bax 等纳入脑卒中患者（n=220），采用前 - 后设计，证实在脑卒中病房加入 FEES 检查可以减少脑卒中后肺炎的发生率（12%～7%），增加了吞咽障碍仪器诊断的使用（6%～38%），缩短了患者从入院到仪器诊断的延迟时间（10.5 天～2.3 天），并增加了出院时正常饮食的患者比例（49%～62%）（Bax 等，2014）。但由于这项研究为历史对照的回顾性研究，结果有效性有限。

> FEES 是一种可靠、安全、易学的工具，用于评估急性脑卒中患者的吞咽障碍，可在病程中反复使用。在疾病的急性期采用 FEDSS 对脑卒中相关吞咽障碍进行有临床意义的分级，随后根据标准流程进行 FEES，对患者吞咽障碍的个性化治疗非常有帮助。

二、重症监护室

本节讨论吞咽障碍在（神经）重症监护领域的临床意义。首先为吞咽障碍的发病率和病理生理学。随后介绍 FEES 的应用。

（一）危重症患者吞咽障碍的流行病学和并发症

吞咽障碍是 ICU 常见的症状，可由各种因素引起。内科和麻醉 / 外科 ICU 研究显示 50%～70% 的患者有吞咽障碍（Ajemian 等，2001；Skoretz 等，2010）。最近一项神经 ICU 的研究证实，吞咽障碍的发生率超过 90%，并且一半受影响的患者中会持续到出院时（Macht 等，2013）。Brodsky 等发现，25% 的 ARDS 幸存者在 6 个月后仍存在吞咽障碍（Brodsky 等，2017）。研究显示 ICU 患者的吞咽障碍最严重，并且 10%～20% 为隐性误吸，这一结果尤其重要（Ajemian 等，2001；Barquist 等，2001；El Solh 等，2003）。无论分析的诊断范围如何，危重症患者的吞咽障碍是预测并发症的重要因素，特别是吸入性肺炎和再插管，是决定住院时间和患者结局的关键因素（Macht 等，2011）。

（二）危重症患者吞咽障碍的病因和病理生理学

危重患者吞咽障碍的病因可以分为三类。

- 与入 ICU 治疗的主要诊断相关。
- 与预先存在的合并症相关。
- 与 ICU 治疗本身相关。

但大多数患者是不止一种病因起作用，这对神经系统疾病患者来说尤其如此。

1. 如图 6-7 所示，需要 ICU 治疗的各种神经系统疾病会影响吞咽网络或相关的下游神经和肌肉。例如，脑卒中和中枢神经系统炎症性疾病因病变位置不同可导致吞咽的延髓上或延髓控制紊乱。Guillain-Barré 综合征（Guillain-Barré syndrome，GBS）以及危重病性多发性神经病（critical illness polyneuropathy，CIP）因运动和感觉脑神经功能受损

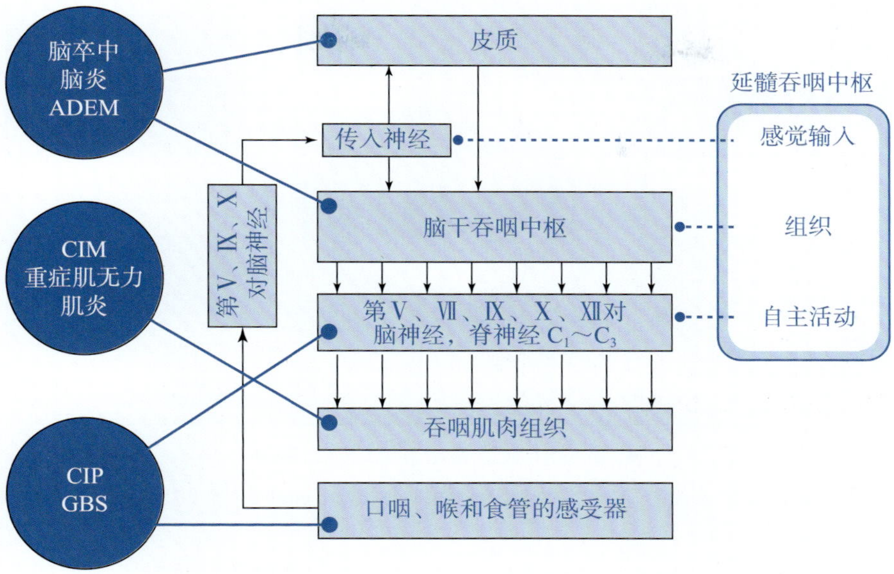

▲ **图 6-7　（神经）ICU 吞咽障碍的病理生理学**

ADEM. 急性脱髓鞘性脑脊髓炎；CIM. 危重病性肌病；CIP. 危重病性多发性神经病；GBS. Guillain-Barré 综合征

而引起吞咽障碍。另外，吞咽肌肉组织本身的疾病，如炎性肌炎或危重症肌病（critical illness myopathy，CIM），除了引起神经肌肉传递障碍外，还会导致肌源性吞咽障碍。

2. 除了主要诊断（如急性脑卒中、GBS、脑干脑炎），先前存在的合并症也会导致吞咽障碍。常见的有神经退行性疾病（如帕金森病、阿尔茨海默病）、神经血管疾病（脑卒中、皮质下动脉硬化性脑病）和神经肌肉疾病（多发性肌炎、ALS）。这些疾病有的与先前存在吞咽障碍相关，有的即使以前没有吞咽障碍症状，但也会增加 ICU 治疗期间吞咽功能恶化的可能性。因此，尽管有些患者可能因尿脓毒症或心肌梗死入住 ICU，但由于吞咽网络的失代偿会导致并发症，吞咽障碍会进一步加重。

3. ICU 相关吞咽障碍也可由治疗本身和（或）其他环境因素引起。如图 6-8 所示，应鉴别 6 种病理机制（Macht 等，2013）。

第一，气管内插管、气切套管、喉罩、鼻胃管和气管吸引管可导致咽、喉或食管的各种损伤。除黏膜糜烂外，还有声带病变、杓状软骨脱位、舌肿胀及喉返神经和舌神经的压迫性损伤。第二，ICU 患者常会出现吞咽肌肉无力的情况。除了上述 CIP 和 CIM（有时与长期吞咽障碍相关）外，长期机械通气患者也可观察到吞咽肌肉的不活动性萎缩。第三，是口咽和喉部感觉缺陷，可能是 CIP 引起感觉神经损伤或局部黏膜水肿继而感觉反馈中断的结果。第四，镇静药物或谵妄引起的意识定性和定量障碍都可能导致 ICU 患者发生吞咽障碍。例如，最近的一项研究发现，定向力异常的患者发生误吸的风险比精神状态无改变的患者高约 1/3（Leder 和 Suiter，2009）。另外患者由于谵妄导致警觉性和配合能力减低而几乎不能参与吞咽治疗或从吞咽治疗中获益。第五，除上述导致口咽吞咽功能障碍的因素外，胃食管反流在危重症患者也是重要的影响因素。患者持续仰卧位，使用镇静药物和管饲均可加重反流（Metheny 等，2006）。反流除了妨碍患者获得足够的营养物质供应外，还因会导致误吸所以特别危险。第六，ICU 患者常会出现呼吸和吞咽不同步。生理条件下，吞咽和呼吸不是独立控制的，而是在脑干水平紧密协调的，吞咽整合到呼吸周期的呼气阶段（Boden 等，2009）。吞咽过程中和之后的短时间内，呼吸停止（称为吞咽呼吸暂停），之后呼气结束，下一个呼吸周期吸气开始。呼吸功能受损和伴随呼吸急促的患者中，因为吞咽呼吸暂停持续时间缩短，呼吸和吞咽的协调受到影响（Shaker 等，1992；Gross 等，2009），使得防止误吸的保护作用受限。

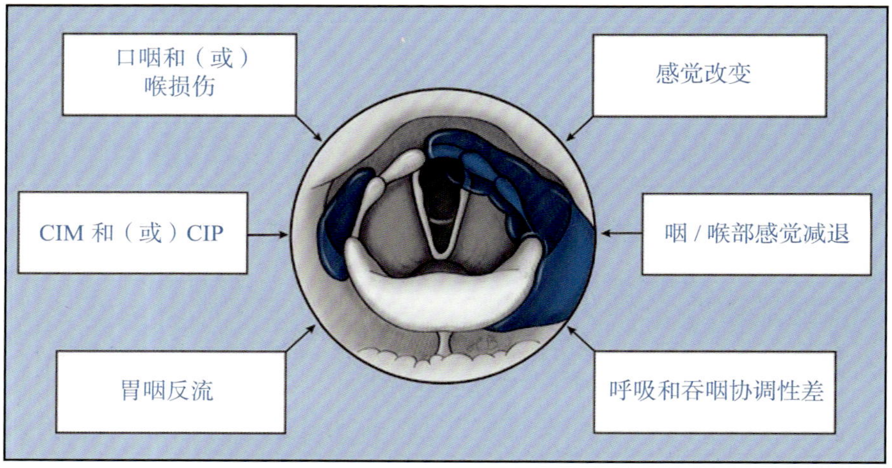

▲ 图 6-8 ICU 患者吞咽障碍的病因

CIM. 危重病性肌病；CIP. 危重病性多发性神经病（引自 Schwab et al, 2015, 2015 Heike Blum 版权所有）

吞咽障碍是 ICU 常见临床症状，长期机械通气患者超过一半存在。相关病因包括 CIP 和 CIM、存在神经源性吞咽障碍，以吞咽障碍为主要症状的急性神经血管或神经肌肉疾病以及气管切开术相关的咽部感觉丧失。

（三）FEES 在 ICU 中的应用

如上所述，ICU 中吞咽障碍发病率高、病因多样。这种复杂的临床背景下，使用 FEES 能够更精确地诊断吞咽障碍和误吸（Donzelli 等，2001；McGowan 等，2007）。为避免怀疑存在重度吞咽障碍的临床不稳定患者出现误吸，ICU 中可采用保守方法［冰刺激流程（Ice Chip Protocol）］进行 FEES 评估（Langmore，1996，Pisegna 和 Langmore，2018）。该检查对分泌物、感觉、解剖和结构运动进行解剖学和生理学评估（第 5 章“冰刺激流程”）。特别关注患者的自主吞咽率（2～4 次 / 分）、咽喉唾液潴留程度、患者对唾液渗透 / 误吸和内镜尖端碰触反应以及患者吞咽自身分泌物的能力（Murray 等，1996；Langmore 和 Aviv，2001）。观察后，首先使用吞咽冰块评估吞咽能力。原因是少量水是最安全的误吸物质，可通过肺部的自我清洁机制快速清除，所含的病原微生物相对较少（Langmore，1996）。与液态水相比，冰块（即冷冻水）具有固体食团优势，舌头能更好地控制。由于低温，还为触发吞咽反射创造了更强的感觉刺激。患者接受几次冰块试验，以观察这种刺激能否促发吞咽反射；通常吞咽在试验中会变得更加活跃。若吞咽随时间改善，则流程可进行其他稠度（糊状、固体食物、液体）；若吞咽没有改善，并且经常误吸，则应停止（Langmore，1996；Pisegna 和 Langmore，2018）。

ICU 吞咽障碍管理的诊断规范：与上文详述的脑卒中病房情况相似，ICU 中可使用 FEES 以建立吞咽障碍的精确诊断并指导治疗。具体而言，FEES 提供了关于气道保护（气管插管、气管切开），营养管理（经口喂养、鼻胃管、PEG）和康复治疗策略的指导。Hafner 等（2008）总结报道了一家大型医院不同 ICU45 个月的时间，553 名患者总计 913 例次 FEES 检查。内镜吞咽评估后 6.3% 的患者进行了气管切开以保护气道，49.7% 的患者采用鼻胃管，13.2% 的患者采用 PEG，30.7% 的患者可开始经口进食。

以下为 ICU 非气管插管和气管切开患者吞咽障碍管理的建议。

1. 非气管插管患者 对于 ICU 非气管插管患者，吞咽障碍评估为确定适当的喂养策略提供了重要信息，也有助于指导进一步的保护性和康复措施。目前尚无前瞻性研究评估过的标准方案，图 6-9 列出了不同诊断方法的优缺点以及实用建议。该流程考虑到了误吸筛查和临床吞咽评估的有效性差，建议 FEES 为重要手段。

首先，评估经口进食的最低基本要求，如意识状态和躯干稳定性。如果满足这些条件，评估是否存在吞咽障碍的相关危险因素。如上所述，除患者的主要诊断外，还需要考虑相关并发症。由于吞咽障碍有可能是 ICU 治疗本身所带来的（如前所述），

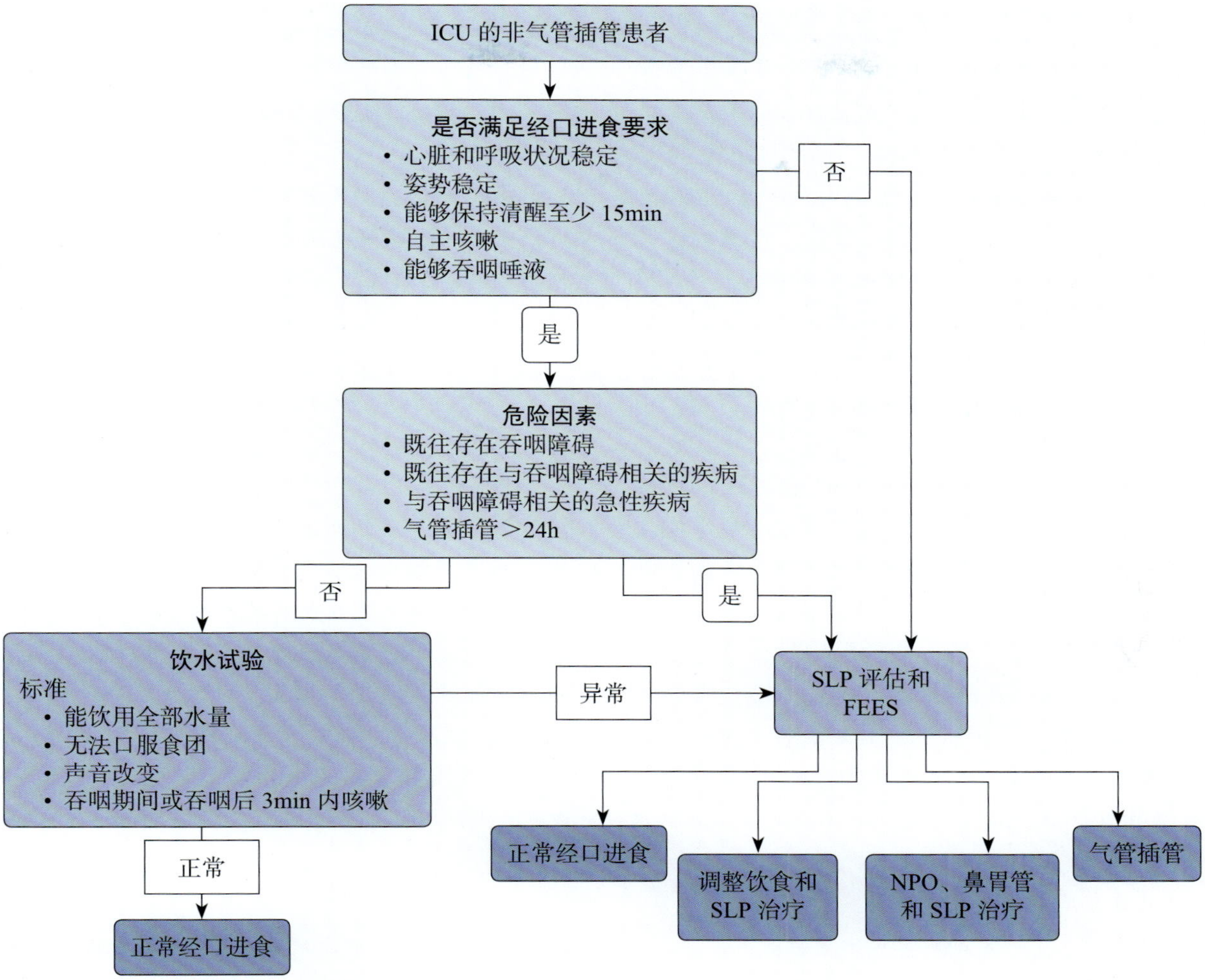

▲ **图 6-9　ICU 吞咽障碍管理**

SLP. 言语 - 语言病理学家；FEES. 吞咽纤维内镜检查；NPO. 禁食

因此气管插管和机械通气持续时间超过 24h 也作为附加指标。如果不存在这些危险因素，例如简单手术后快速拔管的患者，则进行简单的床旁误吸筛查就足够了。若正常，患者可直接进行经口进食。若上述三个步骤中的任何一个存在吞咽障碍迹象时，则由 SLP 进行临床吞咽评估，理想情况下还应进行 FEES。通过上述诊断流程，可以决定患者是否能正常经口进食、是否需要调整饮食、是否需要管饲或是否应考虑气管插管以保护气道。

2. 气管切开患者　气管切开术，特别是微创经皮扩张气管切开术，现在是 ICU 的标准程序。因此目前大多数长期机械通气患者使用人工气道。患者成功撤离呼吸机后，则有气切套管能否拔除的问题。鉴于危重症患者吞咽障碍高发且常较重，因此需要标准的诊断流程。原则上为以下三种方法。

(1) 临床吞咽评估：为已撤离呼吸机的气切患者的第一个诊断步骤。充分吸痰后，首先气囊放气，从而恢复生理气流。若患者能够耐受，气切套管加盖语音阀。之后行标准吞咽检查，观察是否有唾液和给予食物的渗漏和误吸的临床征象。Hales 等（2008）对 25 名 ICU 气管切开患者的前瞻性研究发现，与其他患者人群临床吞咽评估可靠性较低一致，与 FEES 相比，灵敏性仅为 66%（特异性为 91%）。因此，气切患者拔管时还需要进行更有效的测试。

(2) 改良 Evans 蓝染料试验（modified Evans blue dye test，mEBDT）：是临床常用方法（Peruzzi 等，2001）。首先打开气管切开套管并充分吸痰。然后嘱患者口服少量有色液体和其他稠度食团。吞咽后，再次经气切套管吸痰。如果可见染色分泌物吸出，则为误吸证据。虽然因所需人力和物力少，已广泛用于日常临床实践，但几项研究均表明灵敏性不足。例如，两项小型研究（Brady 等，1999，*n*=20；Donzelli 等，2001，*n*=14），假阴性率为 50%，分别用 VFSS 和 FEES 证实了存在误吸。Peruzzi 等（2001）纳入 20 名多种病因患者，其灵敏性为 38%，特异性为 100%。最新 Meta 分析也证实了该结果（Béchet 等，2016）。只有 Belafsky 等（2003）的研究表明临床筛查的敏感性为 82%；然而，由于调整了试验流程，不仅在吞咽检查后立即进行声门下吸痰，而且在 30min 和 60min 后也吸痰，特异性降至 38%。根据这些研究，mEBDT 应归类为一种筛选工具，可用于指导进一步的仪器评估（见下文）。不建议单独使用 mEBDT 评估气管切开患者的吞咽能力。

(3) FEES：由于上述方法的局限性，这种情况下吞咽评估还应包括 FEES。为提高内镜检查的可靠性和可重复性，采用了标准分步流程［重症神经系统疾病患者气管切开套管拔管的标准内镜吞咽评估（standardized endoscopic swallowing evaluation for tracheostomy decannulation，SESETD-protocol）］（Warnecke 等，2013；Warnecke 等，2020）。气囊放气后，首先充分吸痰清除咽部和声门下分泌物。如图 6-10 所示，评估唾液潴留的程度和位置，并观察自主吞咽频率。

为了评估患者分泌物管理最准确情况，并精确评估剩余潴留唾液量和由此产生的保护性机制，这一检查需耗时 2～4min。如果观察到唾液大量潴留伴隐性渗漏或误吸，则不能拔除气管切开套管。如果咽部未见大量分泌物潴留，但自主吞咽频率少于 1 次 / 分，或有明显的咽肌无力证据，表现为吞咽过程中非常弱或缺少白屏，则不能拔除气切套管。但在以下步骤中，可以通过气切套管气囊间歇性放气来恢复生理气流，从而有助于改善喉部感觉反馈。下一步，通过双侧杓状肌轻触检查喉部感觉。如果不能引起运动反应，则认为存在严重的感觉障碍，应推迟拔管。如果患者有咳嗽或吞咽，或至少有反射性运动，如杓状软骨内收或咽壁收缩，则进入下一步吞咽功能评估。首先给予半固体稠度食物，如彩色果冻。如果食团完全误吸且未触发任何保护性反射，则应推迟拔管。如果患者吞咽食团部分成

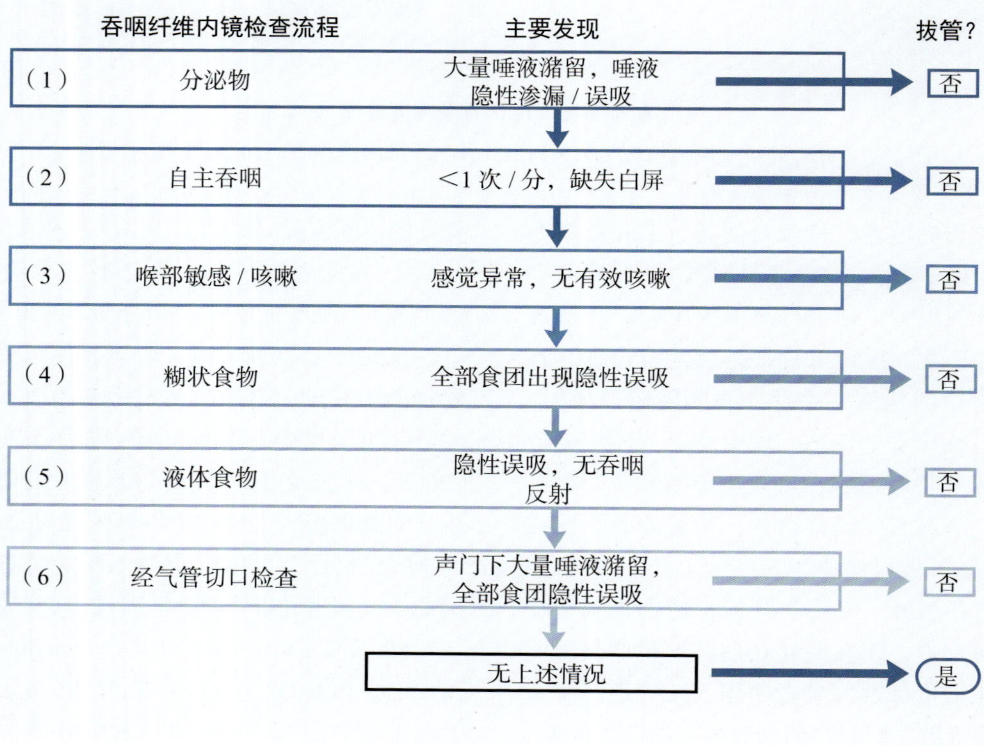

▲ 图 6-10 内镜拔管流程

功，随后测试一茶匙液体。同样，若完全误吸则不能拔除气切套管。如果能够触发部分有效吞咽，则可取出气切套管进行最终检查步骤，即经气管切口检查，内镜经气管造口插入气管，使检查者可以向下看支气管系统，向上看声门下区域（图 6–11）（Donzelli 等，2001）。从这个位置，可以直接检测到经鼻内镜检查期间白屏时的吞咽时误吸，而从检查者角度可能漏掉（当食团通过声门进入气管，同时喉上抬，咽缩肌被激活时，发生吞咽时误吸）（图 6–11）。此外，可以检测到解剖气道阻塞，例如突出到气道中并影响安全拔管的声门下血肿或软骨环断裂。

如果最终检查步骤也没有发现唾液或大量食团误吸，且未检测到拔管的结构性问题，则可拔除气切套管。这一流程已在 100 名已撤离呼吸机的气管切开神经 ICU 患者中得到了应用，使得一半以上安全拔管（Warnecke 等，2013）。之后仅有 1 名患者再次插管。而采用临床吞咽评估，在考虑了“意识状态”“配合能力”“唾液吞咽”“咳嗽反射”和“经气切套管的吸痰量”等因素，仅允许 27 名患者拔管（Warnecke 等，2013）。关于该拔管流程，之前研究显示符合步骤 1～3 标准的患者也通过了步骤 4 和步骤 5，表明这些步骤没有提供关于患者拔管可能性的任何信息。因此，临床上 FEES 拔管流程可以不进行步骤 4 或步骤 5，如同 PHAST-TRAC 试验（Dziewas 等，2018）。但拔管流程步骤 4 和步骤 5 确实为气切套管拔管后的营养管理提供了重要信息。

在（神经）ICU，FEES 能够可靠地评估吞咽障碍，并提供指导。关于已安全撤离呼吸机的气管切开患者能否拔管，这一临床上非常重要和常见的问题，在 FEES 的帮助下能够给予可靠的回答。

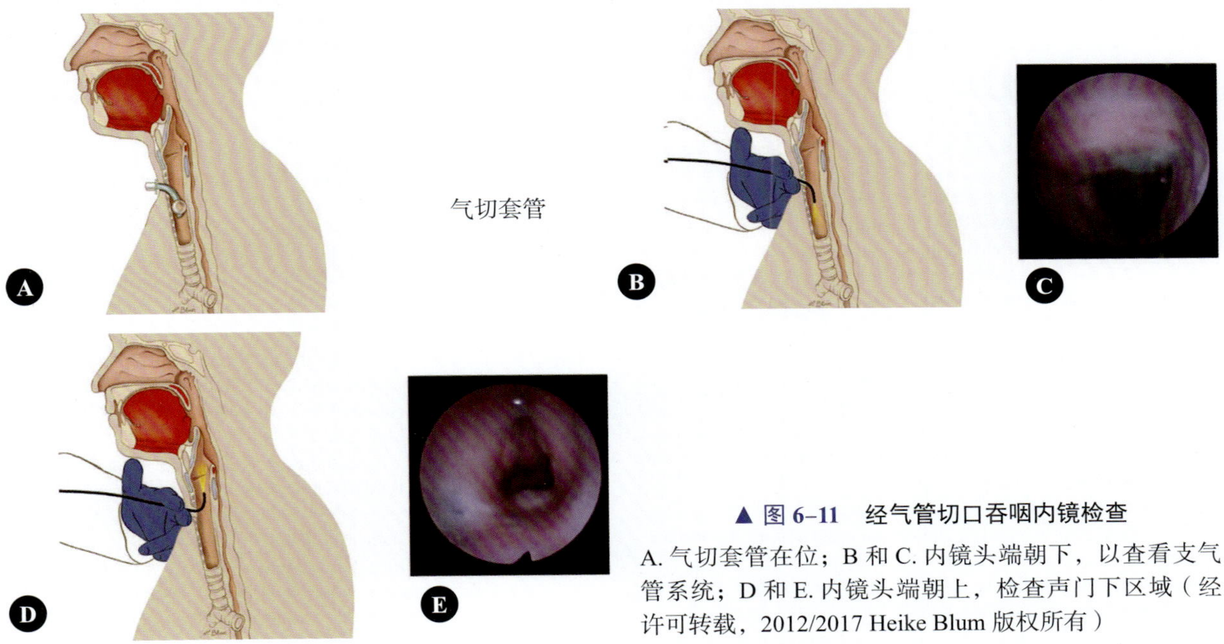

▲ **图 6–11 经气管切口吞咽内镜检查**

A. 气切套管在位；B 和 C. 内镜头端朝下，以查看支气管系统；D 和 E. 内镜头端朝上，检查声门下区域（经许可转载，2012/2017 Heike Blum 版权所有）

参考文献

[1] Ajemian MS, Nirmul GB, Anderson MT, et al. Routine fiberoptic endoscopic evaluation of swallowing following prolonged intubation: implications for management. Arch Surg. 2001;136:434–7.

[2] Al-Khaled M, Matthis C, Binder A, et al. Dysphagia in patients with acute ischemic stroke: early dysphagia screening may reduce stroke-related pneumonia and improve stroke outcomes. Cerebrovasc Dis. 2016;42(1–2): 81–9.

[3] Anderson JA, Pathak S, Rosenbek JC, Morgan RO, Daniels SK. Rapid aspiration screening for suspected stroke: part 2: initial and sustained nurse accuracy and reliability. Arch Phys Med Rehabil. 2016;97(9):1449–55.

[4] Aviv JE. Prospective, randomized outcome study of endoscopy versus modified barium swallow in patients with dysphagia. Laryngoscope.

2000;110: 563–74.
[5] Aviv JE, Murry T, Zschommler A, et al. Flexible endoscopic evaluation of swallowing with sensory testing: patient characteristics and analysis of safety in 1,340 consecutive examinations. Ann Otol Rhinol Laryngol. 2005;114:173–6.
[6] Barer DH. The natural history and functional consequences of dysphagia after hemispheric stroke. J Neurol Neurosurg Psychiatry. 1989;52:236–41.
[7] Barquist E, Brown M, Cohn S, et al. Postextubation fiberoptic endoscopic evaluation of swallowing after prolonged endotracheal intubation: a randomized, prospective trial. Crit Care Med. 2001;29:1710–3.
[8] Bartolome G. Schröter-Morasch H. Schluckstörungen. Diagnostik und Rehabilitation. 5th Edition; Munich: Elsevier, Urban & Fischer. 2013.
[9] Bax L, McFarlane M, Green E, Miles A. Speech-language pathologist-led fiberoptic endoscopic evaluation of swallowing: functional outcomes for patients after stroke. J Stroke Cerebrovasc Dis. 2014;23(3):e195–200.
[10] Béchet S, Hill F, Gilheaney Ó, Walshe M. Diagnostic accuracy of the modified Evan's blue dye test in detecting aspiration in patients with tracheostomy: a systematic review of the evidence. Dysphagia. 2016;31(6):721–9.
[11] Belafsky PC, Blumenfeld L, LePage A, et al. The accuracy of the modified Evan's blue dye test in predicting aspiration. Laryngoscope. 2003;113: 1969–72.
[12] Boden K, Cedborg AI, Eriksson LI, et al. Swallowing and respiratory pattern in young healthy individuals recorded with high temporal resolution. Neurogastroenterol Motil. 2009;21(11):1163–e101.
[13] Bours GJ, Speyer R, Lemmens J, et al. Bedside screening tests vs. videofluoroscopy or fibreoptic endoscopic evaluation of swallowing to detect dysphagia in patients with neurological disorders: systematic review. J Adv Nurs. 2009;65:477–93.
[14] Brady SL, Hildner CD, Hutchins BF. Simultaneous videofluoroscopic swallow study and modified Evans blue dye procedure: an evaluation of blue dye visualization in cases of known aspiration. Dysphagia. 1999; 14:146–9.
[15] Bray BD, Smith CJ, Cloud GC, et al. The association between delays in screening for and assessing dysphagia after acute stroke, and the risk of stroke-associated pneumonia. J Neurol Neurosurg Psychiatry. 2017;88(1):25–30.
[16] Brodsky MB, Huang M, Shanholtz C, Mendez-Tellez PA, Palmer JB, Colantuoni E, Needham DM (2017). Recovery from dysphagia symptoms after oral endotracheal intubation in acute respiratory distress syndrome suviviors. A 5–year longitudinal study. Ann Am Thorac Soc; 14(3):376–383.
[17] Daniels SK, Ballo LA, Mahoney MC, Foundas AL. Clinical predictors of dysphagia and aspiration risk: outcome measures in acute stroke patients. Arch Phys Med Rehabil. 2000;81(8):1030–3.
[18] Daniels SK, Pathak S, Rosenbek JC, Morgan RO, Anderson JA. Rapid aspiration screening for suspected stroke: part 1: development and validation. Arch Phys Med Rehabil. 2016;97(9):1440–8.
[19] DePippo K, Holas MA, Reding MJ. Validation of the 3–oz water swallow test for aspiration following acute stroke. Arch Neurol. 1992;49:1259–61.
[20] Donzelli J, Brady S, Wesling M, et al. Simultaneous modified Evans blue dye procedure and video nasal endoscopic evaluation of the swallow. Laryngoscope. 2001;111:1746–50.
[21] Dziewas R, Lüdemann P, Konrad C, et al. Simple method for placing nasogastric tubes in patients with dysphagia. Lancet. 2001;358:725–6.
[22] Dziewas R, Ritter M, Schilling M, et al. Pneumonia in acute stroke patients fed by nasogastric tubes. J Neurol Neurosurg Psychiatry. 2004;75:852–6.
[23] Dziewas R, Warnecke T, Hamacher C, et al. Do nasogastric tubes worsen dysphagia in patients with acute stroke? BMC Neurol. 2008a;8:28.
[24] Dziewas R, Warnecke T, Olenberg S, et al. Towards a basic endoscopic assessment of swallowing in acute stroke – development and evaluation of a simple dysphagia score. Cerebrovasc Dis. 2008b;26:41–7.
[25] Dziewas R, Glahn J. Dysphagiemanagement. In: Schwab S, Schellinger P, Unterberg A, Werner C, Hacker W: Neurointensiv. 3rd Edition; Berlin, Heidelberg: Springer. 2015;pp 108–114.
[26] Dziewas R, Stellato R, van der Tweel I, Walther E, Werner CJ, Braun T, et al. Pharyngeal electrical stimulation for early decannulation in tracheotomised patients with neurogenic dysphagia after stroke (phast-trac): A prospective, single-blinded, randomised trial. The Lancet. Neurology. 2018;17:849–59.
[27] El Solh A, Okada M, Bhat A, et al. Swallowing disorders post orotracheal intubation in the elderly. Intensive Care Med. 2003;29:1451–5.
[28] Evans A, Perez I, Harraf F, et al. Can differences in management processes explain different outcomes between stroke unit and stroke-team care? Lancet. 2001;358:1586–92.
[29] Falsetti P, Acciai C, Palilla R, et al. Oropharyngeal dysphagia after stroke: incidence, diagnosis, and clinical predictors in patients admitted to a neurorehabilitation unit. J Stroke Cerebrovasc Dis. 2009;18:329–35.
[30] Gordon C, Hewer RL, Wade DT. Dysphagia in acute stroke. Br Med J. 1987;295:411–4.
[31] Gross RD, Atwood CW Jr, Ross SB, Olszewski JW, Eichhorn KA. The coordination of breathing and swallowing in chronic obstructive pulmonary disease. Am J Respir Crit Care Med. 2009;179(7):559–65.
[32] Hafner G, Neuhuber A, Hirtenfelder S, et al. Fiberoptic endoscopic evaluation of swallowing in intensive care unit patients. Eur Arch Otorhinolaryngol. 2008;265:441–6.
[33] Hales PA, Drinnan MJ, Wilson JA. The added value of fibreoptic endoscopic evaluation of swallowing in tracheostomy weaning. Clin Otolaryngol. 2008;33:319–24.
[34] Hinds NP, Wiles CM. Assessment of swallowing and referral to speech and language therapists in acute stroke. QJM. 1998;91:829–35.
[35] Kidd D, Lawson J, Nesbitt R, et al. Aspiration in acute stroke: a clinical study with videofluoroscopy. Q J Med. 1993;86:825–9.
[36] Lakshminarayan K, Tsai AW, Tong X, et al. Utility of dysphagia screening results in predicting poststroke pneumonia. Stroke. 2010;41:2849–54.
[37] Langmore SE. Dysphagia in neurologic patients in the intensive care unit. Semin Neurol. 1996;16:329–40.
[38] Langmore SE, Aviv JE. Endoscopic procedures to evaluate oropharyngeal swallowing. In: Langmore SE, editor. Endoscopic evaluation and treatment of swallowing disorders. New York: Thieme; 2001. p. 73–100.
[39] Leder SB. Serial fiberoptic endoscopic swallowing evaluations in the management of patients with dysphagia. Arch Phys Med Rehabil. 1998;79:1264–9.
[40] Leder SB, Suiter DM. An epidemiologic study on aging and dysphagia in the acute care hospitalized population: 2000–2007. Gerontology. 2009;55(6):714–8.
[41] Logemann JA, Veis S, Colangelo L. A screening procedure for oropharyngeal dysphagia. Dysphagia. 1999;14:44–51.
[42] Macht M, Wimbish T, Clark BJ, et al. Postextubation dysphagia is persistent and associated with poor outcomes in survivors of critical illness. Crit Care. 2011;15(5):R231.
[43] Macht M, Wimbish T, Bodine C, Moss M. ICU-acquired swallowing disorders. Crit Care Med. 2013;41(10):2396–405.
[44] Mann G. The Mann assessment of swallowing ability. Clifton, New York: Thomson learning Inc. 2002.
[45] Martino R, Silver F, Teasell R, et al. The Toronto Bedside Swallowing Screening Test (TORBSST): development and validation of a dysphagia screening tool for patients with stroke. Stroke. 2009;40:555–61.
[46] McGowan SL, Gleeson M, Smith M, et al. A pilot study of fibreoptic endoscopic evaluation of swallowing in patients with cuffed tracheostomies in neurological intensive care. Neurocrit Care. 2007;6:90–3.
[47] Metheny NA, Clouse RE, Chang YH, Stewart BJ, Oliver DA, Kollef MH. Tracheobronchial aspiration of gastric contents in critically ill tube-fed patients: frequency, outcomes, and risk factors. Crit Care Med. 2006;34(4):1007–15.
[48] Middleton S, McElduff P, Ward J, et al. Implementation of evidence-based treatment protocols to manage fever, hyperglycaemia, and swallowing dysfunction in acute stroke (QASC): a cluster randomised controlled trial. Lancet. 2011;378:1699–706.
[49] Murray J, Langmore SE, Ginsberg S, et al. The significance of accumulated oropharyngeal secretions and swallowing frequency in predicting aspiration. Dysphagia. 1996;11:99–103.
[50] Odderson IR, Keaton JC, McKenna BS. Swallow management in patients with on an acute stroke pathway: quality is cost effective. Arch Phys Med Rehabil. 1995;76:1130–3.

[51] Perry L. Screening swallowing function of patients with acute stroke. Part one: Identification, implementation and initial evaluation of a screening tool for use by nureses. J Clin Nurs. 2001a;10(4):463–73.

[52] Perry L. Screening swallowing function of patients with acute stroke. Part two: Detailed evaluation of the tool used by nurses. J Clin Nurs. 2001b;10(4):474–81.

[53] Peruzzi WT, Logemann JA, Currie D, et al. Assessment of aspiration in patients with tracheostomies: comparison of the bedside colored dye assessment with videofluoroscopic examination. Respir Care. 2001;46: 243–7.

[54] Pisegna JM, Langmore SE. The ice chip protocol: a description of the protocol and case reports. Perspectives of the ASHA Special Interest Groups. 2018;3(13):28–46. https://doi.org/10.1044/ persp3.SIG13.28.

[55] Ramsey DJC, Smithard DG, Kalra L. Early assessments of dysphagia and aspiration risk in acute stroke patients. Stroke. 2003;34:1252–7.

[56] Ramsey DJ, Smithard DG, Kalra L. Can pulse oximetry or a bedside swallowing assessment be used to detect aspiration after stroke? Stroke. 2006;37:2984–8.

[57] Sellars C, Bowie L, Bagg J, et al. Risk factors for chest infection in acute stroke: a prospective cohort study. Stroke. 2007;38:2284–91.

[58] Shaker R, Li Q, Ren J, Townsend WF, Dodds WJ, Martin BJ, Kern MK, Rynders A. Coordination of deglutition and phases of respiration: effect of aging, tachypnea, bolus volume, and chronic obstructive pulmonary disease. Am J Phys. 1992;263:G750–5.

[59] Skoretz SA, Flowers HL, Martino R. The incidence of dysphagia following endotracheal intubation: a systematic review. Chest. 2010;137(3):665–73.

[60] Somasundaram S, Henke C, Neumann-Haefelin T, et al. Dysphagia risk assessment in acute lefthemispheric middle cerebral artery stroke. Cerebrovasc Dis. 2014;37(3):217–22.

[61] Suiter DM, Sloggy J, Leder SB. Validation of the Yale Swallow Protocol: a prospective doubleblinded videofluoroscopic study. Dysphagia. 2014; 29(2):199–203.

[62] Teramoto S, Fukuchi Y. Detection of aspiration and swallowing disorder in older stroke patiens: simple swallowing provovation test versus water swallowing test. Arch Phys Med Rehabil. 2000;81:1517–9.

[63] Teramoto S, Matsuse T, Fukuchi Y. Simple two-step swallowing provocation test for elderly patients with aspiration pneumonia. Lancet. 1999;353:1243.

[64] Titsworth WL, Abram J, Fullerton A, Hester J, Guin P, Waters MF, Mocco J. Prospective quality initiative to maximize dysphagia screening reduces hospital-acquired pneumonia prevalence in patients with stroke. Stroke. 2013;44(11):3154–60.

[65] Trapl M, Enderle P, Nowotny M, et al. Dysphagia bedside screening for acute-stroke patients: the Gugging Swallowing Screen. Stroke. 2007;38:2948–52

[66] Wade DT, Hewer RL. Motor loss and swallowing difficulty after stroke: frequency, recovery, and prognosis. Acta Neurol Scand. 1987;76:50–4.

[67] Warnecke T, Dziewas R, Oelenberg S, et al. Serial fiberoptic examination of swallowing in patients with acute stroke and dysphagia: case report and general considerations. J Stroke Cerebrovasc Dis. 2006;15:172–5.

[68] Warnecke T, Teismann I, Meimann W, et al. Assessment of aspiration risk in acute ischaemic stroke-evaluation of the simple swallowing provocation test. J Neurol Neurosurg Psychiatry. 2008;79:312–4.

[69] Warnecke T, Ritter MA, Kroger B, et al. Fiberoptic endoscopic Dysphagia severity scale predicts outcome after acute stroke. Cerebrovasc Dis. 2009a;28:283–9.

[70] Warnecke T, Teismann I, Oelenberg S, et al. The safety of fiberoptic endoscopic evaluation of swallowing in acute stroke patients. Stroke. 2009b;40:482–6.

[71] Warnecke T, Teismann I, Oelenberg S, et al. Towards a basic endoscopic evaluation of swallowing in acute stroke-identification of salient findings by the inexperienced examiner. BMC Med Educ. 2009c;9:13.

[72] Warnecke T, Suntrup S, Teismann IK, Hamacher C, Oelenberg S, Dziewas R. Standardized endoscopic swallowing evaluation for tracheostomy decannulation in critically ill neurologic patients. Crit Care Med. 2013; 41(7):1728–32.

[73] Warnecke T, Im S, Kaiser C, Hamacher C, Oelenberg S, Dziewas R. Aspiration and dysphagia screening in acute stroke – the Gugging Swallowing Screen revisited. Eur J Neurol. 2017;24(4):594–601.

[74] Warnecke T, Muhle P, Claus I, Schröder JB, Labeit B, Lapa S, Suntrup-Krueger S, Dziewas R. Interrater and test-retest reliability of the standardized endoscopic swallowing evaluation for tracheostomoy decannulation in critically ill neurologic patients. Neurol Res Pract. 2020;2:9.

[75] Warner HL, Suiter DM, Nystrom KV, Poskus K, Leder SB. Comparing accuracy of the Yale swallow protocol when administered by registered nurses and speech-language pathologists. J Clin Nurs. 2014;23(13–14): 1908–15.

[76] Wirth R, Dziewas R, Jäger M, et al. Klinische Ernährung in der Neurologie-Teil des laufenden S3-Leitlinienprojekts Klinische Ernährung. Aktuel Ernahrungsmed. 2013;38(04):e49–89.

第7章 神经源性吞咽障碍的治疗

Treatment of Neurogenic Dysphagia

一、循证医学

如今，循证医学（evidence-based medicine，EBM）原则对于患者治疗方案的决策变得尤为重要。根据Sackett教授等在1997年所提定义，EBM是谨慎、准确和明智地应用当前所能获得的最佳研究证据，为患者采取正确的个体化医疗决策。EBM实践意味着个体临床实践与从系统研究中所能获得的最佳研究证据的整合。Cochrane图书馆是一个支持循证医学的信息门户（http://www.thecochranelibrary.com）。Cochrane协作网是一个由内科医师和科学家组成的世界范围的协会组织，出版关于医疗的系统回顾。摘要可以免费阅读，吞咽障碍治疗的进展也需考虑到循证医学标准（Prosiegel等，2012）。

临床研究的科学意义通过证据分级进行循证医学评价。基于这些证据分级，提供治疗建议，使用预定义的推荐分类进行加权。根据AWMF和德国药品质量署（Ärztliche Zentralstelle für Qualitätssicherung，ÄZQ）发布的指南手册，本章使用以下证据分级和推荐分类[Arbeitsgemeinschaft der Wissenschaftlichen Medizinischen Fachgesellschaften（AWMF）ÄZQÄ 2001]。

证据分级

Ⅰa. 证据来自至少三项随机对照试验（randomized controlled trials，RCT）的Meta分析。

Ⅰb. 证据来自至少一项RCT或少于三项RCT的Meta分析。

Ⅱa. 证据来自至少一项非随机方法学良好对照研究。

Ⅱb. 证据来自至少一项可靠的描述性研究设计。

Ⅲ. 证据来自可靠的非实验性观察研究（例如，比较研究、相关性研究和病例研究）。

Ⅳ. 证据来自专家委员会报告、专家意见和（或）权威机构的临床经验。

推荐分类

A. 至少一项质量和一致性良好的随机对照试验，该试验与推荐直接相关，且尚未外推（证据分级Ⅰa和Ⅰb）。

B. 进行良好的临床试验，但非随机临床试验，且与推荐直接相关（证据类别Ⅱ或Ⅲ），或与具体问题无关的证据分级Ⅰ级的推论。

C. 专家报告、专家意见和（或）监管机构的临床经验（证据分级Ⅳ）或根据证据分级Ⅱa、Ⅱb或Ⅲ推断得出的结论。这种分类表明没有直接适用的高质量的临床试验。

吞咽障碍研究领域未来将面临的一项挑战就是开展高质量的随机对照试验，来评估吞咽治疗的不同时期和干预措施的有效性。

二、一般治疗方案

SLP采用各种不同的方法（下文中使用通用术语“行为吞咽疗法”）治疗神经源性吞咽障碍，主要目标为确定患者安全饮食（误吸风险最小化）和维持足够的营养、水分和体重。根据引起吞咽障碍的神经系统疾病和患者的意愿，不同患者所采取的适宜的行为治疗方法可能会有很大差异（第7章“疾病特应性治疗”）。此外，特效药物和（或）外科手术对某些类型的神经源性吞咽障碍亦有效。对于病因不明的吞咽障碍患者，最终治疗决策将由SLP和主治医师共同决定，因而进行全面的诊断检查具有极其重要的临床意义，就像通常对每一种病因未明的神经系统疾病所做的那样（第4章“脑卒中”）。即使吞咽障碍的原因最初无法确定，进一步的治疗中也应考虑重新评估病因。神经源性吞咽障碍的最佳治疗是包括神经专家、SLP、营养专家、护理人员、物理治疗师、作业治疗师和社会工作者之间的密切跨学科合作，这在住院患者和门诊患者诊疗中是必不可少的先决条件（Prosiegel 等，2012）。

本章以下各节概述行为治疗方案的原则和步骤。然后，概括最新的科学证据，并为神经源性吞咽障碍行为治疗方案提供循证建议。其余章节讲述神经源性吞咽障碍的药理学和外科治疗。第三部分疾病特异性治疗介绍神经系统疾病（如脑卒中或帕金森病）进行行为治疗、药物治疗和外科干预措施的有效性研究。最后，第四部分神经刺激概述神经刺激治疗神经源性吞咽障碍。

（一）行为吞咽疗法

在德语系国家，经常使用行为疗法，如 Kay Coombes 面部 – 口腔疗法（Facial-Oral Tract Therapy，F.O.T.T.®）和 Castillo Morales 口腔面部调节疗法（orofacial regulation therapy，ORT）以及功能性吞咽障碍疗法（functional dysphagia therapy，FDT）。柏林的 SLP Ricki Nusser-Müller-Busch 对 F.O.T.T.® 在神经系统疾病中的广泛应用做出重大贡献，并就此主题撰写了一篇综合性著作（Nusser-Müller-Busch，2010）。F.O.T.T.® 基于 Bobath 方法，可应用于 ICU 和脑卒中病房及住院和门诊康复的所有神经系统疾病患者。F.O.T.T.® 秉持包括医生、护士、物理治疗师和作业治疗师在内的整体治疗理念，基本目标是促进患者的沟通能力、食物摄入和吞咽。也可用于无法配合、半意识障碍和无意识患者。

FDT 主要由慕尼黑的 SLP Gudrun Bartolome 开发和研究，在功能和问题导向的方法上不同于其他治疗方法。FDT 根据患者存在的神经源性吞咽障碍的具体问题选择干预措施。此外，FDT 采用已在研究中证实有效性的方法，或者至少从病理生理学角度来看是合理的方法。FDT 一词在英美研究中并不常用（Bartolome 和 Schröter-Morasch，2013）。

在美国，这些功能性和整体性更强的吞咽疗法并不常见。世界上大多数 SLP 都遵循以下原则。

行为吞咽疗法包括修复性、代偿性和适应性技术。

① 修复性技术：旨在恢复受损的吞咽功能或促进残余功能。通过吞咽前刺激（如热刺激）、松动技术（如用压舌板按压舌头）和特定的运动练习［如 Shaker 训练（以躺着的姿势每隔一段时间抬头和低头）或 Masako 动作（吞咽时保持舌尖在嘴唇和牙齿之间）］进行。修复方法包括神经肌肉电刺激（neuromuscular electrical stimulation，NMES）。通过刺激完整的周围神经使吞咽肌同步收缩。表面电极放置在口腔底部和喉部区域的外部。刺激使用双相电流（频率：80Hz）（Bartolome 和 Schröter-Morasch，2013）。

② 代偿性技术：以便在功能受损的情况下进行有效和安全的吞咽。应区分姿势动作和特殊吞咽技术。姿势动作包括吞咽过程中头部前倾（“下颏收拢动作”），这对口腔食团控制不佳、舌根后缩减少和吞咽反射延迟有帮助。表 7–1 列出常见的吞咽技术（表 7–1）（Bartolome 和 Schröter-Morasch，2013）。

图 7–1 显示不同吞咽动作的主要效果：用力吞咽增强吞咽肌活动，从而增加舌压和食团的推助力；超声门上吞咽时，深吸气后，关闭气道以避免误吸，发生渗漏时可通过继发性咳嗽排出喉前庭；Mendelsohn 手法有助于抬高喉部，使食管上括约肌打开的时间更长，范围更广，有助于食团更容易通过。

③ 适应性方法：包括饮食调整（如糊状食物、增稠液体）、进食时使用特殊的饮食辅助工具，进食时给予帮助（Bartolome 和 Schröter-Morasch，2013）。

调整食物口感和增稠液体已是临床实践中治疗吞咽障碍的基石。这种方法的原理在于改变正常食物和液体的性质使其更安全、更容易吞咽（Steele 等，2015）。几十年来，尚没有为吞咽障碍患者推荐并指导制备的经验证公认的和普遍使用的术语和定义。一些国家制订了自己的分类法或分类系统。直到最近，“国际吞咽障碍饮食标准化倡议”（International Dysphagia Diet Standardisation Initiative，IDDSI）刚刚建立，目标是为所有年龄段、各种治疗环境和文化的人们制订口感调整食品和增稠液体的全球标准化术语和定义（Cichero 等，2017），如图 7–2 所示。

患者选择行为吞咽疗法的方法很大程度上取决于疾病的性质。区分急性神经系统疾病（如脑卒中或创伤性脑损伤）和慢性进行性神经系统疾病（如肌萎缩侧索硬化或帕金森病）尤为重要。前一类大多数治疗目标是纠正吞咽功能障碍，主要采用恢复性技术。而后一类通过感觉运动恢复性训练不太可能改善吞咽功能。在这些情况下，尽管出现神经源性吞咽障碍，但更多采用代偿性和适应性方法以尽可能

表 7-1　治疗神经源性吞咽障碍的吞咽技术

吞咽技术	实施方法	适应证
"用力吞咽"：改善舌压和食团运送	患者指导："舌头和咽喉肌肉用最大力吞咽"	咽部收缩减弱，舌根后缩减少
声门上吞咽法（SGS）：自主关闭声门并清洁喉前庭以保护气道	患者指导 • "吸气，屏住气" • "现在，屏住呼吸吞咽" • "吞咽结束时立即咳嗽，不要先呼吸" • "再次吞咽"（可选）	吞咽反射延迟伴吞咽前误吸，喉闭合不全导致吞咽时误吸；吞咽后残留物误吸
超声门上吞咽法（SSGS）：与 SGS 相似，但强调屏气	指导与声门上吞咽动作相同，但应"紧紧"屏住呼吸	与 SGS 相似，但改善了对喉前庭的保护
Mendelsohn 手法（MM）：抬高喉部，改善食管上括约肌开放	患者指导："请吞咽，吞咽后继续保持喉部抬高 2s"（患者可以用手指触摸喉部感知反馈）	食管上括约肌开放受损，吞咽后误吸，舌咽偏移减少

长时间地保留功能性吞咽和口服营养（Bartolome 和 Schröter-Morasch，2013）。

2010 年 Speyer 等对 2008 年 11 月之前的可用证据进行了系统分析，发现行为吞咽疗法有效性有意义的循证研究数量相对较少，共有 10 篇高质量的随机对照研究和 49 篇方法学合理但非随机的研究。但其中许多研究不仅包括神经源性吞咽障碍患者，还包括耳鼻咽喉科疾病导致的吞咽障碍患者。因此得出治疗神经源性吞咽障碍的结论应谨慎。目前尚没有行为干预措施的 Ia 级证据（即至少含有三项随机对照试验的 Meta 分析）。2015 年 Susan Langmore 和 Jessica Pisegna 发表的一篇非系统性叙述性综述指出如下内容。

随着语言病理学领域的不断发展，以及许多临床医生为患者研发了新的治疗方法，很容易出现多使用本土或流行康复治疗的误区。但尽管使用传闻、临床经验和流行的方法很有诱惑力，但临床医生必须记住，最好的治疗方法不仅仅是已经尝试过的，而且应是经过检验的（Langmore 和 Pisegna，2015，第 1 页）。

与 2008 年 11 月之前相比，直到 2015 年情况略有改善。根据现有文献并遵循 Langmore 和 Pisegna 的结论，有足够的证据证明以下方法的临床有效性。

- Shaker 训练：卧位时抬头训练，适用于各种吞咽障碍病因的患者（包括脑卒中相关吞咽障碍）。
- 呼气肌力量训练：针对 Parkinson 相关吞咽障碍。
- Mendelsohn 手法：（在一定程度上）治疗脑卒中相关吞咽障碍。

然而，对于用力吞咽、Masako 技术、超声门上吞咽、舌强化和 Lee Silverman 语音治疗仍没有足够的证据（Langmore 和 Pisegna，2015）。需要强调的是以下问题。

> 目前对吞咽障碍患者进行的许多训练缺乏有效性，这并不意味着不应该进行这些训练，仅是提醒尚未被证明有助于增强吞咽。此外，设计良好的研究对指导临床医生治疗吞咽障碍患者非常有帮助（Langmore 和 Pisegna，2015，第 7 页）。

在评估不同吞咽干预措施有效性时，大多数研究使用 FEES 或 VFSS 作为金标准。结局指标选择临床吞咽障碍评分或营养参数。最近的研究将生活质量也纳入；但许多研究都有方法上的缺陷。此外，由于研究人群、治疗方法和检查方法的异质性，各研究的结果无法一概而论或与其他研究结果比较（Speyer 等，2010）。

1. 对神经源性吞咽障碍或个别神经源性吞咽障碍症状的非疾病特异性治疗可参考以下高质量（即随机对照）研究（括号中为证据分级）。

(1) 修复方法：2002 年 Shaker 等发表的研究证实了 27 名食管上括约肌舒张受损的吞咽障碍患者

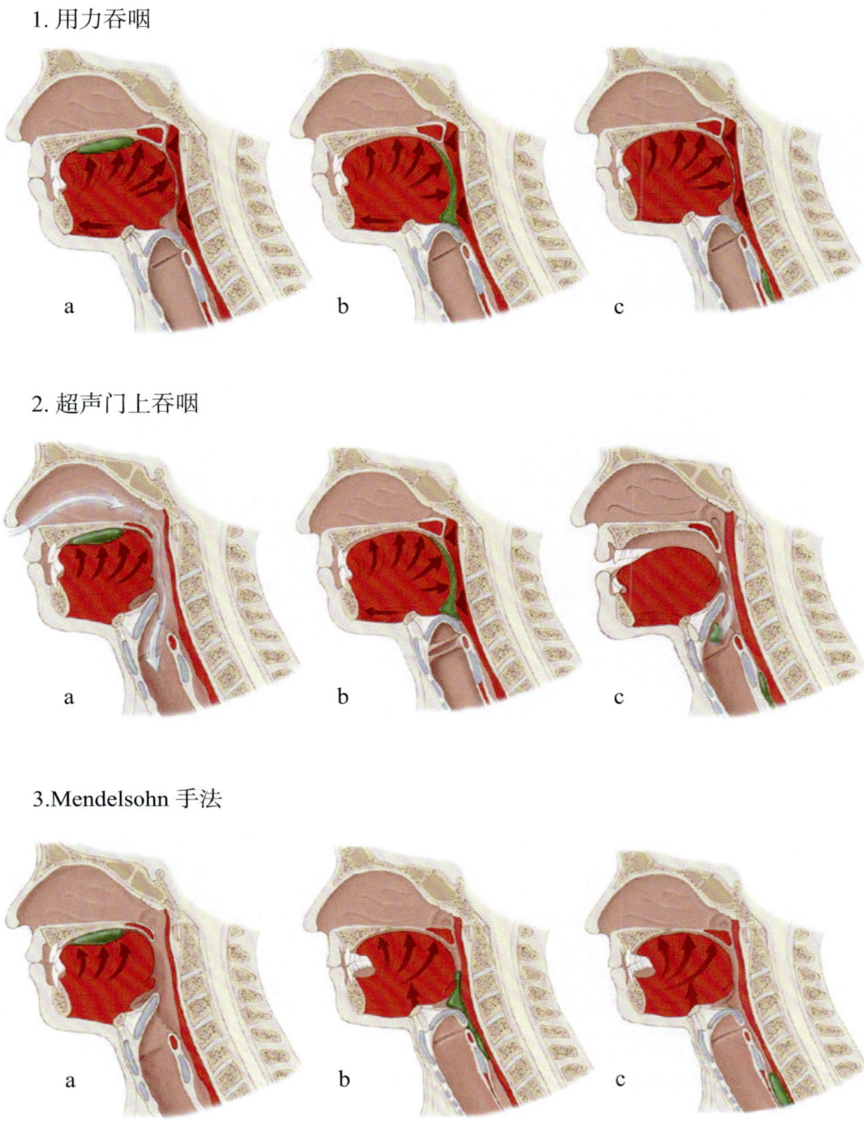

▲ 图 7-1　特殊吞咽技术

经许可转载，2017 Heike Blum 版权所有

进行抬头训练（Shaker 训练）的有效性。纳入患者的吞咽障碍是由各种神经系统疾病以及既往放疗和心血管疾病引起。与进行假治疗的对照组患者相比，接受 Shaker 训练的患者食管上括约肌前后径和喉部抬高均有显著改善。此外，残留和误吸也减少（Ⅰb）。

(2) 适应方法：Groher 在 1987 年研究了 46 名慢性假性延髓性麻痹吞咽障碍患者，在研究开始前曾进食糊状食物和液体，并且在研究开始前至少发生过一次吸入性肺炎。对照组患者（*n*=23）继续无限制给予液体，干预组（*n*=23）给予增稠液体。6 个月时，干预组肺炎发生率显著降低（28 vs. 5；Ⅰb）。

这位作者在 1995 年又做了一项研究，他们调查了 212 名疑有进食或吞咽障碍的疗养院居民。结果显示只有 31% 的居民确实有吞咽障碍，91% 的有吞咽障碍患者的饮食水平低于可以安全耐受的水平。升级饮食（对许多患者使用稀液体），随访 1 个月并无肺炎发生（Groher 和 McKaig，1995）。

(3) 多种方法结合。

① 2007 年 Hwang 等对 33 名 ICU 机械通气患者从气管插管后第 2 天开始进行研究。对照组患者（*n*=18）接受标准治疗，试验组患者（*n*=15）接受热

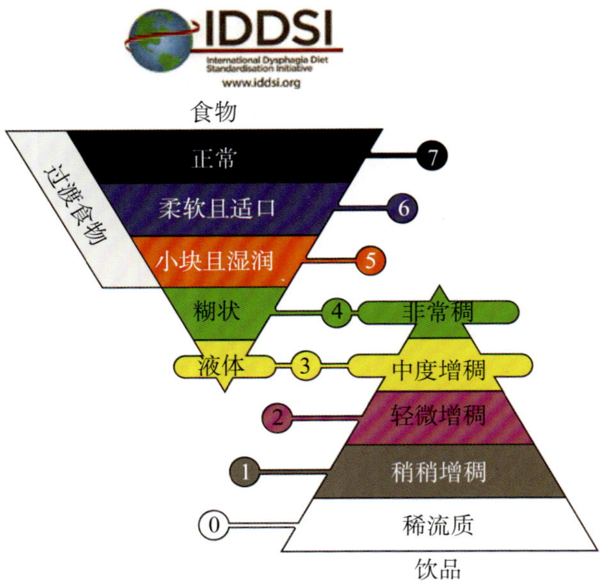

▲ **图 7-2 国际吞咽障碍饮食标准化倡议（IDDSI）饮食分类（引自 Cichero et al，2017.）**

触觉刺激、口腔刺激、指压刺激和颈部活动性训练相结合的预防性吞咽治疗。拔管后，治疗组患者的口腔和口咽通过时间以及口咽吞咽效率均优于对照组。两组间的误吸或吞咽量没有显著差异（Ⅰb）。

② 2008 年 Robbins 等进行的一项随机临床试验中共纳入 515 名神经退行性疾病患者（痴呆 260 名；帕金森病 154 名；痴呆 + 帕金森病 101 名）。比较了三种预防误吸的治疗策略：下颏收回动作（*n*=259）、使用增稠液体（果汁状黏稠度；*n*=133），及使用不同的增稠液体（蜂蜜状黏稠度）。3 个月时肺炎累积发病率为 11%，低于研究开始前的预期。但主要结局指标评估时，在预防肺炎方面并未证明具有优势（Ⅰb）。

2. 以下关于神经源性吞咽障碍行为吞咽疗法有效性可从其他各种方法学合理但非随机研究中获得（括号中给出了证据分级）。不包括专门针对因耳鼻咽喉科疾病或耳鼻咽喉科手术导致的结构性吞咽障碍患者进行的研究。

(1) 修复方法。

① 在各种神经系统疾病患者的 VFSS 研究中，对腭前弓的单一触觉热刺激改善（立即但仅短期）吞咽反射触发，并缩短全部食团通过时间（*n*=25；Ⅱb；Lazzara 等，1986）。

② 一项对脑干损伤所致慢性吞咽障碍患者 VFSS 的回顾性研究（*n*=10），除了常规吞咽治疗外，表面肌电生物反馈技术能改善患者的吞咽生理和营养状况（脑卒中和脑肿瘤；Ⅲ；Huckabee 和 Cannito，1999）。

(2) 代偿方法。

① 一项关于脑血管病（以及耳鼻咽喉科肿瘤）患者的视频测压研究（*n*=8），用力吞咽和下颏回收动作（不是声门上吞咽）能降低喉部和咽部残余物渗漏深度（Ⅱa；Bulow 等，2001）。

② 一项关于多种神经系统疾病引起吞咽前误吸的吞咽障碍患者的 VFSS 研究，采用下颏回收动作能使得 50% 患者吞咽时无误吸（*n*=30；Ⅱb；Shanahan 等，1993）。

③ 一项随机交叉研究，共纳入 47 名经 VFS 证实存在误吸的获得性脑损伤患者（31 名脑卒中，16 名创伤性脑损伤），进行下颏回收动作。下颏回收动作中，仅有 55% 的患者为安全吞咽，无误吸（40% 避免了吞咽前误吸，60% 避免了吞咽过程中误吸）。最初，有 51% 患者表现为隐性误吸，48% 患者在下颏回收动作期间出现误吸（Ⅱb；Terré 和 Mearin 2012）。这项研究指出，在推荐一种姿势动作前需要对其进行测试以确定其是否达到预期效果。

④ 一项对单侧咽麻痹患者（*n*=5）进行转头至轻瘫侧的 VFSS 研究，显示能使咽部食团沿未受损侧通过（Ⅱb；Logemann 等，1989）。

(3) 适应方法。

① 一项对单侧声带麻痹伴误吸和（或）渗漏患者的 VFSS 研究（*n*=31），与液体相比，糊状黏稠度食物能降低误吸发生率，但增加了咽部残留（Ⅱa；Bhattacharyya 等，2003）。

② 一项 VFSS 研究（*n*=92）中，无论是对于非进展性脑病还是对于神经退行性疾病，食团黏度从液体变为果汁状或布丁状黏稠度都能提高吞咽的有效性和安全性（减少渗漏和误吸）（Ⅱa；Clave 等，2006）。

③ 一项对帕金森病患者（*n*=25）和有液体误吸的小脑共济失调患者（*n*=23）的 VFSS 研究，几乎所有患者在吞咽果冻状食团时未出现误吸（Ⅱb；Nagaya 等，2004）。

④ 2013—2016 年调查液体黏稠度对吞咽反应受损患者生理学影响（Andersen 等，2013；Steele 等，2015；Newman 等，2016）的系统综述显示液体增稠能降低不同病因口咽吞咽障碍患者渗漏和误吸的发

生率。液体越稠（从稀到果汁状、蜂蜜状至“挂汤匙般黏稠”），吞咽就越安全。但是，随着稠度的增加，口腔和咽部残留的风险也在增加（Ⅰa）。

⑤ 另一项关于误吸患者进食液体黏稠度与肺炎发生关系的系统综述和 Meta 分析，结果发现进食稀薄液体并采用安全策略（如下颏回收）患者的肺炎发病率与进食增稠液体患者相比无显著差异（Kaneoka 等，2017）。

(4) 多种方法结合。

① 一项纳入脑卒中患者（*n*=19）和其他神经系统疾病患者（*n*=8）的 VFSS 研究显示酸辣酱能改善口腔吞咽启动。与非脑卒中患者组相比，脑卒中患者还能减少咽期延迟和口腔通过时间、提高吞咽效率以及减少误吸。两个研究组食团黏稠度的增加会增加口腔残留和吞咽频率，并减少口腔和咽期通过时间（Ⅱa；Logemann 等，1995）。

② 一项纳入帕金森病（*n*=228）、痴呆（*n*=351）和帕金森病 + 痴呆（*n*=132）患者的大样本 VFSS 研究（*n*=711）显示结合下颏回收动作，给予蜂蜜状和果汁状稠度液体与液体相比误吸减少。帕金森病患者比其他两组患者获益更多。然而，约一半的患者中，两种干预措施均未发现吞咽安全性或疗效的改善。重度痴呆患者从中获益最少（Ⅱa；Logemann 等，2008）。

③ 功能性吞咽障碍疗法可使 55% 患有严重吞咽障碍的管饲神经系统疾病患者（*n*=208）改善为不受限制的经口进食（Ⅲ）。通过 VFSS 和（或）FEES 评估吞咽功能（Prosiegel 等，2002）。

④ FDT 可改善患有颅后窝肿瘤、小脑出血、Wallenberg 综合征、Avellis 综合征和单侧迷走神经麻痹的吞咽障碍患者营养状况（*n*=43；Ⅲ）（Prosiegel 等，2005）。

⑤ 对多种神经系统疾病环咽功能障碍的患者（*n*=28）根据临床参数评估，采用修复性（直接）以及代偿性和适应性（间接）方法的结合，90% 的吞咽功能得到改善（Ⅲ；Bartolome 和 Schröter-Morasch，2013）。

⑥ 修复性、代偿性和适应性方法的结合能改善 84% 的多种神经系统疾病合并吞咽障碍患者（*n*=66）的营养状况，保证营养摄入（Ⅲ；Neumann，1993）。

⑦ 58 名多种神经系统疾病合并吞咽障碍和 n.p.o. 患者采用修复性和代偿性方法相结合，67% 的患者能够经口进食（Ⅲ；Neumann 等，1995）。

(5) 面部 – 口腔治疗：创伤性脑损伤和脑出血合并吞咽障碍患者（*n*=10），面部 – 口腔疗法增加急性期吞咽频率，改善患者吞咽和保护气道的能力。通过 FEES 临床评估吞咽功能（吞咽频率）（Ⅲ；Seidl 等，2007）。

综上所述证据，对神经源性吞咽障碍的一般（非疾病特异）行为吞咽疗法给出以下建议（括号中为推荐级别）。

- 使用抬头训练（shaker 训练）治疗食管上括约肌开放受损或舌咽偏移减少（A）（但 While Antunes 和 Lunet 2012 年的系统综述中指出 shaker 训练的现有数据可见希望，但仍不足以作为循证证据进行分类。Langmore 和 Pisegna 2015 年的描述性综述中，对现有证据进行了分类，尤其脑卒中后吞咽障碍和耳鼻咽喉科肿瘤，充分推荐）。
- 下颏回收动作可用于避免吞咽前和吞咽过程中误吸（B）。
- 单侧咽麻痹时头部向麻痹侧旋转可能有帮助（B）。
- 推荐用力吞咽以减少咽部残留（B）。
- 声门上吞咽可用于预防吞咽前、吞咽过程中和吞咽后误吸，但没有关于其长期影响的数据（C）。
- 对于有液体误吸的患者，可使用半固体黏稠度食物和增稠液体使得无误吸吞咽（B），应注意，使用增稠液体通常会导致液体摄入不足（Speyer 等，2010）。患者不喜欢这种黏稠度，因为它会改变味道，在口腔中产生一种非自然的感觉，并且不解渴（Lim 等，2016）。一篇系统综述指出增稠液体使用与生活质量下降有关（Swan 等，2015）。此外，根据当前数据，必须考虑到增稠液体会增加吞咽后口腔和咽部残留的风险，且并不能降低吸入性肺炎的发病率（见上文）。
- FDT 通常可推荐用于治疗神经源性吞咽障碍（B）。
- 面部 – 口腔疗法（F.O.T.T.®）通常可推荐用于治疗神经源性吞咽障碍（C）。

- 呼气肌力量训练（expiratory muscle strength training，EMST）可用于治疗各种病因的神经源性吞咽障碍(第 7 章“疾病特异性治疗”；B)，对帕金森病、肌萎缩侧索硬化、亚急性脑卒中和老年吞咽障碍患者有确凿的证据，但对 Huntington 病患者未观察到 EMST 的效果（第 7 章“疾病特异性治疗”）。应在随机对照试验中主要开展 EMST 的使用（Laciuga 等，2014）。

由于研究结果非常不明确，目前一般不推荐吞咽肌 NMES 作为行为吞咽疗法的补充方法来治疗神经源性吞咽障碍(第 7 章“神经刺激疗法”)(Logemann，2007)。此外，根据多项研究（见上文）确定不建议对腭弓进行触觉热刺激，因为触觉热刺激仅有 10～30s 的短期效应。

为了选择最合适的治疗方法组合，需要尽可能精确地分析各类型神经源性吞咽障碍的病理机制。仅临床吞咽评估（CSE）本身往往提供的信息不够充分。因此，在大部分情况下，仪器辅助吞咽障碍诊断是不可或缺的，不仅用于诊断，亦可用于治疗（Logemann 等，2008）。在这种情况下，制订治疗计划和评估治疗效果的两种最重要的仪器检查方法是 VFSS 和 FEES。这两种方法都非常适合直接观察不同行为干预的影响。FEES 具有训练时间和判断疗效的优势。亦可用于治疗过程中辅助实施生物反馈。通过内镜同步观察吞咽和动作，患者可以更好地了解吞咽障碍的性质和治疗效果。此外，通过训练时在监视器上共同观察内镜视图，可以在 FEES 期间很容易与患者一起进行行为干预训练（Langmore，2001a 和 b）。一项对耳鼻咽喉科肿瘤所致吞咽障碍患者的观察性研究和一项对帕金森病患者的随机对照研究表明，增加 FEES 生物反馈治疗可有效减少误吸和（或）残留（Ⅲ，Denk 和 Kaider，1997；Ⅰb，Manor 等，2013）。

在选择合适的行为干预措施时，必须考虑神经系统疾病的病因以及吞咽障碍表型。大多数情况下 FEES 和（或）VFSS 对于提供吞咽障碍病因分析以及评估疗效是必不可少的。

（二）药物治疗

关于神经源性吞咽障碍的药物治疗选择，疾病特异性药物治疗与非特异性治疗策略有所区别。

1. 疾病特异性药物治疗策略 当神经源性吞咽障碍为神经系统疾病特定症状，对特定药物治疗有反应时使用。例如使用乙酰胆碱酯酶抑制药治疗肌无力性吞咽障碍；使用皮质类固醇治疗多发性肌炎相关性吞咽障碍，以及使用多巴胺药物治疗帕金森病相关吞咽障碍（第 7 章“疾病特异性治疗”）。

2. 一般药物治疗策略 原则上可用于所有形式的神经源性吞咽障碍，因为对吞咽功能影响非特异性，而与神经系统疾病病理生理学无关。以下活性成分属于这一类。

(1) 金刚烷胺：预防吸入性肺炎；作用机制尚未完全阐明，迄今为止仅对脑卒中患者证明有效（第 7 章“疾病特异性治疗”）。

(2) 左旋多巴：一项交叉设计的随机双盲对照试验证实能降低吞咽反射延迟，对腔隙性基底节梗死和有吸入性肺炎病史的老年患者（平均年龄：78 岁）显示了有效性（Ⅰb，Kobayashi 等，1996）。此研究未探讨左旋多巴能否减少吸入性肺炎发生（第 7 章“疾病特异性治疗”）。

(3) 血管紧张素转换酶抑制药（ACE 抑制药）：通过抑制 P 物质（刺激咳嗽和吞咽反射）的降解，促进保护性咳嗽 / 吞咽以及预防吸入性肺炎（数据不一致），仅有亚洲脑卒中患者有效性证据（第 7 章“疾病特异性治疗”）。虽然一项系统综述表明，使用 ACE 抑制药治疗可降低肺炎的风险（Caldeira 等，2012），但最近对老年脑卒中后吞咽障碍管饲患者进行的一项随机对照试验未显示 ACE 抑制药治疗能减少肺炎的发生（Caldeira 等，2012；Lee 等，2015）。

(4) 辣椒素(辣椒的成分):TRPV1 激动药[TRPV1=瞬时受体电位阳离子通道，亚型 1；以前为香草醛受体 1（VR1）或辣椒素受体；在喉上神经和舌咽神经的神经末梢表达]。辣椒素降低吞咽反射延迟，加速喉前庭关闭。通过抑制 P 物质的降解，辣椒素促进保护性咳嗽 / 吞咽，因此避免发生吸入性肺炎。一项随机安慰剂对照研究，与年龄匹配的对照组相比，每餐前服用辣椒素 4 周的老年患者(平均年龄 81.9 岁)的吞咽和咳嗽反射均有显著改善（Ⅰb）。由于本研究没有设定临床终点，无法评估这些生理效应与不良临床结果减少之间的联系（Ebihara 等，2005）。一项对口咽吞咽障碍的老年患者（n=38；年龄＞70 岁）的随机对照试验中，发现 10 天的辣椒素治疗对吞咽的安全性具有可比的积极影响（渗漏 / 误吸量表的进步）(Ortega 等，2016)。

(5) 胡椒碱（黑胡椒的成分）：TRPV1/TRPA1 双通路激动药（TRPA1= 瞬时受体电位锚蛋白 1）。一项双盲干预对照研究，纳入 40 名吞咽障碍患者（平均年龄 75.8 岁；异质性研究人群：脑卒中、神经退行性疾病、老年吞咽障碍），结果显示接受胡椒碱治疗后渗漏减少和喉前庭关闭加速（Rofes 等，2014）。

(6) 肉毒杆菌毒素：将肉毒杆菌毒素注射到肌肉组织中会抑制神经肌肉接头处乙酰胆碱的释放，从而导致相应肌肉的松弛或麻痹。与食管上括约肌开放受损相关的神经源性吞咽障碍，向环咽肌注射肉毒素可引起食管上括约肌松弛，从而改善咽部食团清除。这些注射可以在有或无肌电图控制的情况下进行外部（经皮）注射，也可以通过内镜进行内部视觉观察下注射。有效性出现在 5～10 天后，持续约 3 个月。不良反应是可能导致吞咽障碍恶化；此外，还可能发生声带麻痹。已发表了该方法治疗各种神经系统疾病的病例报道和系列病例，包括帕金森病、多发性硬化、破伤风和眼咽肌营养不良症(第 7 章“疾病特异性治疗”)。2014 年 Cochrane 综述指出目前还没有随机对照试验（Regan 等，2014）。只有有经验的医生才能将肉毒素注射到吞咽肌中。注射时应配合行为吞咽疗法，该疗法也对 UES 开放有效。这种治疗也可以在环咽肌切开术前使用，以测试该手术的有效性（Blitzer 和 Brin，1997）。

(7) 以下为神经源性吞咽障碍患者一般药物治疗方案推荐。

- 金刚烷胺、左旋多巴、ACE 抑制药、辣椒素和胡椒碱有可能降低神经源性吞咽障碍患者吸入性肺炎的发生率。但目前神经源性吞咽障碍还不能常规推荐使用这些药物治疗。金刚烷胺只能推荐给急性脑卒中合并吞咽障碍，有吸入性肺炎风险的患者（B）。
- 有经验医生可食管上括约肌肉注射肉毒素以治疗环咽功能障碍，作为肌切开术的替代方法（C）。
- 在不可逆的环咽肌切开术前可食管上括约肌肉注射肉毒素（C）。
- 治疗神经源性吞咽障碍的所有药物方法都应辅以长期行为吞咽疗法以达到最佳治疗效果（A）。

(8) 最后，吞咽障碍相关症状也可选择药物治疗。

① 多涎或流涎：流涎通常是自主吞咽减少和（或）神经源性吞咽障碍的结果。此外，神经专业药物可能有多涎不良反应，如溴吡斯的明（抑制乙酰胆碱酯酶）和氯氮平（非典型抗精神病药）。以下药物可用于治疗多涎：阿米替林（含抗胆碱成分的抗抑郁药）、东莨菪碱透皮贴剂（抗胆碱药；作用时间 72h），格隆溴铵皮下注射剂（抗胆碱药；仅对中枢神经系统有轻微渗透），肉毒素注射入唾液腺（腮腺和颌下腺；2～3 天起效；作用时间 2～6 个月）。

② 口干症（口干）：口干通常从口腔扩展到咽部和食管，可干扰食团通过，导致在吞咽通道滞留。口干症可能是药物的不良反应，包括抗胆碱药如双哌啶或含有活性抗胆碱成分的抗抑郁药。此外，自身免疫性疾病影响唾液腺（特别是干燥综合征或硬皮病）可引起干燥症状。拟副交感神经药物可用于治疗这些症状，如毛果芸香碱（盐酸毛果芸香碱片；前提条件：唾液分泌减少但未完全消失）。神经系统疾病通常不是口干症的主要原因（Ney 等，2009）。

③ 呃逆（打嗝）：慢性呃逆以特发性或症状形式出现（如由于脑干损伤）。许多病例使用多潘立酮、质子泵抑制药（PPI）和巴氯芬的组合能成功治疗呃逆（Ⅱb，Petroianu 等，1997）。加巴喷丁单独使用，或在巴氯芬耐药病例中作为巴氯芬的替代品或作为附加治疗有效。(Ⅲ，Petroianu 等，2000)。不推荐使用局部麻醉药阻断膈神经（Petroianu，1998）。

④ 反流性疾病：胃食管反流可能加重口咽吞咽障碍，因此应在相应患者中使用质子泵抑制药。反流性疾病也可能是吞咽障碍的唯一原因，需与神经源性吞咽障碍相鉴别诊断。除了典型的胃食管反流外，如果 FEES 中发现“后部喉炎”（杓状软骨黏膜充血和水肿）(Ford，2005）也可能为咽喉反流。一项 FEESST 研究中，诊断为咽喉反流的吞咽障碍患者表现出感觉障碍（称为后杓间神经病）(Aviv 等，2000；Botoman，2002)。咽喉反流患者应转诊至耳

鼻咽喉科医生和胃肠科医生进一步诊断和治疗（Ford，2005）。

3. 神经源性吞咽障碍患者的吞咽药片治疗 迄今为止，关于各型神经源性吞咽障碍吞咽药片的资料很少。关于神经源性吞咽障碍对吞咽药片产生不利影响的程度，以及如何优化设计药片 / 胶囊（例如，就其大小、形状和表面而言）以使其能够安全吞咽，目前还没有进行充分的研究。最近一项招募无神经源性吞咽障碍患者的调查，54% 的受访者报告说服用的处方药片或胶囊太难一次性吞咽。多达 4% 的受访患者无法继续治疗，因为这些药片 / 胶囊根本无法吞咽。患者通常喜欢表面光滑、中等大小的药片 / 胶囊（Fields 等，2015）。德国的一项调查 37.4% 的受访者表示吞咽药片 / 胶囊有困难。其中，58.8% 的患者对药片 / 胶囊进行了改良，潜在的安全性和有效性受到质疑。9.4% 的患者未能继续治疗。吞咽障碍患者吞咽药片出现问题的风险增加 7.9 倍（Schiele 等，2013）。某些吞咽技术可能有助于吞咽药片 / 胶囊（“汽水瓶法” / “下颏回收动作”）（Schiele 等，2014）。临床实践中（特别是老年患者群体）经常碾碎药片，打开胶囊以便于吞下。然而某些制剂可能会影响药效并对胃肠道造成损害（Logrippo 等，2017）。

1/4 的帕金森病或非典型 Parkinson 综合征患者主观上有吞咽药片障碍。吞咽药片的困难随着疾病的进展而增加，可能导致治疗依从性不理想（Kalf 等，2011）。2015 年 Schiele 等调查了 52 例脑卒中相关吞咽障碍患者吞咽药片的情况（平均年龄 81 岁；67.3% 为女性；脑卒中后平均时间 2.4 周），使用 FEES 评估吞咽药片。四种安慰剂（圆形、椭圆形和长方形药片 / 胶囊）分别用增稠液体和牛奶进行试验。40.4%～43.5% 患者吞咽药片有严重困难。这些吞咽试验与渗漏 / 误吸恶化和残留增加有关。不同类型的安慰剂间没有显著差异。总的来说，用增稠液体吞咽药片 / 胶囊比用牛奶吞咽更安全。与 FEES 相比，无论是患者的自我评估还是传统的临床吞咽评估都无法发现吞咽药片的困难（Schiele 等，2015）。对于严重吞咽障碍而无法完成试验的患者，在其通过仪器进行专门测试（如 FEES）和达标之前，不应口服药物（Leder 和 Lerner，2013；Schiele 等，2015）。最后，除了找到吞咽药片合适的介质外，使用用力吞咽或 Mendelsohn 动作可能有助于药片通过咽部到达 UES。

（三）手术治疗方案

环咽肌切开术：可作为治疗食管上括约肌开放受损所致吞咽障碍的手术方法。各组肌肉（环咽肌、下咽缩肌和食管上横纹肌）通过前外侧通路进行纵向解剖（切断长度约 5cm）。文献中提及手术死亡率约为 1%，并发症发生率约为 6%。最严重且罕见的并发症是反复复发的麻痹和咽 / 食管瘘的形成。如果术前存在单侧复发神经损伤，则必须始终在麻痹侧进行手术，以避免造成该神经双侧损伤（Kelly，2000；Prosiegel，2008）。

截至目前，还没有关于环咽肌切开术治疗 UES 功能障碍所致神经源性吞咽障碍的随机对照试验报道。只有非对照病例研究发表，结果显示对 60%～80% 的患者有积极影响。但由于这些病例研究中不同的适应证、结局指标和随访期，以及发表偏倚，使手术不成功的病例不太可能被发表，因此实际获益可能会引起争议（Singh 和 Hamdy，2005）。一般来说，在进行此类手术前，应检查并满足以下标准。

Ⅰ. 行为吞咽疗法（尤其是 Shaker 训练或 Mendelsohn 动作和 /Masako 动作）未成功且实施时间足够长（约 1 年）。

Ⅱ. 视频测压检测存在食管上括约肌开放和松弛障碍。

Ⅲ. VFSS 示舌咽上抬充分。

Ⅳ. 无难治性胃食管反流病。

总之，环咽肌切开术的适应证很难确定，应由跨学科专家团队来制订。作者团队中，适应证是基于全面的采用 FESS、VFSS、测压评估，以及胃肠科和外科会诊。根据发表的病例研究，包涵体肌炎患者对环咽肌切开术反应特别好（第 7 章“疾病特异性治疗”）（Oh 等，2007，2008）。

食管上括约肌球囊扩张术：在跨学科共识中，偶尔可视为环咽肌切开术的替代方法，在 UES 可能恢复的情况下作为临时治疗。瑞典的一项随机对照试验研究，对球囊扩张术和激光肌切开术进行了比较。两组均治疗了 4 例伴有环咽功能障碍的吞咽障碍患者，并通过视频测压测量治疗效果。术前食管上括约肌的平均矢状径为 5.6mm，6 个月后增至 8.4mm。通过问卷调查评估主观吞咽障碍有所减轻，但两种疗法的结果没有显著差异（Arenaz Búa 等，2015）。

- 食管上括约肌环咽肌切开术治疗原发开放障碍疾病需经适当的跨学科检查诊断后推荐（见上文；C）。
- 对于反复复发的单侧喉麻痹患者，应始终在麻痹侧进行环咽肌切开术，以避免双侧神经损伤（B）。

旨在改善神经源性吞咽障碍患者吞咽功能的神经刺激治疗将在第 7 章神经刺激治疗单独介绍。

三、疾病特异性治疗

本节介绍神经源性吞咽障碍的疾病特异性治疗。由于缺乏对许多神经系统疾病的随机对照研究的可用临床数据，不可能有以证据为基础的推荐。因此，未来临床研究的需求是通过随机对照试验调查不同治疗方法对特定神经疾病的疗效。本节只讨论神经系统疾病，包括科学上合理的研究，还包括专门针对神经源性吞咽障碍特定治疗方式的 Meta 分析。

（一）脑卒中

1. 药物治疗

(1) 多巴胺能药物：多巴胺是人类中枢神经系统最重要的神经递质之一，在黑质纹状体（锥体外运动）系统中发挥重要作用。神经退行性疾病导致的多巴胺代谢障碍（如帕金森病或累及基底神经节的脑卒中）可导致吞咽障碍。以 D1 受体缺乏为特征的转基因小鼠模型通常除运动障碍外还有食物摄入受损（Xu 等，1994）。

Kobayashi 等（1996）在一项随机对照双盲交叉研究中调查了左旋多巴对吞咽反射的影响，研究对象为 20 名对照组和 27 名慢性脑卒中合并吞咽障碍患者，既往曾患肺炎。既往有肺炎病史的患者，左旋多巴能使吞咽反射更快速的触发，而对照组（Ⅰb）没有观察到左旋多巴相关效应。

一项前瞻性随机对照试验，作者研究了卡麦角林（0.25mg/d；n=13）和金刚烷胺（50mg/d；n=14）或安慰剂（n=12）对一组亚洲慢性脑卒中患者的夜间隐性误吸发生率的影响（Arai 等，2003a）。经过 12 周治疗后，两组患者的误吸频率均显著低于安慰剂组（卡麦角林组：从 100% 降至 23.1%；金刚烷胺组：由 100% 降至 28.6%；安慰剂组：从 100% 降至 91.7%；Ⅰb）。

作为一项随机对照试验的一部分，Nakagawa 等（1999）用 100mg 金刚烷胺（n=83）或安慰剂（n=80）治疗了 163 名亚洲慢性脑卒中患者。研究的主要终点为肺炎的发生，观察期为 3 年。28% 的安慰剂组和 6% 的治疗组达到了主要终点，差异显著（Ⅰb）。

> 虽然总结的研究提供了证据支持脑卒中合并吞咽障碍患者使用多巴胺能药物，但事实上仅有一篇引用的研究选择了临床相关终点（肺炎），因此这是一个限制因素。此外，结果以非常简短的形式报道，这使得很难评估试验的科学质量，特别是可能的不良反应。因此需要更大规模的研究来可靠的评估这种药物治疗的临床意义。

(2) 辣椒素：刺激喉上神经和舌咽神经自由神经末梢表达的 TRPV1 受体，在动物研究中导致咳嗽和吞咽发射增强，可能是由 P 物质介导的（Bergren，1988）。

一项概念验证研究采用吞咽诱发试验（swallow provocation test，SPT）评估吞咽反射延迟作为主要终点（Ebihara 等，1993）。两组患者（n=20；慢性脑卒中或血管性痴呆）和年龄匹配的健康对照组在安慰剂对照设计逐渐增加辣椒素浓度 10^{-12}～10^{-9}mmol/L）。结果发现患者组（Ⅰb）病理性吞咽反射延迟有剂量依赖性改善。

第二项研究评估延长辣椒素给药时间对吞咽反射延迟的影响（Ebihara 等，2005）。64 名老年期痴呆和（或）慢性脑卒中患者在进餐前接受了 4 周的辣椒素片（1.5μg）或安慰剂。该研究的主要结果是，与安慰剂组（Ⅰb）相比，治疗组的吞咽反射延迟和咳嗽阈值显著降低。

> 辣椒素似乎是刺激脑卒中合并吞咽障碍患者咳嗽和吞咽反射的低风险方法。值得注意的是，迄今为止还没有相关临床终点（如肺炎发病率）的研究；因此，需要增加随机对照试验来评估辣椒素在治疗脑卒中相关吞咽障碍的作用。

(3) ACE 抑制药：是用作治疗动脉高血压和心力衰竭的标准疗法，作用机制是抑制血管紧张素Ⅰ向血管紧张素Ⅱ的转化。此外，ACE 抑制药降低了缓激肽和 P 物质的降解。动物研究中 P 物质降低了咳嗽和吞咽反射的阈值，因此可以考虑使用 ACE 抑制药来增强保护性反射。

Nakayama 等（1998）以 22 名有吸入性肺炎病史的老年患者为对象，研究 ACE 抑制药对吞咽反射延迟的影响。一项安慰剂对照交叉设计，作者发现与安慰剂相比，ACE 抑制药治疗显著缩短了吞咽反射（2.7s vs. 6.3s），而对照组（Ⅰb）中没有发现治疗相关变化。

第二项研究选择独立进食的自主吞咽频率作为目标参数（He 等，2004）。一组有吸入性肺炎病史的老年患者（*n*=22），自主吞咽频率明显低于年龄匹配对照组（5.3/h vs. 18.3/h）。既往有肺炎的亚组患者随后接受 ACE 抑制药治疗 2 周，自主吞咽频率显著增加（13.7/h；Ⅱb）。

一项前瞻性观察研究评估了 ACE 抑制药对脑卒中患者夜间隐性误吸的影响（*n*=16；Arai 等，1998a）。16 名患者中有 10 名误吸减少，8 名患者是与 P 物质水平增加有关。另外，6 名患者中有 3 名 P 物质水平也增加，但夜间误吸并没有改善（Ⅱb）。

另一项研究分析了 ACE 抑制药和 P 物质水平之间的关系。Arai 等（2003b）的一项随机试验比较 ACE 抑制药和安慰剂治疗 60 名伴有夜间误吸的慢性脑卒中患者。结果显示与对照组相比，治疗组误吸比例显著降低（73.8% vs. 8.3%）。ACE 抑制药治疗后，P 物质水平显著升高，并且在误吸改善和没有改善的患者之间存在差异。对照组 P 物质(Ⅰb)水平无变化。

迄今为止，这方面最大的研究是由 Ohkubo 等（2004）进行的。二级预防试验 PROGRESS，研究了 ACE 抑制药培哚普利对脑卒中复发发生率的影响，作者比较了研究组（*n*=3051）和安慰剂组（*n*=3054）的肺炎发生率，中位随访时间为 3.9 年。与安慰剂相比，ACE 抑制药治疗的相对风险降低了 19%（117 vs. 144 名肺炎；*P*=0.09）。但亚洲研究参与者亚组（*n*=2352）发现与 ACE 抑制药治疗相关的肺炎发生率显著降低了 47%（Ⅰb）。

此外，五项非随机的亚洲研究也发现，接受 ACE 抑制药治疗的患者肺炎发生率显著降低（Ⅱa；Arai 等，1998a 和 b；Sekizawa 等，1998；Okaishi 等，1999；Arai 等，2005；Harada 和 Sekizawa，2006）。

因此，2012 年的一项 Meta 分析显示，脑卒中患者（尤其是来自亚洲的患者）接受 ACE 抑制药治疗后，患肺炎的风险更低（Caldeira 等，2012）。

一项多中心随机对照试验，人工喂养超过 2 周的脑卒中合并吞咽障碍患者接受 2.5mg 赖诺普利或安慰剂，由于干预组的死亡率增加，不得不提前停止。此外，两组的肺炎发生率相同（Lee 等，2015）。

> 大量小型初步研究、几项大型非随机研究和 Meta 分析表明，ACE 抑制药可通过改善咳嗽和吞咽反射来降低脑卒中患者的肺炎风险。这些发现无法在方法学上合理的随机对照试验中得到证实。此外，在亚洲和高加索患者中有不同的效果。由于研究情况不一致，尚不能推荐 ACE 抑制药用于预防白种人脑卒中合并吞咽障碍患者误吸和相关肺炎，但可能对亚洲患者有效。

(4) 口腔净化：已确定误吸入细菌污染的唾液为脑卒中患者患肺炎的一个主要原因。生理口腔菌群主要由条件致病革兰阳性球菌（如溶血性链球菌）组成，但革兰阴性菌（如大肠杆菌、克雷伯菌、变形杆菌和肠杆菌）也见于脑卒中和其他危重患者（Millns 等，2003）。多年来，重症监护医学一直在讨论选择性口腔和胃肠道净化作为预防内源性感染的治疗选择，这种治疗目前在许多地方普遍使用（Silvestri 等，2007）。

Gosney 等（2006）的一项单中心随机安慰剂对照研究分析了选择性口腔净化对急性脑卒中患者的影响。患者口腔护理采用 500mg 口腔凝胶（*n*=103），每日 4 次，至少 2 周，其中 2% 黏菌素，2% 多黏菌素 E，2% 两性霉素 B，或安慰剂（*n*=100）。与安慰剂相比，这种治疗使得口腔革兰阴性菌减少。整个研究队列中，总体肺炎率很低（4%），但两组之间有显著差异（研究组 1%；安慰剂组 7%；*P*＜0.05）。治疗对死亡率没有影响，脑卒中后 3 个月内的死亡率约为 10%（Ⅰb）。

丹麦的一项对照、非随机研究，GUSS 与强化口腔清洁相结合，可降低中至重度合并吞咽障碍的急性脑卒中患者肺炎发生率（Sørensen 等，2013；Ⅱa）。

> 这些研究结果支持急性脑卒中患者推荐口腔净化的有效性。除了招募更多的患者，随访研究应主要集中在合并吞咽障碍的脑卒中患者，因为这是治疗最有可能有效的队列。

2. 脑刺激方法 近年来，各种脑刺激方法已经达到了方法学水平，使得它们在脑卒中相关吞咽障碍中的应用越来越可行（第 7 章“神经刺激治疗”）。Gow 等（2004）表明，健康人重复经颅磁刺激（repetitive transcranial magnetic stimulation，rTMS）可增加咽部运动皮质的兴奋性。经颅直流电刺激（transcranial direct-current stimulation，tDCS）也有类似的效果（Jefferson 等，2009a 和 b）。rTMS 和 tDCS 直接刺激皮质，和咽部电刺激（pharyngeal electrostimulation，PES）间接诱导皮质调节。早在 1998 年，Hamdy 等就证明 PES 可使得咽肌运动增加（Hamdy 等，1998b）。

一项随机安慰剂对照试验，Khedr 等（2009）研究了 26 名大脑中动脉脑梗死患者接受（14 名真 -rTMS，12 名假刺激）5 天治疗。与假刺激组相比，患侧半球经 rTMS 治疗后临床吞咽障碍评分显著改善，随访 2 个月时仍可检测到（ Ⅰb）。

第二项研究，22 名脑干梗死患者采用安慰剂对照设计的 rTMS（Khedr 和 Abo-Elfetoh，2010）。与假刺激相比，5 天的双侧刺激在 2 个月的随访期间对临床评估的吞咽障碍严重程度有显著改善（ Ⅰb）。

在一项对脑卒中后吞咽困难患者（*n*=40）进行的随机、安慰剂对照、双盲研究中，Du 等（2016）表明，5 天低频（1Hz）和高频（3Hz）经颅磁刺激导致吞咽功能的临床改善，在 3 个月的随访中仍可检测到。然而，没有吞咽困难仪器评估（Du 等，2016；Ⅰb）。

Kumar 等（2011b）的一项安慰剂对照试验纳入 14 名幕上脑卒中患者，接受健康半球 5 天的 tDCS 或假刺激。最后一次刺激后，与假刺激组相比，研究组在临床确定的吞咽障碍严重程度上有显著改善（ Ⅰb）。

三项 Meta 分析评估了直接、无创脑刺激对脑卒中后吞咽障碍患者的影响，发现与假刺激相比，rTMS 和 tDCS 均可持久改善吞咽性能。但这些研究患者数量少（Yang 等，2015；Doeltgen 等，2015；Pisegna 等，2016；Ⅰa）。其中一项对未受影响半球的刺激显示出比同侧刺激更强的效果（Pisegna 等，2016）。

Hamdy 组的一项随机对照研究纳入 28 名幕上脑梗死患者，研究 PES 连续治疗 3 天的效果（Jayasekeran 等，2010）。吞咽障碍的严重程度在基线和刺激后 14 天进行了临床和 VFSS 评估。干预组患者在脑卒中后吞咽障碍方面有显著改善，而对照组患者吞咽障碍的严重程度未受影响。刺激组患者住院时间明显短于假刺激组（ Ⅰb）。由于患者招募不理想，另一项随机对照试验（*n*=36）无法获得关于 PES 效果的明确结论（Vasant 等，2016；Ⅰb）。

一项 Meta 分析评估了 PES 对脑卒中相关吞咽障碍的作用，包括 3 个小型 RCT 研究，73 名患者数据。与对照组相比，PES 组 VFSS 测量的 PAS 和吞咽障碍严重程度评分（dysphagia severity rating scale，DSRS）显著降低（Scutt 等，2015；Ⅰa）。

遗憾的是，国际上迄今为止规模最大的多中心随机对照 STEPS 研究未能证实这些有希望的结果。共纳入 162 名缺血性或出血性脑卒中合并吞咽障碍患者（平均年龄 74 岁；男性 58%；89% 脑卒中；平均 PAS 评分 4.8），连续 3 天接受 PES 或安慰剂治疗。主要结局是在治疗后 2 周通过 VFSS 评估 PAS。干预组和对照组之间没有显著差异（3.7 分 vs. 3.6 分）。次要结局指标（包括 DSRS 和 6 周、12 周时 QOL）也没有显著差异。整个试验中没有发生严重的治疗相关不良事件（Bath 等，2016；Ⅰb）。

一项单中心随机对照试验（*n*=30），脑卒中严重吞咽障碍，行气管切开患者连续 3 天接受 PES 或安慰剂治疗（2∶1 随机）。主要结局为治疗后 24～72h 是否准备拔管，是基于 FEES 的标准化方案进行评估的。治疗组干预后立即拔管的患者明显更多（75% vs. 20%；Suntrup 等，2015b）。这是目前正在进行的 PHAST-TRAC 研究的目标人群（Dziewas 等，2016；Ⅰb）。

越来越多的随机对照试验正在研究脑刺激技术对治疗脑卒中后吞咽障碍的影响。但研究人群是异质性的，特别是纳入标准和结局指标方面。目前迫切需要大样本多中心试验，采用仪器吞咽障碍评估和临床相关终点来评估神经刺激干预的效果。rTMS 和 tDCS 的随机对照试验均有阳性结果。但纳入患者数量太少，无法得出最终结论。迄今为止，关于 PES 效果的数据仍然是矛盾的，除了目标人群是气管切开的脑卒中患者，结果是有希望的。

3. 行为吞咽疗法 行为吞咽疗法是治疗脑卒中后

吞咽障碍最古老和最常用的方法。本节介绍 Speyer 等的综述（Speyer 等，2010），并补充最新文章。

(1) 适应性方法：Logemann 等（1995）研究了酸味食团（sour bolus）对一小组脑卒中合并吞咽障碍患者（n=19）不同吞咽的影响。如 VFSS 所示，与正常食团相比，这种干预显著加速了口腔食团的推进并缩短了吞咽反射延迟（Ⅱa）。但这种效果只持续到下一次吞咽。

另一项脑卒中合并吞咽障碍患者（n=12）的研究，Hamdy 等（2003）发现，凉和酸的食团能使食团体积减少和吞咽减速（Ⅱa）。作者使用了 Hughes 和 Wiles 的吞咽计时测试，其中要求受试者尽可能快速和安全地喝预定量的液体（Hughes 和 Wiles，1996）。

(2) 神经肌肉电刺激：一项小的单中心随机试验研究了使用 VitalStim® 进行 NMES 的效果（见上文）（Bulow 等，2008）。25 名脑卒中患者接受每日 60min 的 NMES 或传统吞咽障碍治疗 3 周。研究结束时，两组患者临床和 VFSS 指标没有差异（Ⅰb）。

一项随机研究设计，Permsirivanich 等（2009）比较了 23 名脑卒中患者 NMES 与临床吞咽障碍治疗。经过 2～4 周平均 18 个疗程后，两组患者的吞咽功能均得到临床相关改善，其中接受 NMES 治疗的患者更为明显（Ⅰb）。

Xia 等（2011）将 120 名脑卒中合并吞咽障碍患者随机分为 3 个不同的治疗组：①根据需要使用适应性、代偿性和修复性方法进行常规吞咽障碍治疗；②仅使用 VitalStim® 的 NMES 治疗；③常规治疗和 NMES 联合治疗。每日 2 次，每次 30min，每周 5 次，共 4 周。结果是三个治疗组在临床和 VFSS 参数方面均有改善，但接受联合治疗组的改善明显大于仅提供一种治疗方案的两组（Ⅰb）。

一项非随机研究对吞咽障碍平均 4 个月的慢性脑卒中患者进行 NMES 与 Masako 动作的影响进行了比较（n=47），结果由 VFSS 评估。两组患者在治疗 4 周后吞咽功能均有改善，且两组间疗效无显著差异（Byeon，2016b；Ⅱa）。

Chen 等（2016）的一项 Meta 分析调查了 NMES 对脑卒中后吞咽障碍的影响，但只有少数高质量的研究。主要的发现是，除了常规的行为吞咽疗法外，NMES 治疗可能在短期内比单独的行为疗法更有效。但长期数据缺乏。未发现单独 NMES 相对于传统治疗策略的优势（Chen 等，2016）。

(3) 腭弓触觉 – 热刺激：20 多年前，Rosenbek 等（1991）在一小组（n=7）脑卒中患者中研究了热触觉刺激（thermal-tactile stimulation，TTS）。第一项研究结果显示 2 周的治疗对 VFSS 参数没有明显的影响（Ⅱb）。

第二项研究对 22 名脑卒中患者采用交叉设计 TTS 治疗（Rosenbek 等，1996）。刺激后，口咽期过渡时间和吞咽总时间均缩短（Ⅱa）。

第三项研究，Rosenbek 等（1998）在随机试验中研究了 TTS 不同强度的影响（n=45）。为期 2 周的治疗期间，患者每周接受 150 次、300 次、450 次或 600 次刺激。在 VFSS 参数上不同组间没有差异（Ⅰb）。

一项随机研究比较了 TTS 联合 NMES 或单独 TTS 4 周治疗（Lim 等，2009）。与 TTS 组相比，联合治疗组（n=16）在各种 VFSS 参数，如咽运输时间和 PAS 方面有显著性差异（$P<0.05$）（n=12；Ⅰb）。

Power 等（2006）对 16 名脑卒中患者进行了腭弓电刺激的小型随机研究。与假刺激相比，一些 VFSS 参数（如口腔和咽部运输时间以及食管上括约肌开放时间）并没有受到影响（Ⅰb）。

综上所述，不推荐触觉 – 热刺激，因为仅证明其效果是即时的（几秒钟内），而不是持久的。

(4) Shaker 运动：一项小型随机研究，Don Kim 等（2015）基于本体感觉神经肌肉促进原理，比较了 Shaker 运动和颈部屈曲运动的有效性。每组 13 名慢性脑卒中合并吞咽障碍患者，采用 VFSS 评价治疗效果。6 周后，两种方法在吞咽功能方面取得了相当的改善，包括残余量和误吸量的减少以及喉部抬高的改善（Ⅰb）。

(5) EMG 生物反馈：一项观察性研究，Crary 等（2004）研究了系统性吞咽障碍治疗方案的效果，其中一个组成部分是 EMG 生物反馈（Crary 等，2004）。25 名脑卒中患者接受平均 12 次 50min 治疗。训练结束时，92% 的患者吞咽障碍严重程度得到了改善（Ⅲ）。

Bogaardt 等（2009b）的一项观察性研究使用 EMG 生物反馈帮助训练 Mendelsohn 吞咽法。11 名脑卒中后慢性吞咽障碍患者 70 天内接受平均大约 7 次治疗，并且每日家中独立进行几次治疗。研究过程中所有患者吞咽障碍均有临床相关改善（Ⅲ）。

(6) 舌压抗阻训练：Steele 等（2016）的一项小型随机研究（n=14；平均年龄 71 岁；脑卒中后平均时间 70 天）采用 VFSS 评估治疗效果。两种方案之间没有显著差异。治疗后，两组的舌力量和液体残留均有改善。PAS 没有改善（Steele 等，201；Ⅰb）。

(7) Mendelsohn 手法：一项前瞻性交叉研究，McCullough 等（2012）评估 Mendelsohn 手法（联合 EMG 生物反馈）对慢性脑卒中后吞咽障碍患者 VFSS 参数的影响（n=18）。治疗 2 周后，舌骨上部和前部的运动和食管上括约肌开放与基线相比有所改善（McCullough 等，2012；McCullough 和 Kim，2013；Ⅱa）。

(8) 综合治疗方案：一项随机研究，Lin 等（2003）比较了 49 名脑卒中患者进行系统训练方案与不治疗的区别。吞咽障碍治疗包括适应性方法、刺激技术和代偿策略，持续 8 周。结果是与对照组相比，治疗组在各种临床吞咽指标方面均有显著改善，体重也显著增加（Ⅰb）。

Elmstahl 等（1999）的观察性研究评估吞咽障碍治疗对营养状况的影响。38 名脑卒中患者接受约 2 个月的综合吞咽障碍治疗，包括食物调整、进食时优化身体姿势、TTS 和吞咽动作。61% 的患者 VFSS 参数显示改善。这组患者实验室营养指标方面也有显著改善，而在吞咽方面没有获益的患者这些实验室指标恶化、体重下降（Ⅲ）。

Takahata 等（2011）回顾性队列研究评估了 129 名出血性脑卒中患者进行系统口腔护理和吞咽障碍治疗的效果。研究的主要终点是患者能够经口进食的时间。选择同一机构在采用新治疗方案前接受过治疗的历史患者队列作为对照组（n=90）。新方案下脑卒中后 3 个月经口进食患者比例显著高于历史对照组（86.8% vs. 67.8%），优化干预后肺炎发生率也显著降低（20.9% vs. 35.6%；Ⅱb）。

Carnaby 等（2006）进行了迄今为止规模最大的关于脑卒中患者行为吞咽疗法的研究。多中心设计，306 名急性脑卒中合并吞咽障碍患者随机对照接受根据当地治疗标准的行为治疗或两个治疗组：标准化低频率或标准化高频率行为吞咽疗法。标准治疗包括监督下进食以及保证安全吞咽（患者的姿势，指示缓慢进食等）。低频率吞咽障碍治疗每周 3 次，持续 1 个月，包括教授代偿策略和食物调整。高频率吞咽障碍治疗每周 5 次，持续 1 个月。研究的主要终点为脑卒中后 6 个月正常饮食患者的比例。尽管该研究的主要终点差一点（56% 的对照组和 67% 的两个治疗组达到了主要终点），标准化吞咽障碍治疗显示出降低死亡率和转到长期护理的需要的趋势，吞咽障碍相关并发症和支气管肺炎显著减少，吞咽功能恢复的患者比例显著增加（Ⅰb）。

(9) 呼气肌力量训练：一项随机安慰剂对照研究评估了 4 周呼气肌力量训练（expiratory muscle strength training，EMST）对慢性脑卒中后吞咽障碍的影响（n=27）。与安慰剂相比，EMST 治疗后舌骨上肌的 EMG 活动、VFSS 评估的液体渗漏 / 误吸的严重程度和 FOIS 均有显著改善。半固态稠度的渗漏 / 误吸程度保持不变（Park 等，2016b；Ⅰb）。

过去的 25 年里，尽管许多研究致力于非常广泛的行为技巧和动作，但大多数由于小样本量、回顾设计、缺乏对照组或选择了临床意义小的结局指标而限制了这些研究的意义。只有 Carnaby 等（2006）里程碑式的研究质量最高。虽然这项研究没有达到主要终点，但在一些临床有意义的次要终点显示的效果是显著的，并加强了脑卒中后立即开始持续行为吞咽疗法的建议（A）。这些数据为特异治疗方法的有效性提供了初步证据，包括腭弓触觉 – 热刺激、EMG 生物反馈、Mendelsohn 手法、Shaker 运动和 EMST。但在最终评估和推荐之前，还需要增加理想的多中心随机对照研究。

（二）痴呆

1. 行为吞咽疗法　正如两个系统综述指出，目前尚无有意义的针对行为吞咽疗法对各种类型痴呆有效性的随机对照研究（Alagiakrishnan 等，2013；Boccardi 等，2016）。两项大型多中心研究纳入多种痴呆患者，包括阿尔茨海默症痴呆（Alzheimer's dementia，AD）、血管性痴呆（vascular dementia，VD）和病因不明或混合型痴呆（年龄范围 50—95 岁）。

Logemann 等（2008）的一项对照非随机研究招募了 351 名伴有吞咽障碍的痴呆患者，已证实进食稀液体时误吸，采用 VFSS 评估发现与收紧下颏动作相比进食果汁状或蜂蜜状液体误吸更少。认知障碍最严重的患者从干预措施中获益最少。总的来说，相比于帕金森病患者，痴呆患者误吸减少的百分比显著降低（Ⅱa）。

Robbins 等（2008）的一项对 260 名痴呆合并吞咽障碍患者的随机对照研究，VFSS 结果显示存在进食稀薄液体时误吸。结果发现采用以下三种治疗策略之一：收紧下颏动作、只喝果汁状液体（nectar-like liquid）、只喝蜂蜜状液体（honey-like liquid），干预后 3 个月的肺炎发生率无显著差异。累计肺炎发生率为 11%，低于研究开始时预期（Ⅰb）。

一篇系统的综述讨论了 PEG 喂养在有误吸风险的晚期痴呆合并吞咽障碍患者中的作用。总的来说，没有证据表明通过 PEG 肠内营养可以提高长期生存率（Goldberg 和 Altman，2014）。

2. 药物治疗 一例个案报道，一名 81 岁的 AD 合并吞咽障碍患者卡巴拉汀透皮贴（一种乙酰胆碱酯酶抑制药）治疗后吞咽功能显著改善。临床上观察到咽期吞咽动作速度提高，经口进食进步和经口摄入增加使体重大幅增加；但未使用仪器设备对吞咽障碍进行评估。作者的结论是与 AD 相关的胆碱能不足可能影响吞咽反射启动延迟（Uwano 等，2012）。一项使用 FEES 或 VFSS 评估卡巴拉汀透皮贴治疗对 AD 患者吞咽功能影响的大型对照试验研究有待进行。

> 对于以液体误吸为主要症状的痴呆相关神经源性吞咽障碍患者，可以使用增稠液体提高吞咽安全性。严重痴呆患者效果最差（B）。

（三）帕金森病

近年来，一些系统性综述和叙述性综述研究了多种治疗 PD 相关吞咽障碍策略的证据（Smith 等，2012；Ciucci 等，2013；van Hooren 等，2014；Bloem 等，2015；Suttrup 和 Warnecke，2016a 和 b）。这些综述的共识是，尚未开展大型随机对照试验，无法提供有意义的循证建议。根据目前的数据，EMST 和视频辅助吞咽治疗（video-assisted swallowing therapy，VAST）联合多巴胺能药物优化治疗是最有希望的选择（见下文）。

1. 药物治疗 有几项研究调查了多巴胺能药物对 PD 患者吞咽功能的影响，结果不一致。Pfeiffer（2003）发表的早期综述：纳入研究的合并吞咽障碍的PD患者33%～50%对左旋多巴或阿扑吗啡有反应，神经源性吞咽障碍有不同程度的改善。这些研究包括以下几项。

Bushmann 等（1989）研究了 20 名 PD 患者服用左旋多巴对其吞咽功能的影响（平均年龄 65.7 岁；病程 1～17 年；平均 Hoehn-Yahr 分期 2.25 期）。夜间多巴胺能药物需停服至少 8h。随后在“关”期，给予患者左旋多巴常规剂量（100～500mg）。在“开”期和“关”期均进行 VFSS，15 名吞咽障碍患者有 5 名显示吞咽改善。使用左旋多巴后会厌谷残留、咽壁附着残留物，以及固体食团咽期运输时长得到改善（Ⅱb）。

Tison 等（1996）对 8 名存在吞咽障碍（主观的或者有误吸证据）的 PD 患者（平均年龄 66.75 岁；病程 2～22 年；平均 Hoehn-Yahr 分期 3.1 期；6 名患者运动症状波动）进行了 VFSS，夜间多巴胺能药物停服 12h 后，次日上午给予阿扑吗啡（0.05mg/kg）皮下注射。通过自我评估、口腔运动功能临床检查，以及“开”期和“关”期 VFSS 评估吞咽功能。一些患者注射阿扑吗啡后以下症状得到改善：口腔运动功能、会厌谷残留、喉部渗漏和咽期运输时长。3 名患者注射阿扑吗啡后吞咽功能没有改善（Ⅱb）。

Robertson 和 Hammerstad（1996）研究了 8 名 PD 患者（平均年龄 53.7 岁）“开”期和“关”期时咀嚼肌功能，并与 11 名对照组结果进行比较。第一步研究是 PD 患者“关”期时先停服多巴胺能药物 10～12h，随后晨起服用常规剂量的左旋多巴，1h 后在“开”期进行第二步研究。通过磁力计和咀嚼肌 EMG 评估咀嚼运动。在“关”期，几乎所有测量数据都变差，包括振幅降低和咀嚼运动减慢。在“开”期，咀嚼运动相关数据有所改善，尤其是有节律咀嚼运动时的垂直振幅和关闭时间（Ⅱa）。

Hunter 等（1997）对 15 名吞咽障碍 PD 患者进行了研究（平均年龄 71 岁；病程 7～15 年；所有患者存在运动症状波动）。夜间多巴胺能药物需停药至少 8h。然后患者禁食 4h 后服用 250mg 左旋多巴，进行第一次检查；1 周后给予皮下注射阿扑吗啡（阿扑吗啡的个体反应剂量为 1.5～6mg），进行第二次检查。在患者“开”期和“关”期进行 VFSS 检查，检查时给患者吞咽液体、半固体和固体食团。左旋多巴对以下数据有明显改善：完成食团转运所需吞咽次数更少（固体稠度），口腔准备期持续时间更短（液体和半固体稠度），口腔期持续时间更长（固体稠度）。阿扑吗啡对会厌谷残留量减少（固体稠度）和咽期运输时间缩短（半固体稠度；Ⅱb）。

Monte 等（2005）比较了 15 名有运动障碍（每天至少 25%）和 12 名没有运动障碍的 PD 患者的吞咽功能（所有患者平均年龄 61.9 岁；平均病程 7.7 年；平均 Hoehn-Yahr 分期 2.3 期）。有运动障碍的 PD 患者服用的左旋多巴平均剂量显著高于对照组（977.2mg/d vs. 513.8mg/d）。两组患者均在"开"期进行 VFSS 检查。没有运动障碍的患者咽部残留明显增多，吞咽效率明显降低。相比之下，服用高剂量左旋多巴的患者表现出口腔期运输时间缩短的趋势。综上所述，以上结果提示运动障碍和 / 或高剂量左旋多巴引起的吞咽功能改善（Ⅱa）。

一项非随机对照观察研究，75 名晚期 PD 患者中有 45 名（60%）接受肠道左旋多巴 / 卡比多巴灌注治疗（Duodopa® 泵）后，主观感觉吞咽障碍得到改善。但是因没有客观的吞咽障碍评估，导致这一发现意义非常有限（Ⅲ；Devos，2009）。

Melo 和 Monteiro（2013）发表了一篇综述，结论是：基于现有数据，没有证据能表明左旋多巴对 PD 患者吞咽功能有积极影响（Melo 和 Monteiro，2013）。Sutton（2013）在同一时期也发表了一篇综述，通过相同的数据得出了一个略有不同的结论。首先，他指出了 Menezes 和 Melo 在 2009 年发表的一篇 Meta 分析中的方法学缺陷，该分析的结论是左旋多巴不能改善 PD 患者的吞咽功能（Menezes 和 Melo，2009）。随后，Sutton 重新评估了有关误吸风险的原始数据，得出结论，左旋多巴治疗会降低误吸风险，但没有统计学意义。Sutton 指出，与左旋多巴治疗前相比，治疗后 PD 患者的生存率有所提高，这是左旋多巴对吞咽功能产生积极影响的有力证据。吸入性肺炎是 PD 患者的常见死亡原因，但自左旋多巴问世以来，PD 患者的预期寿命显著提高，因此改善吞咽和降低误吸风险可能在其中发挥了一定作用（Sutton，2013）。在这场争论后，还有两个研究进一步讨论了 PD 患者"开"期和"关"期时的吞咽功能。Nóbrega 等（2014）强调，PD 合并吞咽障碍患者在"开"期进食是至关重要的，此时手功能是最佳状态，从而更容易使用餐具，能将更多食物送入口中。此外，在"开"期，患者更容易进行代偿吞咽动作（Nóbrega 等，2014）。Warnecke 等（2014）还报道了一名晚期 PD 合并吞咽障碍患者，在 FEES 左旋多巴试验中，与"关"期相比，"开"期吞咽功能显著改善。这名 PD 患者肠道左旋多巴 / 卡比多巴输注治疗（Duodopa® 泵）后，帕金森病相关吞咽障碍得到了长期持续的改善（Warnecke 等，2014）。

一项初步研究作者评估了 5 名晚期 PD 患者（年龄 66—86 岁；平均病程 16.6 年；所有患者存在运动症状波动）神经源性吞咽障碍对左旋多巴的反应。为此，进行了 FEES 左旋多巴试验（第 3 章"特定的神经学方案"）（左旋多巴剂量 200～400mg）。5 名 PD 患者有 2 名内镜检查所示吞咽功能相关参数（尤其是残留和渗漏）均有改善（Ⅱb；Warnecke 等，2010b；Suttrup 等，2011）。

最近的一项研究通过 FEES 左旋多巴试验来评估左旋多巴对晚期 PD 和运动症状波动患者吞咽功能的影响（15 名患者；平均年龄 71.9 岁；病程 14.3 年）。7 名患者与"关"期相比，吞咽功能在"开"期得到了显著改善（＞30%）。其中 FEES 参数液体过早溢出以及半固体和固体残留改善最多（Ⅱb；Warnecke 等，2016）。

日本的一项非对照非盲回顾性研究，Hirano 等（2015）报道了经皮多巴胺受体激动药罗替戈汀对 6 名在疾病早期出现吞咽障碍症状的 PD 患者吞咽功能的影响（女 / 男 2/4；平均年龄 75 岁；病程 1～5 年）。在开始治疗前和使用低剂量罗替戈汀贴剂（2mg/24h）治疗后 1～2 周，分别对患者进行 VFSS 评估。6 名患者的 VFSS 结果显示，在开始接受多巴胺能治疗后，口腔期和咽期的吞咽障碍均有显著改善。咽部运输时间从（1.07 ± 0.38）s 缩短至（0.84 ± 0.22）s。吞咽障碍的主观症状甚至完全消失（Ⅲ；Hirano 等，2015）。这项研究意外发现了 2mg 罗替戈汀对吞咽功能的影响如此之大。该剂量低于欧美常用的罗替戈汀剂量。作者讨论了种族因素，尤其是体重和皮肤渗透性可能起到的作用（Hirano 等，2015）。当然，为了评估经皮罗替戈汀治疗 PD 相关吞咽障碍的真实效果，需要对 PD 患者进行随机对照试验，最好是在疾病的各个阶段。

一项以人群为基础的前瞻性观察研究中，挪威 171 名最初未经治疗的 PD 患者在诊断时和 12 个月后接受了检查。采用问卷（新版 UPDRS）评估 PD 相关吞咽障碍的发生频率和严重程度。接受了为期

12 个月多巴胺能治疗的患者有吞咽功能改善的趋势，这与较高的左旋多巴当量相关。因此，对于 PD 合并吞咽障碍患者，应始终优选多巴胺能药物治疗（Ⅲ；Müller 等，2013）。

对这些研究结果归纳如下：多巴胺能药物治疗的患者（至少一些早期和晚期 PD 患者），进行内镜和 VFSS 检查发现口咽期吞咽参数似乎反应良好，而其他参数则更难或不可能有效果。对左旋多巴可能会有良好反应性的口咽期吞咽参数包括咽部残留（尤其是会厌谷）、渗漏及口腔和咽期运输时间。PD 相关的食管运动障碍也可能因多巴胺能药物治疗而产生积极影响（Kempster 等，1989）。总的来说，基于这些研究结果，在个别 PD 相关吞咽障碍病例中，应始终考虑是否增加或优化多巴胺能药物的剂量（Monte 等，2005）。治疗效果监测应通过仪器评估［VFSS 和（或）FEES］。对个体治疗方案进行任何更改之前，应通过 FEES 左旋多巴试验量化 PD 相关吞咽障碍对左旋多巴的反应（Warnecke 等，2010a，2016）。Fonda 等（1995）的一个病例报道，使用 VFSS 证明了仅将左旋多巴服用时间调整到餐前 1h，合并吞咽障碍 PD 患者的吞咽功能在主观和客观上都得到了改善。一般建议在进食前半小时或进食后超过 1h 服用左旋多巴，患者可以将左旋多巴片与软饼干一起吞下。

> 对于 PD 相关吞咽障碍患者，有必要逐一检查是否可以通过增加或优选多巴胺能药物来改善吞咽功能（B）。

2. 深部脑刺激 深部脑刺激（deep brain stimulation，DBS）对 PD 患者吞咽功能的作用尚未明确。一篇综述中 Troche 等分析了几项针对丘脑底核（subthalamic nucleus，STN）刺激的研究。9 项实验研究比较了 PD 患者在 DBS 开启和关闭以及 DBS 治疗前、后吞咽功能。包括四项 VFSS 研究和两项 FEES 研究。这篇综述得出的结论是，在这些研究中，DBS 治疗既没有得到临床相关的获益，也没有导致吞咽功能的恶化（Troche 等，2013）。一项 VFSS 研究，无吞咽障碍的 PD 患者（n=18）进行 DBS 治疗，可出现吞咽咽期的亚临床调节，尤其是随着运动时间的变化，但口腔期不会出现改变（Lengerer 等，2012）。一项比较 STN 刺激和苍白球内刺激（globus pallidus internus，GPi）的回顾性研究，仅在 STN 刺激组中观察到 PAS 评分平均值略有恶化（Troche 等，2014a）。但是缺乏前瞻性的比较研究。STN 低频 60Hz 刺激下可能会改善合并吞咽障碍 PD 患者的吞咽功能并减少误吸（Xie 等，2015）。一项随机交叉研究对 16 名进行 STN 刺激的 PD 患者检查刺激前、后食管高分辨率测压。这项研究发现，食管运动和食管下括约肌开放获得亚临床改善（Derrey 等，2015）。

3. PD 相关口咽期吞咽障碍的神经病理生理模型 在接下来的章节中，我们将介绍一种基于前人研究结果的 PD 相关口咽期吞咽障碍的病理生理模型，这也许能解释为什么在一些 PD 患者使用左旋多巴会使吞咽障碍得到部分改善，而另一些患者中却没有疗效。至少有三种不同的病理机制可能在 PD 相关口咽期吞咽障碍的疾病进展中发挥重要作用（Suttrup 和 Warnecke，2016a 和 b）。

(1) Lewy 体：20 世纪初，Fritz Jacob Heinrich Lewy 首次描述了 Lewy 体，并以他的名字命名。他发现，Lewy 体是 PD 的一个特征性神经病理学标志物（Lewy，1912）。Lewy 体是神经元内嗜酸性包涵体，含有 α- 突触核蛋白和其他未充分降解的蛋白质。根据 PD 疾病进程中 Lewy 体的解剖定位，Braak 等（2003）提出了 PD 相关病理学发展的不同阶段（共六个阶段）的概念。根据这个概念，PD 病理改变起始于延髓和嗅球的舌咽部后外侧和迷走神经区。该疾病的病理过程是，自上述区域通过脑干扩散到中脑，包括黑质（substantia nigra，SN），然后沉淀至大脑皮质区域。在这一过程中，脑干和皮质中各种非多巴胺能吞咽相关区域都受到影响（第 1 章“吞咽的中枢协调性”）。如果这些区域，尤其是延髓的吞咽中枢受到显著影响，则容易出现非多巴胺能吞咽障碍症状（对左旋多巴治疗无反应）（Hunter 等，1997）。

(2) 神经源性吞咽障碍也可由纹状体中多巴胺缺乏引起。Suzuki 等（2003）的一项对健康志愿者的功能磁共振成像研究中阐述了基底节在控制吞咽方面的重要性。在吞咽过程中，研究参与者壳核和苍白球表现出双侧激活。此外，在脑卒中患者中发现了左旋多巴、卡麦角林和金刚烷胺对吞咽功能的积极影响（包括咽期吞咽的早期启动；第 7 章“脑卒中”）。与多巴胺能缺陷相关的吞咽障碍可能对多巴胺能药物产生反应，这解释了上述研究提到的左旋多巴、阿扑吗啡和罗替戈汀对某些 PD 患者吞咽功能可产生积极影响。

(3) P 物质释放减少：可能是 PD 的第三种发病机制，对 PD 发病进展起着重要作用。健康人可以通过 P 物质刺激咳嗽和吞咽反射，但晚期 PD 患者 P 物质释放减少（这已在 PD 患者的唾液中得到证实），P 物质减少可能会引起感觉功能障碍并导致隐性误吸（Ebihara 等，2003）。

表 7-2 概述了 PD 的各种具体吞咽障碍症状及其可能的病理机制。这种多因素神经病理生理模型的背景下，PD 相关吞咽障碍是否对多巴胺能药物有反应的问题取决于非多巴胺能吞咽相关中枢神经系统区域的路易小体沉积，以及 P 物质浓度降低对相应吞咽障碍的发展有何作用。这些非多巴胺能的病理机制作用越显著，多巴胺能治疗改善口咽期吞咽障碍的可能性就越低。

表 7-2　帕金森病相关口咽期吞咽障碍患者症状和病理机制

症　状	病理机制
口腔期运输时间延长	多巴胺能 + 非多巴胺能（特别是大脑皮质吞咽区域沉淀 Lewy 体？）
过早溢出	多巴胺能 + 非多巴胺能（大脑皮质吞咽区域沉淀 Lewy 体？）
吞咽反射延迟	多巴胺能 +P 物质浓度降低
咽期运输时间延长	多巴胺能 + 非多巴胺能（脑干吞咽区域沉淀 Lewy 体？）
渗漏	多巴胺能 + 非多巴胺能
误吸	多巴胺能 + 非多巴胺能
会厌谷残留	主要是多巴胺能
梨状隐窝残留	多巴胺能 + 非多巴胺能
食管上括约肌功能障碍	主要是非多巴胺能（延髓吞咽区域沉淀 Lewy 体？）
咳嗽反射减弱	P 物质浓度降低

4. 行为吞咽疗法　以下部分介绍了行为吞咽疗法治疗 PD 有效性的方法学研究结果。

Logemann 等（2008）的一项非随机对照研究招募了 228 名 VFSS 检查时进食稀黏稠度液体即有误吸的 PD 患者，证明与使用下颌回收动作（未使用增稠液体）相比，果汁状和蜂蜜状液体降低了误吸的风险。然而，患者自己表示更喜欢下颌回收动作，且厌恶黏稠液体（Ⅱa）。

Robbins 等（2008）的一项随机对照研究招募了 154 名 VFSS 检查时有液体误吸的 PD 患者，发现与研究干预措施（包括下颌回收动作或液体增稠至果汁状或蜂蜜状黏稠度）相比，3 个月后的肺炎发病率没有显著差异（Ⅰb）。

一项对照研究评估了下颌回收动作对 PD 患者吞咽功能的影响，该研究对三组患者进行了评估，并在 4 周后重新检查：第一组进行下颌回收动作（*n*=11），第二组未接受干预（*n*=14），第三组定期了解饮食策略（*n*=7）。通过 FEES、临床吞咽评估[包括功能性经口摄食量表（Functional Oral Intake Scale，FOIS）和 SWAL-QOL]来衡量疗效。虽然这几组在进行 FEES 检查后发现干预后没有显著差异，但第一组（进行下颌回收动作）在随访时 FOIS 和临床吞咽评估方面表现更好（Ⅱa；Ayres 等，2017）。

一项随机对照试验，10 名 PD 患者接受了一次性吞咽训练，包括舌头运动和抗阻训练、改善声带内收的训练，Mendelsohn 法，以及头部、颈部和躯干运动训练。通过在训练前后进行的颏下肌表面肌电图检测，提示训练后吞咽前时间显著缩短（Ⅱa；Nagaya 等，2000）。

一项非对照前瞻性研究，招募了 15 名 PD 合并吞咽障碍患者（男 / 女 10/5；平均年龄 59.2 岁），通过 VFSS 评估了为期 5 周的行为吞咽疗法对口咽喉解剖结构的力量和运动范围、呼吸和吞咽的协调性以及气道管理的影响。该研究对患者进行干预后，检测到其口腔食团控制的改善，碎片状食物吞咽的改善，以及舌、会厌谷和梨状隐窝上残留的减少。该干预对舌重复泵送运动的患者或无牙齿的患者无治疗效果（Ⅱb；Argolo 等，2013）。

El Sharkawi 等（2002）的一项非对照前瞻性研究调查了 Lee Silverman 言语治疗（Lee Silverman voice treatment，LSVT®）对 8 名 PD 患者（年龄 48—77 岁；Hoehn-Yahr 分期 2～4 期）吞咽功能的影响。LSVT® 最初用于治疗 PD 相关构音障碍。在完成 LSVT® 前后进行 VFSS 检查。该研究对患者进行干预后，检测到其所有先前存在的口腔期和咽期功能障碍均得到实质性改善。特别是口腔期运输时间、口腔期残留和口咽吞咽效率在进食所有食团稠度和容积都有所提高（Ⅱb）。

Pitts 等（2009）的一项非对照前瞻性研究对 10 名 VFSS 检查时有液体渗漏或误吸的 PD 患者（年龄范围 62—80 岁；Hoehn-Yahr 分期 2 期或 3 期）进行为期 4 周的 EMST 干预，观察对吞咽功能的影响。完成训练后，8 名 PD 患者的 PAS 得到改善（Ⅱb）。

Troche 等（2010）对 60 名 PD 合并吞咽障碍患者（平均年龄 68 岁：Hoehn-Yahr 分期 2～4）进行了一项随机对照研究，采用相同的 4 周 EMST 干预。吞咽障碍的严重程度分为轻度至中度。训练前后均在“开”期进行 VFSS 检查。与对照组相比，EMST 治疗使平均 PAS 评分显著降低。此外，还证实了喉上抬（次要结果数据）的改善（Ⅰb）。

随后的一项随访研究，前一个治疗组的 10 名 PD 患者在 3 个月未接受训练后再次接受检查。虽然最大呼气压力在治疗 4 周后提高了 19%，但这次下降了 2%（不过仍显示出 17% 的改善），且患者通过 VFSS 检查未发现治疗中断后吞咽功能的显著恶化。不过，因个体最初的吞咽障碍各具特征，所以结果存在差异。最初表现为吞咽障碍最严重的患者再次恶化。相比之下，研究纳入的中度吞咽障碍患者在 3 个月后的治疗效果没有显著变化。吞咽功能轻度下降的患者甚至在用 PAS 评估吞咽安全方面发现有进一步的轻微改善（Ⅱb；Troche 等，2014b）。

一项小型随机对照试验比较了单纯使用 EMST（n=18）与 EMST 联合各种体位干预（n=15）对 PD 患者吞咽功能的影响，使用 VFSS 评估。治疗 4 周后，两组患者的吞咽功能均有改善，其中联合治疗组获益更大（Ⅰb；Byeon，2016a）。

Baijens 等（2012）的一项非随机对照试验初步研究了 10 名合并吞咽障碍 PD 患者单通道 NMES 对吞咽功能的影响，并将这些结果与 10 名年龄和性别相匹配的正常受试者结果进行比较。通过 VFSS 检查看到的吞咽生理学变化不大，这可能是由安慰剂效应引起（Ⅱa；Baijens 等，2012）。

Heijnen 等（2012）的一项随机对照试验研究了 NMES 对 85 名合并吞咽障碍 PD 患者生活质量（包括 SWAL-QOL）的影响。将治疗组分为 3 组：对照组进行传统的语言治疗（n=28），另外两组接受额外的 NMES 治疗：一组进行运动刺激（n=27），另一组进行感觉刺激（n=30）。3～5 周的治疗阶段和治疗 3 个月后，立即评估对生活质量的影响。三个治疗组的生活质量均有改善；但无法证明 NMES 有额外获益（Ⅰb；Heijnen 等，2012）。

Baijens 等（2013）的一项随机对照试验研究了 NMES 对 90 名合并吞咽障碍 PD 患者吞咽功能的影响，分为 3 个治疗组（每组 30 人）：一组仅接受行为吞咽疗法，另外两组接受额外的 NMES 治疗：一组进行运动刺激，另一组进行感觉刺激。持续 15 天，周末休息。使用 FEES 和 VFSS 评估干预措施的有效性。15 天后，所有治疗组的吞咽功能均有改善，但未发现 NMES 的额外作用（Ⅰa；Baijens 等，2013）。

Manor 等（2013）的一项随机对照研究调查了视频辅助吞咽治疗（video-assisted swallowing therapy，VAST）的效果，该疗法通过 FEES 向患者提供生物反馈。21 名无认知障碍的 PD 患者（平均年龄 68.8 岁；平均 Hoehn-Yahr 分期 2.2 期）随机接受 VAST 或常规行为吞咽疗法。两组均在 2 周内接受了 5 次 30min 的治疗。4 周后，安排第 6 个 30min 的治疗。此外，还完成了家庭作业计划。治疗包括吞咽练习和代偿方式，这些治疗在最初的 FEES 检查时发现是有效的。两组之间的关键区别在于，VAST 组的患者观看了额外的 FEES 视频，这些视频向患者展示了未受损的吞咽过程和他们自己受损的吞咽过程，以及他们自己使用有效的代偿方式进行的吞咽过程。治疗结束后，通过 FEES 检查发现两组患者的咽部食物残留物均减少，但是 VAST 组的减少幅度明显更大。最常用的吞咽技巧是反复用力吞咽。此外，在治疗结束 6 个月后，与对照组相比，VAST 组的吞咽障碍相关生活质量五个方面都有显著改善(通过 SWAL-QOL 来进行评估；Ⅰb；Manor 等，2013）。

总的来说，这些关于 PD 相关吞咽障碍的研究结果很难比较，因为不同研究的患者群体不同，测试的治疗方法不同，并且使用的结果参数也非常不同。因此，可以得出结论，应该进行多维结果评估［生活质量、营养检查、口腔期运动功能临床测试、FEES 和（或）VFSS］的大型随机对照试验，以调查不同治疗策略对 PD 患者行为干预的效果（Baijens 和 Speyer，2009）。以下建议可从迄今为止发表的研究中得出。

- 对于许多 PD 相关吞咽障碍患者，在避免液体误吸方面，增稠液体比下颌回收动作更有效。但若患者厌恶增稠液体，而下颌回收动作也可以在个别情况下减少液体误吸。在任何情况下，所选方法的有效性都应通过仪器评估（即 FEES 或 VFSS；B）进行确认，并应考虑发生肺炎的风险。尤其是在长期干预方面，需要考虑对生活质量可能产生的影响。
- PD 相关吞咽障碍患者可使用用力吞咽以减少咽部残留（A）。
- 对 PD 相关吞咽障碍患者吞咽行为干预时使用 FEES 可以提供生物反馈而改善吞咽（A）。
- PD 相关吞咽障碍患者可推荐 LSVT®；但还没有随机对照试验（B）。
- 4 周的 EMST 可减少轻至中度吞咽障碍 PD 患者的渗漏和误吸，没有证据表明这种方法对重度吞咽障碍有效（A）。
- NMES 对 PD 相关吞咽障碍患者的行为吞咽干预中没有额外的益处，因此目前不推荐日常使用（A）。
- 由于数据不足，对于伴有食管上括约肌过度痉挛的 PD 相关吞咽障碍患者，目前不推荐环咽肌注射肉毒杆菌毒素（见下文；C）。

2016 年德国神经病学学会（German Neurological Society，DGN）发布的 S3 指南“特发性帕金森病”对 PD 相关吞咽障碍的治疗提供了以下建议。

- PD 患者合并吞咽障碍应接受行为吞咽疗法治疗。
- 应根据个体的吞咽障碍问题选择个体化行为干预措施，应在治疗前和治疗期间使用 FEES 或 VFSS 评估所选择治疗的有效性。
- 对于患有运动迟缓性吞咽障碍 PD 患者，优化多巴胺能药物也可以改善吞咽。

5. 注射肉毒杆菌毒素 Restivo 等（2002）发表了 4 名伴有环咽肌过度痉挛的 PD 患者病例集。在肌电图引导下，4 名患者均在此肌肉两侧注射 A 型肉毒杆菌毒素（Dysport，30U）。48h 后患者吞咽功能均有明显改善。定期随访 EMG 和 VFSS。吞咽正常化的积极治疗效果持续了至少 20 周。在此期间，患者体重增加了 5～8kg（Ⅲ）。然而，这些结果还没有在更大的患者群体中复现。考虑到这种治疗也可能导致吞咽障碍的恶化，所以显然以后需要更多的数据支持。因此，最近的一篇综述认为注射肉毒杆菌毒素治疗 PD 患者的现有数据是不足的（Mills 等，2015）。

另外，有可靠的证据表明注射肉毒杆菌毒素可以治疗 PD 相关流涎症（Mills 等，2015）。

Mancini 等（2003）对 14 名 PD 患者和 6 名 MSA 患者进行了双盲随机安慰剂对照研究。在超声引导下，向腮腺（各 0.65ml）和颌下腺（各 0.35ml）注射 A 型肉毒杆菌毒素（Dysport；225U/ml）。与安慰剂组相比，治疗组 1 周后唾液分泌显著减少（Ⅰb）。

Ondo 等（2004）的一项双盲随机安慰剂对照试验对 16 名 PD 患者注射 B 型肉毒杆菌毒素（Myobloc；每侧腮腺注射 1000U，每侧颌下腺注射 250U）。1 个月后，与安慰剂组相比，使用研究药物治疗的患者唾液分泌显著减少（Ⅰb）。

Lagalla 等（2006）的一项双盲随机安慰剂对照研究纳入了 32 名 PD 患者。干预组注射 A 型肉毒杆菌毒素（BOTOX®；每侧腮腺注射 50U）。与安慰剂组相比，干预组 1 个月后唾液量显著减少（Ⅰb）。

Lagalla 等（2009）对 36 名晚期 PD 患者进行了一项双盲安慰剂对照随机试验。干预组注射 B 型肉毒杆菌毒素（NeuroBloc；每侧腮腺注射 4000U）。与安慰剂组相比，干预组 1 个月后唾液量显著减少（Ⅰb）。

Nobrega 等（2009）研究了超声引导下注射 A 型肉毒杆菌毒素（Dysport；每侧腮腺注射 250U）对 16 名有流涎症 PD 患者吞咽功能的影响。注射前 1 个月及注射后 1 个月均完成 VFSS 检查。在该组患者队列研究中未发现口咽吞咽功能恶化（Ⅱb）。

Chinnapongse 等（2012）的一项多中心随机对照试验研究了增加 3 种不同剂量的 B 型肉毒杆菌毒素（Myobloc；颌下腺和腮腺注射 1500U、2500U 或 3500U）对 54 名有流涎症 PD 患者的影响和不良反应。4 周后，与安慰剂组相比，所有剂量增加组的流涎量明显减少。剂量越高，效果越明显。未发生严重不良反应。在药物研究组中，口干是最常见的不良反应。药物研究组没有出现主观吞咽障碍症状（Chinnapongse 等，2012）。

Jost 等（2019）将 184 名 PD、非典型 Parkinson 病、脑卒中和创伤性脑损伤患者随机分组，在 1 个周期内分别对双侧腮腺和颌下腺注射 75U 或 100U A 型肉毒杆菌毒素或注射安慰剂。与安慰剂组相比，两个治疗组的流涎症状（主观评价）均有显著改善（Jost 等，2019）。

> 腮腺和颌下腺注射 A 型或 B 型肉毒杆菌毒素可有效治疗 PD 相关流涎症（A）。

PD 相关流涎症的另一种治疗方法是抗胆碱能药物格隆溴铵，与其他抗胆碱能药物不同，不能通过血脑屏障，因此没有中枢抗胆碱能不良反应，如认知障碍。

Arbouw 等（2010）进行了一项为期 4 周的双盲随机交叉研究，共纳入 23 名 PD 患者。格隆溴铵作为活性成分每次口服 1mg，每日 3 次。在为期 1 周的试验期间，与安慰剂相比，唾液分泌的减少更为明显，并且该剂量没有出现明显的不良反应。但是，尚无可用的长期数据（Ⅰb）。

此外，嚼口香糖也可能会改善 PD 相关流涎症。因此，South 等（2010）研究了咀嚼 5min 口香糖对 20 名没有临床相关吞咽障碍的 PD 患者（年龄 58—75 岁；Hoehn-Yahr 分期 2～4 期）吞咽频率的影响。嚼口香糖时，平均吞咽次数增加（从每 5 分钟 3.1 次吞咽次数增加到每 5 分钟 14.95 次吞咽次数），两次吞咽之间的延迟减少（从 131.8s 减少到 24.1s）。干预后，吞咽频率的增加和吞咽延迟减少持续存在。但这项研究没有明确研究唾液分泌是否真的可以减少（Ⅲ）。

（四）进行性核上性麻痹

1. 药物治疗 多巴胺能药物对大多数进行性核上性麻痹（progressive supranuclear paralysis，PSP）患者的 Parkinson 症状无效。但一篇综述在约 1/3 病例中观察到左旋多巴对运动症状发挥中度的、通常短暂的积极作用（Constantinescu 等，2007）。

最近一项研究中 Warnecke 等（2010a）观察了 7 名神经源性吞咽障碍的 PSP 患者对左旋多巴的反应。进行了 FEES 左旋多巴试验（第 3 章“不同神经系统疾病的特定流程”），左旋多巴剂量在 200～400mg。2 名 PSP 患者检测到左旋多巴反应性吞咽障碍，且吞咽功能的所有主要参数都有改善。增加了每日左旋多巴剂量后，这 2 位患者经口进食都有所改善（Ⅲ）。FEES 左旋多巴试验阳性的 PSP 患者病程更短（2.0 年 vs. 4.5 年），UPDRS Ⅲ评分更低（26.5 分 vs. 52 分）。最近的一系列病例，增加左旋多巴的日剂量后（从 600mg/d 增加到 1200mg/d），3 名存在吞咽障碍的 PSP 患者吞咽功能得到改善。同时在临床上还观察到对吞咽过程中的口腔期起积极作用——口腔肌张力障碍和口颜面失用的所有患者均存在口腔期吞咽功能受损。以上研究未使用仪器进行评估（Varanese 等，2014）。

左旋多巴治疗合并吞咽障碍的 PSP 患者以改善吞咽功能是合理的，尤其是在疾病的早期阶段。在左旋多巴基础上增加金刚烷胺可能是非常有益的。根据现有数据，每日给予高剂量左旋多巴（至少 600mg/d）。治疗应始终在 FEES 或 VFSS 监测下进行。

一项双盲交叉对照研究采用临床及超声评估了毒扁豆碱对 PSP 患者（*n*=8；平均年龄 64 岁）吞咽功能的影响。毒扁豆碱，一种乙酰胆碱酯酶的中枢抑制药，治疗方案为每日 6 次，每次剂量 0.5～2mg，疗程共 10 天。未观察到患者吞咽功能有显著改善（Frattali 等，1999）。

> 早期 PSP 相关吞咽障碍患者可以使用左旋多巴治疗（C）。

2. 行为吞咽疗法 关于治疗 PSP 相关吞咽障碍的各种行为疗法，对其有效性，目前尚无方法学方面合理的研究。不过，对个体 PSP 患者进行 FEES 和 VFSS 检查的研究还是对某些策略进行了观察（第 4 章“帕金森病”）。根据吞咽障碍的类型，改善吞咽最有效的策略是：①采取下颌回收动作防止食物过早溢出；②用力吞咽减少残留；③改变食物性状（特别是将食物变软或改变半固体食物稠度），以减少误吸。

对 PSP 患者制订行为吞咽疗法时，要始终考虑伴有认知症状。例如，存在痴呆的 PSP 患者如果依从性差，可能就不适合进行改变姿势和吞咽动作。对记忆和执行功能有障碍的患者，更频繁简短地治疗过程可能是有帮助的（Warnecke 和 Dziewas，2015）。

对所有性状的食物均存在严重吞咽障碍和误吸且药物治疗无效的 PSP 患者，可建议通过 PEG 进行肠内营养（Litvan 等，1997；Warnecke 等，2010a）。

根据吞咽障碍的类型，下颌回收动作、用力吞咽、软质和半固体食物稠度可能对 PSP 相关吞咽障碍患者非常合适（C）。

（五）多系统萎缩

针对多系统萎缩（multiple system atrophy，MSA）相关吞咽障碍，目前尚无特异治疗方法。因为 MSA 患者经常伴有声带活动障碍（包括反常声带运动）或伴有呼吸受阻和喘鸣的喉部肌张力障碍，对 MSA 患者吞咽障碍的治疗需要考虑吞咽和呼吸之间的协调配合。通过内镜证实存在声带麻痹和（或）杓状肌震颤的患者，应进行心肺多导睡眠障碍监测，从而明确有无睡眠呼吸障碍，若有必要则进行持续气道正压（continuous positive airway pressure，CPAP）治疗（Ozawa 等，2010；Videnovic，2017）。最终，声带活动障碍或喘鸣的患者可能需要气管切开术来解决问题（Giannini 等，2016）。

日本的一项观察性研究对 18 名 MSA 患者（年龄 52—76 岁；女 / 男 5/13）比较了气管切开术与外科喉闭合术治疗呼吸系统疾病和吞咽障碍的效果。采用 VFSS 或 FEES（PAS）评估吞咽功能。大多数 MSA 患者气管切开术后出现吞咽功能变差，进行喉闭合术的 MSA 患者能够维持完整的或至少部分的经口摄入固体、液体食物的连贯性。作者通过以上数据得出结论：对于有吞咽障碍，且希望继续经口进食并能接受失声的 MSA 患者，进行喉闭合术是更好的选择（Ⅲ；Ueha 等，2016）。

（六）肌张力障碍

1. 深部脑刺激　根据最近的一项综述，相比于其他肌张力障碍症状，肌张力障碍相关的构音障碍和吞咽障碍［通过 Burke-Fahn-Marsden 肌张力障碍量表（Burke-Fahn-Marsden Dystonia Rating Scale，BFMDRS）的相应条目来进行评价］对苍白球（globus pallidus，GPi）的 DBS 反应较弱（Tagliati 等，2011）。然而，目前还没有使用 FEES 或 VFSS 评价 DBS 对肌张力障碍患者吞咽功能影响的研究。

2. 药物治疗　根据个案报道和一些小样本研究，谨慎地给出关于药物治疗方案的一些建议。

与口咽肌张力障碍相关的咽肌张力异常吞咽障碍：川芎嗪（Suttrup 等，2014）。

局限性舌肌肌张力障碍：注射肉毒杆菌毒素（但不良反应严重，尤其是构音障碍和吞咽障碍）（Norby 等，2015）。

阵发性运动诱发性运动障碍引起的吞咽障碍：卡马西平（Kumar 等，2011a；Rizek 等，2015）。

（七）Wilson 病

Lee 等（2012b）报道了一名 33 岁韩国 Wilson 病患者病例，其 13 年前诊断 Wilson 病，存在 7 年吞咽障碍，近 2～3 个月加重。经过 10 次 NMES（1h/d）后，VFSS 检查提示咽部残留减少（Lee 等，2012b）。

（八）Huntington 病

行为吞咽疗法　一项纳入 12 名合并吞咽障碍的 Huntington 病（Huntington's disease，HD）患者的非随机对照观察性研究发现，通过行为吞咽疗法，3/4 的患者成功地由重度吞咽障碍恢复为正常经口进食。吞咽症状改善持续 3 年之久（Ⅲ；Leopold 和 Kagel，1985）。然而，截至目前尚无行为吞咽疗法对 HD 相关吞咽障碍影响的随机对照研究。因此，目前尚不能提供具体循证建议（Heemskerk 和 Roos，2011；Wirth 等，2013）。

Reyes 等（2015）的一项随机对照试验研究了为期 4 个月的 EMST 训练对 HD 患者吞咽功能的影响（n=18）。结果包括饮水试验和生活质量问卷（water swallow test and a quality-of-life questionnaire，SWAL-QOL）。2 个月和 4 个月后，与研究干预相关的吞咽功能没有显著改善（n=9；Ⅰb；Reyes 等，2015）。

目前尚无行为吞咽疗法治疗 HD 相关吞咽障碍的循证建议。根据目前临床数据，EMST 训练无效（A）。

尽管缺乏证据和临床经验，S3 指南“神经病学中的临床营养学（Clinical Nutrition in Neurology）”也包含了关于 HD 的一个单独章节。该指南基于一个会议共识推荐行为吞咽疗法（B 级）（Wirth 等，2013）。

一般情况下，早期 HD 可以采用修复性方法以尽可能久地保留运动功能。进行放松性刺激可以减少口腔运动功能亢进。在疾病晚期，吞咽障碍的治疗重点在于代偿性和适应性策略。可以使用防滑垫或两侧有把手的杯子作为合适的进食辅助物，让患者尽可能久地保持进食独立性。如果患者不能再独立进食，建议如有需要可以在照护者口头指示的帮助下进食。必须特别注意正确的饮食习惯，因为 HD 患者可因进食过快或吞咽量过大而增加误吸风险

（Bartolome 等，2013）。吞咽障碍的治疗中，必须随时考虑到 HD 患者的营养状况，可能需采取特殊的营养干预措施。根据疾病的不同阶段，HD 患者每日可能需要摄入 2500～4000kcal 能量来维持足够体重。如果所需卡路里摄入不足和（或）有神经源性吞咽障碍导致误吸风险增加，应考虑 PEG。人工喂养可以作为经口进食的补充，从而为吞咽障碍患者提供额外营养，甚至是重度吞咽障碍患者的唯一营养来源。HD 终末阶段不推荐人工喂养；然而，最终抉择应视情况而定（Wirth 等，2013）。

（九）多发性硬化

2016 年发表的一篇系统综述对多发性硬化（multiple sclerosis，MS）相关吞咽障碍的治疗数据首次进行系统性分析（Alali 等，2016）。5 项研究符合预先设定的纳入标准，其中 3 项研究所评估的治疗方法是神经刺激（NMES、迷走神经刺激及咽部电刺激），而另两项研究所评估的是肉毒杆菌毒素注射治疗。但两项肉毒杆菌毒素研究中的一项，纳入的 34 名罹患不同神经系统疾病的患者中仅包括 2 名 MS 患者。MS 患者进行行为吞咽疗法尚无高质量研究。纳入的全部 5 项研究均报道了阳性结果，并且神经刺激治疗的效应要大于肉毒杆菌毒素注射治疗。总的来说，仍缺乏证据来推荐某种特定治疗用于 MS 相关吞咽障碍（Alali 等，2016）。

1. 行为吞咽疗法 并没有某种特定的行为疗法专门适用于 MS 相关吞咽障碍。所有方法原则上都可以根据个体的吞咽障碍模式来使用（Prosiegel 等，2004）。除吞咽障碍外，严重的小脑性震颤可能会严重影响 MS 患者的摄食。在这种情况下，应使用工具来促使独立进食，最好与作业治疗干预相结合（Bartolome 等，2013）。

2. 药物治疗 Restivo 等（2011）的一项非随机观察性研究使用 A 型肉毒杆菌毒素注射对 14 名患有严重口咽吞咽障碍的 MS 患者进行治疗。所有患者表现为食管上括约肌过度活跃。肌电图引导下，A 型肉毒杆菌毒素（Allergan，每侧 10U）经皮注射至环咽肌。使用 EMG 及 VFSS 进行吞咽功能评估。所有 MS 患者吞咽功能均显著改善，1 周后 PAS 分数从 6.8 降至 1.4。治疗效果平均维持 14.6 周。这些结果尚未在更大的随机对照设计患者队列中重现。鉴于这种类型治疗也可能产生不良反应，引起吞咽功能恶化，显然需要进一步研究。

3. 神经刺激法 一项随机对照初步研究（*n*=20；14 名为复发缓解型 MS；6 名为继发性慢性进展型 MS；女性 / 男性 13/7；平均年龄 39.7 岁；平均 EDSS 得分 5.7；平均病程 9.8 年），Restivo 等（2013a）研究了 PES 对伴有中度吞咽障碍的（22 个月）MS 患者的影响。MS 患者或接受连续 5 日，每日 10min 的 5Hz 刺激（*n*=10；平均刺激强度 14.2mA）或接受安慰剂刺激（*n*=10）。通过 VFSS 及 EMG 评估吞咽功能。所有纳入患者均有幕下 MS 病变，20 名患者中有 16 名出现延髓背外侧重要病变。VFSS 示吞咽障碍的特点是咽部食团清除紊乱及食管上括约肌开放障碍。刺激后即刻以及刺激后 2 周和 4 周时，治疗组 PAS 分数显著下降（分别从 6.4 降至 3.1、3.3 及 4.0），而安慰剂组无变化。所有次要结局指标（EMG 参数）同样在 PES 组显著改善，对照组无改变（Restivo 等，2013a）。

一项非对照 FEES 研究，Bogaardt 等（2009a）研究了 NMES 对 25 名吞咽障碍 MS 患者（平均年龄 53.1 岁；平均病程 16.5 年）吞咽功能的影响。8 名患者无法进行 FEES 检查，原因为过敏和（或）严重头部震颤。另外 17 名 MS 患者分别在治疗前 1 周及治疗后 1 周接受了 1 次 FEES。6 名 MS 患者在治疗后咽部唾液存积显著减少，且 9 名 MS 患者在吞咽液体过程中的误吸显著减少，未出现相关不良反应（Ⅲ；Bogaardt 等，2009a）。

一个小型系列病例研究中，Marrosu 等（2007）研究了迷走神经刺激对 3 名 MS 患者（平均年龄 32 岁；复发型 MS）小脑性震颤及吞咽障碍的效果。所有 3 名患者均坐轮椅，且进食需要辅助（EDSS 8.5）。患者进食液体食物及固体食物均有困难。使用 50ml 饮水试验评估吞咽功能。2～3 个月后，碎片状食物吞咽及吞咽液体均有所改善。而固体状食物吞咽则未见显著改善。这一效果持续了 26 个月（Ⅲ；Marrosu 等，2007）。

> 目前，没有特定的行为吞咽疗法适用于 MS 相关吞咽障碍。

> 咽部电刺激可降低 MS 相关吞咽障碍的渗漏及误吸（A），这些患者的特征是由脑干病变尤其是延髓病变引起的咽部食团清除不全及食管上括约肌开放障碍。

（十）破伤风

药物治疗 一项个案报道 2 名存在环咽肌功能障碍的吞咽障碍破伤风患者在疾病的急性期接受了 A 型肉毒杆菌毒素注射治疗（Dysport，每块肌肉 30U），EMG 引导经皮注射至环咽肌中。注射后 48h 吞咽功能改善，可拔除鼻胃管。1 周、2 周及 4 周时，使用 VFSS 及 EMG 对吞咽功能进行随访检查，提示吞咽功能正常，环咽肌的肌张力亢进仍较低。末次随访检查时患者体重增加 3～6kg。不需要再次注射（Restivo 等，2006）。

（十一）脑肿瘤

行为吞咽疗法 一项回顾性研究比较了 24 名合并吞咽障碍的脑肿瘤患者及与其年龄匹配的合并吞咽障碍的脑卒中患者住院康复期间进行行为吞咽疗法的效果。两组患者显示出相当的吞咽功能改善（Ⅲ）。基于这些结果，作者建议在合并吞咽障碍的脑肿瘤患者中不应有“治疗虚无主义”，康复应包括吞咽治疗，其治疗的类型及强度应与脑卒中患者的吞咽治疗相似（Wesling 等，2003）。

脑肿瘤相关吞咽障碍患者在康复过程中应接受与脑卒中合并吞咽障碍患者所类似的行为吞咽治疗（C）。

（十二）肌萎缩侧索硬化

1. 药物治疗 区分是以中枢假性延髓性麻痹吞咽障碍为主，还是以周围性真性延髓性麻痹吞咽障碍为主，对肌萎缩侧索硬化（amyotrophic lateral sclerosis，ALS）相关吞咽功能障碍开始适当的药物治疗十分重要。中枢性假性延髓性麻痹吞咽障碍（初级运动神经元变性）的主要特征是由疾病相关痉挛导致的运动迟缓及吞咽动作的协调紊乱。抗痉挛药物——如巴氯芬，可改善这一症状。相反，周围性真性延髓性麻痹吞咽障碍（次级运动神经元变性）的特征是肌萎缩及随之而来的吞咽肌瘫痪。此外，神经肌肉传递可能出现紊乱，导致吞咽肌疲劳无力（类似于肌无力）。在这种情况下，可考虑试验性使用溴吡斯的明，从 30mg 开始并缓慢增加剂量。当尝试这种药物干预时，需要注意唾液分泌增加这一治疗不良反应，这种情况可能需要联合使用抗胆碱能药物异丙托溴铵。然而，这些干预策略均未在随机对照试验中进行研究（Kraft 等，2010）。根据作者的经验，尽管这种效果与肌无力性吞咽障碍中通常所见的效果并不接近，但使用溴吡斯的明进行治疗可能确实可以使一些吞咽障碍的 ALS 患者发生内镜可证实的吞咽功能改善。

流涎的药物治疗也被用于吞咽障碍 ALS 患者肺炎的预防措施。为此，DGN 指南推荐了以下策略（所有这些策略都没有得到充分研究）：东莨菪碱透皮贴（每 1～3 天），阿米替林（25～50mg，至每日 3 倍剂量），1% 阿托品滴剂（1～2 滴，至每日 3 倍剂量；https：//dgn.org/wp-content/uploads/2012/12/030001-DGN-LL-ALS.pdf）。对于抗胆碱能药物效果不够满意的病例，推荐在下颌下腺及腮腺注射肉毒杆菌毒素作为进一步治疗选择。近年来发表了多篇综述，对 ALS 相关流涎患者进行肉毒杆菌毒素注射治疗进行了评估（Young 等，2011；Stokholm 等，2013；Squires 等，2014；Ng 等，2017）。结果显示，根据现有数据 ALS 患者进行肉毒杆菌毒素注射安全并可有效减少流涎。然而，来自大型随机对照试验的证据仍然有限。总体而言，B 型肉毒杆菌毒素的数据要优于 A 型（Squires 等，2014），其原因是一项方法学可靠的随机对照研究仅在这一临床情境下采用了 B 型（尽管研究人群较少）。

Jackson 等（2009）的研究纳入 20 名流涎的 ALS 患者。患者至少对两种抗胆碱能药物没有效果，或是因不良反应无法耐受抗胆碱能药物治疗。通过超声引导，治疗组患者在 EMG 下接受腮腺 500U 及下颌下腺 750U B 型肉毒杆菌毒素注射治疗。与安慰剂组患者相比，治疗组患者在治疗后 2～4 周时明显有更多的患者唾液分泌减少。即使在 3 个月之后，治疗组仍有一半的患者可发现唾液分泌减少。相关不良反应，如吞咽障碍加重或患者肺活量下降并未发生（Ⅰb）。

通过向腮腺及下颌下腺内注射肉毒杆菌毒素可有效治疗 ALS 相关流涎（A）。

然而，一名于 6 个月前诊断为球部 ALS 的 64 岁女性患者，在接受唾液腺肉毒杆菌毒素注射治疗 4 天后出现了球部症状急性加重（包括构音障碍及严重吞咽障碍），因此需要通过经皮内镜下胃造瘘术进行肠内营养（Ⅲ；Meijer 等，2008）。

在一项观察性研究中，Restivo 等观察以食管过度活跃为特征的吞咽障碍 ALS 患者进行食管上括约肌（UES）肉毒杆菌毒素注射治疗的效果。对每个病例，在注射前及注射后 2 周、4 周、20 周分别进行 VFSS。使用 PAS 作为主要结局指标。对伴或不伴有延髓肌群次级运动神经元受累的 ALS 患者进行分组。当 EMG 在舌骨上 / 颏下肌肉组织或咽部肌肉组织内记录到病理性自发电位时，则假设次级运动神经元受累。不伴有球部运动神经元受累的患者组其 PAS 得分在 2 周和 4 周时显著降低。此外，无论患者是否出现球部受累，所有额外伴有吞咽口腔期障碍的患者均无法观察到治疗效果。基于这些结果，我们可以得出结论，只有在 UES 存在孤立的过度活动时，肉毒素注射才能作为 ALS 患者吞咽障碍的有效治疗（Ⅲ；Restivo 等，2013b）。为评估 UES 肌内肉毒素注射治疗对 ALS 相关吞咽障碍的真实获益，亟须开展多中心随机对照研究。

2. 行为吞咽疗法 目前尚无各种行为吞咽疗法对 ALS 相关吞咽障碍有效性的对照研究（Palovcak 等，2007）。一般来说，修复性治疗仅适用于疾病初期阶段或疾病进展十分缓慢的时期。在所有情况下均需要避免过度劳累，因为它会导致吞咽肌耗竭并进一步导致吞咽功能恶化。ALS 晚期需要使用代偿性策略及适应性方法。（Kuhnlein 等，2008；Bartolome 等，2013）。

Leder 等（2004）进行的一项 FEES 研究，根据内镜检查结果得出以下推荐意见：如果过早溢出是主要问题，则应将液体增稠，并仅可吞咽小块食物。如果出现咽期残留，建议反复进行空吞咽或饮用少量水来进行喉清除（Ⅲ）。

一项纳入 81 名 ALS 患者的非随机对照研究中，使用视频测压法研究代偿性方法对 ALS 相关吞咽障碍的效果。24 名患者出现误吸。13 名使用提颏法进行治疗的患者及 6 名使用头部旋转法治疗的患者恢复没有误吸的安全吞咽。5 名患者这两种代偿性策略都没有获益（Ⅲ；Solazzo 等，2011）。

一项非对照试验研究了为期 5 周 EMST（50% 最大呼气压）对 15 名 ALS 患者（平均年龄为 62.1 岁；平均病程为 16.3 个月；男 / 女为 7/8）呼吸及吞咽功能的影响。主要结局指标为最大呼气压，次要结局指标包括 VFSS 参数及通过肺量计测量的自主咳嗽的定量指标。结果是进行 EMST 是安全有效的，最大呼气压及吞咽过程中的最大舌骨活动均有改善，但 PAS 分数无改变（Ⅱb；Plowman 等，2016）。

> 早期阶段，当吞咽障碍为轻或中度时，进行选择性练习和技巧训练，如在吞咽启动时控制溢出，可使患者在一段时间内安全地吞咽低稠度液体。5 周的干预试验证实 EMST 可改善 ALS 相关吞咽障碍的舌骨运动（C）。

> 代偿性策略可能对许多 ALS 患者有效，尤其中晚期阶段。根据吞咽障碍的模式可选用提颏法、头部旋转法、反复空吞咽法、饮用少量水法及液体增稠（C）。

迄今为止，尚未开展对照研究以确定 ALS 患者进行 PEG 的最佳时机。德国神经学学会指南将心理压力、体重减轻、脱水及误吸风险作为该手术的适应证。美国神经病学学会还建议应在用力肺活量下降至低于 50% 之前放置（Miller 等，2009）。决定对 ALS 患者使用 PEG 不应仅考虑吞咽功能，因为并发症的发生风险会随着呼吸功能的下降而增加。如果肺活量下降低于 50% 时，推荐在无创通气的情况下进行。因此对于 ALS 相关吞咽障碍，应不断进行肺活量检测，以免错过置入最佳时机。初步数据表明通过 PEG 给予高热量饮食可提高 ALS 患者的生存率（Wills 等，2014；Dorst 等，2015）。

3. 手术治疗 一项个案研究对 13 名吞咽障碍 ALS 患者进行了环咽肌切开术。1 名患者出现咽瘘并发症。另 1 名患者在术后 48h 因心搏骤停死亡。随访数据来源于 12 名存活患者中的 11 人。通过主观观察，其中 3 名患者在术后 6 个月时吞咽功能非常好，另 6 名患者在该时间点吞咽功能好，2 名患者的吞咽功能没有改善（Ⅲ；Leighton 等，1994）。

1 例个案报道还使用了测压法，显示 1 名吞咽障碍 ALS 患者 UES 进行环咽肌切开术后 3 个月，出现静息压及干吞咽时压力显著下降（Ⅲ；Takasaki 等，2010）。

总的来说，对于伴有 UES 开放障碍的 ALS 患者进行环咽肌切开术的指征存在争议（Kuhnlein 等，2008）。由于数据不足及相当大的围术期风险，作者认为合并吞咽障碍的 ALS 患者进行环咽肌切开术只有在充分的诊断检查之后，针对特殊案例进行。

（十三）脊髓延髓性肌萎缩（Kennedy 病）

一项非对照前期研究对 6 名基因确诊 Kennedy 病患者（平均年龄为 64.7 岁，平均病程为 13.2 年）进行 Shaker 运动，评估其对吞咽功能的效果。经过为期 6 周的治疗之后，舌肌压力显著增加，吞咽口腔期临床改善。治疗过程 VFSS 参数无显著改变，也未发生相关不良反应（Ⅱb；Mano 等，2015）。亟须随机对照研究来证实 Shaker 运动对 Kennedy 病患者吞咽功能的治疗效果。

Shaker 运动可增加 Kennedy 病患者的舌肌压力，并可能与口腔吞咽功能的改善相关（C）。

（十四）Guillain-Barré 综合征

对于 Guillain-Barré 综合征（Guillain-Barré syndrome，GBS）患者的吞咽障碍治疗，目前尚无一致的循证建议。一项日本的回顾性队列研究（*n*=50；平均年龄为 51.1；男 / 女为 25/25；从急诊医院转诊至康复诊所），30% 的 GBS 患者急性期需要气管切开，28% 接受人工喂养（一半鼻胃管，一半 PEG）。平均拔管时间为 109.9 天（39～300 天）。两名患者中检测到误吸。急诊医院没有气管切开或 PEG 植入指征的统一标准（Yoshida 等，2017）。Susan Langmore 制订的"ice chip protocol"可能是气管切开和人工喂养 GBS 患者早期吞咽障碍康复的最优方案（Langmore，2017）。然而，到目前为止，还没有针对这一临床领域的研究。

一个韩国研究小组报道了一名患有严重吞咽障碍的咽颈臂丛变异型 GBS 患者，使用胆碱酯酶抑制药溴吡斯的明治疗 3 个月后，VFSS 显示吞咽障碍完全恢复（Lee 等，2012a）。

（十五）重症肌无力

1. 药物治疗　与大多数其他形式的神经源性吞咽障碍不同，口服药物是治疗肌无力性吞咽障碍的关键。尚无关于口服乙酰胆碱酯酶抑制药和免疫抑制药（以及发生肌无力危象时静脉应用免疫球蛋白或血浆置换）对肌无力性吞咽障碍的系统临床研究。一般认为口服药物对吞咽障碍的影响比对其他运动症状的影响稍差（Prosiegel 和 Weber，2013），但到目前为止还没有支持这一假设的临床试验。相比之下，一系列病例表明，通过启动或优化溴吡斯的明（Mestinon®）治疗，轻和重度重症肌无力（myasthenia gravis，MG）患者的吞咽障碍都可以得到显著改善（Warnecke 等，2008）。另外，过量使用乙酰胆碱酯酶抑制药会导致胆碱能危象，从而导致吞咽功能恶化。由抗肌肉特异性酪氨酸激酶（muscle-specific tyrosine kinase，MuSK）抗体引起的严重 MG 相关吞咽障碍是否比抗 AchR 抗体相关的 MG 相关吞咽障碍对药物治疗的反应性差尚未得到系统研究。最近的两项研究中，两个免疫亚组之间的总体结果没有显著差异（Deymeer 等，2007；Guptill 等，2011）。然而，总的来说，抗 MuSK 抗体阳性的肌无力患者接受了更高剂量的皮质类固醇，这表明该类人群对症治疗的效果较差（Deymer 等，2007）。药物治疗难治性 MG 伴慢性肌无力性吞咽障碍可能更多发生在疾病晚期。在这种情况下，可能需要 PEG 来安全地提供肠内营养（Cereda 等，2009；Bartolome 等，2013）。

药物治疗是治疗肌无力性吞咽障碍的关键要素，遵循与其他肌无力症状相同的治疗原则（A）。

2. 外科治疗　胸腺切除术是肌无力（因此也是肌无力性吞咽障碍）外科治疗的一种选择。根据德国神经学学会的指南，如果发现胸腺瘤（副肿瘤性重症肌无力），无论肌无力的类型如何（眼部或全身），都需要进行胸腺切除术。此外，15—50 岁的患有全身性肌无力而无胸腺瘤的患者，在确诊后 1～2 年内也可进行胸腺切除术。没有检测到乙酰胆碱受体自身抗体的肌无力患者或具有 MuSK 自身抗体的患者不能从胸腺切除术中获益（Sanders 等，2003）。环咽肌切开术不适用于肌无力性吞咽障碍。

3. 行为吞咽疗法　除上述药物治疗外，肌无力吞咽障碍患者还可进行行为吞咽疗法。由于肌无力性吞咽障碍随着吞咽肌活动的增加而恶化，所以应避免使用修复性技术。根据吞咽障碍的个体模式，可以采取代偿性和适应性措施来降低吞咽肌疲劳，如改变饮食习惯，食用柔软易嚼的食物，或指导吞咽液体后清除残留物（Bartolome 等，2013）。这些措施包括在进食前后的最佳时间间隔服用药物，以在进餐期间达到最佳效果（溴吡斯的明：起效时间：服用后 15～45min；最大效应：服用后 2～4h）。但还没有行为吞咽疗法的随机对照试验。

（十六）肌病（包括肌炎）

在最近的 Cochrane 综述中，Jones 等（2016）研究了慢性进行性肌肉疾病中与吞咽相关的干预证据。没有发现具有相关终点的高质量随机对照试验。作者得出结论：未来在评估患者吞咽障碍和治疗效果时，标准化、经验证和可靠的结局参数是必要的（Jones 等，2016）。

1. 行为吞咽疗法 2004 年 Cochrane 综述指出尚没有研究（通过随机或半随机对照试验）对慢性肌肉疾病（肌病）吞咽障碍的行为治疗策略进行充分评估。因此，这种临床情况下，吞咽治疗不可能有具体的循证建议（Hill 等，2004）。最近对神经肌肉疾病言语治疗的系统回顾，仅确定了一项非随机对照研究，从中得出一个弱推荐（Knuijt 等，2011）。

一项观察性研究纳入 9 名眼咽肌营养不良患者（5 名女性，4 名男性；平均年龄为 57 岁）。患者的吞咽功能在两种坐姿下通过 VFSS 进行检查：头部后屈以补偿双侧上睑下垂；头部前屈。所有处于第二体位的患者在主观和客观上均发现吞咽功能有所改善（Ⅲ；de Swart 等，2006）。

> 眼咽肌营养不良合并吞咽障碍患者在进食和饮水时应轻微前屈头部（C）。

最近的叙述性综述中，对包涵体肌炎住院患者的行为吞咽疗法研究表明，Mendelsohn 手法可能有助于某些患者保持体重稳定和进食无误吸（Ko 和 Rubin，2014）。不过，还没有关于 Mendelsohn 手法对包涵体肌炎患者吞咽功能的影响的随机对照试验。

2. 药物治疗 Restivo 等（2000）报道了一名 68 岁眼咽肌失调症患者，该患者在 EMG 引导下经皮向环咽肌两侧注射肉毒杆菌毒素 A（Dysport，30U）。48h 后，患者已持续 4 个月的吞咽障碍有明显改善。

Youssof 等的一项回顾性病例研究中（2014），分析了眼咽肌失调症患者环咽肌注射 A 型肉毒杆菌毒素（BOTOX®）的安全性（n=24；共 66 次干预）。44% 的注射发生不良事件，最常见的是发音困难（24%）和吞咽障碍加重（14%）。肉毒杆菌毒素使用剂量越高，吞咽障碍恶化越快。另外，59% 的注射导致吞咽障碍的主观改善（Ⅲ；Youssof 等，2014）。

最近的回顾性病例研究中，Di Pede 等（2016）对 4 名包涵体肌炎和严重口咽吞咽障碍患者进行了多学科康复治疗联合环咽肌注射 A 型肉毒杆菌毒素的效果研究。在注射肉毒杆菌毒素前和注射后 4 周，使用 VFSS 和（或）FEES 对治疗进行监测。4 名患者中有 3 名患者的吞咽安全性在 PAS 测试中有显著改善。3 名患者中，每 6 个月继续注射 A 型肉毒杆菌毒素。3～5 年后，这些患者持续经口进食，没有任何体重减轻或误吸。第 4 名患者额外的两次注射没有效果，该患者在 1 年后接受了环咽肌切开术（Di Pede 等，2016）。

> 目前还没有足够的证据证明环咽肌注射肉毒杆菌毒素治疗包涵体肌炎和眼咽肌失调症引起的吞咽障碍。该治疗的不良反应较多，包括吞咽功能恶化（C）。

对于散发性包涵体肌炎，静脉注射免疫球蛋白治疗对吞咽功能的影响尚不清楚（Jones 等，2016）。

Dalakas 等（1997）的一项双盲安慰剂对照交叉研究纳入 19 名散发性包涵体肌炎患者，3 个月静脉注射免疫球蛋白治疗期间（每月 2g/kg），通过颏下超声测量发现吞咽长度显著缩短。考虑为吞咽功能改善的可能证据（Ⅰb）。上述 Cochrane 综述中，由于未提及吞咽障碍患者总数、VFSS 结果报告不完整、缺乏随访数据，本研究的影响被降级，目前尚不清楚非严重不良事件是发生在安慰剂组还是治疗组（Jones 等，2016）。

一个小型病例系列研究，4 名散发性包涵体肌炎患者静脉注射免疫球蛋白治疗后严重吞咽障碍显著改善（每月 2g/kg，持续 6～8 个月）。4 名患者中有 3 名还接受了不同剂量的泼尼松治疗，通过测压法监测治疗效果（Ⅲ；Cherin 等，2002）。

一份病例报道和一个病例系列研究（n=6）也有报道散发性包涵体肌炎患者皮下注射免疫球蛋白治疗可稳定或显著改善吞咽障碍（Pars 等，2013；Cherin 等，2015）。但没有对吞咽功能进行 FEES 或 VFSS 客观评估。

但这些阳性结果尚未在应用 FEES 或 VFSS 作为金标准方法的较大患者群体中重现。

3. 内镜和外科治疗 两个病例系列研究，共 23 名眼咽肌营养不良患者接受了 UES 内镜下扩张术。这一手术使得大多数患者吞咽功能暂时改善（Ⅲ；Mathieu 等，1997；Manjaly 等，2011）。Manjaly 等（2011）还报道了长期结果：15 年的时间 9 名眼咽肌营养不良患者接受了重复扩张环咽肌组织的治疗（平均：每位患者 7.2 次），平均干预间隔为 15 个月。扩张改善了所有患者的主观吞咽功能（通过吞咽障碍问卷评估；Ⅲ）。

截至目前，文献报道的治疗眼咽肌营养不良引起吞咽障碍的最常见干预措施是环咽肌切开术。在一组 39 名接受环咽肌切开术的患者中，35 名患者在术后第 1 年的吞咽情况有显著改善。然而，1/3 的患者在 3 年内吞咽障碍再次恶化（Ⅲ；Coiffier 等，2006）。

还应注意的是，环咽肌切开术对由包涵体肌炎导致 UES 开放障碍的患者具有积极作用，几个病例研究结果一致（Ⅲ；Darrow 等，1992；Houser 等，1998；Oh 等，2007）。因此，作者认为有必要定期检查环咽肌切开术的指征，并尽可能早地考虑手术，特别是这类患者（第 7 章“手术治疗方案”；C）。

如果因包涵体肌炎或其他肌病导致食管上括约肌开放障碍，应尽早评估环咽肌切开术的适应证（C）。

日本 Murata 等（2013）的一个小型病例研究（n=3），评估了包涵体肌炎合并吞咽障碍患者进行新方法 UES 球囊扩张的可行性和效果。患者在进食前和首次透视监测球囊扩张后在家定期进行球囊扩张。然而，只有 2 名患者能够进行球囊扩张。第 3 名患者由于咽反流，导管无法插入。通过 VFSS 和咽食管测压分析疗效。这 2 名接受常规球囊扩张术的患者至少 1 年内能够正常进食。然而，需要增加扩张的频率。虽然开始时每天只需要 1 次球囊扩张，但在以后的每顿饭之前必须进行几次扩张。随访发现，在治疗期间，VFSS 显示在梨状隐窝的残留量减少，误吸量减少。通过测压检测到口咽和下咽的峰值压力增加，这种影响至少持续 30min。作者建议，包涵体肌炎患者可以暂时使用这种方法，直到免疫球蛋白治疗的效果出现，或者在环咽肌切开术或向环咽肌注射肉毒杆菌毒素前使用（Murata 等，2013）。

（十七）创伤性脑损伤

Steele 等（2013）的一个小型系列个案研究（n=6）评估了创伤性脑损伤（如车祸伤）后吞咽障碍患者进行增加舌肌压力治疗方法的效果。5 名患者存在创伤性脑出血、蛛网膜下腔出血或硬膜外血肿。患者接受每周 2 次共 12 周的舌肌力量系统化训练（包括生物反馈），治疗效果通过 VFSS 评估。治疗后，舌肌压力改善，且渗漏 / 误吸减少。但一些患者的咽部残留没有改善，甚至加重（Steele 等，2013）。

（十八）遗传性共济失调

一项 Cochrane 系统综述对遗传性共济失调吞咽障碍治疗数据进行研究。未发现随机对照试验。5 项存在异质性设计及不同亚型共济失调的研究对吞咽障碍治疗本身的效果或针对疾病治疗的吞咽障碍相关结果进行了分析。总的来说，该综述没有提供任何证据支持任何治疗方法可用于遗传性共济失调后吞咽障碍的治疗。因此，亟须进一步研究（Vogel 等，2015）。

四、神经刺激

本节重点介绍神经源性吞咽障碍的神经刺激治疗方案，这些方案最近越来越多地用于试验。随着大脑在整个生命周期中保持其经历神经可塑性变化的能力，治疗重点越来越多地转向以调节潜在神经元网络为目标的方法，而不是直接针对吞咽的生物力学。近年来，其中的一些方法已经达到了方法学的发展水平，这使得它们在临床环境中的应用越来越有可能。通过影响皮质兴奋性和活动水平，这些方法旨在加速自发的结构和功能重组，从而使临床功能得到改善。下面列出的中枢和外周刺激方法效果已经得到试验证明，初步临床试验研究以及一些更大的试验显示了其潜在的治疗益处。将来，这些方法可以与常规行为疗法并行使用，因此属于恢复性治疗组。在更大的患者群体的进一步随机研究中，通过优化刺激方案来改善这些方法的效果大小和持续时间将对其使用至关重要。

刺激诱导神经元可塑性的细胞机制：动态适应神经元网络特性的能力取决于两种形式的神经元可塑性，即膜结合神经元兴奋性的变化（内在可塑性）和神经细胞之间突触相互作用的变化（突触可塑性）。内在可塑性主要由细胞膜中电压依赖性离子通道的特性决定。突触可塑性的机制在自然界中既有功能性的（非活动突触的募集或突触传递效率的改变），也有结构性的（轴突的萌发或新突触的形成）（Siebner 和 Ziemann，2007，第 502 页）。由此产生的神经元相互作用的促进［长期增强（LTP）］或抑制［长时程抑制（LTD）］被认为是学习、记忆和康复过程的基础。通过使用适当的刺激方法和方案，可以在不同的皮质区域专门诱导可塑性（Reis 等，2008；

Webster 等，2006；Ziemann 等，2008）。由于机体原因，所有非侵入性技术的焦点都受到限制，因此任何经颅刺激不可避免地会调节较大皮质区域的神经元活动。功能连接和更远的大脑区域也受到神经元兴奋的跨突触传导的影响，并且可能沿着经胼胝体或皮质下皮质纤维传播（Lang 等，2005）。

（一）经颅磁刺激

经颅磁刺激（transcranial magnetic stimulation，TMS）是基于电磁感应的物理原理。载流线圈总是产生正交定向的磁场。将 TMS 线圈放置在要刺激的颅骨表面目标区域并施加电刺激脉冲，该脉冲的特征是可以听到发出咔嗒声，通过改变位于线圈附近皮质神经元中的相关磁场来感应出离子流。该过程反过来触发动作电位，该动作电位通过传出神经元通路传递。该反应可以通过肌电图得出，作为受神经支配的外周肌肉组织上的运动诱发电位（motor-evoked potential，MEP）。

该方法用于诊断和治疗研究。因此，可以通过 TMS 诱发的 MEP 的前后比较来监测试验干预(例如，咽部电刺激；见下文）的效果。MEP 幅度的增加表示促皮质束，而减少表示抑制。TMS 刺激对皮质表面的分区域映射也可用于确定已知肌肉群的对应的皮质区域，因为如果 MEP 可以从目标肌肉产生，则可表示对应的受刺激的大脑区域。Hamdy 等（1996）使用这种方法证明了咽部吞咽肌肉在运动皮质中的双侧不对称表现。因此，作者假设存在独立于优势手的个体“吞咽主导”半球。此外，他们还发现了参与吞咽的肌肉的体位排列。口腔肌肉似乎位于咽部肌肉组织的前外侧，而咽部肌肉组织又位于食管肌肉组织的前外侧。

rTMS 可以诱发功能变化，其持续时间超过单一刺激的持续时间，并且可持续数分钟到数小时。在提供 rTMS 时，一系列刺激以恒定的重复频率作用于大脑中的目标部位。通常，≤1Hz 的低频 rTMS 与高频 rTMS 不同，后者将频率保持在 5～50Hz 左右。1Hz rTMS 导致皮质脊髓兴奋性降低，从而能够在健康志愿者的研究中诱导暂时的和局部有限的功能性“虚拟”病变。这种方法的目的是更加具体地描述被抑制的皮质区域在已知的大脑功能中的作用，如吞咽。Mistry 等（2007）因此为吞咽中优势半球的存在提供了进一步的证据。作者使用 1Hz rTMS 在健康志愿者的皮质吞咽区域内诱导单侧虚拟病变。其导致了人为的吞咽行为的恶化，包括吞咽反应时间。有趣的是，只有当虚拟病变局限于先前确定的“吞咽优势”大脑半球时，才会出现这种效果。反过来，高频 rTMS≥5Hz 会诱导促进作用，因此可能适用于治疗。关于吞咽，在 5Hz 的脉冲频率下发现最佳效果。因此，在 5Hz 的 100 个 rTMS 脉冲后，检测到咽部运动皮质的长期兴奋性最长增加了 1h，但在 1Hz 或 10Hz 脉冲后没有检测到（Gow 等，2004）。在后续研究中，同一个研究团队成功地“治疗”了吞咽皮质的虚拟病变，在这个研究中，改善吞咽功能障碍是通过随后的健侧 5-Hz rTMS，而不是通过安慰剂实现的（Jefferson 等，2009a）。

由于脑卒中后吞咽障碍初期的临床改善可能是由健侧大脑半球的重组引起的（Hamdy 等，1998a），因此优先刺激健侧似乎是合适的。此外，在受损的大脑半球，可以靶向治疗的正常脑组织较少。一项 26 名合并吞咽障碍脑卒中患者进行的安慰剂对照随机试验研究，即使在刺激受损大脑半球后，也证明刺激有积极作用。对食管皮质区域施加周期 5 日，每日 300 个 3Hz rTMS 脉冲后，刺激组 DOSS 评分显著提高（O' Neil 等，1999）。这种效果在 2 个月后的随访中仍然可见（Khedr 等，2009）。Bihemispheric rTMS 在随后的一项招募了脑干卒中患者的研究中显示了类似的结果（Khedr 和 Abo-Elfetoh，2010）。另一项对 18 名伴持续性吞咽障碍脑卒中患者的随机对照研究，与安慰剂相比，健侧 5Hz rTMS（每日 1 次，持续 14 天）显示出在视频透视下可见的咽部残留和误吸显著减少（Park 等，2013）。

三项 Meta 分析结果与安慰剂相比，直接无创脑刺激对脑卒中后吞咽障碍患者（rTMS 和 tDCS；第 7 章“神经刺激”）的吞咽功能持续改善。然而，研究中的患者群体很小（Yang 等，2015；Doeltgen 等，2015；Pisegna 等，2016）。此外，与上述分析一致，与刺激患侧半球相比，刺激健侧（对侧）半球显示出显著的效果（Pisegna 等，2016）。

> 高频重复经颅磁刺激（rTMS；5Hz）有可能通过促进源自吞咽皮质的皮质传出通路，在临床上改善神经源性吞咽障碍患者的吞咽能力。脑卒中后吞咽障碍的多项初步研究已经证实了积极效果，特别是对幕上梗死的健侧大脑半球和脑干卒中。

（二）经颅直流电刺激

在经颅直流电刺激（transcranial direct-current stimulation，tDCS）时，皮质神经元的活动受到弱直流电的强直刺激的调节。与 TMS（超阈值刺激）相反，没有直接诱导动作电位；相反，静息膜电位被电流移动，这伴随着神经元自发放电速率的变化。突触传递效率的增加被认为是刺激结束后持续神经元促进的原因（参见上文“刺激诱导的神经元可塑性的细胞机制”部分）。电流是由两个导电橡胶电极施加数分钟。其中一个电极通常位于要刺激的大脑区域上，而另一个位于对侧的眶上（图 7–3）。影响的类型（激发与抑制）取决于电极之间相对于目标神经元纵轴的电流方向。阳极下方的区域受到激发，而阴极下方的大脑表面受到抑制，这意味着“参考”电极在功能上也是活跃的。效应的程度和持续时间取决于施加的电流密度，电流密度由电流大小（通常为 1～2mA）与电极大小（25～35cm^2）的比值决定，刺激持续时间（最长 20～30min）（Been 等，2007），以及刺激之间的重复间隔（Monte-Silva 等，2010）。不同的研究估计刺激效果的持续时间从几分钟到几小时不等。通过同时进行主动运动训练（Edwards 等，2009）或与周围神经刺激技术相结合（“配对联合刺激”）（Celnik 等，2009；Uy 和 Ridding，2003），这种效果似乎可以最大化。rDCS 相对便宜且技术上易于应用，但由于电极的大小，其聚焦定位不如 rTMS。最佳电极定位和具有低皮肤电阻的良好电连接对于刺激效率至关重要。为了尽量减少不适，电流会在刺激开始和结束时逐渐上升或下降。如果操作正确（Nitsche 等，2003），通常只会在刺激开始时感觉到轻微的刺痛感。这种情况允许进行近乎理想的“安慰”刺激，这是有意义的干预研究所需要的。在安慰刺激条件下，电流在初始增加后迅速关闭，而没有达到显著的生物学效应。对于受试者，真实和安慰剂 tDCS 通常无法区分（Gandiga 等，2006）。

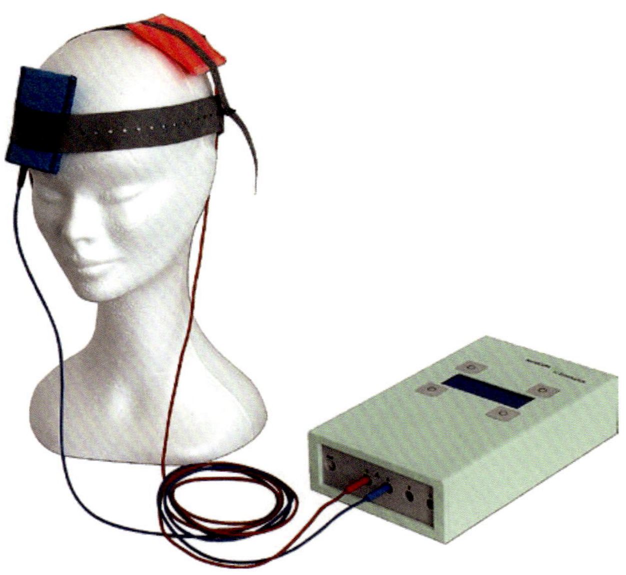

▲ 图 7–3 运动皮质兴奋性经颅直流电刺激中的典型电极排列：红色 = 阳极，蓝色 = 阴极

经许可转载，图片由 NeuroConn 提供

第一项关于健康志愿者吞咽的随机双盲安慰对照研究，10min 1.5mA 阳极 tDCS 和 20min 1mA 阳极 tDCS 均导致在受刺激的大脑半球咽部运动皮质兴奋性增加。相反，10min 1.5mA 阴极刺激可诱导抑制。效果持续至少 1h，并可通过 TMS 进行测量，MEP 通过腔内咽导管记录（见下文）（Jefferson 等，2009b）。

在双侧大脑半球支配的功能中，如吞咽，不可避免地会出现应该刺激哪个半球，以及应该根据哪个标准选择刺激部位的问题。Vasant 等（2014）对 15 名健康志愿者在大脑半球的咽部运动皮质中诱导了一个虚拟病变，并通过 TMS（见上文）使用 1Hz rTMS 确定了更明显的咽部肌肉。研究人员因此发现了咽部 MEP 的幅度降低，这种降低导致复杂的吞咽反应时间延长。随后的阳极 tDCS（1.5mA 持续 10min）定位于无条件反射的大脑半球，可以恢复这种效果。干预后，记录了咽部 MEP 振幅的增加和吞咽动作任务的改善。两种效果在 1h 后达到最大值，并且在对照 tDCS 中没有表现。研究得出结论，通过类比，脑卒中患者的健侧的大脑半球也应该受到刺激。为了解释在没有引起皮质损伤的情况下应该刺激哪个半球的问题，一项对 21 名健康志愿者的双盲随机 MEG 研究中，测试了在受试者执行各种吞咽任务时，分别在左右吞咽运动皮质阳极 tDCS（20min，1mA）后，对吞咽事件相关的大脑激活的影响（Suntrup 等，2013）。左侧 tDCS 之后，在与口腔运动功能（吞咽的口腔阶段）密切相关的动作过程中记录到大脑活动的增加，随后，这种增加显示与左侧大脑半球相对应。相反，在右侧 tDCS 之后，在需要及时启动反射吞咽（吞咽的咽期）的动作过程中发现大脑活动增加，这主要受右侧大脑半球控制。这些观察结果对 tDCS 的治疗应用很有利，因为它们意味着电极定位应由吞咽功能障碍的类型决定。因此，口腔期障碍患者应刺激左侧大脑半球，而咽部吞咽困难患者应刺激右侧大脑半球。在另一项关于大脑侧化的生理学研究中，Zhao 等在 2015 年证明了阳极 tDCS 对舌骨上吞咽肌肉组织的同侧 MEP 的兴奋作用，这与刺激部位无关。然而，只有在对这些目标肌肉的运动表现较弱的大脑半球施加刺激时，才能引起对侧未受刺激大脑半球的 MEP 增加。因此，通过 tDCS 影响双侧吞咽网络似乎是基于复杂的大脑半球间相互作用，但是目前尚不完全清楚。

此外，tDCS 似乎对与吞咽相关的皮质区域的振荡性脑活动具有频率特异性调节作用。因此，上述 MEG 研究仅在 θ 频段（4～8Hz）（Suntrup 等，2013）中发现了显著影响。θ 振荡似乎与吞咽网络的可塑性特别相关，因为 rTMS（Gow 等，2004）和咽部电刺激（PES）（Fraser 等，2002）也在 5Hz 时对咽部运动皮质显示出最佳效果。θ 振荡也与吞咽网络之外的突触可塑性有关（Ziemann 等，2008）。根据一种假设，这些振荡动态调节 NMDA（N- 甲基 –D- 天冬氨酸）受体的激活，这会导致激活时可测量神经元频谱内的 θ 功率增加（Bikbaev 和 Manahan-Vaughan，2008）。由于 tDCS 的作用也受到皮质神经元对 NMDA 受体活性的影响（Nitsche 等，2003），经颅刺激后吞咽相关的 θ 激活增加似乎表示了与皮质吞咽网络中神经元可塑性的显著相关性。

第一项使用 tDCS 治疗脑卒中后吞咽障碍的临床试验研究，招募了 14 名患者，连续 5 天接受健侧阳极 tDCS 或安慰剂（每次 30min，每次 2mA）。在干预结束时，治疗组的 DOSS 评分（吞咽困难结果和严重程度量表）比对照组显著改善（2.60 分 vs. 1.25 分；P=0.019）（Kumar 等，2011b）。两项针对脑卒中合并吞咽障碍患者的进一步研究采用刺激患侧大脑半球：Yang 研究团队招募 16 名患者，他们在连续 10 天内接受阳极（20min，2mA）或安慰剂以及常规吞咽困难治疗。研究者没有发现任何直接的附加效应。然而，在 3 个月后的随访评估中，干预组患者在功能性吞咽困难量表评分上有显著改善。据报道，在另一项对 20 名吞咽困难卒中患者采用相同刺激方式的对照研究中，与安慰剂组相比，治疗组中使用 DOSS 评估的吞咽障碍改善程度更为显著（Shigematsu 等，2013）。

在 2015 年评估经颅刺激（如上所述）6 篇 RCT 的 Meta 分析中，Yang 等发现与安慰剂相比，刺激后的总体呈现阳性结果。根据他们的分析，吞咽功能的改善似乎随着刺激时间的增加而稳步改善。然而，在亚组分析中，只能证明健侧（而不是患侧）刺激有显著效果。在区分不同脑刺激方法的进一步亚组分析中，只有 rTMS（而非 tDCS）显示吞咽障碍改善程度更加显著。然而，最近另一项 Meta 分析（其中包括 6 篇 RCT）显示，当仅考虑预期效果更大的健侧刺激时，与 rTMS 相比，tDCS 的效果甚至更大（Pisegna 等，2016）。

> 阳极经颅直流电刺激（tDCS；1～2mA）可能通过吞咽网络的兴奋导致神经源性吞咽障碍患者吞咽功能的临床改善。几项脑卒中后吞咽障碍的初步研究表明，健侧刺激对半球梗死患者具有积极作用。

（三）咽部电刺激

通过触觉刺激、热刺激（Hamdy 等，2003；Kaatzke-McDonald 等，1996；Rosenbek 等，1996；Sciortino 等，2003；Teismann 等，2009），味觉刺激（Babaei 等，2010；Logemann 等，1995；Mistry 等，2006；Pelletier 和 Lawless，2003）或嗅觉刺激（Wahab 等，2010，2011）对口腔和咽部区域的感觉刺激长期以来一直用于功能性吞咽障碍治疗。最近的神经生理学结果表明，与简单的吞咽任务或味觉和触觉刺激相比，较长时间的电刺激可能会导致皮质吞咽网络兴奋性的更加明显和持续增加（Magara 等，2016）。但刺激的位置以及选择的参数似乎是决定性的。在第一次使用感觉电刺激的治疗试验中，Park 等（1997）将电极定位于软腭，将电极连接到一个专门改装的假体上。招募的 4 名患有慢性脑卒中后吞咽障碍患者中，2 名患者的吞咽能力有所改善。健康个体刺激后皮质延髓兴奋性增加，1h 后达到最大效果（Power 等，2004）。然而，这些健康受试者和一组 16 名脑卒中患者，没有记录到吞咽生理学的变化（Power 等，2004，2006）。这项小型随机研究，与安慰剂组相比，VFSS 参数（如口腔和咽期运输时间以及 UES 开放时间）不受刺激的影响。下面描述的咽部电刺激似乎比 Park 提出的对更容易接触到的前腭弓的刺激更有效。

Hamdy 等研发的方法（Hamdy 等，1998b）：舌根和咽后壁通过经鼻插入并装有一对双极环形电极的细导管进行电刺激（图 7–4）。众所周知，咽部电刺激（pharyngeal electrical stimulation，PES）可通过

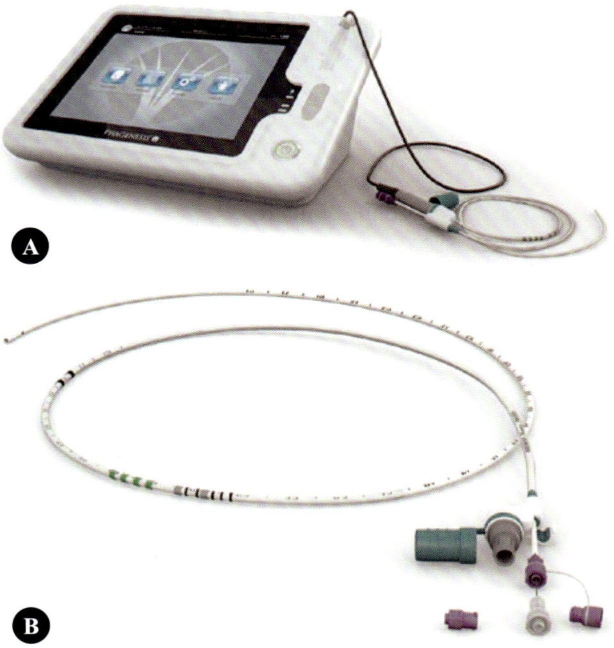

▲ 图 7-4　咽部电刺激系统

A. Phagenyx 基站；B. Phagenyx 导管（经许可转载，图片由 Phagenesis 提供）

促进传入通路来增强皮质可塑性。与 NMES 的专门肌肉强化（第 7 章“神经刺激”）不同，肌肉收缩和强化不是这种治疗的目标。PES 的正确电极位置为 14～16cm（或从鼻孔测量时进入下咽部 15～17cm）可以通过 FEES 进行视觉监测，也可以通过压力测量和肌电图确定。然而，下咽部感觉刺激电极的精确位置似乎与刺激效果的相关性较小，因为潮湿且因此具有高导电性的环境允许广泛的电流流动（Tsukano 等，2012）。这一特定事实还允许刺激导管的“盲”定位，这在临床工作中特别有价值。根据公式 PT+0.75 ×（TL-PT），从单独确定的感知阈值（ST）和耐受水平（TL）计算最佳刺激强度（mA）。咽导管在诊断上也可用于记录咽运动诱发电位（motor-evoked potential，MEP），因此，在任何类型的外周或中枢刺激后，TMS 可以直接针对咽部运动皮质的兴奋作用进行研究（如前面提到的研究）。

第一项健康志愿者的研究，PES 后至少 30min 内，咽部运动皮质的表现和兴奋性增加（Hamdy 等，1998b）。在对健康受试者和患有吞咽困难的脑卒中患者的后续研究中，观察到了时间和频率依赖性效应。通过功能性 MRI 测量的 MEP 振幅和大脑激活程度的最大变化是通过 10min 5Hz（280V；脉冲持续时间：0.2ms）的刺激实现的。1Hz 的频率和作用时间 5min 或 20min 产生更差的效果。10Hz、20Hz 或 40Hz 的频率甚至被证明产生抑制性效果。在 PES 结束后 1h，研究中的 10 名脑卒中患者，咽部吞咽反应和咽期运送时间有显著改善，并且吸入频率也有所降低（Fraser 等，2002）。关于皮质兴奋性和临床吞咽测试的结果，PES 能够恢复咽部运动皮质中虚拟 rTMS 诱导的病变的影响（Jayasekeran 等，2010）。

一项随机 MEG 初步研究招募了 14 名正常受试者并采取交叉设计，真正的 PES 后对吞咽相关感觉运动皮质区域的大脑激活有显著影响（$P<0.05$），但在安慰刺激后则不然，这与 150ml 水测试中，吞咽量和吞咽能力的显著提高有关（Hughes 和 Wiles，1996）。本研究中对大脑激活的影响在刺激后迅速下降，并且在 PES 结束后 45min 几乎不可见（Suntrup 等，2015b）。

但几项电生理研究表明，PES 导致延迟和长期的皮质可塑性，可能与味觉和触觉刺激（如碳酸）相结合，吞咽在脑干水平上引起更多的即时和短期促进（Fraser 等，2003；Gow 等，2004；Magara 等，2016）。在这种情况下，PES 与额外的外周刺激的组合对效果相当不利（Magara 等，2016）。但配对关联刺激，在慢性脑卒中患者（n=18）中采取明确的外周 PES 和皮质 TMS 脉冲的时间序列刺激，表明了非受影响大脑半球的兴奋性增加至少与单独 PES 治疗一样多（Michou 等，2014）。在这项研究中，两种干预措施（PES 和配对关联刺激）都伴随着视频透视吞咽参数的改善。然而，在这两种情况下，只有未受影响的咽部运动皮质内兴奋性的增加与吞咽改善具有统计学显著性和正相关性。这一发现再次表明脑卒中后发生的功能相关重组主要发生在健侧大脑半球。

关于如何电刺激咽部黏膜的受体或在此过程中涉及哪些神经递质，几乎不存在任何研究成果。然而，神经激肽物质 P（第 7 章“一般治疗方案”）的特性使其成为一个有趣的候选分子。咽部黏膜的游离感觉神经末梢表达电压门控离子通道 TRPV1［瞬时电位香草酸受体 -1（TRPV1）；Alvarez-Berdugo 等，2015］，它在各种激活刺激下释放 P 物质（Cortright 和 Szallasi，2004）。此外，PES 已被证明可以通过从这些感觉神经末梢释放来增加唾液中 P 物质浓度（至少在短期内）（Suntrup-Krueger 等，2016）。吞咽障碍的脑卒中患者［已发现 P 物质水平病理性降低是吞咽障碍的一部分（Arai 等，2003b）]，PES 可能有助于 P 物质释放的正常化。此外，通过促进沿该机制的感觉反馈，PES 还可以间接促进大脑中枢重组。

由于 P 物质的增加和与吞咽相关大脑激活的可测量的电生理的变化都是短暂的，因此重复使用 PES 以获取最大化治疗效果似乎是合理的。某一项研究旨在为 22 例由幕上脑卒中导致的吞咽困难的患者寻找合适 PES 剂量，吞咽困难通过视频透视进行确诊，除了标准治疗外，还比较了各种 PES 刺激方案，从每天 1 次，持续 3 天到每天 3 次，持续 5 天，并针对单独的标准治疗进行了测试。在这项研究中，连续 3 天每天 1 次的刺激强度显示出最大的治疗效果（Jayasekeran 等，2010）。该方案随后被同一研究小组用于对 28 例幕上脑卒中患者进行的第一项单中心随机对照试验。在基线和研究结束后 14 天通过临床和视频透视评估吞咽困难的严重程度。然而，干预组的患者吞咽困难有显著改善，但对照组的吞咽困难严重程度没有变化。接受干预组患者的住院时间明显短于安慰剂组（Jayasekeran 等，2010）。第一项针对亚急性脑卒中患者的多中心研究仅招募了其目标的 1/3（n=100），并且由于只能对一部分患者进行客观视频透视，因此存在明显的方法学缺陷。尽管 PES 有对主要结局参数（即 2 周后吞咽障碍的严重程度、鼻胃管移除和住院时间）产生积极影响，但在这方面各自的差异没有达到统计学意义（Vasant 等，2016）。尽管如此，上述研究（n=73）单独的患者数据 Meta 分析显示 PES 对 VFSS 和临床确定的吞咽障碍严重程度有显著的改善效果。此外，住院时间有缩短的趋势。但是无法证明对整体功能结局、肺炎发病率或脑卒中后死亡率的影响（Scutt 等，2015）。对于之后的研究，这项 Meta 分析最有趣的结果可能是，PES 的最大治疗潜力似乎出现在最严重的吞咽障碍中，这可能是因为机体自主恢复通常延迟和有限的。不幸的是，国际 STEPS 试验（使用咽部电刺激进行吞咽治疗）（Bath 等，2016）尚未考虑到这一事实。在这项研究中，PES 首次使用市售的“Phagenyx”系统（Phagenesis Ltd，UK）进行。该设备由脉冲发生器和集成到正常鼻胃管中的刺激导管组成。刺激导管可以像传统的鼻胃管一样放置，用于为患者提供肠内营养。162 例（亚）急性脑卒中患者（事件发生后 42 天以内）如果他们在初始 VFSS 中的 PAS 得分为 3 分或更高，则符合该试验入组条件。在接受每天 1 次，持续 3 天的刺激干预结束 2 周后，他们的吞咽功能通过视频透视重新检查。尽管未观察到 PES 的不良反应，但未发现治疗对主要结果参数（PAS 评分）和次要结果参数［例如，3 个月后的吞咽功能；Barthel 指数（BI）；改良的 Rankin 量表（mRs）］有显著影响。这一令人失望的结果其中一个原因可能是纳入了主要是轻度吞咽障碍的患者，这也可以通过安慰剂组的高自主恢复率来证明。此外，近 60% 的患者受到电流＜10.2mA 的刺激，这表明治疗强度不足。由于这些和其他方法学上的缺陷，不能得出 PES 在治疗神经源性吞咽障碍中没有临床作用的结论。特定的亚组可能会受益于这种治疗，也应该给予其足够的治疗强度，正如以下对严重受影响患者的研究所建议的那样。

一项随机对照研究纳入 20 名吞咽功能严重受损（平均 PAS 评分为 6.5 分）的多发性硬化患者［扩展残疾状态量表（expanded disability status scale，EDSS）：5.7 ± 0.8］，由于疾病的慢性状态，这些患者吞咽功能不太可能自然恢复。PES 或安慰剂每天进行 1 次，持续 5 天，平均刺激为（14.2 ± 0.6）mA。与安慰剂相比，PES 组所有记录的结果参数都显著改善（PAS，MEG 记录的吞咽肌肉力量和协调性参数，以及通过 TMS 测量的咽部运动皮质的兴奋性）（Restivo 等，2013a）。效果在短期内最为明显，但在 1 个月后的随访中仍然持续存在。根据研究者的描述，随后提供的第二个超过 5 天的治疗周期使吞咽功能的治疗效果强化，从而使已达到的功能改善更加稳定。

另一个吞咽功能严重受影响组由气管切开的脑卒中患者组成，其持续和严重的吞咽障碍通常会导致在成功完成呼吸机撤机后无法拔管。同时，由于患者的临床状况，包括沟通和合作障碍，行为治疗选择受到限制。一项单中心随机对照试验研究了 PES 治疗吞咽障碍的潜力，因此也使得气管切开的脑卒中患者能够拔管（Suntrup 等，2015a）。30 名患者纳入这项研究，并随机接受连续 3 天的 PES 或安慰剂刺激。主要终点是治疗后 24～72h，用 FEES 进行吞咽评估，达到拔管条件（Warnecke 等，2013）。如果安慰剂组的患者没有自主恢复足够的吞咽功能以允许在主要终点评估时拔管，则随后在非盲随访期间根据相同的方法对安慰剂组的患者进行治疗。干预 3 天后，治疗组 75% 的患者和安慰剂组中仅有 20% 的患者可以立即拔管（P＜0.01）。在后续阶段，来自安慰剂组的 7 名仍存在吞咽障碍的患者接受了 PES。其中 5 名患者（再次超过 70%）可以在治疗后拔管。并且没有发生 PES 并发症。因此，耐受水平的显著下降和治疗期间的最佳刺激强度的显著下降是治疗成功的预测指标。这一发现可能表明 PES 有助于恢复该患者队列的传入感觉反馈。与此结果一致的是，在他们的 Meta 分析中，Scutt 研究团队（2015）发现较低的刺激强度预示着更好的 PES 治疗反应。在刺激过程中观察到患者自主吞咽频率增加，其他研究团队也报道了这一点（Aida 等，2015；Tsukano 等，2012）。此外，早期与晚期开始治疗似乎与成功率密切相关（拔管患者与未拔管患者从通气结束到 PES 治疗开始的时间分别为 148h 和 326h；$P<0.05$）。这些有前景的结论在多中心 PHAST-TRAC 试验中得到证实，分别有 49% 和 9% 的患者可以在 PES 和安慰刺激后拔管。与单中心试验经验一致，从脑卒中发生到随机分组的时间是治疗成功的关键驱动因素（Dziewas 等，2018）。

咽部电刺激（PES）促进吞咽皮质内的重组，已证明可以改善神经源性吞咽障碍患者的吞咽功能，特别是对吞咽功能严重受影响的脑卒中患者。其他神经源性吞咽障碍的患者是否也能从 PES 中获益仍有待阐明。相反，感觉腭弓电刺激不会引起吞咽障碍脑卒中患者吞咽功能的临床改善。

（四）神经肌肉电刺激

我们应该把 NMES 与其他用于诱导神经调节作用的电刺激区分开。NMES 会刺激运动神经纤维，从而导致相关肌肉的直接收缩。吞咽障碍治疗的主要目的是改善喉上抬和（或）声门闭合。迄今为止，尽管有研究提出了具有不同目标肌肉和不同刺激参数的各种经皮（Ludlow，2010）、肌内甚至植入式“神经假体”（Tyler，2007），但结果往往让人难以信服。原则上，方法上的困难在于选择一个刺激部位，其有针对性的刺激会引起特定的、几乎是生理性的肌肉收缩，从而支持自然的吞咽运动。NMES 导致肌肉同步激活，因此无法模拟吞咽过程的复杂性，吞咽过程由神经调节的肌肉收缩序列组成（Steele 等，2007）。

Freed 等首先提出经皮电刺激版本，该版本以产品名称 VitalStim© 上市。在这个过程中，两对电极被放置在双侧舌骨水平，以及舌骨和喉部的中点位置。在这个位置，该装置旨在刺激二腹肌的前腹和甲状舌骨肌。预设脉冲频率和脉冲持续时间分别为 80Hz 和 300μs，并且建议每日实施 1h。根据患者的耐受性的差异，电流可能在 2.5～25mA，但是根据制造商的建议，应该尽可能把电流设置高一些。在试验研究中，此过程与通过冰探针对腭弓进行触觉热刺激进行了比较。在该试验中，VitalStim© 比对照刺激更有效，98% 的患者吞咽功能得到临床改善（Freed 等，2001）。但由于存在较大的方法学缺陷（患者没有随机化，包括了不同病因的吞咽障碍，不同的治疗持续时间，使用同样的非循证疗法进行比较，未经验证的结果评分），结果一再受到质疑。另一项前瞻性研究针对以喉上抬受损为特征的中至重度吞咽障碍患者进行了研究（Leelamanit 等，2002）。在这项研究中，NMES（包括对甲状舌骨肌的同步电刺激）与 23 名中的 20 名吞咽障碍改善有关。然而，这项研究缺乏对照组，在方法学上也受到了多方面质疑。此后，Lim 等的工作得到了与 Freed 等相同的结果（2009），他比较了单独使用触觉热刺激或使用 NMES 治疗的两组脑卒中患者。两组均表现出吞咽障碍的改善；但在接受额外电刺激的患者中，这种改善明显更大。不过，再次没有使用没有干预的对照组评估吞咽自主恢复过程。进一步的研究出现了不同的结果，可以在 Ludlow 的文章（2010）中找到对其的综述。总的来说，对于 NMES 是否有益的问题没有明确的答案。例如，健康志愿者即使经过 2 周的 NMES 治疗，也没有发现对颏下肌电图活动的影响（Suiter 等，2006）。虽然 Jungheim 等（2015）观察到吞咽同步 NMES 中 UES 松弛时间增加了 10%，但其他研究者发现对通过测压测量的咽内推注压力或 UES 压力没有影响（Heck 等，2012）。在进一步的两项研究中，NMES 并不优于传统的行为吞咽疗法（Bulow 等，2008；Kiger 等，2006）。Humbert 等（2006）甚至指出，对于不同电极位置，通过美国国立卫生研究院吞咽安全量表测量，吞咽安全性降低，因为刺激与喉上抬的降低有关，这与其预期效果相反。

最近的随机对照试验，已将 NMES 作为辅助手段，而不是作为传统行为吞咽疗法的替代方案。例如，Park 等（2016a）提出这种方法可能会诱发舌骨抑制，这是患者执行“用力吞咽”作为吞咽障碍康复的一部分。经过 6 周的治疗（5 次 / 周，每次 30min），与对照组相比，喉上抬和吞咽安全（均用 VFSS 评估）有显著改善。最近对一些高质量研究的 Meta 分析得出结论，除了常规行为吞咽疗法外，使用 NMES 可能有短期获益，但与传统治疗策略相比，单独使用 NMES 没有任何益处（Chen 等，2016）。因此，目前不能推荐 NMES 作为治疗吞咽障碍的独立疗法。

神经肌肉电刺激（neuromuscular electrical-stimulation，NEMS）通过刺激运动神经纤维，诱导吞咽肌肉的直接收缩，旨在改善喉上抬和（或）声门闭合。由于大部分研究质量不佳、数量少，且结果存在矛盾，目前不能推荐 NMES 作为治疗神经源性吞咽障碍的单独方法。

参考文献

[1] Aida S, Takeishi R, Magara J, Watanabe M, Ito K, Nakamura Y, Tsujimura T, Hayashi H, Inoue M. Peripheral and central control of swallowing initiation in healthy humans. Physiol Behav. 2015;151:404–11.

[2] Alagiakrishnan K, Bhanji RA, Kurian M. Evaluation and management of oropharyngeal dysphagia in different types of dementia: a systematic review. Arch Gerontol Geriatr. 2013;56(1):1–9.

[3] Alali D, Ballard K, Bogaardt H. Treatment effects for dysphagia in adults with multiple sclerosis: a systematic review. Dysphagia. 2016;31(5):610–8.

[4] Alvarez-Berdugo D, Rofes L, Farre R, Casamitjana JF, Enrique A, Chamizo J, Padron A, Navarro X, Clave P. Localization and expression of TRPV1 and TRPA1 in the human oropharynx and larynx. Neurogastroenterol Motil. 2015;28(1):91–100.

[5] Andersen UT, Beck AM, Kjaersgaard A, Hansen T, Poulsen I. Systematic review and evidence based recommendations on texture modified foods and thickened fluids for adults with oropharyngeal dysphagia. e-SPEN J. 2013;8:e127–34.

[6] Antunes EB, Lunet N. Effects of the head lift exercise on the swallow function: a systematic review. Gerodontology. 2012;29(4):247–57.

[7] Arai T, Yasuda Y, Takaya T, et al. ACE inhibitors and symptomless dysphagia. Lancet. 1998a;352:115–6.

[8] Arai T, Yasuda Y, Toshima S, et al. ACE inhibitors and pneumonia in elderly people. Lancet. 1998b;352:1937–8.

[9] Arai T, Sekizawa K, Yoshimi N, et al. Cabergoline and silent aspiration in elderly patients with stroke. J Am Geriatr Soc. 2003a;51:1815–6.

[10] Arai T, Yoshimi N, Fujiwara H, et al. Serum substance P concentrations and silent aspiration in elderly patients with stroke. Neurology. 2003b;61:1625–6.

[11] Arai T, Sekizawa K, Ohrui T, et al. ACE inhibitors and protection against pneumonia in elderly patients with stroke. Neurology. 2005;64:573–4.

[12] Arbeitsgemeinschaft der Wissenschaftlichen Medizinischen Fachgesellschaften (AWMF) ÄZQÄ. Das Leitlinien-Manual von AWMF und ÄZQ. Entwicklung und Implementierung von Leitlinien in der Medizin. Z Arztl Fortbild Qualitatssich. 2001;95:4–84.

[13] Arbouw ME, Movig KL, Koopmann M, et al. Glycopyrrolate for sialorrhea in Parkinson disease: a randomized, double-blind, crossover trial. Neurology. 2010;74:1203–7.

[14] Argolo N, Sampaio M, Pinho P, Melo A, Nóbrega AC. Do swallowing exercises improve swallowing dynamic and quality of life in Parkinson's disease? NeuroRehabilitation. 2013;32(4): 949–55.

[15] Arenaz Búa B, Olsson R, Westin U, Rydell R, Ekberg O. Treatment of cricopharyngeal dysfunction: a comparative pilot study. BMC Res Notes. 2015 Jul 10;8:301.

[16] Aviv JE, Liu H, Parides M, et al. Laryngopharyngeal sensory deficits in patients with laryngopharyngeal reflux and dysphagia. Ann Otol Rhinol Laryngol. 2000;109:1000–6.

[17] Ayres A, Jotz GP, Rieder CR, Olchik MR. Benefit from the chin-down maneuver in the swallowing performance and self-perception of Parkinson's disease patients. Parkinsons Dis. 2017;2017:7460343.

[18] Babaei A, Kern M, Antonik S, Mepani R, Ward BD, Li SJ, Hyde J, Shaker R. Enhancing effects of flavored nutritive stimuli on cortical swallowing network activity. Am J Physiol Gastrointest Liver Physiol. 2010 Aug;299(2):G422–9.

[19] Baijens LW, Speyer R. Effects of therapy for dysphagia in Parkinson's disease: systematic review. Dysphagia. 2009;24:91–102.

[20] Baijens LW, Speyer R, Passos VL, Pilz W, Roodenburg N, Clavé P. The effect of surface electrical stimulation on swallowing in dysphagic Parkinson patients. Dysphagia. 2012;27(4):528–37.

[21] Baijens LW, Speyer R, Passos VL, et al. Surface electrical stimulation in dysphagic Parkinson patients: a randomized clinical trial. Laryngoscope. 2013;123(11):E38–44.

[22] Bartolome G, Schröter-Morasch H. Schluckstörungen. Diagnostik und Rehabilitation. 5th ed. München: Elsevier, Urban & Fischer; 2013.

[23] Bath PM, Scutt P, Love J, et al. Pharyngeal electrical stimulation for treatment of dysphagia in subacute stroke: a randomized controlled trial. Stroke. 2016;47(6):1562–70.

[24] Been G, Ngo TT, Miller SM, et al. The use of tDCS and CVS as methods of non-invasive brain stimulation. Brain Res Rev. 2007;56:346–61.

[25] Bergren DR. Capsaicin challenge, reflex bronchoconstriction, and local action of substance P. Am J Phys. 1988;254:R845–52.

[26] Bhattacharyya N, Kotz T, Shapiro J. The effect of bolus consistency on dysphagia in unilateral vocal cord paralysis. Otolaryngol Head Neck Surg. 2003;129:632–6.

[27] Bikbaev A, Manahan-Vaughan D. Relationship of hippocampal theta and gamma oscillations to potentiation of synaptic transmission. Front Neurosci. 2008;2:56–63.

[28] Blitzer A, Brin MF. Use of botulinum toxin for diagnosis and management of cricopharyngeal achalasia. Otolaryngol Head Neck Surg. 1997;116: 328–30.

[29] Bloem BR, de Vries NM, Ebersbach G. Nonpharmacological treatments for patients with Parkinson's disease. Mov Disord. 2015;30(11):1504–20.

[30] Boccardi V, Ruggiero C, Patriti A, Marano L. Diagnostic assessment and management of dysphagia in patients with Alzheimer's disease. J Alzheimers Dis. 2016;50(4):947–55.

[31] Bogaardt H, van Dam D, Wever NM, Bruggeman CE, Koops J, Fokkens WJ. Use of neuromuscular electrostimulation in the treatment of dysphagia in patients with multiple sclerosis. Ann Otol Rhinol Laryngol. 2009a;118(4):241–6.

[32] Bogaardt HC, Grolman W, Fokkens WJ. The use of biofeedback in the treatment of chronic dysphagia in stroke patients. Folia Phoniatr Logop. 2009b;61:200–5.

[33] Botoman VA. Noncardiac chest pain. J Clin Gastroenterol. 2002;34:6–14.

[34] Braak H, Del Tredici K, Rub U, et al. Staging of brain pathology related to sporadic Parkinson's disease. Neurobiol Aging. 2003;24:197–211.

[35] Bulow M, Olsson R, Ekberg O. Videomanometric analysis of supraglottic swallow, effortful swallow, and chin tuck in patients with pharyngeal dysfunction. Dysphagia. 2001;16:190–5.

[36] Bulow M, Speyer R, Baijens L, et al. Neuromuscular electrical stimulation (NMES) in stroke patients with oral and pharyngeal dysfunction. Dysphagia. 2008;23:302–9.

[37] Bushmann M, Dobmeyer SM, Leeker L, et al. Swallowing abnormalities

and their responses to treatment in Parkinson's disease. Neurology. 1989;39:1309–14.
[38] Byeon H. Effect of simultaneous application of postural techniques and expiratory muscle strength training on the enhancement of the swallowing function of patients with dysphagia caused by parkinson's disease. J Phys Ther Sci. 2016a;28(6):1840–3.
[39] Byeon H. Effect of the Masako maneuver and neuromuscular electrical stimulation on the improvement of swallowing function in patients with dysphagia caused by stroke. J Phys Ther Sci. 2016b;28(7):2069–71.
[40] Caldeira D, Alarcão J, Vaz-Carneiro A, Costa J. Risk of pneumonia associated with use of angiotensin converting enzyme inhibitors and angiotensin receptor blockers: systematic review and meta-analysis. BMJ. 2012;345:e4260.
[41] Carnaby G, Hankey GJ, Pizzi J. Behavioural intervention for dysphagia in acute stroke: a randomised controlled trial. Lancet Neurol. 2006;5:31–7.
[42] Celnik P, Paik NJ, Vandermeeren Y, et al. Effects of combined peripheral nerve stimulation and brain polarization on performance of a motor sequence task after chronic stroke. Stroke. 2009;40:1764–71.
[43] Cereda E, Beltramolli D, Pedrolli C, et al. Refractory myasthenia gravis, dysphagia and malnutrition: a case report to suggest disease-specific nutritional issues. Nutrition. 2009;25:1067–72.
[44] Chen YW, Chang KH, Chen HC, Liang WM, Wang YH, Lin YN. The effects of surface neuromuscular electrical stimulation on post-stroke dysphagia: a systemic review and meta-analysis. Clin Rehabil. 2016;30:24–35.
[45] Cherin P, Pelletier S, Teixeira A, et al. Intravenous immunoglobulin for dysphagia of inclusion body myositis. Neurology. 2002;58:326.
[46] Cherin P, Delain JC, de Jaeger C, Crave JC. Subcutaneous immunoglobulin use in inclusion body myositis: a review of 6 cases. Case Rep Neurol. 2015;7(3):227–32.
[47] Chinnapongse R, Gullo K, Nemeth P, Zhang Y, Griggs L. Safety and efficacy of botulinum toxin type B for treatment of sialorrhea in Parkinson's disease: a prospective double-blind trial. Mov Disord. 2012;27(2):219–26.
[48] Cichero JA, Lam P, Steele CM, et al. Development of international terminology and definitions for texture-modified foods and thickened fluids used in dysphagia management: the IDDSI framework. Dysphagia. 2017;32(2):293–314.
[49] Ciucci MR, Grant LM, Rajamanickam ES, et al. Early identification and treatment of communication and swallowing deficits in Parkinson disease. Semin Speech Lang. 2013;34(3):185–202.
[50] Clave P, de Kraa M, Arreola V, et al. The effect of bolus viscosity on swallowing function in neurogenic dysphagia. Aliment Pharmacol Ther. 2006;24:1385–94.
[51] Coiffier L, Perie S, Laforet P, et al. Long-term results of cricopharyngeal myotomy in oculopharyngeal muscular dystrophy. Otolaryngol Head Neck Surg. 2006;135:218–22.
[52] Constantinescu R, Richard I, Kurlan R. Levodopa responsiveness in disorders with parkinsonism: a review of the literature. Mov Disord. 2007;22:2141–8; quiz 2295.
[53] Cortright DN, Szallasi A. Biochemical pharmacology of the vanilloid receptor TRPV1. An update. Eur J Biochem. 2004;271:1814–9.
[54] Crary MA, Carnaby Mann GD, Groher ME, et al. Functional benefits of dysphagia therapy using adjunctive sEMG biofeedback. Dysphagia. 2004;19:160–4.
[55] Dalakas MC, Sonies B, Dambrosia J, et al. Treatment of inclusion-body myositis with IVIg: a double-blind, placebo-controlled study. Neurology. 1997;48:712–6.
[56] Darrow DH, Hoffman HT, Barnes GJ, et al. Management of dysphagia in inclusion body myositis. Arch Otolaryngol Head Neck Surg. 1992;118: 313–7.
[57] de Swart BJ, van der Sluijs BM, Vos AM, et al. Ptosis aggravates dysphagia in oculopharyngeal muscular dystrophy. J Neurol Neurosurg Psychiatry. 2006;77:266–8.
[58] Denk DM, Kaider A. Videoendoscopic biofeedback: a simple method to improve the efficacy of swallowing rehabilitation of patients after head and neck surgery. ORL J Otorhinolaryngol Relat Spec. 1997;59:100–5.
[59] Derrey S, Chastan N, Maltete D, et al. Impact of deep brain stimulation on pharyngo-esophageal motility: a randomized cross-over study. Neurogastroenterol Motil. 2015;27(9):1214–22.
[60] Devos D. Patient profile, indications, efficacy and safety of duodenal levodopa infusion in advanced Parkinson's disease. Mov Disord. 2009;24:993–1000.
[61] Deymeer F, Gungor-Tuncer O, Yilmaz V, et al. Clinical comparison of anti-MuSK-vs anti-AChR-positive and seronegative myasthenia gravis. Neurology. 2007;68:609–11.
[62] Di Pede C, Masiero S, Bonsangue V, Ragona RM, Del Felice A. Botulinum toxin and rehabilitation treatment in inclusion body myositis for severe oropharyngeal dysphagia. Neurol Sci. 2016;37(10):1743–5.
[63] Doeltgen SH, Bradnam LV, Young JA, Fong E. Transcranial non-invasive brain stimulation in swallowing rehabilitation following stroke—a review of the literature Physiol Behav. 2015;143:1–9.
[64] Don Kim K, Lee HJ, Lee MH, Ryu HJ. Effects of neck exercises on swallowing function of patients with stroke. J Phys Ther Sci. 2015;27(4): 1005–8.
[65] Dorst J, Dupuis L, Petri S, et al. Percutaneous endoscopic gastrostomy in amyotrophic lateral sclerosis: a prospective observational study. J Neurol. 2015;262(4):849–58.
[66] Du J, Yang F, Liu L, et al. Repetitive transcranial magnetic stimulation for rehabilitation of poststroke dysphagia: a randomized, double-blind clinical trial. Clin Neurophysiol. 2016;127(3):1907–13.
[67] Dziewas R, Mistry S, Hamdy S, et al. Design and implementation of Pharyngeal electrical Stimulation for early de-cannulation in TRACheotomized (PHAST-TRAC) stroke patients with neurogenic dysphagia: a prospective randomized single-blinded interventional study. Int J Stroke. 2016;12:430. [Epub ahead of print].
[68] Dziewas R, Stellato R, van der Tweel I, et al. PHAST-TRAC Investigators. Pharyngeal electrical stimulation for early decannulation in tracheotomised patients with neurogenic dysphagia after stroke (PHAST-TRAC): A prospective, single-blinded, randomised trial. Lancet Neurology, 2018;17(10):849–59. https://doi.org/10.1016/S1474-4422(18)30255-2.
[69] Ebihara T, Sekizawa K, Nakazawa H, et al. Capsaicin and swallowing reflex. Lancet. 1993;341:432.
[70] Ebihara S, Saito H, Kanda A, et al. Impaired efficacy of cough in patients with Parkinson disease. Chest. 2003;124:1009–15.
[71] Ebihara T, Takahashi H, Ebihara S, et al. Capsaicin troche for swallowing dysfunction in older people. J Am Geriatr Soc. 2005;53:824–8.
[72] Edwards DJ, Krebs HI, Rykman A, et al. Raised corticomotor excitability of M1 forearm area following anodal tDCS is sustained during robotic wrist therapy in chronic stroke. Restor Neurol Neurosci. 2009;27:199–207.
[73] El Sharkawi A, Ramig L, Logemann JA, et al. Swallowing and voice effects of Lee Silverman Voice Treatment (LSVT): a pilot study. J Neurol Neurosurg Psychiatry. 2002;72:31–6.
[74] Elmstahl S, Bulow M, Ekberg O, et al. Treatment of dysphagia improves nutritional conditions in stroke patients. Dysphagia. 1999;14:61–6.
[75] Fields J, Go JT, Schulze KS. Pill properties that cause dysphagia and treatment failure. Curr Ther Res Clin Exp. 2015;77:79–82.
[76] Fonda D, Schwarz J, Clinnick S. Parkinsonian medication one hour before meals improves symptomatic swallowing: a case study. Dysphagia. 1995;10:165–6.
[77] Ford CN. Evaluation and management of laryngopharyngeal reflux. JAMA. 2005;294:1534–40.
[78] Fraser C, Power M, Hamdy S, et al. Driving plasticity in human adult motor cortex is associated with improved motor function after brain injury. Neuron. 2002;34:831–40.
[79] Fraser C, Rothwell J, Power M, et al. Differenzial changes in human pharyngoesophageal motor excitability induced by swallowing, pharyngeal stimulation, and anesthesia. Am J Physiol Gastrointest Liver Physiol. 2003;285:G137–44.
[80] Frattali CM, Sonies BC, Chi-Fishman G, Litvan I. Effects of physostigmine on swallowing and oral motor functions in patients with progressive supranuclear palsy: a pilot study. Dysphagia. 1999;14(3):165–8.
[81] Freed ML, Freed L, Chatburn RL, et al. Electrical stimulation for swallowing disorders caused by stroke. Respir Care. 2001;46:466–74.
[82] Gandiga PC, Hummel FC, Cohen LG. Transcranial DC stimulation (tDCS): a tool for double-blind sham-controlled clinical studies in brain stimulation.

Clin Neurophysiol. 2006;117:845–50.

[83] Giannini G, Calandra-Buonaura G, Mastrolilli F, et al. Early stridor onset and stridor treatment predict survival in 136 patients with MSA. Neurology. 2016;87(13):1375–83.

[84] Goldberg LS, Altman KW. The role of gastrostomy tube placement in advanced dementia with dysphagia: a critical review. Clin Interv Aging. 2014;9:1733–9.

[85] Gosney M, Martin MV, Wright AE. The role of selective decontamination of the digestive tract in acute stroke. Age Ageing. 2006;35:42–7.

[86] Gow D, Rothwell J, Hobson A, et al. Induction of long-term plasticity in human swallowing motor cortex following repetitive cortical stimulation. Clin Neurophysiol. 2004;115:1044–51.

[87] Groher ME. Bolus management and aspiration pneumonia in patients with pseudobulbar dysphagia. Dysphagia. 1987;1:215–6.

[88] Groher ME, McKaig TN. Dysphagia and dietary levels in skilled nursing facilities. J Am Geriatr Soc. 1995;43(5):528–32.

[89] Guptill JT, Sanders DB, Evoli A. Anti-MuSK antibody myasthenia gravis: clinical findings and response to treatment in two large cohorts. Muscle Nerve. 2011;44:36–40.

[90] Hamdy S, Aziz Q, Rothwell JC, et al. The cortical topography of human swallowing musculature in health and disease. Nat Med. 1996;2:1217–24.

[91] Hamdy S, Aziz Q, Rothwell JC, et al. Recovery of swallowing after dysphagic stroke relates to functional reorganization in the intact motor cortex. Gastroenterology. 1998a;115:1104–12.

[92] Hamdy S, Rothwell JC, Aziz Q, et al. Long-term reorganization of human motor cortex driven by short-term sensory stimulation. Nat Neurosci. 1998b;1:64–8.

[93] Hamdy S, Jilani S, Price V, et al. Modulation of human swallowing behaviour by thermal and chemical stimulation in health and after brain injury. Neurogastroenterol Motil. 2003;15: 69–77.

[94] Harada J, Sekizawa K. Angiotensin-converting enzyme inhibitors and pneumonia in elderly patients with intracerebral hemorrhage. J Am Geriatr Soc. 2006;54:175–6.

[95] He M, Ohrui T, Azumi M, et al. Depressed involuntary swallowing and risk of pneumonia. J Am Geriatr Soc. 2004;52:1032–3.

[96] Heck FM, Doeltgen SH, Huckabee ML. Effects of submental neuromuscular electrical stimulation on pharyngeal pressure generation. Arch Phys Med Rehabil. 2012;93:2000–7.

[97] Heemskerk AW, Roos RA. Dysphagia in Huntington's disease: a review. Dysphagia. 2011;26: 62–6.

[98] Heijnen BJ, Speyer R, Baijens LW, Bogaardt HC. Neuromuscular electrical stimulation versus traditional therapy in patients with Parkinson's disease and oropharyngeal dysphagia: effects on quality of life. Dysphagia. 2012;27(3):336–45.

[99] Hill M, Hughes T, Milford C. Treatment for swallowing difficulties (dysphagia) in chronic muscle disease. Cochrane Database Syst Rev. 2004;(2):CD004303.

[100] Hirano M, Isono C, Sakamoto H, Ueno S, Kusunoki S, Nakamura Y. Rotigotine transdermal patch improves swallowing in dysphagic patients with Parkinson's disease. Dysphagia. 2015;30(4):452–6.

[101] Houser SM, Calabrese LH, Strome M. Dysphagia in patients with inclusion body myositis. Laryngoscope. 1998;108:1001–5.

[102] Huckabee ML, Cannito MP. Outcomes of swallowing rehabilitation in chronic brainstem dysphagia: a retrospective evaluation. Dysphagia. 1999;14:93–109.

[103] Hughes TA, Wiles CM. Clinical measurement of swallowing in health and in neurogenic dysphagia. QJM. 1996;89:109–16.

[104] Humbert IA, Poletto CJ, Saxon KG, et al. The effect of surface electrical stimulation on hyolaryngeal movement in normal individuals at rest and during swallowing. J Appl Physiol. 2006;101:1657–63.

[105] Hunter PC, Crameri J, Austin S, et al. Response of parkinsonian swallowing dysfunction to dopaminergic stimulation. J Neurol Neurosurg Psychiatry. 1997;63:579–83.

[106] Hwang CH, Choi KH, Ko YS, et al. Pre-emptive swallowing stimulation in long-term intubated patients. Clin Rehabil. 2007;21:41–6.

[107] Jackson CE, Gronseth G, Rosenfeld J, et al. Randomized double-blind study of botulinum toxin type B for sialorrhea in ALS patients. Muscle Nerve. 2009;39:137–43.

[108] Jayasekeran V, Singh S, Tyrrell P, et al. Adjunctive functional pharyngeal electrical stimulation reverses swallowing disability after brain lesions. Gastroenterology. 2010;138: 1737–46.

[109] Jefferson S, Mistry S, Michou E, et al. Reversal of a virtual lesion in human pharyngeal motor cortex by high frequency contralesional brain stimulation. Gastroenterology. 2009a;137:841–849.e841.

[110] Jefferson S, Mistry S, Singh S, et al. Characterizing the application of transcranial direct current stimulation in human pharyngeal motor cortex. Am J Physiol Gastrointest Liver Physiol. 2009b;297:G1035–40.

[111] Jones K, Pitceathly RD, Rose MR, et al. Interventions for dysphagia in long-term, progressive muscle disease. Cochrane Database Syst Rev. 2016;2:CD004303.

[112] Jost WH, Friedman A, Michel O, Oehlwein C, Slawek J, Bogucki A, Ochudlo S, Banach M, Pagan F, Flatau-Baqué B, Csikós J, Cairney CJ, Blitzer A. SIAXI: Placebo-controlled, randomized, double-blind study of incobotulinumtoxinA for sialorrhea. Neurology. 2019 Apr 23;92(17):e1982–e1991.

[113] Jungheim M, Janhsen AM, Miller S, Ptok M. Impact of neuromuscular electrical stimulation on upper esophageal sphincter dynamics: a high-resolution manometry study. Ann Otol Rhinol Laryngol. 2015;124:5–12.

[114] Kalf JG, de Swart BJ, Bloem BR. Difficulty with pill swallowing in Parkinson's disease. Mov Disord. 2011;26(Suppl. 2):S191.

[115] Kaneoka A, Pisegna J, Saito H, Lo M, Felling K, Haga N, LaValley M, Langmore S. A systematic review and meta-analysis of pneumonia associated with thin liquid vs thickened liquid intake in patients who aspirate. Clin Rehabil. 2017;31(8):1116.

[116] Kaatzke-McDonald MN , Post E, Davis PJ. The effects of cold, touch, and chemical stimulation of the anterior faucial pillar on human swallowing. Dysphagia 1996;11(3):198–206.

[117] Kelly JH. Management of upper esophageal sphincter disorders: indications and complications of myotomy. Am J Med. 2000;108(Suppl 4a):43S-6S.

[118] Kempster PA, Lees AJ, Crichton P, et al. Off-period belching due to a reversible disturbance of oesophageal motility in Parkinson's disease and ist treatment with apomorphine. Mov Disord. 1989;4:47–52.

[119] Khedr EM, Abo-Elfetoh N. Therapeutic role of rTMS on recovery of dysphagia in patients with lateral medullary syndrome and brainstem infarction. J Neurol Neurosurg Psychiatry. 2010;81:495–9.

[120] Khedr EM, Abo-Elfetoh N, Rothwell JC. Treatment of post-stroke dysphagia with repetitive transcranial magnetic stimulation. Acta Neurol Scand. 2009;119:155–61.

[121] Kiger M, Brown CS, Watkins L. Dysphagia management: an analysis of patient outcomes using VitalStim therapy compared to traditional swallow therapy. Dysphagia. 2006;21:243–53.

[122] Knuijt S, Cup EH, Pieterse AJ, et al. Speech pathology interventions in patients with neuromuscular diseases: a systematic review. Folia Phoniatr Logop. 2011;63:15–20.

[123] Ko EH, Rubin AD. Dysphagia due to inclusion body myositis: case presentation and review of the literature. Ann Otol Rhinol Laryngol. 2014;123(9):605–8.

[124] Kobayashi H, Nakagawa T, Sekizawa K, et al. Levodopa and swallowing reflex. Lancet. 1996;348:1320–1.

[125] Kraft P, Beck M, Grimm A, et al. Amyotrophic lateral sclerosis: management of bulbar symptoms. Nervenarzt. 2010;81:1218–25.

[126] Kuhnlein P, Gdynia HJ, Sperfeld AD, et al. Diagnosis and treatment of bulbar symptoms in amyotrophic lateral sclerosis. Nat Clin Pract Neurol. 2008;4:366–74.

[127] Kumar H, South A, Jog M. Carbamazepine responsive dysphagia—a variant of paroxysmal kinesigenic dyskinesia? Mov Disord. 2011a;26(7): 1356–8.

[128] Kumar S, Wagner CW, Frayne C, et al. Noninvasive brain stimulation may improve stroke-related dysphagia: a pilot study. Stroke. 2011b;42: 1035–40.

[129] Laciuga H, Rosenbek JC, Davenport PW, Sapienza CM. Functional outcomes associated with expiratory muscle strength training: narrative review. J Rehabil Res Dev. 2014;51(4):535–46.

[130] Lagalla G, Millevolte M, Capecci M, et al. Botulinum toxin type A for

drooling in Parkinson's disease: a double-blind, randomized, placebo-controlled study. Mov Disord. 2006;21:704–7.

[131] Lagalla G, Millevolte M, Capecci M, et al. Long-lasting benefits of botulinum toxin type B in Parkinson's disease-related drooling. J Neurol. 2009;256:563–7.

[132] Lang N, Siebner HR, Ward NS, et al. How does transcranial DC stimulation of the primary motor cortex alter regional neuronal activity in the human brain? Eur J Neurosci. 2005;22:495–504.

[133] Langmore SE. Endoscopic evaluation and treatment of swallowing disorders. New York: Thieme; 2001a.

[134] Langmore SE. Scoring a FEES examination. In: Langmore SE, editor. Endoscopic evaluation and treatment of swallowing disorders. New York: Thieme; 2001b. p. 101–43.

[135] Langmore SE. History of beroptic endoscopic evaluation of swallowing for evaluation and management of pharyngeal dysphagia: changes over the years. Dysphagia. 2017;32(1):27–38.

[136] Langmore SE, Pisegna JM. Efficacy of exercises to rehabilitate dysphagia: a critique of the literature. Int J Speech Lang Pathol. 2015;17(3):222–9.

[137] Lazzara G, Lazarus C, Logemann JA. Impact of thermal stimulation on the triggering of the swallowing reflex. Dysphagia. 1986;1:73–7.

[138] Leder SB, Lerner MZ. Nil per os except medications order in the dysphagic patient. QJM. 2013;106(1):71–5.

[139] Leder SB, Novella S, Patwa H. Use of beroptic endoscopic evaluation of swallowing (FEES) in patients with amyotrophic Lateral Sclerosis. Dysphagia. 2004;19:177–81.

[140] Lee KL, Lim OK, Lee JK, Park KD. Treatment of dysphagia with pyridostigmine bromide in a patient with the pharyngeal-cervical-brachial variant of guillain-barré syndrome. Ann Rehabil Med. 2012a;36(1): 148–53.

[141] Lee SY, Yang HE, Yang HS, Lee SH, Jeung HW, Park YO. Neuromuscular electrical stimulation therapy for dysphagia caused by Wilson's disease. Ann Rehabil Med. 2012b;36(3):409–13.

[142] Lee JS, Chui PY, Ma HM, et al. Does low dose angiotensin converting enzyme inhibitor prevent pneumonia in older people with neurologic dysphagia--a randomized placebo-controlled trial. J Am Med Dir Assoc. 2015;16(8):702–7.

[143] Leelamanit V, Limsakul C, Geater A. Synchronized electrical stimulation in treating pharyngeal dysphagia. Laryngoscope. 2002;112:2204–10.

[144] Leighton SE, Burton MJ, Lund WS, et al. Swallowing in motor neurone disease. J R Soc Med. 1994;87:801–5.

[145] Lengerer S, Kipping J, Rommel N, et al. Deep-brain-stimulation does not impair deglutition in Parkinson's disease. Parkinsonism Relat Disord. 2012;18(7):847–53.

[146] Leopold NA, Kagel MC. Dysphagia in Huntington's disease. Arch Neurol. 1985;42:57–60.

[147] Lewy F. Paralysis agitans I. Pathologische anatomie. In: Lewandosky's handbuch der neurologie. 3. Band: spezielle neurologie II. Berlin: Springer; 1912. p. 920–33.

[148] Lim KB, Lee HJ, Lim SS, et al. Neuromuscular electrical and thermal-tactile stimulation for dysphagia caused by stroke: a randomized controlled trial. J Rehabil Med. 2009;41:174–8.

[149] Lim DJ, Mulkerrin SM, Mulkerrin EC, O'Keeffe ST. A randomised trial of the effect of different fluid consistencies used in the management of dysphagia on quality of life: a time trade-off study. Age Ageing. 2016;45(2):309–12.

[150] Lin LC, Wang SC, Chen SH, et al. Efficacy of swallowing training for residents following stroke. J Adv Nurs. 2003;44:469–78.

[151] Litvan I, Sastry N, Sonies BC. Characterizing swallowing abnormalities in progressive supranuclear palsy. Neurology. 1997;48:1654–62.

[152] Logemann JA. The effects of VitalStim on clinical and research thinking in dysphagia. Dysphagia. 2007;22:11–2.

[153] Logemann JA, Kahrilas PJ, Kobara M, et al. The benefit of head rotation on pharyngoesophageal dysphagia. Arch Phys Med Rehabil. 1989;70:767–71.

[154] Logemann JA, Pauloski BR, Colangelo L, et al. Effects of a sour bolus on oropharyngeal swallowing measures in patients with neurogenic dysphagia. J Speech Hear Res. 1995;38: 556–63.

[155] Logemann JA, Gensler G, Robbins J, et al. A randomized study of three interventions for aspiration of thin liquids in patients with dementia or Parkinson's disease. J Speech Lang Hear Res. 2008;51:173–83.

[156] Logrippo S, Ricci G, Sestili M, et al. Oral drug therapy in elderly with dysphagia: between a rock and a hard place! Clin Interv Aging. 2017;12:241–51.

[157] Ludlow CL. Electrical neuromuscular stimulation in dysphagia: current status. Curr Opin Otolaryngol Head Neck Surg. 2010;18:159–64.

[158] Magara J, Michou E, Raginis-Zborowska A, Inoue M, Hamdy S. Exploring the effects of synchronous pharyngeal electrical stimulation with swallowing carbonated water on cortical excitability in the human pharyngeal motor system. Neurogastroenterol Motil. 2016;28:1391. https:// doi.org/10.1111/nmo.12839. [Epub ahead of print].

[159] Mancini F, Zangaglia R, Cristina S, et al. Double-blind, placebo-controlled study to evaluate the efficacy and safety of botulinum toxin type A in the treatment of drooling in parkinsonism. Mov Disord. 2003;18:685–8.

[160] Manjaly JG, Vaughan-Shaw PG, Dale OT, et al. Cricopharyngeal dilatation for the long-term treatment of dysphagia in oculopharyngeal muscular dystrophy. Dysphagia. 2011;27:216. [Epub ahead of print].

[161] Mano T, Katsuno M, Banno H, et al. Head Lift Exercise Improves Swallowing Dysfunction in Spinal and Bulbar Muscular Atrophy. Eur Neurol. 2015;74(5–6):251–8.

[162] Manor Y, Mootanah R, Freud D, Giladi N, Cohen JT. Video-assisted swallowing therapy for patients with Parkinson's disease. Parkinsonism Relat Disord. 2013;19(2):207–11.

[163] Marrosu F, Maleci A, Cocco E, Puligheddu M, Barberini L, Marrosu MG. Vagal nerve stimulation improves cerebellar tremor and dysphagia in multiple sclerosis. Mult Scler. 2007;13(9): 1200–2.

[164] Mathieu J, Lapointe G, Brassard A, et al. A pilot study on upper esophageal sphincter dilatation for the treatment of dysphagia in patients with oculopharyngeal muscular dystrophy. Neuromuscul Disord. 1997;7(Suppl 1):S100–4.

[165] McCullough GH, Kim Y. Effects of the Mendelsohn maneuver on extent of hyoid movement and UES opening post-stroke. Dysphagia. 2013;28(4):511–9.

[166] McCullough GH, Kamarunas E, Mann GC, Schmidley JW, Robbins JA, Crary MA. Effects of Mendelsohn maneuver on measures of swallowing duration post stroke. Top Stroke Rehabil. 2012;19(3):234–43.

[167] Meijer JW, van Kuijk AA, Geurts AC, et al. Acute deterioration of bulbar function after botulinum toxin treatment for sialorrhoea in amyotrophic lateral sclerosis. Am J Phys Med Rehabil. 2008;87:321–4.

[168] Melo A, Monteiro L. Swallowing improvement after levodopa treatment in idiopathic Parkinson's disease: lack of evidence. Parkinsonism Relat Disord. 2013;19(3):279–81.

[169] Menezes C, Melo A. Does levodopa improve swallowing dysfunction in Parkinson's disease patients? J Clin Pharm Ther. 2009;34(6):673–6.

[170] Michou E, Mistry S, Jefferson S, Tyrrell P, Hamdy S. Characterizing the mechanisms of central and peripheral forms of neurostimulation in chronic dysphagic stroke patients. Brain Stimul. 2014;7:66–73.

[171] Miller RG, et al. Practice parameter update: the care of the patient with amyotropic lateral sclerosis: drug, nutritional, and respiratory therapies. Neurology. 2009;73:1218–26.

[172] Millns B, Gosney M, Jack CI, et al. Acute stroke predisposes to oral gram-negative bacilli-a cause of aspiration pneumonia? Gerontology. 2003;49:173–6.

[173] Mills R, Bahroo L, Pagan F. An update on the use of botulinum toxin therapy in Parkinson's disease. Curr Neurol Neurosci Rep. 2015;15(1):511.

[174] Mistry S, Rothwell JC, Thompson DG, Hamdy S. Modulation of human cortical swallowing motor pathways after pleasant and aversive taste stimuli. Am J Physiol Gastrointest Liver Physiol. 2006 Oct;291(4):G666–71.

[175] Mistry S, Verin E, Singh S, et al. Unilateral suppression of pharyngeal motor cortex to repetitive transcranial magnetic stimulation reveals functional asymmetry in the hemispheric projections to human swallowing. J Physiol. 2007;585:525–38.

[176] Monte FS, da Silva-Junior FP, Braga-Neto P, et al. Swallowing abnormalities and dyskinesia in Parkinson's disease. Mov Disord. 2005;20:457–62.

[177] Monte-Silva K, Kuo MF, Liebetanz D, et al. Shaping the optimal repetition interval for cathodal transcranial direct current stimulation (tDCS). J Neurophysiol. 2010;103:1735–40.

[178] Müller B, Assmus J, Larsen JP, Haugarvoll K, Skeie GO, Tysnes OB, ParkWest study group. Autonomic symptoms and dopaminergic treatment in de novo Parkinson's disease. Acta Neurol Scand. 2013;127(4):290–4.
[179] Murata KY, Kouda K, Tajima F, Kondo T. Balloon dilation in sporadic inclusion body myositis patients with dysphagia. Clin Med Insights Case Rep. 2013;6:1–7.
[180] Nagaya M, Kachi T, Yamada T. Effect of swallowing training on swallowing disorders in Parkinson's disease. Scand J Rehabil Med. 2000;32:11–5.
[181] Nagaya M, Kachi T, Yamada T, et al. Videofluorographic observations on swallowing in patients with dysphagia due to neurodegenerative diseases. Nagoya J Med Sci. 2004;67:17–23.
[182] Nakagawa T, Wada H, Sekizawa K, et al. Amantadine and pneumonia. Lancet. 1999;353:1157.
[183] Nakayama K, Sekizawa K, Sasaki H. ACE inhibitor and swallowing reflex. Chest. 1998;113:1425.
[184] Neumann S. Swallowing therapy with neurologic patients: results of direct and indirect therapy methods in 66 patients suffering from neurological disorders. Dysphagia. 1993;8:150–3.
[185] Neumann S, Bartolome G, Buchholz D, et al. Swallowing therapy of neurologic patients: correlation of outcome with pretreatment variables and therapeutic methods. Dysphagia. 1995;10:1–5.
[186] Newman R, Vilardell N, Clavé P, Speyer R. Effect of bolus viscosity on the safety and efficacy of swallowing and the kinematics of the swallow response in patients with oropharyngeal dysphagia: white paper by the European Society for Swallowing Disorders (ESSD). Dysphagia. 2016;31(2):232–49.
[187] Ney DM, Weiss JM, Kind AJ, et al. Senescent swallowing: impact, strategies, and interventions. Nutr Clin Pract. 2009;24:395–413.
[188] Ng L, Khan F, Young CA, Galea M. Symptomatic treatments for amyotrophic lateral sclerosis/ motor neuron disease. Cochrane Database Syst Rev. 2017;1:CD011776.
[189] Nitsche MA, Liebetanz D, Lang N, et al. Safety criteria for transcranial direct current stimulation (tDCS) in humans. Clin Neurophysiol. 2003;114:2220–2; author reply 2222–2223.
[190] Nobrega AC, Rodrigues B, Melo A. Does botulinum toxin injection in parotid glands interfere with the swallowing dynamics of Parkinson's disease patients? Clin Neurol Neurosurg. 2009;111:430–2.
[191] Nóbrega AC, Pinho P, Deiró M, Argolo N. Levodopa treatment in Parkinson's disease: how does it affect dysphagia management? Parkinsonism Relat Disord. 2014;20(3):340–1.
[192] Norby E, Orbelo D, Strand E. Hyoid muscle dystonia: a distinct focal dystonia syndrome. Parkinsonism Relat Disord. 2015;21(10):1210–3.
[193] Nusser-Müller-Busch R. Die Therapie des facio-oralen Trakts. 3rd ed. Berlin: Springer; 2010.
[194] O'Neil KH, Purdy M, Falk J, et al. The dysphagia outcome and severity scale. Dysphagia. 1999;14:139–45.
[195] Oh TH, Brumfield KA, Hoskin TL, et al. Dysphagia in inflammatory myopathy: clinical characteristics, treatment strategies, and outcome in 62 patients. Mayo Clin Proc. 2007;82:441–7.
[196] Oh TH, Brumfield KA, Hoskin TL, et al. Dysphagia in inclusion body myositis: clinical features, management, and clinical outcome. Am J Phys Med Rehabil. 2008;87:883–9.
[197] Ohkubo T, Chapman N, Neal B, et al. Effects of an angiotensin-converting enzyme inhibitor-based regimen on pneumonia risk. Am J Respir Crit Care Med. 2004;169:1041–5.
[198] Okaishi K, Morimoto S, Fukuo K, et al. Reduction of risk of pneumonia associated with use of angiotensin I converting enzyme inhibitors in elderly inpatients. Am J Hypertens. 1999;12:778–83.
[199] Ondo WG, Hunter C, Moore W. A double-blind placebo-controlled trial of botulinum toxin B for sialorrhea in Parkinson's disease. Neurology. 2004;62:37–40.
[200] Ortega O, Rofes L, Martin A, Arreola V, López I, Clavé P. A comparative study between two sensory stimulation strategies after two weeks treatment on older patients with oropharyngeal dysphagia. Dysphagia. 2016;31(5):706–16.
[201] Ozawa T, Shinoda H, Tomita M, Shimohata T, Nakayama H, Nishizawa M. Tremulous arytenoid movements predict severity of glottic stenosis in multiple system atrophy. Mov Disord. 2010;25(10):1418–23.
[202] Pelletier CA, Lawless HT. Effect of citric acid and citric acid-sucrose mixtures on swallowing in neurogenic oropharyngeal dysphagia. Dysphagia. 2003;18(4):231–41.
[203] Palovcak M, Mancinelli JM, Elman LB, et al. Diagnostic and therapeutic methods in the management of dysphagia in the ALS population: issues in efficacy for the out-patient setting. NeuroRehabilitation. 2007;22:417–23.
[204] Park CL, O'Neill PA, Martin DF. A pilot exploratory study of oral electrical stimulation on swallow function following stroke: an innovative technique. Dysphagia. 1997;12:161–6.
[205] Park JW, Oh JC, Lee JW, Yeo JS, Ryu KH. The effect of 5Hz high-frequency rTMS over contralesional pharyngeal motor cortex in post-stroke oropharyngeal dysphagia: a randomized controlled study. Neurogastroenterol Motil. 2013;25:324–e250.
[206] Park JS, Oh DH, Hwang NK, Lee JH. Effects of neuromuscular electrical stimulation combined with effortful swallowing on post-stroke oropharyngeal dysphagia: a randomised controlled trial. J Oral Rehabil. 2016a;43:426–34.
[207] Park JS, Oh DH, Chang MY, Kim KM. Effects of expiratory muscle strength training on oropharyngeal dysphagia in subacute stroke patients: a randomised controlled trial. J Oral Rehabil. 2016b;43(5):364–72.
[208] Pars K, Garde N, Skripuletz T, Pul R, Dengler R, Stangel M. Subcutaneous immunoglobulin treatment of inclusion-body myositis stabilizes dysphagia. Muscle Nerve. 2013;48(5):838–9.
[209] Permsirivanich W, Tipchatyotin S, Wongchai M, et al. Comparing the effects of rehabilitation swallowing therapy vs. neuromuscular electrical stimulation therapy among stroke patients with persistent pharyngeal dysphagia: a randomized controlled study. J Med Assoc Thail. 2009;92:259–65.
[210] Petroianu G. Idiopathic chronic hiccup (ICH): phrenic nerve block is not the way to go. Anesthesiology. 1998;89:1284–5.
[211] Petroianu G, Hein G, Petroianu A, et al. Idiopathic chronic hiccup: combination therapy with cisapride, omeprazole, and baclofen. Clin Ther. 1997;19:1031–8.
[212] Petroianu G, Hein G, Stegmeier-Petroianu A, et al. Gabapentin "add-on therapy" for idiopathic chronic hiccup (ICH). J Clin Gastroenterol. 2000;30:321–4.
[213] Pfeiffer RF. Gastrointestinal dysfunction in Parkinson's disease. Lancet Neurol. 2003;2:107–16.
[214] Pisegna JM, Kaneoka A, Pearson WG Jr, Kumar S, Langmore SE. Effects of non-invasive brain stimulation on post-stroke dysphagia: a systematic review and meta-analysis of randomized controlled trials. Clin Neurophysiol. 2016;127(1):956–68.
[215] Pitts T, Bolser D, Rosenbek J, et al. Impact of expiratory muscle strength training on voluntary cough and swallow function in Parkinson disease. Chest. 2009;135:1301–8.
[216] Plowman EK, Watts SA, Tabor L, et al. Impact of expiratory strength training in amyotrophic lateral sclerosis. Muscle Nerve. 2016;54(1):48–53.
[217] Power M, Fraser C, Hobson A, et al. Changes in pharyngeal corticobulbar excitability and swallowing behavior after oral stimulation. Am J Physiol Gastrointest Liver Physiol. 2004;286:G45–50.
[218] Power ML, Fraser CH, Hobson A, et al. Evaluating oral stimulation as a treatment for dysphagia after stroke. Dysphagia. 2006;21:49–55.
[219] Prosiegel M. Neurogene Dysphagien. In: Diener HC, Putzki N, editors. Leitlinien für die Diagnostik und Therapie in der Neurologie. Stuttgart: Thieme; 2008. p. 908–19.
[220] Prosiegel M, Weber S, editors. Dysphagie. Diagnostik und Therapie. 2nd ed. Berlin: Springer; 2013.
[221] Prosiegel M, Heintze M, Wagner-Sonntag E, et al. Deglutition disorders in neurological patients. A prospective study of diagnosis, pattern of impairment, therapy and outcome. Nervenarzt. 2002;73:364–70.
[222] Prosiegel M, Schelling A, Wagner-Sonntag E. Dysphagia and multiple sclerosis. Int MS J. 2004;11:22–31.
[223] Prosiegel M, Holing R, Heintze M, et al. Swallowing therapy--a prospective study on patients with neurogenic dysphagia due to unilateral paresis of the vagal nerve, Avellis' syndrome, Wallenberg's syndrome, posterior fossa tumours and cerebellar hemorrhage. Acta Neurochir Suppl.

2005;93:35–7.

[224] Prosiegel M, Riecker A, Weinert M, Dziewas R, Lindner-Pfleghar B, Stanschus S, Warnecke T. Management of dysphagic patients with acute stroke. Nervenarzt. 2012;83(12):1590–9.

[225] Regan J, Murphy A, Chiang M, McMahon BP, Coughlan T, Walshe M. Botulinum toxin for upper oesophageal sphincter dysfunction in neurological swallowing disorders. Cochrane Database Syst Rev. 2014;(5):CD009968.

[226] Reis J, Robertson E, Krakauer JW, et al. Consensus: "Can tDCS and TMS enhance motor learning and memory formation?". Brain Stimul. 2008;1:363–9.

[227] Restivo DA, Marchese Ragona R, Staf eri A, et al. Successful botulinum toxin treatment of dysphagia in oculopharyngeal muscular dystrophy. Gastroenterology. 2000;119:1416.

[228] Restivo DA, Palmeri A, Marchese-Ragona R. Botulinum toxin for cricopharyngeal dysfunction in Parkinson's disease. N Engl J Med. 2002;346:1174–5.

[229] Restivo DA, Marchese-Ragona R, Lauria G, et al. Botulinum toxin treatment for oropharyngeal dysphagia associated with diabetic neuropathy. Diabetes Care. 2006;29:2650–3.

[230] Restivo DA, Marchese-Ragona R, Patti F, et al. Botulinum toxin improves dysphagia associated with multiple sclerosis. Eur J Neurol. 2011;18: 486–90.

[231] Restivo DA, Casabona A, Centonze D, Marchese-Ragona R, Maimone D, Pavone A. Pharyngeal electrical stimulation for dysphagia associated with multiple sclerosis: a pilot study. Brain Stimul. 2013a;6(3):418–23.

[232] Restivo DA, Casabona A, Nicotra A. ALS dysphagia pathophysiology: differential botulinum toxin response. Neurology. 2013b;80(7):616–20.

[233] Reyes A, Cruickshank T, Nosaka K, Ziman M. Respiratory muscle training on pulmonary and swallowing function in patients with Huntington's disease: a pilot randomised controlled trial. Clin Rehabil. 2015;29(10):961–73.

[234] Rizek P, Barrett E, Jog M. A case of isolated sudden onset dysphagia. Dysphagia. 2015;30(2): 205–7.

[235] Robbins J, Gensler G, Hind J, et al. Comparison of 2 interventions for liquid aspiration on pneumonia incidence: a randomized trial. Ann Intern Med. 2008;148:509–18.

[236] Robertson LT, Hammerstad JP. Jaw movement dysfunction related to Parkinson's disease and partially modified by levodopa. J Neurol Neurosurg Psychiatry. 1996;60:41–50.

[237] Rofes L, Arreola V, Martin A, Clavé P. Effect of oral piperine on the swallow response of patients with oropharyngeal dysphagia. J Gastroenterol. 2014;49(12):1517–23.

[238] Rosenbek JC, Robbins J, Fishback B, et al. Effects of thermal application on dysphagia after stroke. J Speech Hear Res. 1991;34:1257–68.

[239] Rosenbek JC, Roecker EB, Wood JL, et al. Thermal application reduces the duration of stage transition in dysphagia after stroke. Dysphagia. 1996;11:225–33.

[240] Rosenbek JC, Robbins J, Willford WO, et al. Comparing treatment intensities of tactile-thermal application. Dysphagia. 1998;13:1–9.

[241] Sackett D, Rosenberg W, Gray J, et al. Was ist Evidenz-basierte Medizin und was nicht? Munch Med Wochenschr. 1997;139:644–45.

[242] Sanders DB, El-Salem K, Massey JM, et al. Clinical aspects of MuSK antibody positive seronegative MG. Neurology. 2003;60:1978–80.

[243] Schiele JT, Quinzler R, Klimm HD, Pruszydlo MG, Haefeli WE. Difficulties swallowing solid oral dosage forms in a general practice population: prevalence, causes, and relationship to dosage forms. Eur J Clin Pharmacol. 2013;69(4):937–48.

[244] Schiele JT, Schneider H, Quinzler R, Reich G, Haefeli WE. Two techniques to make swallowing pills easier. Ann Fam Med. 2014;12(6): 550–2

[245] Schiele JT, Penner H, Schneider H, et al. Swallowing tablets and capsules increases the risk of penetration and aspiration in patients with stroke-induced dysphagia. Dysphagia. 2015;30(5):571–82.

[246] Sciortino K, Liss JM, Case JL, Gerritsen KG, Katz RC. Effects of mechanical, cold, gustatory, and combined stimulation to the human anterior faucial pillars. Dysphagia. 2003;18(1): 16–26.

[247] Scutt P, Lee HS, Hamdy S, Bath PM. Pharyngeal electrical stimulation for treatment of poststroke dysphagia: individual patient data meta-analysis of randomised controlled trials. Stroke Res Treat. 2015;2015:429053.

[248] Seidl RO, Nusser-Muller-Busch R, Hollweg W, et al. Pilot study of a neurophysiological dysphagia therapy for neurological patients. Clin Rehabil. 2007;21:686–97.

[249] Sekizawa K, Matsui T, Nakagawa T, et al. ACE inhibitors and pneumonia. Lancet. 1998; 352:1069.

[250] Shaker R, Easterling C, Kern M, et al. Rehabilitation of swallowing by exercise in tube-fed patients with pharyngeal dysphagia secondary to abnormal UES opening. Gastroenterology. 2002;122:1314–21.

[251] Shanahan TK, Logemann JA, Rademaker AW, et al. Chin-down posture effect on aspiration in dysphagic patients. Arch Phys Med Rehabil. 1993;74:736–9.

[252] Shigematsu T, Fujishima I, Ohno K. Transcranial direct current stimulation improves swallowing function in stroke patients. Neurorehabil Neural Repair. 2013;27:363–9.

[253] Siebner H, Ziemann U. Das TMS-Buch. Heidelberg: Springer; 2007.

[254] Silvestri L, van Saene HK, Thomann C, et al. Selective decontamination of the digestive tract reduces pneumonia and mortality without resistance emerging. Am J Infect Control. 2007;35:354–7.

[255] Singh S, Hamdy S. The upper oesophageal sphincter. Neurogastroenterol Motil. 2005;17(Suppl 1):3–12.

[256] Smith SK, Roddam H, Sheldrick H. Rehabilitation or compensation: time for a fresh perspective on speech and language therapy for dysphagia and Parkinson's disease? Int J Lang Commun Disord. 2012;47(4):351–64.

[257] Solazzo A, Del Vecchio L, Reginelli A, et al. Search for compensation postures with videofluoromanometric investigation in dysphagic patients affected by amyotrophic lateral sclerosis. Radiol Med. 2011;116:1083–94.

[258] Sørensen RT, Rasmussen RS, Overgaard K, Lerche A, Johansen AM, Lindhardt T. Dysphagia screening and intensified oral hygiene reduce pneumonia after stroke. J Neurosci Nurs. 2013;45(3):139–46.

[259] South AR, Somers SM, Jog MS. Gum chewing improves swallow frequency and latency in Parkinson patients: a preliminary study. Neurology. 2010;74:1198–202.

[260] Speyer R, Baijens L, Heijnen M, et al. Effects of therapy in oropharyngeal dysphagia by speech and language therapists: a systematic review. Dysphagia. 2010;25:40–65.

[261] Squires N, Humberstone M, Wills A, Arthur A. The use of botulinum toxin injections to manage drooling in amyotrophic lateral sclerosis/motor neurone disease: a systematic review. Dysphagia. 2014;29(4):500–8.

[262] Steele CM, Thrasher AT, Popovic MR. Electric stimulation approaches to the restoration and rehabilitation of swallowing: a review. Neurol Res. 2007;29:9–15.

[263] Steele CM, Bailey GL, Polacco RE, et al. Outcomes of tongue-pressure strength and accuracy training for dysphagia following acquired brain injury. Int J Speech Lang Pathol. 2013;15(5):492–502.

[264] Steele CM, Alsanei WA, Ayanikalath S, et al. The influence of food texture and liquid consistency modification on swallowing physiology and function: a systematic review. Dysphagia. 2015;30(1):2–26.

[265] Steele CM, Bayley MT, Peladeau-Pigeon M, et al. A randomized trial comparing two tongue-pressure resistance training protocols for post-stroke dysphagia. Dysphagia. 2016;31(3):452–61.

[266] Stokholm MG, Bisgård C, Vilholm OJ. Safety and administration of treatment with botulinum neurotoxin for sialorrhoea in ALS patients: review of the literature and a proposal for tailored treatment. Amyotroph Lateral Scler Frontotemporal Degener. 2013;14(7–8):516–20.

[267] Suiter DM, Leder SB, Ruark JL. Effects of neuromuscular electrical stimulation on submental muscle activity. Dysphagia. 2006;21:56–60.

[268] Suntrup S, Teismann I, Wollbrink A, Winkels M, Warnecke T, Floel A, Pantev C, Dziewas R. Magnetoencephalographic evidence for the modulation of cortical swallowing processing by transcranial direct current stimulation. NeuroImage. 2013;83C:346–54.

[269] Suntrup S, Kemmling A, Warnecke T, Hamacher C, Oelenberg S, Niederstadt T, Heindel W, Wiendl H, Dziewas R. The impact of lesion location on dysphagia incidence, pattern and complications in acute stroke. Part 1: dysphagia incidence, severity and aspiration. Eur J Neurol. 2015a;22(5):832–8.

[270] Suntrup S, Marian T, Schroder JB, Suttrup I, Muhle P, Oelenberg S, Hamacher C, Minnerup J, Warnecke T, Dziewas R. Electrical pharyngeal stimulation for dysphagia treatment in tracheotomized stroke patients: a randomized controlled trial. Intensive Care Med. 2015b;41(9):1629–37.

[271] Suntrup S, Teismann I, Wollbrink A, Winkels M, Warnecke T, Pantev C, Dziewas R. Pharyngeal electrical stimulation can modulate swallowing in cortical processing and behavior – magnetoencephalographic evidence. NeuroImage. 2015c;104:117–24.

[272] Suntrup-Krueger S, Bittner S, Recker S, Meuth SG, Warnecke T, Suttrup I, Marian T, Dziewas R. Electrical pharyngeal stimulation increases substance P level in saliva. Neurogastroenterol Motil. 2016;28(6):855–60.

[273] Sutton JP. Dysphagia in Parkinson's disease is responsive to levodopa. Parkinsonism Relat Disord. 2013;19(3):282–4.

[274] Suttrup I, Warnecke T. Dysphagia in Parkinson's disease: pathophysiology, diagnosis and therapy. Fortschr Neurol Psychiatr. 2016a;84(Suppl 1): S18–23.

[275] Suttrup I, Warnecke T. Dysphagia in Parkinson's disease. Dysphagia. 2016b;31(1):24–32.

[276] Suttrup I, Oelenberg S, Hamacher C, et al. Endoscopic L-dopa-test for Parkinsonian dysphagia (a pilot study). Dysphagia. 2011;26:482.

[277] Suttrup I, Suntrup S, Oelenberg S, Hamacher C, Dziewas R, Warnecke T. Usefulness of FEES and responsiveness to tetrabenazine in a case of blepharospasm associated with dystonic-tremorous dsyphagia. Parkinsonism Relat Disord. 2014;20(4):466–7.

[278] Suzuki M, Asada Y, Ito J, et al. Activation of cerebellum and basal ganglia on volitional swallowing detected by functional magnetic resonance imaging. Dysphagia. 2003;18:71–7.

[279] Swan K, Speyer R, Heijnen BJ, Wagg B, Cordier R. Living with oropharyngeal dysphagia: effects of bolus modification on health-related quality of life--a systematic review. Qual Life Res. 2015;24(10):2447–56.

[280] Tagliati M, Krack P, Volkmann J, et al. Long-Term management of DBS in dystonia: response to stimulation, adverse events, battery changes, and special considerations. Mov Disord. 2011;26(Suppl 1):S54–62.

[281] Takahata H, Tsutsumi K, Baba H, et al. Early intervention to promote oral feeding in patients with intracerebral hemorrhage: a retrospective cohort study. BMC Neurol. 2011;11:6.

[282] Takasaki K, Umeki H, Enatsu K, Kumagami H, Takahashi H. Evaluation of swallowing pressure in a patient with amyotrophic lateral sclerosis before and after cricopharyngeal myotomy using high-resolution manometry system. Auris Nasus Larynx. 2010;37(5):644–7.

[283] Teismann IK, Steinstrater O, Warnecke T, et al. Tactile thermal oral stimulation increases the cortical representation of swallowing. BMC Neurosci. 2009;10:71.

[284] Terré R, Mearin F. Effectiveness of chin-down posture to prevent tracheal aspiration in dysphagia secondary to acquired brain injury. A videofluoroscopy study. Neurogastroenterol Motil. 2012;24(5):414–9, e206.

[285] Tison F, Wiart L, Guatterie M, et al. Effects of central dopaminergic stimulation by apomorphine on swallowing disorders in Parkinson's disease. Mov Disord. 1996;11:729–32.

[286] Troche MS, Okun MS, Rosenbek JC, et al. Aspiration and swallowing in Parkinson disease and rehabilitation with EMST: a randomized trial. Neurology. 2010;75:1912–9.

[287] Troche MS, Brandimore AE, Foote KD, Okun MS. Swallowing and deep brain stimulation in Parkinson's disease: a systematic review. Parkinsonism Relat Disord. 2013;19(9):783–8.

[288] Troche MS, Brandimore AE, Foote KD, et al. Swallowing outcomes following unilateral STN vs. GPi surgery: a retrospective analysis. Dysphagia. 2014a;29(4):425–31.

[289] Troche MS, Rosenbek JC, Okun MS, Sapienza CM. Detraining outcomes with expiratory muscle strength training in Parkinson disease. J Rehabil Res Dev. 2014b;51(2):305–10.

[290] Tsukano H, Taniguchi H, Hori K, Tsujimura T, Nakamura Y, Inoue M. Individual-dependent effects of pharyngeal electrical stimulation on swallowing in healthy humans. Physiol Behav. 2012;106:218–23.

[291] Tyler DJ. Neuroprostheses for management of dysphagia resulting from cerebrovascular disorders. Acta Neurochir Suppl. 2007;97:293–304.

[292] Ueha R, Nito T, Sakamoto T, Yamauchi A, Tsunoda K, Yamasoba T. Post-operative swallowing in multiple system atrophy. Eur J Neurol. 2016;23(2):393–400.

[293] Uwano C, Suzuki M, Aikawa T, et al. Rivastigmine dermal patch solves eating problems in an individual with advanced Alzheimer's disease. J Am Geriatr Soc. 2012;60(10):1979–80.

[294] Uy J, Ridding MC. Increased cortical excitability induced by transcranial DC and peripheral nerve stimulation. J Neurosci Methods. 2003;127: 193–7

[295] van Hooren MR, Baijens LW, Voskuilen S, Oosterloo M, Kremer B. Treatment effects for dysphagia in Parkinson's disease: a systematic review. Parkinsonism Relat Disord. 2014;20(8): 800–7.

[296] Varanese S, Di Ruscio P, M'Barek LB, Thomas A, Onofrj M. Responsiveness of dysphagia to acute L-dopa challenge in progressive supranuclear palsy. J Neurol. 2014;261(2): 441–2.

[297] Vasant DH, Mistry S, Michou E, Jefferson S, Rothwell JC, Hamdy S. Transcranial direct current stimulation reverses neurophysiological and behavioural effects of focal inhibition of human pharyngeal motor cortex on swallowing. J Physiol. 2014;592:695–709.

[298] Vasant DH, Michou E, O'Leary N, Vail A, Mistry S, Hamdy S, Greater Manchester Stroke Research Network. Pharyngeal electrical stimulation in dysphagia poststroke: a prospective, randomized single-blinded interventional study. Neurorehabil Neural Repair. 2016;30:866.

[299] Videnovic A. Management of sleep disorders in Parkinson's disease and multiple system atrophy. Mov Disord. 2017;32:659. [Epub ahead of print].

[300] Vogel AP, Keage MJ, Johansson K, Schalling E. Treatment for dysphagia (swallowing difficulties) in hereditary ataxia. Cochrane Database Syst Rev. 2015;(11):CD010169.

[301] Wahab AN, Jones RD, Huckabee ML. Effects of olfactory and gustatory stimuli on neural excitability for swallowing. Physiol Behav. 2010;101:568–75.

[302] Wahab NA, Jones RD, Huckabee ML. Effects of olfactory and gustatory stimuli on the biomechanics of swallowing. Physiol Behav. 2011;102: 485–90.

[303] Warnecke T, Dziewas R. Swallowing in supranuclear palsy and implications for nutrition. In: Colin M, Preedy V, editors. Diet and nutrition in dementia and cognitive decline. 1st ed. Amsterdam: Academic Press; 2015; Hardcover ISBN: .9780124078246.

[304] Warnecke T, Teismann I, Zimmermann J, et al. Fiberoptic endoscopic evaluation of swallowing with simultaneous tensilon application in diagnosis and therapy of myasthenia gravis. J Neurol. 2008;255:224–30.

[305] Warnecke T, Oelenberg S, Teismann I, et al. Endoscopic characteristics and levodopa responsiveness of swallowing function in progressive supranuclear palsy. Mov Disord. 2010a;25:1239–45.

[306] Warnecke T, Teismann I, Suntrup S, et al. Endoskopischer L-Dopa-Test zur Diagnostik und Therapie der neurogenen Dysphagie bei Parkinson-Syndromen; 2010b. http://registration. akm.ch/2010neuro_einsicht. php?XNABSTRACT_ID=110318&XNSPRACHE_ ID=1&XNKONGRESS_ ID=122&XNMASKEN_ID=900.

[307] Warnecke T, Suntrup S, Teismann IK, Hamacher C, Oelenberg S, Dziewas R. Standardized endoscopic swallowing evaluation for tracheostomy decannulation in critically ill neurologic patients. Crit Care Med. 2013; 41(7):1728–32.

[308] Warnecke T, Hamacher C, Oelenberg S, Dziewas R. Off and on state assessment of swallowing function in Parkinson's disease. Parkinsonism Relat Disord. 2014;20(9):1033–4.

[309] Warnecke T, Suttrup I, Schröder JB, Osada N, Oelenberg S, Hamacher C, Suntrup S, Dziewas R. Levodopa responsiveness of dysphagia in advanced Parkinson's disease and reliability testing of the FEES-Levodopa-test. Parkinsonism Relat Disord. 2016;28:100–6.

[310] Webster BR, Celnik PA, Cohen LG. Noninvasive brain stimulation in stroke rehabilitation. NeuroRx. 2006;3:474–81.

[311] Wesling M, Brady S, Jensen M, et al. Dysphagia outcomes in patients with brain tumors undergoing inpatient rehabilitation. Dysphagia. 2003;18: 203–10.

[312] Wills AM, Hubbard J, Macklin EA, et al. Hypercaloric enteral nutrition in patients with amyotrophic lateral sclerosis: a randomised, double-blind,

placebo-controlled phase 2 trial. Lancet. 2014;383(9934):2065–72.

[313] Wirth R, Dziewas R, Jäger M, et al. Klinische Ernährung in der Neurologie-Teil des laufenden S3-Leitlinienprojekts Klinische Ernährung. Aktuel Ernahrungsmed. 2013;38(04):e49–89.

[314] Xia W, Zheng C, Lei Q, et al. Treatment of post-stroke dysphagia by vitalstim therapy coupled with conventional swallowing training. J Huazhong Univ Sci Technolog Med Sci. 2011;31:73–6.

[315] Xie T, Vigil J, MacCracken E, et al. Low-frequency stimulation of STN-DBS reduces aspiration and freezing of gait in patients with PD. Neurology. 2015;84(4):415–20.

[316] Xu M, Moratalla R, Gold LH, et al. Dopamine D1 receptor mutant mice are deficient in striatal expression of dynorphin and in dopamine-mediated behavioral responses. Cell. 1994;79:729–42.

[317] Yang EJ, Baek SR, Shin J, Lim JY, Jang HJ, Kim YK, Paik NJ. Effects of transcranial direct current stimulation (tDCS) on post-stroke dysphagia. Restor Neurol Neurosci. 2012;30:303–11.

[318] Yang SN, Pyun SB, Kim HJ, Ahn HS, Rhyu BJ. Effectiveness of non-invasive brain stimulation in dysphagia subsequent to stroke: a systemic review and meta-analysis. Dysphagia. 2015;30(4):383–91.

[319] Yoshida M, Ikeda J, Urikane Y, Kashiwada T, Kaseda Y, Kohriyama T. Prevalence of tracheotomy and percutaneous endoscopic gastrostomy in patients with Guillain-Barré syndrome. Dysphagia. 2017;32(2):236–40.

[320] Young CA, Ellis C, Johnson J et al. Treatment for sialorrhea (excessive saliva) in people with motor neuron disease/amyotrophic lateral sclerosis. Cochrane Database Syst Rev. 2011;(5):CD006981.

[321] Youssof S, Schrader RM, Romero-Clark C, Roy G, Spafford M. Safety of botulinum toxin for dysphagia in oculopharyngeal muscular dystrophy. Muscle Nerve. 2014;49(4):601–3.

[322] Zhao S, Dou Z, Wei X, Li J, Dai M, Wang Y, Yang Q, He H. Task-concurrent anodal tDCS modulates bilateral plasticity in the human suprahyoid motor cortex. Front Hum Neurosci. 2015;9:370.

[323] Ziemann U, Paulus W, Nitsche MA, et al. Consensus: motor cortex plasticity protocols. Brain Stimul. 2008;1:164–82.

第 8 章　神经源性吞咽障碍患者的营养需求

Nutritional Requirements in Patients with Neurogenic Dysphagia

神经源性吞咽障碍最重要和最严重的并发症是吸入性肺炎；因此，应采取措施尽可能防止这种不良并发症。饮食限制常用于治疗神经源性吞咽障碍患者。此外，患者自己往往开始或多或少地无意识地避免特定的食物或液体食品（Foley 等，2009）。然而，这种经口摄入限制可能会导致营养不良，致其临床状况迅速恶化并降低机体功能储备，这取决于患者营养不良的严重程度和营养状况。液体摄入不足会在几天内使患者的病情急剧恶化，而能量和蛋白质供应不足也容易对患者及其中短期康复能力产生深远的影响（Finestone 等，1996）。营养供应不足的不良反应体现在许多生理功能和参数中，从伤口愈合和免疫防御到情绪和失眠症。慢性进行性神经系统疾病患者和脑卒中患者，肌肉功能受损很常见。因此，除了能量和蛋白质摄入不足之外，瘫痪和活动减少会明显导致肌肉质量和力量的损失，这会严重影响患者的功能和康复能力（Biolo 等，2007）。

一、营养不良的病理生理学

大量流行病学研究表明，老年人和慢性病患者的死亡率一方面与体重减轻有关，另一方面与低 BMI 密切相关（Newman 等，2001；de Groot 等，2009）。这些研究中，体重没有减轻的人和初始体重较高的人有更高的生存机会，这通常被称为所谓的“肥胖悖论”（Fonarow 等，2007）。然而，应该注意的是，体重变化的动态比体重的绝对大小更相关。德国营养医学会（German Society for Nutritional Medicine，DGEM）在这方面的定义是指与疾病相关的体重减轻，其中向恶病质的过渡是不稳定的（Valentini 等，2013）。目前还没有最终证明究竟是哪些机制将营养摄入不足导致的体重减轻与死亡率增加等严重后果联系起来；然而，人们一致认为肌肉质量下降和由此产生的功能限制在这方面起着关键作用。例如，肌肉力量下降会导致步态不稳定并增加跌倒相关并发症（Panula 等，2011）。脑卒中患者食物摄入不足会使病情恶化。此外，已证明营养不良是该患者队列中不良结局的独立危险因素（Yoo 等，2008）。因此，神经源性吞咽障碍患者的营养管理目标是为患者确定能提供所有必需营养素的饮食。如果无法口服喂养，则需要确定替代的喂养途径。

肌少症　肌少症定义为肌肉质量和肌肉力量低于临界阈值（Cruz-Jentoft 等，2010），并对个体功能和预后产生一定的影响（Landi 等，2013）。动物和人类研究都证明了肌肉质量与蛋白质摄入的数量和质量密切相关（Aubertin-Leheudre 和 Adlercreutz，2009）。干预试验中充足的蛋白质摄入量可以减少卧床状态对肌肉质量的不利影响（Ferrando 等，2010）。大约 25 000 例受试者的队列中，WHI-OS（妇女健康倡议观察性研究）表明，随着年龄的增长，蛋白质摄入不足与身体功能受限的风险密切相关，尤其是衰弱（frailty）的风险（Beasley 等，2010）。纵向研究已经说明了衰老对肌肉质量和肌肉力量的缓慢但持续的影响（Ferrucci 等，2012）。然而，在急性疾病期间，这种缓慢渐进的、与年龄相关的功能和结构下降有时会与严重的疾病相关影响叠加。例如，一项针对危重患者的研究，由于炎症、激素变化、活动受限和蛋白质分解代谢的综合影响，肌肉质量在 10 天内减少了 18%（Puthucheary 等，2013）。然而，足够的蛋白质摄入量至少有可能防止蛋白质分解代谢带来的影响。例如，一项 Meta 分析表明，对营养不良的老年患者补充富含蛋白质的流质饮食，手部力量（一般肌肉力量的替代参数）可以得到改善（Cawood 等，2012）。肌肉组织的营养相关变化也与脑卒中患者康复的成功有关（Scherbakov 等，2013）。此外，同样的，老年患者中发现吞咽障碍的严重程度与吞咽肌肉的体积和力量之间存在密切联系（Butler 等，2011；Feng 等，2013）。由于这种关系，以吞咽功能受损为主要症状的疾病可能会出现吞咽障碍、食物摄入减少（导致肌肉减少症）和吞咽能力进一步降低的恶性循环（Wirth 等，2016）。

二、诊断

在评估神经源性吞咽障碍患者的营养状况时，应考虑两个关键问题。

1. 患者目前的营养状况如何？
2. 与患者当前的食物摄入量和营养需求相比，液体、能量和蛋白质的缺乏程度有多大？

关于第一个问题，医学上通常使用 BMI 作为患者营养状况的替代指标。然而，BMI 与结局无关，尤其是慢性疾病患者和老年患者。即使是肥胖（如营养过剩）患者，疾病期间也经常出现营养不良状况，这无法通过 BMI 反映，而是通过体重减轻证明。这种情况下，欧洲临床营养与代谢学会（European Society for Clinical Nutrition and Metabolism，ESPEN）指南推荐了几种筛查工具，这些工具都已在不同患者群体中得到了验证（Kondrup 等，2003）：营养不良通用筛查工具（Malnutrition Universal Screening Tool，MUST），主要用于门诊；营养风险筛查（nutritional risk screening，NRS）2002 主要用于急性医疗条件；长版和短版简易营养评估（mini nutritional assessment，MNA）均针对老年患者群体。除了定期对患者测量体重外，研究者还建议在日常临床实践中实施 NRS2002，因为当患者病史的关键信息已知时，可以在几秒钟内完成筛查（Kondrup 等，2003）。

关于第二个问题，可以使用基于平面图的营养方案。这些方案提供了对患者营养摄入的半定量评估。为了获得更精确的记录，可以在几天内监测患者的食物摄入情况，并包括热量和蛋白质摄入量的详细说明。液体出入量通常由护士规律记录和计算。无论是简单的还是更复杂的方案，任何营养方案的结果只有在将记录的营养摄入量与实际营养需求进行比较时，才能用于后续的治疗计划。为了计算患者的每日能量缺乏量，可以根据广泛认可的 Harris-Benedict 方程计算其营养需求，其中患者的体重、体型和年龄是影响其基础代谢率的重要因素。但经验原则（每天每千克体重 30ml 液体和每天每千克体重 30kcal 热量）也使临床医生能够充分估计营养需求并确定日常临床使用适当的疗法。尽管如此，这些粗略的估计必须根据患者的体力活动和疾病代谢活动程度进行量身定制，并要考虑到已经发生的体重减轻。24kal/(kg · d) 至 36kal/(kg · d) 为大多数患者的实际范围。

能量和液体需求经验原则

- 30kal/(kg · d) 和 30ml/(kg · d)。
- 这些需求值要参考目标体重，必须根据个体进行调整，并需要考虑体力活动和疾病代谢活动程度。

三、营养不良的治疗

营养不良的治疗应适应患者的营养需求、个体预后以及吞咽障碍的严重程度和类型。在规划营养治疗方案时应考虑五个主要问题。

1. 吞咽障碍以及因此受影响的口服食物摄入量，会在短期内改善吗？
2. 哪种食物稠度可以安全吞咽而没有相关的误吸风险？
3. 能量、蛋白质和液体的每日缺乏量有多大？
4. 患者的一般预后如何？

如果医学上需要人工喂养，下一个重要的问题决定了治疗的选择。

5. 在这种特定情况下，患者（假定）对于接受医学上建议的人工喂养的意愿如何？

这五个问题的答案应该指导补偿性营养治疗的类型、强度和（可能还有）侵入性途径的选择。通常，从长远来看，日常能量缺乏超过 800kcal 是无法通过丰富食物种类或补充高热量流食等措施来弥补的。因此，在这些情况下，唯一的选择通常是人工营养（最好是肠内的）。当然，这种侵入性疗法仅在患者吞咽障碍持续存在，并且患者的预后也验证了人工喂养合理时才有益。与所有侵入性治疗干预措施一样，需要患者或其法定代理人的同意，并且必须考虑患者对人工喂养的意愿。

下面介绍了各种可选择治疗途径和相应的适应证。

(一)口服营养疗法

神经源性吞咽障碍患者的口服营养治疗主要取决于吞咽障碍的性质和严重程度及原发神经系统疾病。神经源性吞咽障碍的严重程度应通过临床吞咽评估和仪器评估[尤其是 FEES 和(或)VFSS]。如果出现严重的神经源性吞咽障碍(无法安全吞咽黏稠食物),则必须考虑人工营养(第 8 章“营养不良的治疗”)。

1. 准备措施 一些基本要求对于改善吞咽很重要。例如,直立姿势和垂直上半身是最佳的吞咽状态所必需的。如有可能,患者应坐在结实的椅子上,将双脚牢牢地放在地板上,或坐在床上,将双脚放在地上。患者头部应挺直或略微前倾(下颏应挺直或紧贴胸部,颈部保持伸长)。轻松、平静的气氛对于防止吞咽时分心很重要(应关闭电视或收音机,应避免分心的谈话)。患者应该有足够的时间进食。除了有合适的假牙(如果适用的)之外,确保良好的口腔卫生也很重要,这可以减轻吞咽过程中的炎症和疼痛。

通常可以更好地管理小口咬和小口喝。患者应咀嚼食物直至糊状,这有助于吞咽并防止吸入大块食物。患者在咬或啜饮下一口之前应首先吞咽干净。可能有必要在最后一次清除吞咽后通过目视检查口腔来监督患者的吞咽行为,并且可以要求患者发声(例如,通过说“啊”)。如果声音听起来“咕噜咕噜”,应提示患者咳嗽和吞咽以清除食物残渣。

精心准备的膳食和宜人的气味有助于增加患者的食欲,这在黏稠度改良的饮食中尤为重要。为了改善食物的视觉外观,可以将捣碎的食物或糊状食物放在盘子上,并通过小模具或冰淇淋勺成形。此外,应准备好改良的餐具(如果需要),当患者有视力受损时,食物应放置在患者的视野内。用餐结束后,患者应保持直立坐位 10~20min,以尽量减少反流和随后误吸的风险。

2. 饮食辅助 饮食辅助可以帮助患者独立摄入食物和液体。饮水器开口的形状应使患者的头部在饮水时不必向后伸展。在这种情况下,对鼻侧带有凹口的杯子会很有用。对于经常服用大量丸剂药品的患者,有所谓的剂量杯,其内置插件预先将水分配成小口。其他饮用辅助工具包括带凹槽的杯子(更容易抓握且不易从手中滑落)、带有吸管的杯子和吸管架。饮食辅助工具为手和手臂功能受限的患者提供帮助。有用的辅助工具包括:为只有一只手臂有功能的患者提供边缘凸起的盘子或带有固定装置的盘子;为手臂或手功能受限或协调障碍的患者提供防滑垫;为需要更多时间进食的患者提供保温板;以及带有较粗手柄的餐具,方便握力较弱或握持受限的患者能够握住餐具。

3. 膳食和食物 在选择合适的膳食和食物时,必须考虑以下因素。

- 杜绝高风险食物。
- 合适的食物和饮料黏稠度。
- 满足营养需求。

由于存在误吸风险,以下食物和饮料不适合神经源性吞咽障碍患者(基于 Köhler 等,2008)。

混合稠度的菜肴:包括那些混合了液体、糊状和固体食物稠度的菜肴,例如汤或炖菜、带有谷物或水果片的酸奶,以及非常多汁的新鲜水果(由果汁、软果肉和硬皮组成)。应避免大块食物:包括含谷物和种子的面包、含有整个或切碎的坚果或干果的蛋糕、粗馅的肉或香肠,以及用粗料如香料谷物或蔬菜块制成的酱汁。一般来说,应注意选择容易形成丸状的食物。应避免难以成形的食物:例如生蔬菜沙拉、米饭、蘑菇和生火腿,以及含纤维食物,例如芦笋、食用大黄和纤维肉。易碎或有黏性的食物:如干糕点、饼干、小面包或带有含糖外壳的甜食,可能难以形成丸状食物并运输到消化道中。此外,这些食品可能会导致窒息。虽然含酸量高的食物会刺激唾液的产生(尤其是口干症患者,这可能是由放疗或服用抗胆碱能药引起的),从而促进丸状食物的进一步运输,但吸入富含酸的食物(富含酸的水果和蔬菜、果汁等)对呼吸道有害。一般也应避免重调味和辛辣的食物。易产生黏液的食物(如奶制品、燕麦片等)会使吞咽困难。高脂食物和高脂液体(如乳制品)导致误吸后会有一定问题,因为这些食物可能会损伤肺泡。另外,避免使用乳制品所引起的能量和蛋白的缺乏也很重要。应避免饮用碳酸饮料,以尽量减少打嗝和相关的反流和误吸风险。

饮食标准示例（基于 Köhler 等，2008）

第 1 级：糊状、顺滑且无酸的食物

所有可以捣碎并具有糊状稠度的食物和菜肴都是合适的。捣成糊状的水果、蔬菜、土豆和肉以及不加乳剂的汤都属于这一类。汤的浓度不得低于规定的饮料浓度。

之后可能会引入含有牛奶的奶油和糊状食物，例如玉米粥、布丁、没有水果片的酸奶、顺滑/奶油奶酪、均匀涂抹酱的无皮软面包。仅限于第 1 级中涉及的饮食，通常无法完全满足患者的能量需求和营养需求；因此，必须密切监测营养状况，并在必要时补充。

第 2 级：柔软的糊状食物

除了第一级膳食涉及的食物外，这个阶段还引入以下食物：苹果酱、无皮软面包、普通香肠或奶酪、果冻、软淀粉饺子、非常软的土豆和其他蔬菜、流质的汤和酱汁，以及光滑湿润没有大块食物或坚果的蛋糕。

第 3 级：过渡饮食

软食、带有软皮的白面包和黑面包、顺滑的涂抹酱、谷物或香草、果冻、果酱、蜂蜜、软奶酪和香肠、荷包蛋、炒鸡蛋、蜜饯（去皮水果）、新鲜水果（软香蕉、去皮去核梨、桃子）、含软块食物的奶油汤、宽或长的水煮面条、水煮肉（不要太干；不要野味）、没有肠衣的香肠、去掉鱼骨的鱼和软的没有捣碎的蔬菜。

第 4 级：正常饮食

除了上述提到的高风险种类的常规食品。

4. 增稠液体 液体食物和饮料通常不能安全吞咽，因此必须变稠。为此，可以使用所谓的增稠剂（如变性淀粉、瓜尔胶和黄原胶）来实现所需的安全稠度。增稠剂可降低液体物品的黏度并促进安全吞咽。一种特殊的增稠剂是耐淀粉酶的，它可以防止变稠的饮料在与唾液接触时变稀。根据所需的稠度（例如，花蜜状、糖浆状或布丁状），将预定量的粉末添加并搅拌到液体物品中。增稠剂应谨慎使用，因为其效果通常会随着时间的推移而增加。此外，现在可以使用添加剂来增稠含有奶制品的液体。准确定义液体应增稠的程度（即给一定量的液体需要多少增稠剂）很重要，因为出于安全原因，护理人员倾向于将食物过于增稠，这使得产品不太可口。因此，为了提高患者护理和治疗依从性，建议在诊断中始终采用相同的黏稠等级。这些等级包括花蜜状、糖浆状、蜂蜜状和布丁状稠度。除了这些定义不太明确的级别外，还可以使用 IDDSI 系统（图 7–2）。从临床上看，护理人员需要密切监测患者的液体出入量，因为增稠液体往往不能满足患者对液体摄入量的要求（Whelan，2001；Vivanti 等，2009）。

在这种情况下，对浓稠液体依从率低的患者应考虑所谓的饮水方案。由于吸入清水不太可能导致严重的肺部并发症，可以允许这些患者在膳食之间喝水。相应地，虽然针对此措施的研究较少，但没有任何证据表明这种方法会导致吸入性肺炎的发生率增加（Frey 等，2011；Karagiannis 和 Karagiannis，2014）。

5. 营养不良的营养治疗 神经源性吞咽障碍的患者由于食欲不振、进食时快速疲劳、过早的饱腹感、警惕性降低以及避免与咳嗽有关的食物和液体物品，面临着更大的营养不良风险（Foley 等，2009）。调整饮食的患者，其能量和蛋白质摄入量通常比他们的需求低将近 40%（Wright 等，2005）。因此，应尽早采取措施保护患者免受营养不良的影响，营养不良反过来又会对患者的生活质量、功能和预后产生负面影响（Norman 等，2008）。如果可能，应为每位调整饮食的神经源性吞咽障碍患者咨询营养医师。以下部分介绍了几种对有营养不良风险的患者增加热量和营养摄入量的方法。

6. 食物选择和食物丰富性 应注意食物的选择和准备，以确保患者通过正餐和零食获得足够的能量和蛋白质。植物油、奶油、黄油、乳制品和高脂肪奶酪可以提高能量摄入。肉、鱼、乳制品和奶酪形式的优质动物蛋白，或动物和植物蛋白的组合（乳制品和谷物、鸡蛋和谷物等），对于摄入足够的蛋白质是必要的。如果患者的食物不能满足其需要，可以通过特殊的营养基质补充能量和营养供应。此步骤与第 1 级饮食特别相关，它提供的食物选择非常有限，不包括部分乳制品。饮料和汤、酱汁、粥及奶油富含碳水化合物粉末（如麦芽糊精），它基本上无味，易于搅拌，并提供大约 3.8kcal/g 能量。另一种增加能量摄入的方法是在食物中添加高脂肪底物。奶油、黄油、法式鲜奶油和植物油（例如，奶油：3kcal/g；菜籽油：9kcal/g）是高性价比的选择。食品行业还提供脂肪乳剂（如 Calogen：4.5kcal/ml）。为了提高蛋白质摄入量，市场上有许多蛋白质制剂（例如，Resource 速溶蛋白：9g 蛋白质 /10g 粉末，37kcal），可以添加到汤、酱汁和冷食中。对于加入食物的量且被患者可接受存在一定限制（例如，"面包屑""粒状"稠度或毛茸茸的味道）。

确保患者获得足够的蛋白质很重要，因为身体会不断降解和重新合成自身的蛋白质。在蛋白质缺乏的情况下，身体依赖其储备，包括肌肉质量，其含有体内最大的氨基酸供应。使用这些内源性储备会导致肌肉质量下降、肌肉力量和活动能力下降以及发病率和死亡率增加（Norman 等，2008）。老年人受到的影响尤其严重。

7. 口服营养液 如果仅靠补充食物不足以满足患者的能量和营养需求（或者如果整体缺乏营养），则可以提供完全平衡的口服营养液（1ml=1kcal）。有不同的品种可供选择，标准等热量饮食和高热量或富含蛋白质的口服营养液通常最合适。除了维生素和矿物质之外，100ml 液体中还可以添加 100～240kcal 热量和 6～10g 蛋白质。近年来，专门为吞咽障碍患者开发了具有糊状和布丁状稠度的新产品。

Milne 等的 Cochrane Meta 分析提供了关于口服营养液益处的科学证据，该 Meta 分析研究了补充能量和蛋白质对有营养不良风险的老年患者的益处（Milne 等，2009）。Meta 分析包括来自 62 项随机对照试验的 10 000 多例研究对象，其结果表明，通过补充口服营养液可以降低住院老年患者并发症的发生率，并降低营养不良老年患者的死亡率。该 Meta 分析中显示的益处假定也适用于患有吞咽障碍的老年患者。虽然还没有直接评估口服营养液对吞咽障碍患者益处的研究，但许多研究已经将经常发生吞咽障碍的患者纳入了研究队列。然而，在脑卒中患者（*n*=4023）中进行的被称为 FOOD 研究中发现，在依赖性或死亡率没有任何益处（Dennis 等，2005）。然而，值得注意的是，这项研究没有包含对患者营养状况的结构化评估。相比之下，Rabadi 等的一项研究（2008）证明，与等热量饮食相比，高热量、富含蛋白质的饮食对康复阶段脑卒中患者的功能状态有积极影响，但对体重或认知状态没有任何影响。

（二）人工营养

在无法通过口服获得足够营养的情况下，例如严重神经源性吞咽障碍的情况，可以采取人工营养，一方面是为了降低吸入性肺炎的风险，另一方面是为了防止脱水和营养不良。人工营养的推荐方法取决于人工营养的持续时间，以及胃肠道功能是否正常。

1. 肠内营养 基于疾病和人工营养的预期持续时间，选择用于提供肠内营养的管饲类型。鼻饲管和 PEG 是最常见的选择。在特殊情况下，空肠或十二指肠喂养可能是有利的。鼻饲管只在短期使用（最多 3～4 周），因为在长期放置时可能会发生黏膜损伤。鼻饲管插入后，必须通过 X 线或 pH 监测下的胃内容物抽吸的方式来验证是否正确定位，因为仅靠听诊的方法不够安全。此外，需要反复确认插管位置以检测有无错位（例如，患者拉拔插管、咳嗽或呕吐引起的错位）。对于胃食管反流、保护性反射受损或上消化道功能障碍或阻塞的患者，鼻十二指肠或空肠管可能是一种合适的选择。直接输送到小肠的人工营养应以低流速开始。如果营养耐受良好，以后可以增加流速。

急性脑卒中伴有严重神经源性吞咽障碍的患者可能需要鼻饲管（第 6 章"脑卒中单元"）。有时在吞咽生理功能快速恢复后可以轻松拔除（Wirth 等，2013）。相比之下，对于慢性进行性神经系统疾病，如肌萎缩侧索硬化或帕金森病（预计可能会导致吞咽功能和患者整体状况进一步恶化）引起的神经源性吞咽障碍患者，选择 PEG 作为长期的喂养途径是合理的。老年期痴呆发生吞咽障碍的情况下，必须根据个体的具体情况做出决定。如果吞咽障碍严重干扰经口喂养并发生在痴呆早期，人工营养可能有用（第 7 章"疾病特异性治疗"）。然而，不建议重度痴呆患者使用人工营养，因为其临床益处尚未明确，也没有任何随机对照试验（出于伦理原因）。与这种情况相关的现有观察性研究认为对患者没有益处，所以指南中对晚期老年期痴呆不推荐人工营养（Volkert 等，2015）。

插入鼻胃管时，最好使用小口径的管路，而带有导丝的管路通常更容易放置。药物引起的管路阻塞是日常患者护理中的一个关键问题，因此在进食和给药前后应仔细冲洗。仅当需要人工喂养超过 3～4 周或患者不能耐受鼻胃管时，才应进行 PEG。

PEG 的插入是在内镜下进行的，患者最早可以在手术后 3h 通过管路喂养液体和食物。对于在急性疾病发作前不久一直正常进食且没有营养不良的患者（如脑卒中患者），可以快速开始人工喂养。相比之下，以前口服摄入量减少和营养不良的患者需要缓慢开始人工喂养。这种逐渐增加人工喂养速率的策略降低了再喂养综合征的风险，其特征是长期低热量营养之后，快速开始正常热量喂养引起的潜在危及生命的代谢失衡（Boateng 等，2010）。这种情况下，人工营养初始量应不超过患者计算出的营养需求的 50%，然后在 7 天内根据患者的耐受性相应地增加。此外，应密切监测电解质水平，包括镁和磷酸盐，并且必须立即补充缺乏。如有疑问，应使用高剂量维生素 B_1 作为替代（Crook，2014）。

对于大多数患者来说，标准的含纤维的等热量饮食（1kcal/ml）就足够了。在营养需求较大、液体限制或蛋白质需求增加的情况下，可以选择高热量或富含蛋白质的人工喂养。神经源性吞咽障碍患者应在白天而不是晚上进食。此外，应通过泵持续供应食物，以防止胃容量过大，从而导致反流和伴随的误吸。

此外，由于经常使用连续喂养，但通常是非生理性的，在管饲的糖尿病脑卒中患者中通常难以实现充分的血糖控制。对于这些患者，或者采用适量的胰岛素治疗，进行间歇性推注喂养，或者在连续喂养的情况下，使用长效胰岛素或连续输注胰岛素，并经常监测血糖水平。

2. 肠外营养 如果肠内营养是禁忌，如消化功能严重受损（如肠梗阻或肠缺血）或严重的代谢或循环障碍（如糖尿病昏迷或肝昏迷），则应给予肠外营养（Löser，2011）。此外，如果患者不能单独使用肠内营养来满足其能量或营养需求，则可以结合使用肠外营养和肠内营养。然而，通常应优先考虑肠内营养，因为它是更符合生理的食物摄入方式。肠内营养可保持肠黏膜的完整性，降低感染风险，且更具性价比。只考虑短期通过外周静脉导管进行低渗透压营养液的肠外营养，因为这种喂养策略只能部分满足患者的营养需求。长期肠外营养应使用中心静脉导管。

有关肠内和肠外营养的更多信息，请参阅欧洲临床营养与代谢学会（ESPEN）（http：//www.espen.org/）的指南。

参考文献

[1] Aubertin-Leheudre M, Adlercreutz H. Relationship between animal protein intake and muscle mass index in healthy women. Br J Nutr. 2009;102:1803–10.

[2] Beasley JM, LaCroix AZ, Neuhouser ML, Huang Y, Tinker L, Woods N, et al. Protein intake and incident frailty in the Women's Health Initiative observational study. J Am Geriatr Soc. 2010;58(6):1063–71.

[3] Biolo G, Ciocchi B, Stulle M, et al. Calorie restriction accelerates the catabolism of lean body mass during 2 wk of bed rest. Am J Clin Nutr. 2007;86:366–72.

[4] Boateng AA, Sriram K, Meguid MM, et al. Refeeding syndrome: treatment considerations based on collective analysis of literature case reports. Nutrition. 2010;26:156–67.

[5] Butler SG, Stuart A, Leng X, Wilhelm E, Rees C, Williamson J, et al. The relationship of aspiration status with tongue and handgrip strength in healthy older adults. J Gerontol A Biol Sci Med Sci. 2011;66(4):452–8.

[6] Cawood AL, Elia M, Stratton RJ. Systematic review and meta-analysis of the effects of high protein oral nutritional supplements. Ageing Res Rev. 2012;11(2):278–96.

[7] Crook MA. Refeeding syndrome: problems with definition and management. Nutrition. 2014;30(11–12):1448–55.

[8] Cruz-Jentoft AJ, Baeyens JP, Bauer JM, Boirie Y, Cederholm T, Landi F, et al. Sarcopenia: European consensus on definition and diagnosis: report of the European Working Group on Sarcopenia in Older People. Age Ageing. 2010;39(4):412–23.

[9] de Groot C, Matthys C, Moreiras O, et al. Ten-year changes in anthropometric characteristics of elderly Europeans. J Nutr Health Aging. 2009;6:4–8.

[10] Dennis MS, Lewis SC, Warlow C. Routine oral nutritional supplementation for stroke patients in hospital (FOOD): a multicentre randomised controlled trial. Lancet. 2005;365:755–63.

[11] Feng X, Todd T, Lintzenich CR, Ding J, Carr JJ, Ge Y, et al. Aging-related geniohyoid muscle atrophy is related to aspiration status in healthy older adults. J Gerontol A Biol Sci Med Sci. 2013;68(7):853–60.

[12] Ferrando AA, Paddon-Jones D, Hays NP, et al. EAA supplementation to increase nitrogen intake improves muscle function during bed rest in the elderly. Clin Nutr. 2010;29:18–23.

[13] Ferrucci L, Schrack JA, Knuth ND, Simonsick EM. Aging and the energetic cost of life. J Am Geriatr Soc. 2012;60(9):1768–69.

[14] Finestone HM, Greene-Finestone LS, Wilson ES, et al. Prolonged length of stay and reduced functional improvement rate in malnourished stroke rehabilitation patients. Arch Phys Med Rehabil. 1996;77:340–5.

[15] Foley NC, Martin RE, Salter KL, et al. A review of the relationship between dysphagia and malnutrition following stroke. J Rehabil Med. 2009;41:707–13.

[16] Fonarow GC, Srikanthan P, Costanzo MR, et al. An obesity paradox in acute heart failure: analysis of body mass index and inhospital mortality for 108.927 patients in the Acute Decompensated Heart Failure National Registry. Am Heart J. 2007;153:74–81.

[17] Frey SH, Fogassi L, Grafton S, Picard N, Rothwell JC, Schweighofer N, Corbetta M, Fitzpatrick SM. Neurological principles and rehabilitation of action disorders: computation, anatomy, and physiology (CAP) model. Neurorehabil Neural Repair. 2011;25(5 Suppl):6s-20s.

[18] Karagiannis M, Karagiannis TC. Oropharyngeal dysphagia, free water protocol and quality of life: an update from a prospective clinical trial. Hell J Nucl Med. 2014;17(Suppl 1):26–9.

[19] Köhler W, Niers N, Berger R, et al. Schluckstörungen-Ein Überblick aus neurologischer Sicht. In: Lila Reihe. Erlangen: Pfrimmer Nutricia; 2008.

[20] Kondrup J, Rasmussen HH, Hamberg O, et al. Nutritional risk screening

(NRS 2002): a new method based on an analysis of controlled clinical trials. Clin Nutr. 2003;22:321–36.
[21] Landi F, Cruz-Jentoft AJ, Liperoti R, Russo A, Giovannini S, Tosato M, et al. Sarcopenia and mortality risk in frail older persons aged 80 years and older: results from ilSIRENTE study. Age Ageing. 2013;42(2):203–9.
[22] Löser C. Unter-und Mangelernährung. Stuttgart: Thieme; 2011.
[23] Milne ACPJ, Vivanti A, Avenell A. Protein and energy supplementation in elderly people at risk from malnutrition. Cochrane Database Syst Rev. 2009;15:CD003288.
[24] Newman AB, Yanez D, Harris T, et al. Weight change in old age and its association with mortality. J Am Geriatr Soc. 2001;49:1309–18.
[25] Norman K, Pichard C, Lochs H, et al. Prognostic impact of disease-related malnutrition. Clin Nutr. 2008;27:5–15.
[26] Panula J, Pihlajamaki H, Mattila VM, et al. Mortality and cause of death in hip fracture patients aged 65 or older: a population-based study. BMC Musculoskelet Disord. 2011;12:105.
[27] Puthucheary ZA, Rawal J, McPhail M, Connolly B, Ratnayake G, Chan P, et al. Acute skeletal muscle wasting in critical illness. JAMA. 2013; 310(15):1591–600.
[28] Rabadi MH, Coar PL, Lukin M, et al. Intensive nutritional supplements can improve outcomes in stroke rehabilitation. Neurology. 2008;71:1856–61.
[29] Scherbakov N, von Haehling S, Anker SD, Dirnagl U, Doehner W. Stroke induced Sarcopenia: muscle wasting and disability after stroke. Int J Cardiol. 2013;170(2):89–94.
[30] Valentini L, Volkert D, Schütz T, Ockenga J, Pirlich M, Druml W, et al. Leitlinie der Deutschen Gesellschaft für Ernährungsmedizin (DGEM)-DGEM-Terminologie in der Klinischen Ernährung. Aktuel Ernährungsmed. 2013;38:97–111.
[31] Vivanti AP, Campbell KL, Suter MS, et al. Contribution of thickened drinks, food and enteral and parenteral fluids to fluid intake in hospitalised patients with dysphagia. J Hum Nutr Diet. 2009;22:148–55.
[32] Volkert D, Chourdakis M, Faxen-Irving G, Fruhwald T, Landi F, Suominen MH, et al. ESPEN guidelines on nutrition in dementia. Clin Nutr. 2015; 34(6):1052–73.
[33] Whelan K. Inadequate fluid intakes in dysphagic acute stroke. Clin Nutr. 2001;20:423–8.
[34] Wirth R, Dziewas R, Jäger M, et al. Klinische Ernährung in der Neurologie-Teil des laufenden S3-Leitlinienprojekts Klinische Ernährung. Aktuel Ernahrungsmed. 2013;38(04):e49–89.
[35] Wirth R, Dziewas R, Beck AM, Clavé P, Hamdy S, Heppner HJ, Langmore S, Leischker AH, Martino R, Pluschinski P, Rösler A, Shaker R, Warnecke T, Sieber CC, Volkert D. Oropharyngeal dysphagia in older persons-from pathophysiology to adequate intervention: a review and summary of an international expert meeting. Clin Interv Aging. 2016;11:189–208.
[36] Wright L, Cotter D, Hickson M, et al. Comparison of energy and protein intakes of older people consuming a texture modified diet with a normal hospital diet. J Hum Nutr Diet. 2005;18:213–9.
[37] Yoo SH, Kim JS, Kwon SU, et al. Undernutrition as a predictor of poor clinical outcomes in acute ischemic stroke patients. Arch Neurol. 2008;65:39–43.

附录 A 量表与评分

Scales and Scores

一、SWAL-QOL 量表[1]

SWAL-QOL 量表调查的详细介绍

SWAL-QOL 量表调查

了解吞咽障碍患者的
生活质量

[1] 基于 Dysphagia 2000, 15(3): 115–121 & Dysphagia 2000;15(3):122–133, 由 McHorney 教授提供。

SWAL-QOL 量表调查的详细介绍

本问卷旨在了解您的吞咽问题是如何影响您的日常生活质量的。

请花时间仔细阅读并回答每一个问题。有些问题可能看起来很类似，但每个问题都是不同的。

以下是调查问卷中问题的示例。

在过去的 1 个月里，您出现以下症状的频率是多少？

（每行圈出一个数字）

	一　直	大多时候	有些时候	很少时候	没　有
感觉虚弱	1	2	3	4	5

感谢您参与本次调查！

重要提示：我们理解您可能有一些身体问题。有时可能很难与吞咽问题区分开来，但我们希望您能尽最大努力只指出您的吞咽问题。感谢您辛苦完成这份问卷。

1. 以下是一些常见的吞咽问题。在过去 1 个月里，以下哪项符合您实际情况？（每行圈出一个数字）

	非常赞同	相当赞同	有些赞同	有点赞同	不赞同
处理吞咽问题非常困难	1	2	3	4	5
吞咽问题干扰了日常生活	1	2	3	4	5

2. 以下是吞咽问题相关的日常饮食方面问题。在过去 1 个月里，以下哪项符合您实际情况？（每行圈出一个数字）

	非常赞同	相当赞同	有些赞同	有点赞同	不赞同
大多时候不关心吃什么	1	2	3	4	5
吃东西的时间比别人长	1	2	3	4	5
很少饥饿	1	2	3	4	5
吃饭需要花费很长时间	1	2	3	4	5
不再喜欢吃东西	1	2	3	4	5

3. 以下是吞咽问题相关的身体状况。在过去 1 个月里，您出现以下情况的频率是？（在每行圈出一个数字）

	几乎总是	经　常	有时	几乎从来没有	从来没有
咳嗽	1	2	3	4	5
吃食物呛咳	1	2	3	4	5
喝水呛咳	1	2	3	4	5
唾液黏稠或多	1	2	3	4	5
呕吐	1	2	3	4	5
流口水	1	2	3	4	5
咀嚼困难	1	2	3	4	5
唾液或痰多	1	2	3	4	5
清嗓	1	2	3	4	5
食物卡在喉咙里	1	2	3	4	5
食物卡在嘴里	1	2	3	4	5
食物或液体从嘴里流出	1	2	3	4	5
食物或液体从鼻里流出	1	2	3	4	5
当食物卡住时从嘴里咳出	1	2	3	4	5

4. 接下来，请回答近 1 个月里您的吞咽问题是如何影响日常饮食的？（每行圈出一个数字）

	强烈同意	同　意	不确定	不同意	强烈反对
清楚能吃什么，不能吃什么对我来说是个问题	1	2	3	4	5
很难找到我既喜欢又能吃的食物	1	2	3	4	5

5. 在过去 1 个月里，有多少次是因为您的吞咽问题而影响沟通？（每行圈出一个数字）

	一　直	大多时间	有些时候	一点时间	从来没有
人们很难理解我	1	2	3	4	5
我很难表达清楚	1	2	3	4	5

6. 以下是有吞咽问题的人有时会担忧的事。在过去的 1 个月里，每一种感觉您经历过多少次？（每行圈出一个数字）

	几乎总是	经　常	有　时	几乎从来没有	从来没有
担心吃饭时会呛咳	1	2	3	4	5
担心得肺炎	1	2	3	4	5
喝水时害怕呛咳	1	2	3	4	5
不知道自己什么时候呛咳	1	2	3	4	5

7. 在过去 1 个月里，由于吞咽问题，以下的陈述您赞同多少？（每行圈出一个数字）

	总　是	经　常	有　时	几乎不	从来没有
吞咽问题使我很沮丧	1	2	3	4	5
吃或者喝时要非常小心，让我很烦恼	1	2	3	4	5
因为吞咽问题我变得心灰意冷	1	2	3	4	5
吞咽问题使我变得不满足	1	2	3	4	5
遇到吞咽问题变得不耐烦	1	2	3	4	5

8. 想想上个月的社交生活，您在多大程度上同意或不同意以下说法？（每行圈出一个数字）

	强烈同意	同　意	不确定	不同意	强烈反对
因为吞咽问题不出去吃饭	1	2	3	4	5
吞咽问题让我很难有社交生活	1	2	3	4	5
吞咽问题改变了日常生活或休闲活动	1	2	3	4	5
吞咽问题使社交聚会（如假期或聚会）不愉快	1	2	3	4	5
吞咽问题使我在家庭和朋友中的角色发生了变化	1	2	3	4	5

9. 在过去 1 个月里，以下状况您出现的频率？（每行圈出一个数字）

	一 直	大多时候	有些时候	很少时候	从来没有
感觉虚弱	1	2	3	4	5
难以入睡	1	2	3	4	5
感觉疲劳	1	2	3	4	5
难以长时间入睡	1	2	3	4	5
感觉筋疲力尽	1	2	3	4	5

10. 您现在是通过管饲进食或喝水吗？（圈一个）

没有……………………………………………………………………………1

是的……………………………………………………………………………2

11. 请圈出下面最能描述您上周最常吃的食物的稠度或之类的描述。（圈一个）

A. 完全正常饮食，包括各种各样的食物，包括难以咀嚼的食物，如牛排、胡萝卜、面包、沙拉和爆米花。

B. 食用软的、容易咀嚼的食物，如炖菜、罐装水果、软熟蔬菜、碎肉或奶油汤。

C. 食用经搅拌机或食品加工机加工，或者任何类似布丁或糊状食品的食物。

D. 大部分营养都是通过管饲摄入，但有时会吃冰淇淋、布丁、苹果酱或其他喜欢的食物。

E. 通过管饲摄取所有的营养。

12. 请圈出符合您上周喝的液体稠度描述的字母。

A. 喝水、牛奶、茶、果汁和咖啡等液体。

B. 喝的大部分液体是浓稠的：黏稠度判定是当勺子倒过来时会缓慢而稳定地从勺子上滴下，如番茄汁或杏花蜜。

C. 喝的液体比较浓稠：黏稠度判定是很难用吸管吸，如很浓的奶昔，或者当勺子倒过来的时候，慢慢地一滴一滴地从勺子上滴下来，如蜂蜜。

D. 喝的液体很稠：黏稠度判定是当勺子倒过来的时候，非常黏稠的液体粘在勺子上，如布丁。

E. 没有口服任何液体，或者只吃冰片。

13. 总的来说，你认为你的健康状况是。（圈一个）

不好……………………………………………………………………………1

不太好…………………………………………………………………………2

好………………………………………………………………………………3

很好……………………………………………………………………………4

非常好…………………………………………………………………………5

一般问题

出生日期

请写出你的出生日期：______________年 / ______________月 / ______________日

你现在的年龄？

你的性别

男 ……………………………………………………………………………………1

女 ……………………………………………………………………………………2

你的种族或民族

白种人或高加索人，但不是西班牙裔或拉丁裔 ……………………………………1

黑种人或非洲裔美国人，但不包括西班牙裔或拉丁裔 ……………………………2

西班牙裔或拉丁裔 ……………………………………………………………………3

亚洲人 …………………………………………………………………………………4

其他 ……………………………………………………………………………………5

你在学校或大学里完成的最高学历（圈 1 个数字）

1	2	3	4	5	6	7	9	10	11	12	13	14	15	16	16+
小学						8	高中				大学				研究生

你的婚姻状况

未婚 ……………………………………………………………………………………1

已婚 ……………………………………………………………………………………2

离婚 ……………………………………………………………………………………3

分居 ……………………………………………………………………………………4

丧偶 ……………………………………………………………………………………5

有人帮您完成这份问卷吗

没有，自己做的 ………………………………………………………………………1

是的，有人帮我填的 …………………………………………………………………2

若是的，是如何帮助您的

给您读问题和（或）写下您给出的答案 ……………………………………………1

为您回答了问题 ………………………………………………………………………2

在其他地方有所帮助 …………………………………………………………………3

完成日期：　　年 /　　月 /　　日

评论

您对这份问卷有什么意见吗？我们欢迎您对问卷的总体或具体问题提出意见，特别是您不清楚或困惑的问题。

____

____

____

感谢您填写这份问卷！

二、吞咽障碍问卷[1]

附表 1 吞咽障碍问卷

问 题	0	1	2	3
	从 不	很少（1 个月 1 次或更少）	经常（每周 1 ～ 7 次）	非常频繁（每周> 7 次）
1. 是否有咀嚼固体食物的困难，如苹果、曲奇或饼干？				
2. 口腔里、面颊上有没有食物残渣，在舌头下还是吞咽后黏在上腭？				
3. 吃东西或喝东西时，食物或液体会从鼻子里流出来吗？				
4. 咀嚼食物时食物会从嘴里流出来吗？				
5. 觉得嘴里的口水太多，是否有流口水或吞咽唾液有困难？				
6. 吞咽之前是否会咀嚼食物多次？				
7. 吞咽固体食物（如苹果或饼干）时有困难吗？				
8. 吞咽糊状食物时有困难吗？				
9. 吃东西时是否觉得好像有一团食物卡在喉咙里？				
10. 吞咽液体时会咳嗽吗？				
11. 吞咽固体食物时会咳嗽吗？				
12. 进食或饮水后是否会有声音变化，如声音嘶哑或变小？				
13. 除了吃饭是否会因为吞咽唾液而出现咳嗽或呼吸困难？				
14. 吃饭时会出现呼吸困难吗？				
15. 过去 1 年里是否患过呼吸道感染（肺炎、支气管炎）？				

[1] 经许可转载，引自 Manor et al. Movement Disorders 2007；22 (13):1917–1921.

三、慕尼黑帕金森病吞咽障碍测试（MDT-PD）[1]

MDT-PD

患者：	日期：

简　介
（完成患者 MDT-PD 问卷）

这份问卷筛查是为帕金森病患者设计的，目的是早期诊断吞咽障碍。

越早发现吞咽障碍并采取有针对性的治疗措施，越能有效地减少对健康的严重危害。此外，参与吞咽过程正常结构的功能，以及受影响的吞咽障碍相关生活质量，均可以通过早期治疗得以维持。

请花点时间仔细阅读问题，并勾选最能描述您情况的答案。

因为只有完整填写问卷才能精确评估，所以回答所有问题是非常重要的。

问卷回答时允许他人帮助阅读，但请自行回答问题。

非常感谢您的帮助和努力！

---

❶ 引自 Simons 2012，由 Janine Simons 博士提供。

患者：	日期：

Munich 吞咽障碍测试 – 帕金森病

Ⅰ吞咽困难 食物和液体	（几乎）没有	偶尔 / 每月 （1 次 / 多次）	频繁 / 每周 （1 次 / 多次）	经常 / 每天 （1 次 / 多次）
1. 咀嚼和吞咽固体 / 纤维状 / 易碎食物有困难（如苹果、肉、饼干 / 薯片）	0	1	2	3
2. 吃饭时，食物 / 液体从嘴（或鼻子）流出	0	1	2	3
3. 在吞咽液体或食物时很难直接 / 快速开始吞咽过程	0	1	2	3
4. 为了完全吞咽食物 / 液体，需要连续吞咽多次	0	1	2	3
5. 吞咽后食物残渣残留在嘴里	0	1	2	3
6. 吞咽过程中食物卡在喉咙 / 食管里（甚至哽噎）	0	1	2	3
7. 进食时（或进食后）总咳嗽	0	1	2	3
8. 喝液体（或喝汤）时（或之后）想咳嗽	0	1	2	3
9. 吞咽食物或液体时有呼吸困难 / 窒息感	0	1	2	3
10. 进食食物 / 液体后声音会发生改变	0	1	2	3

Ⅱ吞咽困难 取决于摄入食物	不同意	有点同意	大部分同意	同　意
11. 口水量增加 / 很少吞咽口水 / 吞咽口水有问题	0	1	2	3
12. 嘴里很干 / 口水不多	0	1	2	3
13. 经常咳嗽或呼吸困难，因为被口水呛住 / 口水流入气管	0	1	2	3
14. 吞咽药片有困难	0	1	2	3

Ⅲ进一步吞咽特异性和伴随的负担	不同意	有点同意	大部分同意	同　意
15. 关期（停药状态 / 左旋多巴水平下降），吞咽更困难	0	1	2	3
16. 避免吃那些经常让我哽噎的食物（如坚果、面包屑、液体果仁糖、生蔬菜沙拉）	0	1	2	3
17. 噎住后很难清嗓 / 咳嗽	0	1	2	3
18. 现在吃饭比以前要花更多时间（因为我要咀嚼更长时间 / 由于准备时间更长或吞咽更小心，食物在嘴里停留的时间更长）	0	1	2	3
19. 进食时经常会觉得很累（甚至睡着），没有咀嚼和吞咽完食物	0	1	2	3
20. 进食时必须喝一些液体来“冲下”食物，以便更好地吞咽	0	1	2	3
21. 我只能小口喝液体	0	1	2	3
22. 食欲或吃东西的乐趣比以前减少了（味觉和嗅觉可能受到影响）	0	1	2	3
23. 有以下问题，如胃灼热 / 频繁呃逆，感觉喉咙 / 食管有肿块，胸骨后压迫感	0	1	2	3

Ⅳ吞咽相关健康问题	不同意	同　意
24. 在过去 1 年里，有过肺部感染或不明确的感染性发热	0	3
25. 非意愿体重下降	0	3
26. 每天喝的液体量不超过 50 盎司（相当于推荐的最少量 7～8 杯的水、果汁、茶、咖啡、汤）	0	3

由医生 / 治疗师填写
计算及权重请见问卷说明 /Web 应用程序
MDT-PD 总评分（26 项）
诊断

四、Gugging 吞咽功能评估量表[1]

Gugging 吞咽功能评估量表（GUSS）	姓名： 日期： 时间：

1. 初步检查 / 间接吞咽试验

	是	否
警惕性（患者是否有能力保持 15min 注意力）	1	0
自主咳嗽 / 清嗓（患者应该咳嗽或清嗓 2 次）	1	0
吞咽口水		
• 成功吞咽	1	0
• 流口水	0	1
• 声音改变（嘶哑、过水声、含糊、微弱）	0	1
总计	5 分	
分析	1～4 分：进一步检查；5 分：进入第二步	

2. 直接吞咽测试（材料：水、平勺、食物增稠剂、面包）

按下面顺序	1 →	2 →	3 →
	糊状食物 *	液体食物 **	固体食物 ***
吞咽			
• 不能	0	0	0
• 延迟（＞2s，固体＞10s）	1	1	1
• 成功吞咽	2	2	2
咳嗽（非自主） ［吞咽前、中、后（直到 3min 后）］			
• 是	0	0	0
• 否	1	1	1
流口水			
• 是	0	0	0
• 否	1	1	1
声音改变（听吞咽前后的声音，患者说“o”）			
• 是	0	0	0
• 否	1	1	1
总分：	1～4 分：进一步检查[1] 5 分：继续用液体	1～4 分：进一步检查[1] 5 分：继续用固体	1～4 分：进一步检查[1] 5 分：正常
总计（间接吞咽和直接吞咽测试）__________（20 分）			

*. 首先给予患者 1/3～1/2 勺半固体（类似布丁的食物）；如果给予 3～5 勺（1/2 勺）没有任何症状，则进行下面的评估

**. 3ml、5ml、10ml、20ml 水，如果没有症状继续给予 50ml 水，50ml 水应以患者最快速度进食（Daniels 等，2000；Gottlieb 等，1996）评估，当任何标准出现时停止

***. 临床：干面包；FEES：蘸有色液体的干面包

1. 使用功能评估，如 VFES、FEES

---

❶ 经许可转载，引自 Trapl et al, *Stroke* 2007;38(11):2948–2952.

GUSS 吞咽评估量表

GUSS——评价

成绩		严重后果	建议
20	成功吞咽糊状、液体和固体食物	轻微 / 无吞咽障碍，误吸风险小	• 正常饮食 • 规律给予液体食物（第一次在 SLP 或者有经验的神经科护士监督下进食）
15～19	成功吞咽糊状和液体食物，但不能成功吞咽固体食物	轻度吞咽障碍，误吸风险低	• 吞咽障碍饮食（稠而软的食物） • 比较慢的摄入液体食物，一次一小口 • 使用功能性吞咽评估（FEES 或 VFES） • 转诊至 SLP
10～14	成功吞咽糊状食物，但不能吞咽液体和固体食物	中度吞咽障碍，有误吸风险	吞咽障碍饮食顺序 • 半固体食物，如婴幼儿食品和额外的肠外喂养 • 所有液体食物必须增稠 • 药片必须碾碎与浓稠的液体混合 • 严禁液体用药 • 进一步吞咽功能评估（FEES、VFES） • 转诊至 SLP 补充包括鼻胃管或肠外
0～9	初步检查不成功或不能吞咽糊状食物	严重吞咽障碍，误吸风险高	• NPO（禁止经口进食） • 进一步吞咽功能评估（FEES、VFES） • 转诊至 SLP 补充包括鼻胃管或肠外

五、急性脑卒中患者纤维内镜吞咽障碍严重程度量表（FEDSS）[1]

FEDSS 流程	主要异常	临床建议
唾液	渗漏 / 误吸	不能经口进食，鼻胃管（NGT），注意有无呼吸窘迫（评分 6 分）
糊状食物	无保护性反射或保护性反射不足的渗漏 / 误吸	不能经口进食，NGT（评分 5 分）
糊状食物	有足够保护性反射的渗漏	NGT，吞咽治疗中使用少量糊状食物（评分 4 分）
液体食物	无保护性反射或保护性反射不足的渗漏 / 误吸	NGT，吞咽治疗中使用中少量糊状食物（评分 4 分）
液体食物	有足够保护性反射的渗漏	糊状食物和肠外液体补充（评分 3 分）
软固体食物	渗漏 / 误吸或在会厌谷 / 梨状隐窝大量残留	糊状食物和液体（评分 2 分）
软固体食物	无渗漏 / 误吸，在会厌谷或梨状隐窝不超过中等量残留	软固体食物和液体（评分 1 分）

六、FEES 左旋多巴试验[2]

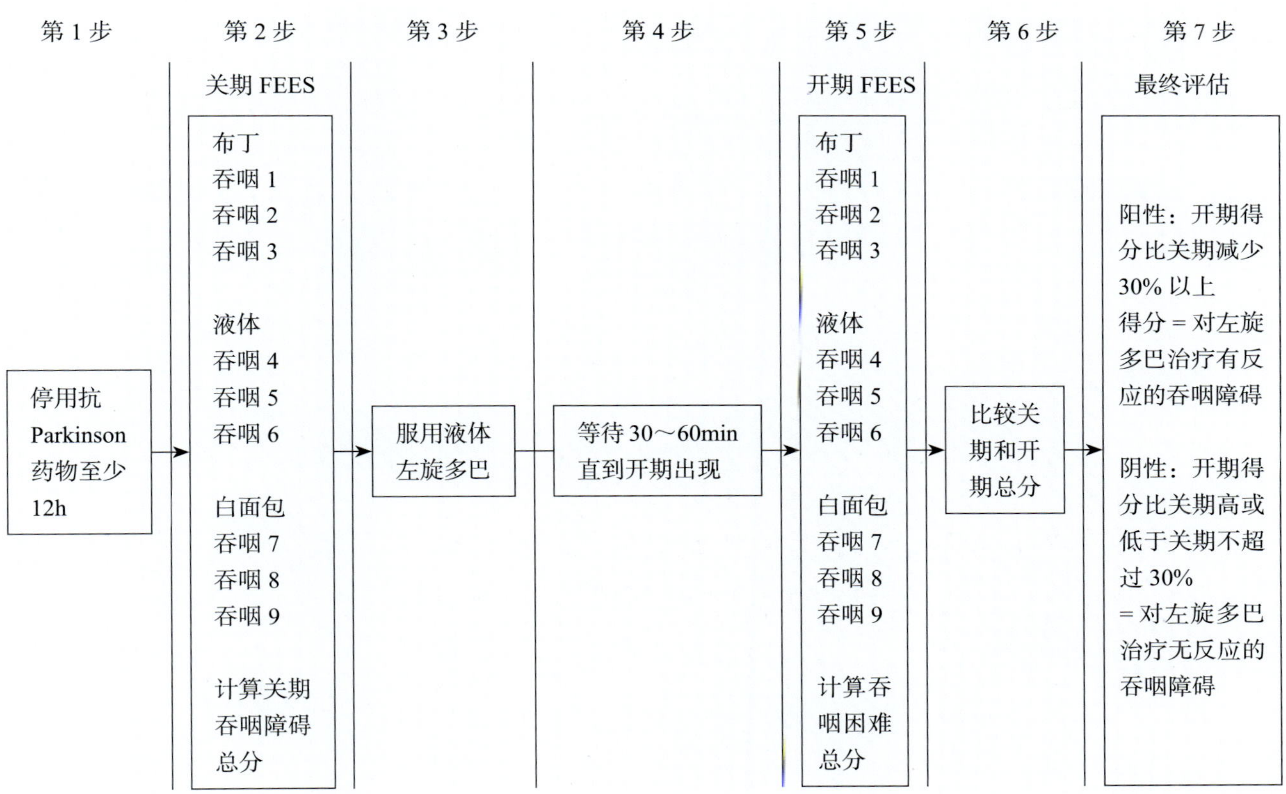

[1] 经许可转载，引自 Dziewas et al, *Cerebrovasc Dis*. 2008;26:41–7.

[2] 经许可转载，引自 Warnecke et al, *Mov Disord*. 2010;25:1239–45.

关期 FEES

食团稠度	Ⅰ液体			Ⅱ布丁			Ⅲ面包		
	1.	2.	3.	1.	2.	3.	1.	2.	3.
过早溢出 0. 食团在舌头后面 1. 食团在舌根或会厌谷 2. 食团移至双侧或会厌顶部 3. 食团在梨状隐窝或接触喉部 4. 食团进入喉前庭									
渗漏 - 误吸事件 0. 没有渗漏 – 误吸 1. 有保护性反射的渗漏 2. 无保护性反射的渗漏 3. 有保护性反射的误吸 4. 无保护性反射的误吸									
残留 0. 无残留 1. 表面一层，无蓄积 2. 轻微蓄积，少于一半口腔 3. 中度蓄积，充满口腔 4. 大量蓄积，溢出口腔									

关期总分：________ /108

开期 FEES

食团稠度	Ⅰ液体			Ⅱ布丁			Ⅲ面包		
	1.	2.	3.	1.	2.	3.	1.	2.	3.
过早溢出 0. 食团在舌头后面 1. 食团在舌根或会厌谷 2. 食团移至双侧或会厌顶部 3. 食团在梨状隐窝或接触喉部 4. 食团进入喉前庭									
渗漏 - 误吸事件 0. 没有渗漏 – 误吸 1. 有保护性反射的渗漏 2. 无保护性反射的渗漏 3. 有保护性反射的误吸 4. 无保护性反射的误吸									
残留 0. 无残留 1. 表面一层，无蓄积 2. 轻微蓄积，少于一半口腔 3. 中度蓄积，充满口腔 4. 大量蓄积，溢出口腔									

开期总分：________ /108

最终评估

FEES 左旋多巴试验	结果
关期总分	
开期总分	
开 vs. 关改善率	超过 30%
	低于 30%
结果	阳性
	阴性

七、FEES Tensilon® 试验（Tensilon= 氯代溴铵）❶

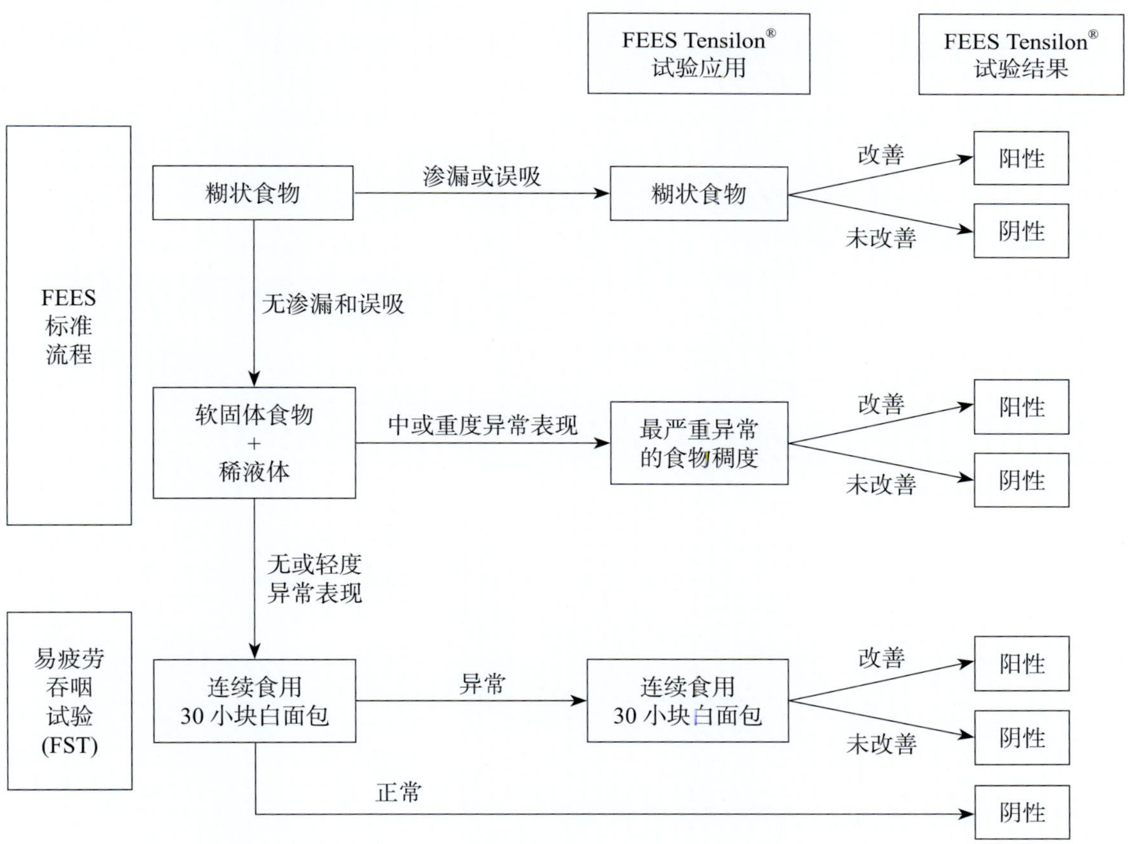

❶ 经许可转载，引自 Warnecke et al., *J Neurol*. 2008;255:224–30.

八、Murray 分泌物评估量表（简短版）[1]

0. 正常（湿润）
1. 会厌谷 / 梨状隐窝残留
2. 喉前庭短暂残留
3. 喉前庭持续残留

九、Murray 分泌物评估量表（长版本）[2]

Murray 分泌物评估量表（长版本）

0. 正常，喉咽部没有明显的分泌物，会厌谷和梨状隐窝可见少量泡沫，这些分泌物不在双侧梨状隐窝或深部
1. 进入喉前庭周围时或干咽后明显的分泌物双侧出现或深部汇集。此评分包括观察时段分泌物积累发生转变的情况。受试者可能开始时没有明显的分泌物，但积累的分泌物量大，足以代表双侧或深度汇集。同样，如果受试者最初出现双侧分泌物严重残留，并且在观察结束时没有可见分泌物，则受试者被评为“1”级
2. 在观察期间，任何从“1”级变为“3”级的分泌物
3. 最严重评级。喉前庭区域看到分泌物，如果肺部分泌物未被清除，则包括在内

十、渗漏 – 误吸量表 [3]

渗漏 – 误吸量表（PAS）

- 食物未进入气道
- 食物进入气道，存留在声带以上，并被清除出气道
- 食物进入气道，存留在声带以上，未被清除出气道
- 食物进入气道，附着在声带，并被清除出气道
- 食物进入气道，附着在声带，未被清除出气道
- 食物进入达气道声带以下，但可被清除出气道或清除入喉部
- 食物进入达气道声带以下，虽用力亦不能清除出气道
- 食物进入达气道声带以下，无用力清除表现

十一、功能性经口摄食量表 [4]

功能性经口摄食量表（FOIS）

管饲（1～3 级）

- 1 级：不能经口进食
- 2 级：依赖管饲进食，最小量的尝试进食食物或液体
- 3 级：依赖管饲进食，经口进食单一质地的食物或液体

完全经口摄食（4～7 级）

- 4 级：完全经口进食单一质地食物
- 5 级：完全经口进食多种质地的食物，但需要特殊的准备或代偿
- 6 级：完全经口进食不需要特殊准备，但有特殊的食物限制
- 7 级：完全进口进食没有限制

---

[1] 经许可转载，引自 Murray et al, *Dysphagia* 1996; 11: 99–103.

[2] 经许可转载，引自 Murray et al, *Dysphagia* 1996; 11: 99–103.

[3] 经许可转载，引自 Rosenbek et al, *Dysphagia* 1996; 11: 93–98.

[4] 经许可转载，引自 Crary et al, *Arch Phys Med Rehabil* 2005; 86: 1516–1520.

十二、吞咽障碍的结局和严重程度量表（DOSS）[1]

完全经口营养（P.O）：正常饮食

- 7 级：任何情况下均正常
  - 正常饮食
  - 不需要任何策略或额外时间
- 6 级：有功能限制 / 改变独立性
  - 正常饮食，功能性吞咽
  - 有轻度的口腔期或咽期延迟、残留或有薄层残留在会厌上，但患者可以独立及自主代偿 / 清除
  - 可能需要额外时间进食
  - 无渗漏或误吸

完全经口营养：改变饮食和（或）独立性

- 5 级：轻度吞咽障碍，无须身体接触的监督，某一种黏稠饮食可能受限，具有下列一种或多种表现
  - 稀薄的液体易误吸，但强烈的咳嗽反射可以完全清除
  - 一种或多种黏稠度食物中途发生气道渗漏或仅一种渗漏至声带但可自主清除
  - 咽部残留，可自主清除
  - 因咀嚼减弱发生的轻度口腔吞咽障碍 / 或口腔残留但可自主清除
- 4 级：轻、中度吞咽障碍，时常监督 / 指示，一种或两种黏稠饮食受限具有如下一种或多种表现
  - 咽部残留可在提示下清除
  - 口腔残留可在提示下可清除
  - 误吸某一种稠度的食物，咳嗽反射无或很弱；或者两种稠度的食物在声带水平气道渗漏，有咳嗽反射；或者一种稠度的食物在声带水平气道渗漏，无咳嗽反射
- 3 级：中度吞咽障碍，需要完全辅助、监督或给予代偿策略，两种或多种稠度饮食受限，具有如下一种或多种表现
  - 咽部中度残留，经提示可清除
  - 口腔中度残留，经提示可清除
  - 两种或以上稠度的食物在声带水平气道渗漏，无咳嗽；或者误吸两种稠度的食物，咳嗽反射无或很弱；或者误吸一种稠度的食物，无咳嗽；一种稠度的食物在声带水平气道渗漏，无咳嗽

必要的非经口营养

- 2 级：中度吞咽障碍，最大可能地应用辅助或仅部分经口营养的代偿策略，具有如下一种或多种表现
  - 严重的咽部残留，不能清除或需给予多个提示
  - 严重的口腔食团漏出或滞留不能清除或需给予多个提示
  - 两种或以上稠度的食物误吸，无反射性咳嗽，自主咳嗽弱；或者仅误吸一种或多种食物，无咳嗽；一种或以上食物在声带水平的气道渗漏，无咳嗽
- 1 级：严重吞咽障碍：不能安全耐受任何经口营养，具有如下一种或多种表现
  - 严重的咽部残留，不能清除
  - 严亘的口腔食团漏出或残留，不能清除
  - 无症状的误吸两种甚至多种黏稠食物，无功能性自主咳嗽或不能完成吞咽

[1] 经许可转载，引自 O' Neil et al., *Dysphagia* 1999; 14: 139–145.

十三、危重神经系统疾病患者气切拔管标准化内镜吞咽评估（SESETD Protocol）[1]

	吞咽纤维内镜检查流程	主要发现	拔管？
（1）	分泌物	大量唾液潴留，唾液隐性渗漏 / 误吸	否
（2）	自主吞咽	<1 次 / 分，缺失白屏	否
（3）	喉部敏感 / 咳嗽	感觉异常，无有效咳嗽	否
（4）	糊状食物	全部食团出现隐性误吸	否
（5）	液体食物	隐性误吸，无吞咽反射	否
（6）	经气管切口检查	声门下大量唾液潴留，全部食团隐性误吸	否
		无上述情况	是

❶ 经许可转载，引自 Warnecke et al, *Crit Care Med*, 2013;41(7):1728–1732.

附录 B　缩略语
Abbreviations

缩略语	英文全称	中文名称
AD	Alzheimer's disease	阿尔茨海默病
AFM	airflow method	气流法
ALS	amyotrophic lateral sclerosis	肌萎缩侧索硬化
AWMF	Arbeitsgemeinschaft der Wissenschaftlichen Medizinischen Fachgesellschaften e.V. [Association of Scientific Medical Societies in Germany]	德国科学医学学会
ÄZQ	Ärztliche Zentralstelle für Qualitätssicherung [German Agency for Quality in Medicine]	德国药品质量署
BMD	Becker muscular dystrophy	Becker 型肌营养不良
BMI	body mass index	身体质量指数
BODS	Bogenhausener Dysphagia Score	Bogenhausener 吞咽困难评分
BRACS	Boston Residue and Clearance Scale	波士顿残留清除量表
CBD	corticobasal degeneration	皮质基底节变性
CBS	corticobasal syndrome	皮质基底节综合征
CEA	carotid endarterectomy	颈动脉内膜剥脱术
CIM	critical illness myopathy	危重病性肌病
CIP	critical illness polyneuropathy	危重病性多发性神经病
CNS	central nervous system	中枢神经系统
COPD	chronic obstructive pulmonary disease	慢性阻塞性肺疾病
CPEO	chronic progressive external ophthalmoplegia	慢性进行性眼外肌麻痹

CPG	central pattern generator	中央模式发生器
CRT	Cough Reflex Test	咳嗽反射试验
CSS	Collet-Sicard syndrome	Collet-Sicard 综合征
DES	diffuse esophageal spasm	弥漫性食管痉挛
DGEM	Deutsche Gesellschaft für Ernährungsmedizin[German Society for Nutritional Medicine]	德国营养医学会
DGN	Deutsche Gesellschaft für Neurologie [German Neurological Society]	德国神经病学学会
DISH	diffuse idiopathic skeletal hyperostosis	弥漫性特发性骨质增生症
DM	dermatomyositis	皮肌炎
DMD	Duchenne muscular dystrophy	Duchenne 肌营养不良
DSG	dorsal swallowing group	背侧吞咽组
DSI	digital spot imaging	数字化成像
DTI	diffusion tensor imaging	弥散张量成像
EBM	evidence-based medicine	循证医学
EDSS	expanded disability status scale	扩展残疾状态量表
EEG	electroencephalography	脑电图
EMG	electromyography	肌电图
EMGBF	EMG biofeedback	肌电生物反馈
EMST	expiratory muscle strength training	呼气肌力量训练
EPI	echo-planar imaging	回波平面成像
ESPEN	European Society for Clinical Nutrition and Metabolism	欧洲临床营养与代谢学会
F.O.T.T.®	Facial-Oral Tract Therapy	面部 – 口腔疗法
FDT	functional dysphagia therapy	功能性吞咽障碍疗法

FEDSS	Flexible Endoscopic Dysphagia Severity Scale for Acute Stroke Patients	急性脑卒中患者纤维内镜吞咽障碍严重程度量表
FEES	flexible endoscopic evaluation of swallowing	吞咽纤维内镜检查
FEESST	flexible endoscopic evaluation of swallowing with sensory testing	吞咽纤维内镜检查与感觉测试
fMRI	functional magnetic resonance imaging	功能磁共振成像
FSHD	facioscapulohumeral muscular dystrophy	面肩肱型肌营养不良症
FST	fatigable swallow test	易疲劳吞咽试验
FTD	frontotemporal dementia	额颞痴呆
FTLD	frontotemporal lobar degeneration	额颞叶退行性变
GBS	Guillain-Barré syndrome	Guillain-Barré 综合征
GCS	Glasgow Coma Scale	Glasgow 昏迷评分量表
GUSS	Gugging Swallowing Screen	Gugging 吞咽功能评估量表
HBE	Harris-Benedict equation	Harris-Benedict 方程
HRM	high-resolution manometry	高分辨率测压法
HSP	hereditary spastic paraplegia	遗传性痉挛性截瘫
IBM	inclusion body myositis	包涵体肌炎
ICU	intensive care unit	重症监护室
IDDSI	International Dysphagia Diet Standardisation Initiative	国际吞咽障碍饮食标准化倡议
KD	Kennedy’s disease	Kennedy 病
KSS	Kearns-Sayre syndrome	Kearns-Sayre 综合征
LBD	Lewy body dementia	Lewy 体痴呆
LEMS	Lambert-Eaton myasthenic syndrome	Lambert-Eaton 肌无力综合征
LGMD	limb-girdle muscular dystrophy	肢带型肌营养不良
LSVT®	Lee Silverman Voice Treatment	Lee Silverman 言语治疗

LTD	long-term depression	长时程抑制
LTP	long-term potentiation	长期增强
LTV	long-term ventilation	长期机械通气
MBS	modified barium swallow	标准化钡餐造影
MC	myasthenic crisis	重症肌无力危象
MDS	Münster Dysphagia Score	Münster 吞咽障碍分级
MDT	Munich Dysphagia Test	慕尼黑吞咽障碍测试
MEBDT	modified Evan’s blue dye test	改良蓝染料试验
MEG	magnetoencephalography	脑磁图
MEP	motor-evoked potential	运动诱发电位
MFS	Miller Fisher syndrome	Miller Fisher 综合征
MG	myasthenia gravis	重症肌无力
MJD	Machado-Joseph disease	Machado-Joseph 病
MM	Mendelsohn maneuver	Mendelsohn 手法
MNA	mini nutritional assessment	简易营养评估
MND	motor neuron disease	运动神经元病
MS	multiple sclerosis	多发性硬化
MSA	multiple system atrophy	多系统萎缩
mSv	MilliSievert	毫西弗
MUST	Malnutrition Universal Screening Tool	营养不良通用筛查工具
NA	nucleus ambiguus	疑核
NAS	neuroacanthocytosis syndromes	神经棘细胞增多综合征
NBIA	neurodegeneration with brain iron accumulation	脑组织铁沉积性神经变性
NMES	neuromuscular electrical stimulation	神经肌肉电刺激

NMO	neuromyelitis optica	视神经脊髓炎
NMT	neuromyotonia	神经性肌强直
NPC	Niemann-Pick disease, type C	C 型 Niemann-Pick 病
NPD	Niemann-Pick disease	Niemann-Pick 病
NRS	nutritional risk screening	营养风险筛查
OFC	orbitofrontal cortex	眶额皮质
OM	overlap myositis	重叠性肌炎
OPDM	oculopharyngodistal myopathy	眼咽远端型肌病
OPMD	oculopharyngeal muscular dystrophy	眼咽肌营养不良
OPP	oral preparatory phase	口腔准备期
ORL	otorhinolaryngology	耳鼻咽喉科
OSAS	obstructive sleep apnea syndrome	阻塞性睡眠呼吸暂停综合征
OTT	oral transit time	口腔运输时间
PAS	penetration-Aspiration Scale	渗漏 – 误吸量表
PD	Parkinson’s disease	帕金森病
PEG	percutaneous endoscopic gastrostomy	经皮内镜胃造口术
PES	pharyngeal electrical stimulation	咽部电刺激
PET	positron-emission tomography	正电子发射断层扫描
PKAN	pantothenate kinase-associated neurodegeneration	泛素激酶相关神经退行性变
PM	polymyositis	多发性肌炎
PNS	peripheral nervous system	周围神经系统
PPA	primary progressive aphasia	原发性进行性失语
PSP	progressive supranuclear palsy	进行性核上性麻痹
PTT	pharyngeal transit time	咽期运送时间

RASSS	Rapid Aspiration Screening for Suspected Stroke	疑似脑卒中的快速误吸筛查
RLN	recurrent laryngeal nerve	喉返神经
rTMS	repetitive transcranial magnetic stimulation	重复经颅磁刺激
SBMA	spinal and bulbar muscular atrophy	脊髓延髓性肌萎缩
SCA	spinocerebellar ataxia	脊髓小脑性共济失调
SCLC	small-cell lung cancer	小细胞肺癌
SD	semantic dementia	语义性痴呆
SGSM	supraglottic swallow maneuver	声门上吞咽动作
SjS	Sjögren syndrome	干燥综合征
SLE	systemic lupus erythematosus	系统性红斑狼疮
SMA	supplementary motor areas	辅助运动区
SN	solitary nucleus	孤束核
SPT	Swallowing Provocation Test	吞咽诱发试验
SSA	Standardized Swallowing Assessment	标准化吞咽评估
SSGSM	super supraglottic swallow maneuver	超声门上吞咽动作
SU	stroke unit	脑卒中病房
TBI	traumatic brain injury	创伤性颅脑损伤
tDCS	transcranial direct-current stimulation	经颅直流电刺激
TMS	transcranial magnetic stimulation	经颅磁刺激
TOR-BSST©	Toronto Bedside Swallowing Screening Test	多伦多床旁吞咽筛查试验
UES	upper esophageal sphincter	食管上括约肌
UPDRS	Unified Parkinson's Disease Rating Scale	一体化帕金森病评定量表
VAST	video-assisted swallowing therapy	视频辅助吞咽治疗
VD	vascular dementia	血管性痴呆

VFS	videofluoroscopy	透视检查
VFSS	videofluoroscopic swallowing study	吞咽造影检查
VLM	ventrolateral medulla oblongata	延髓腹外侧核
VPC	velopharyngeal closure	腭咽闭合
VSG	ventral swallowing group	腹侧吞咽组
VVST	Volume-Viscosity Swallow Test	容积 – 黏度吞咽试验
WD	Wilson's disease	Wilson 病
YPRSRS	Yale Pharyngeal Residue Severity Rating Scale	耶鲁咽部残留严重程度评定量表

相　关　图　书　推　荐

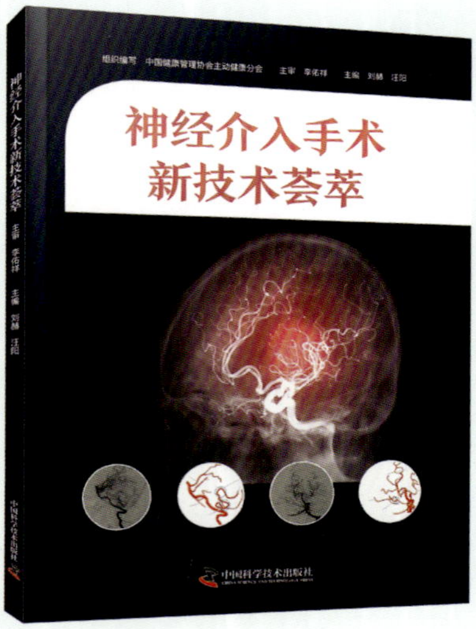

主编　刘　赫　汪　阳

定价　128.00 元

本书汇集了神经介入领域的最新手术技术，为了让读者能够更好地理解和运用，本书先概要介绍了脑血管内手术相关的基础知识部分，包括血管解剖结构、功能及血管变异、常见的手术入路、并发症处理等内容，然后系统阐述了有关动脉瘤、血管畸形、缺血性脑血管疾病、静脉性疾病等 30 余种介入手术新技术，其中不仅对使用频率较高的多套微导管系统栓塞技术进行了解析，还对近年出现且被越来越广泛使用的“吊脚楼”技术进行了解读。本书是众多神经介入专家丰富实战经验的精华总结，书中展示了大量丰富的操作细节，有助于广大神经介入初学者和亟须进阶的医生提升手术技能，早日跻身手术“达人”之列。

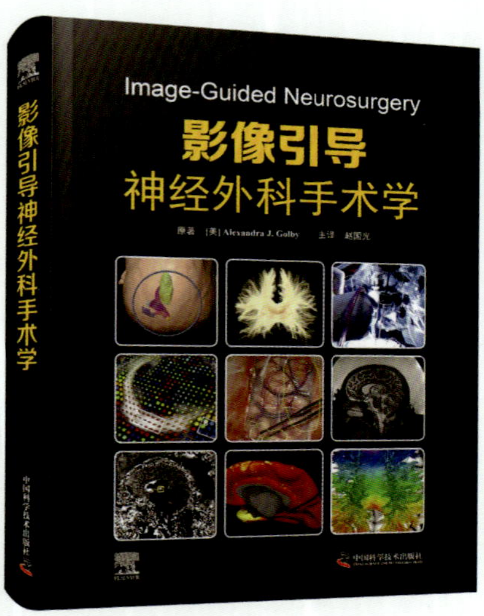

原著　[美] Alexandra J. Golby

主译　赵国光

定价　278.00 元

本书引进自 Elsevier 出版社，由美国哈佛大学医学院神经外科与放射学专家 Alexandra J. Golby 教授领衔编写。著者全面介绍了神经成像相关知识及影像引导技术在神经外科领域的应用，详细阐释了影像引导神经外科手术在神经功能障碍、颅脑肿瘤、血管病变及脊柱疾病等不同疾病临床治疗中的应用价值。书中所述不仅涵盖影像引导下垂体手术、脑血管手术、癫痫的外科治疗及影像引导神经外科机器人技术等多种实用治疗方式，还涉及治疗相关解剖学基础等丰富内容，有助于读者更好地学习、掌握、应用影像引导神经外科手术。本书内容翔实，图文并茂，非常适合神经外科学及医学影像学等相关专业医生、医学生阅读参考。